憂鬱者之歌

精神病房掙扎求生實錄

卯月妙子／著

何姵儀／譯

目次

※作為序章的〈實錄封閉病房〉刊載於《Manga Erotics 2003》後，作者即中斷創作。本書是將當時的作品以嶄新的構想、全篇重新繪製而成。
這是在創作《人間仮免中》（EASTPRESS）的時期之前，可謂作者原點、主要於20多歲數度出入精神療養院封閉式病房的入院體驗故事。

＊為保障隱私，登場人物的姓名皆為假名。

裝幀　井上則人（井上則人設計事務所）

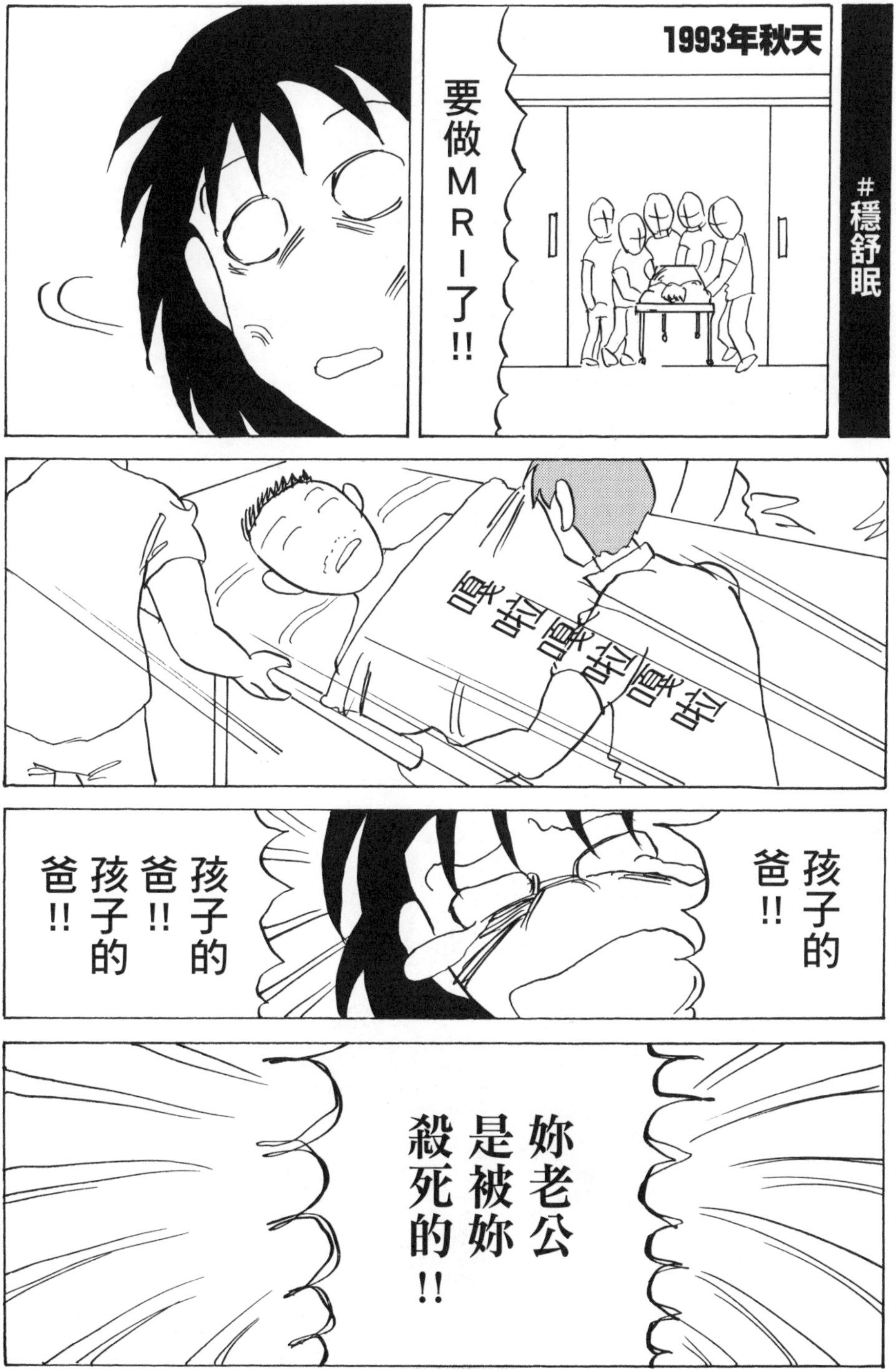
#穩舒眠
1993年秋天
要做MRI了!!
孩子的爸!!
孩子的爸!!孩子的爸!!
妳老公是被妳殺死的!!

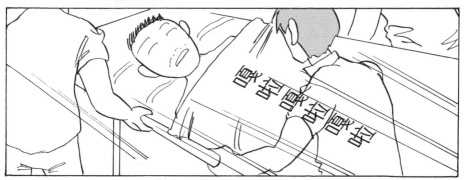

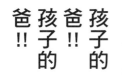

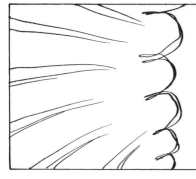

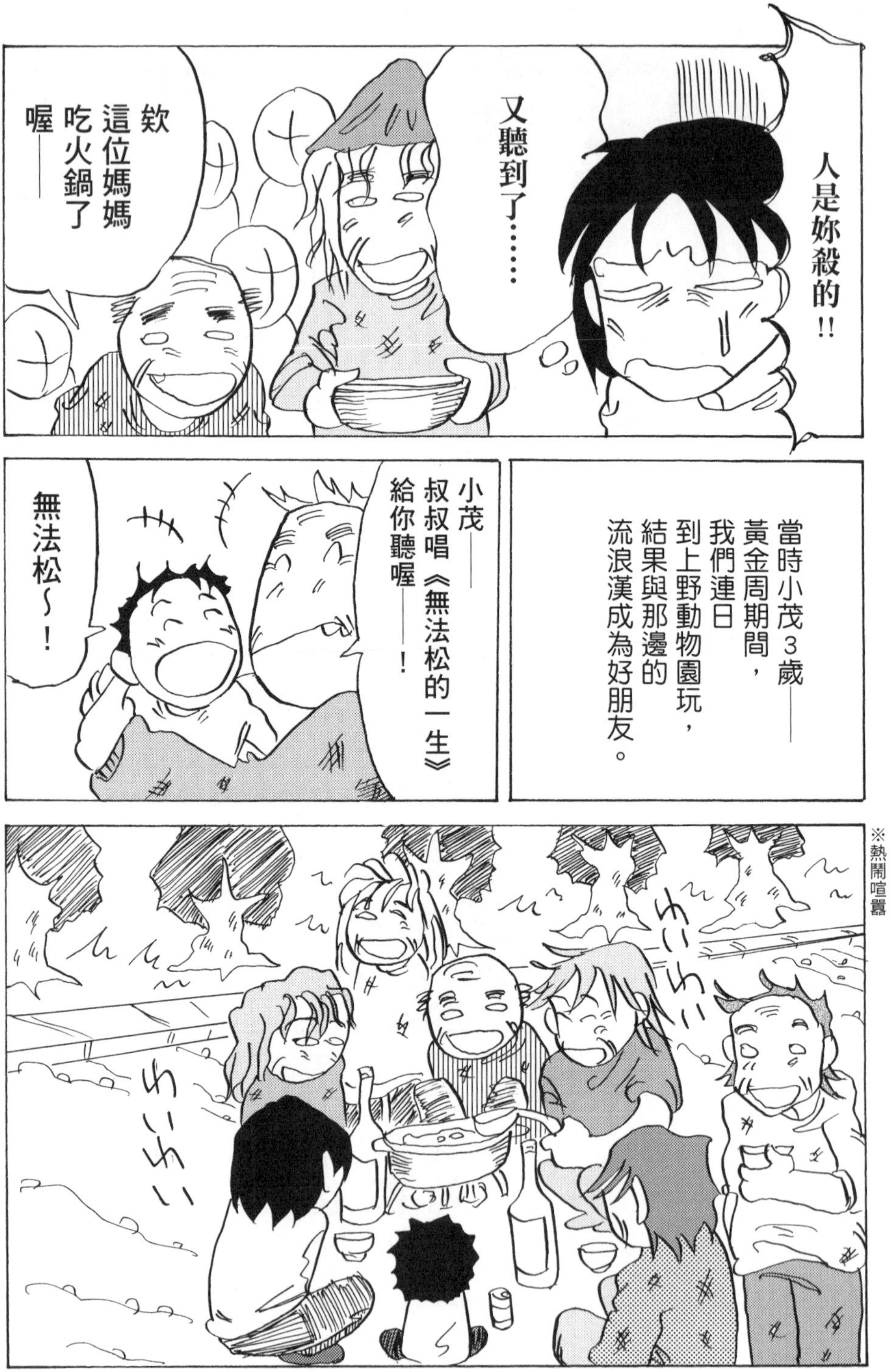
人是妳殺的!!
又聽到了……
欸 這位媽媽吃火鍋了喔——
當時小茂3歲——黃金周期間，我們連日到上野動物園玩，結果與那邊的流浪漢成為好朋友。
小茂——叔叔唱《無法松的一生》給你聽喔——！
無法松~！
※熱鬧喧囂

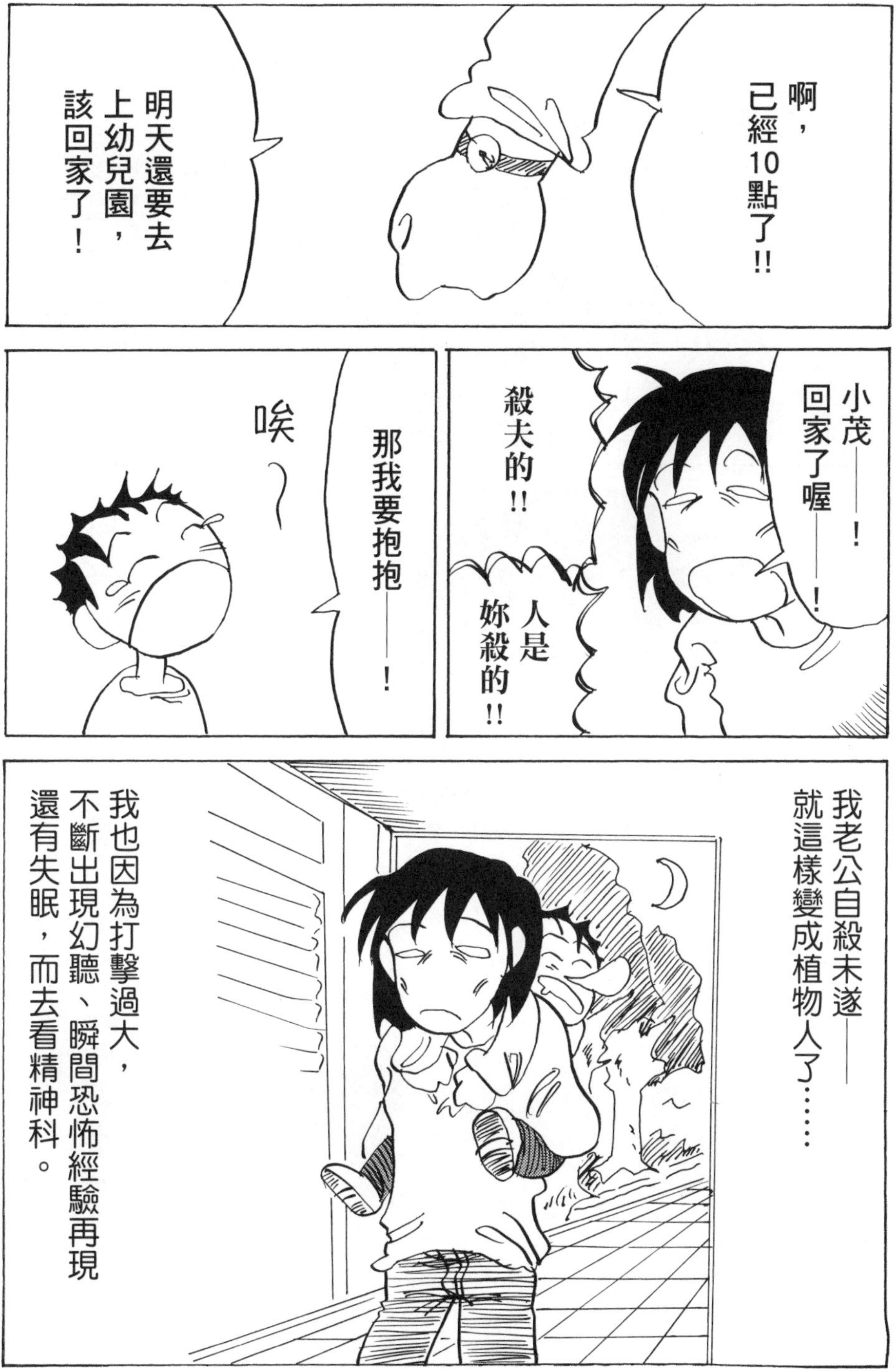
啊，已經10點了!!
明天還要去上幼兒園，該回家了！
小茂——！回家了喔——！
殺夫的!!
人是妳殺的!!
那我要抱抱——！
唉～
我老公自殺未遂——就這樣變成植物人了……
我也因為打擊過大，不斷出現幻聽、瞬間恐怖經驗再現還有失眠，而去看精神科。

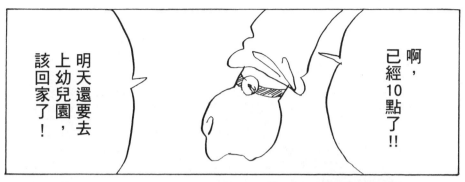

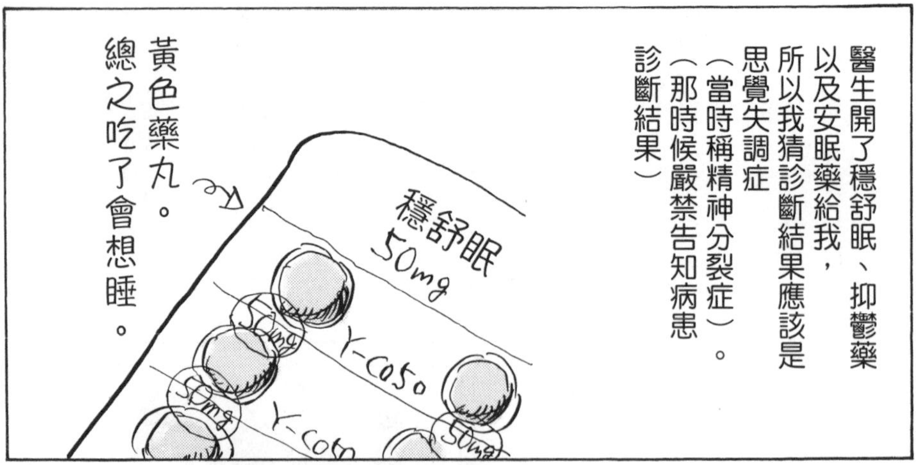
醫生開了穩舒眠、抑鬱藥
以及安眠藥給我，
所以我猜診斷結果應該是
思覺失調症
（當時稱精神分裂症）。
（那時候嚴禁告知病患
診斷結果）
穩舒眠
50mg
黃色藥丸。
總之吃了會想睡。

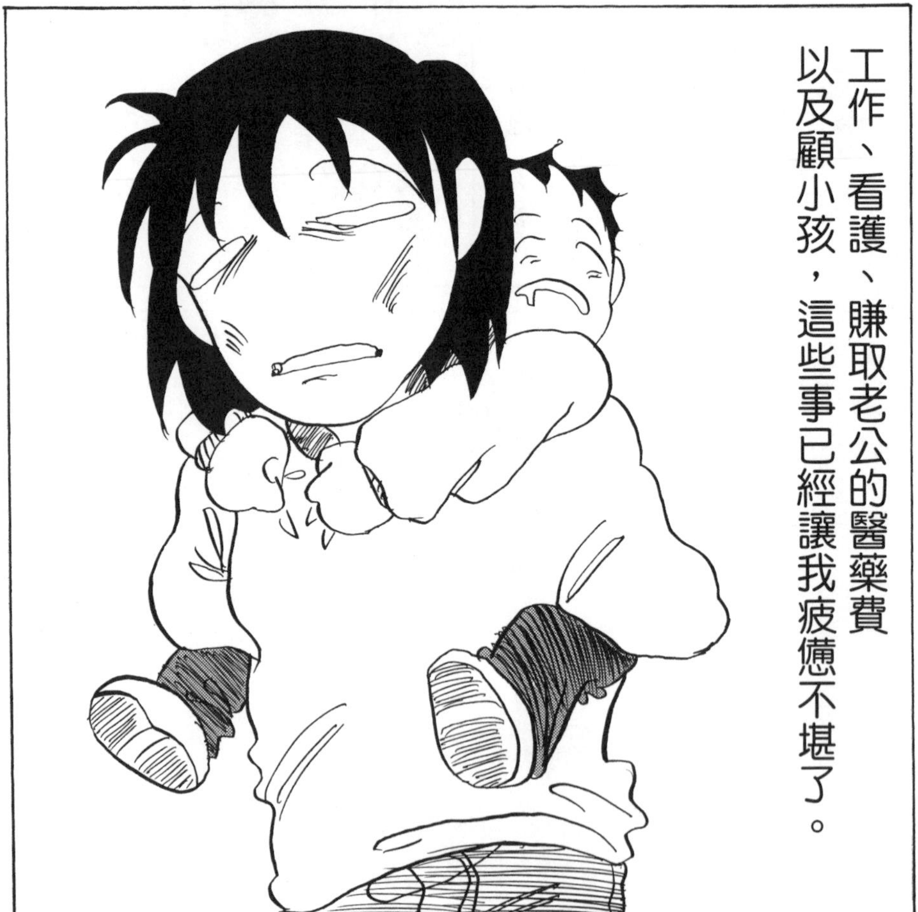
工作、看護、賺取老公的醫藥費
以及顧小孩，這些事已經讓我疲憊不堪了。

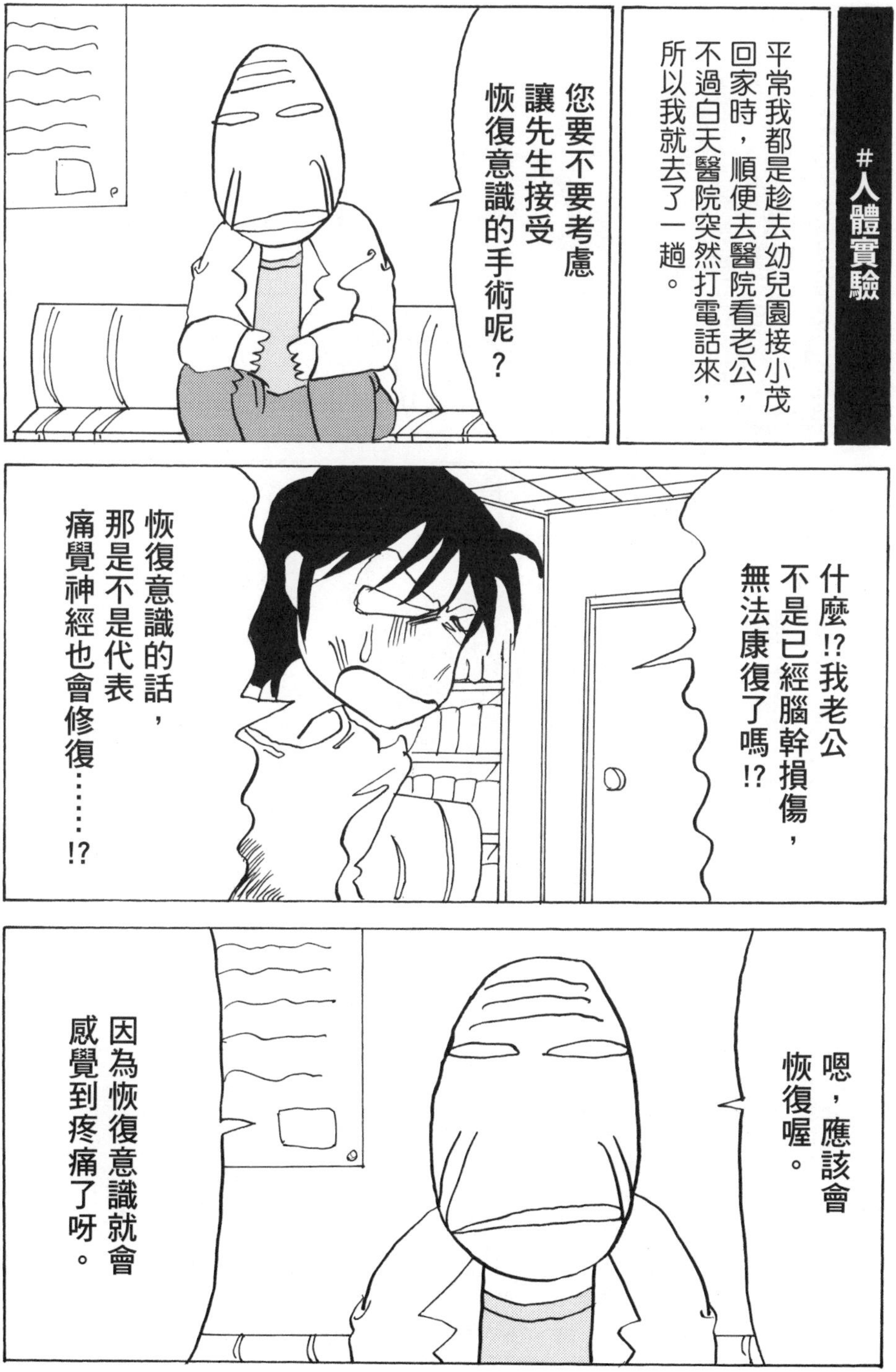
#人體實驗
平常我都是趁去幼兒園接小茂回家時，順便去醫院看老公，不過白天醫院突然打電話來，所以我就去了一趟。
您要不要考慮讓先生接受恢復意識的手術呢？
什麼!?我老公不是已經腦幹損傷，無法康復了嗎!?
恢復意識的話，那是不是代表痛覺神經也會修復……!?
嗯，應該會恢復喔。
因為恢復意識就會感覺到疼痛了呀。

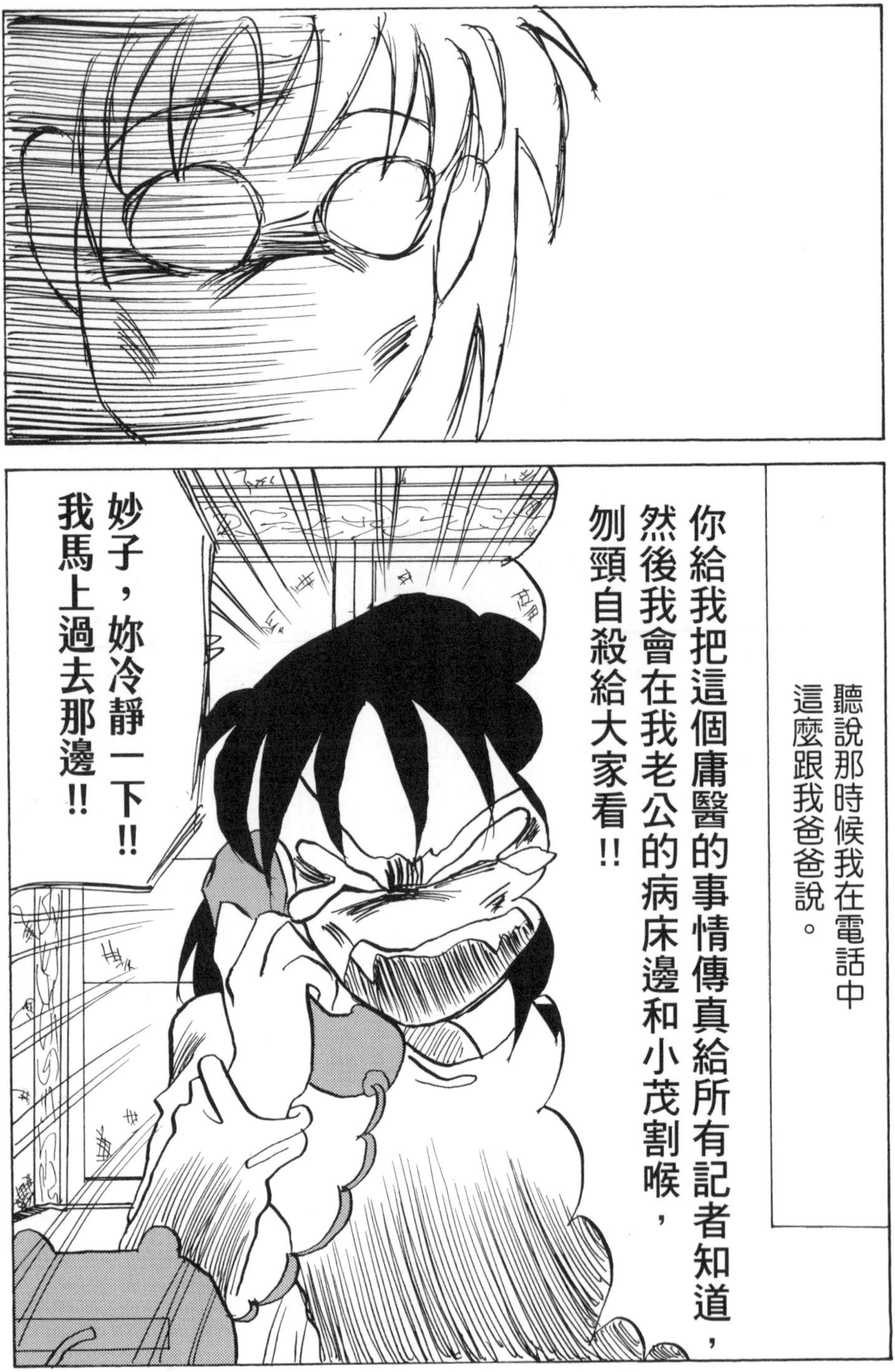
聽說那時候我在電話中這麼跟我爸爸說。
你給我把這個庸醫的事情傳真給所有記者知道，然後我會在我老公的病床邊和小茂割喉，刎頸自殺給大家看!!
妙子，妳冷靜一下!!我馬上過去那邊!!

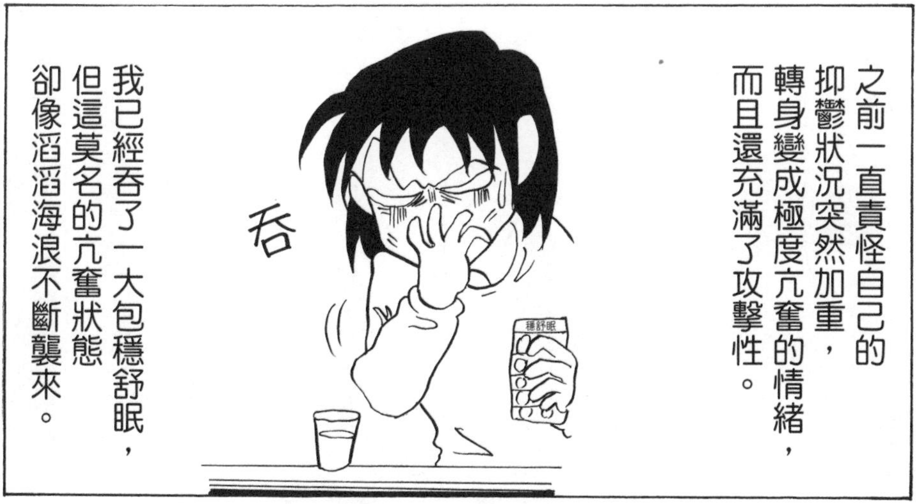
之前一直責怪自己的
抑鬱狀況突然加重，
轉身變成極度亢奮的情緒，
而且還充滿了攻擊性。
吞
穩舒眠
我已經吞了一大包穩舒眠，
但這莫名的亢奮狀態
卻像滔滔海浪不斷襲來。

——3天後——

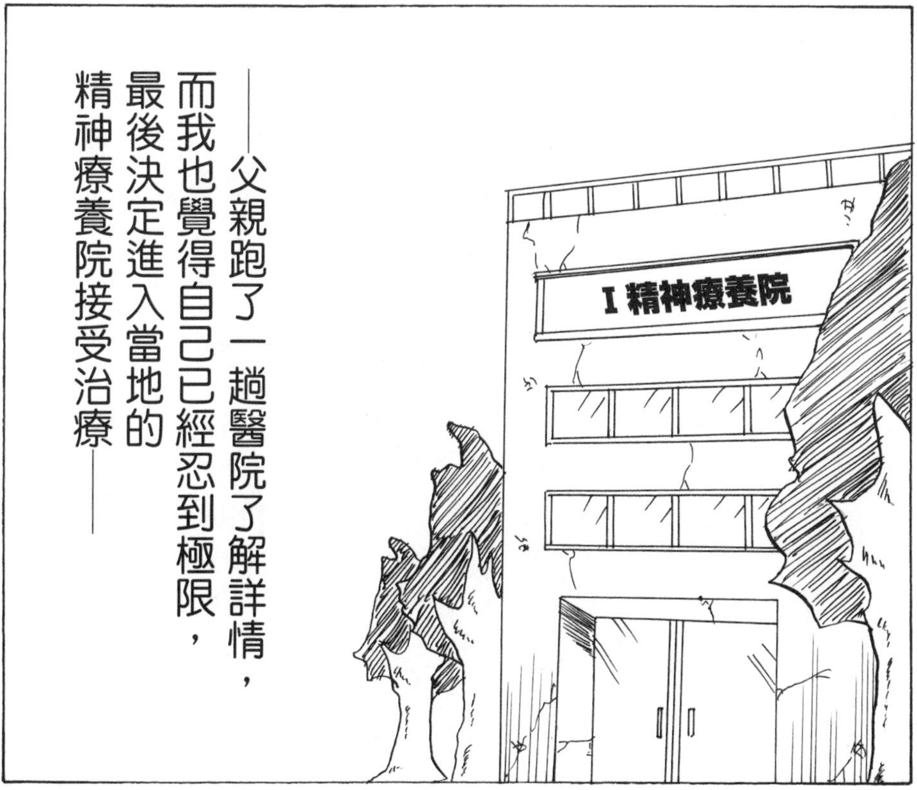
——父親跑了一趟醫院了解詳情，
而我也覺得自己已經忍到極限，
最後決定進入當地的
精神療養院接受治療——
I 精神療養院

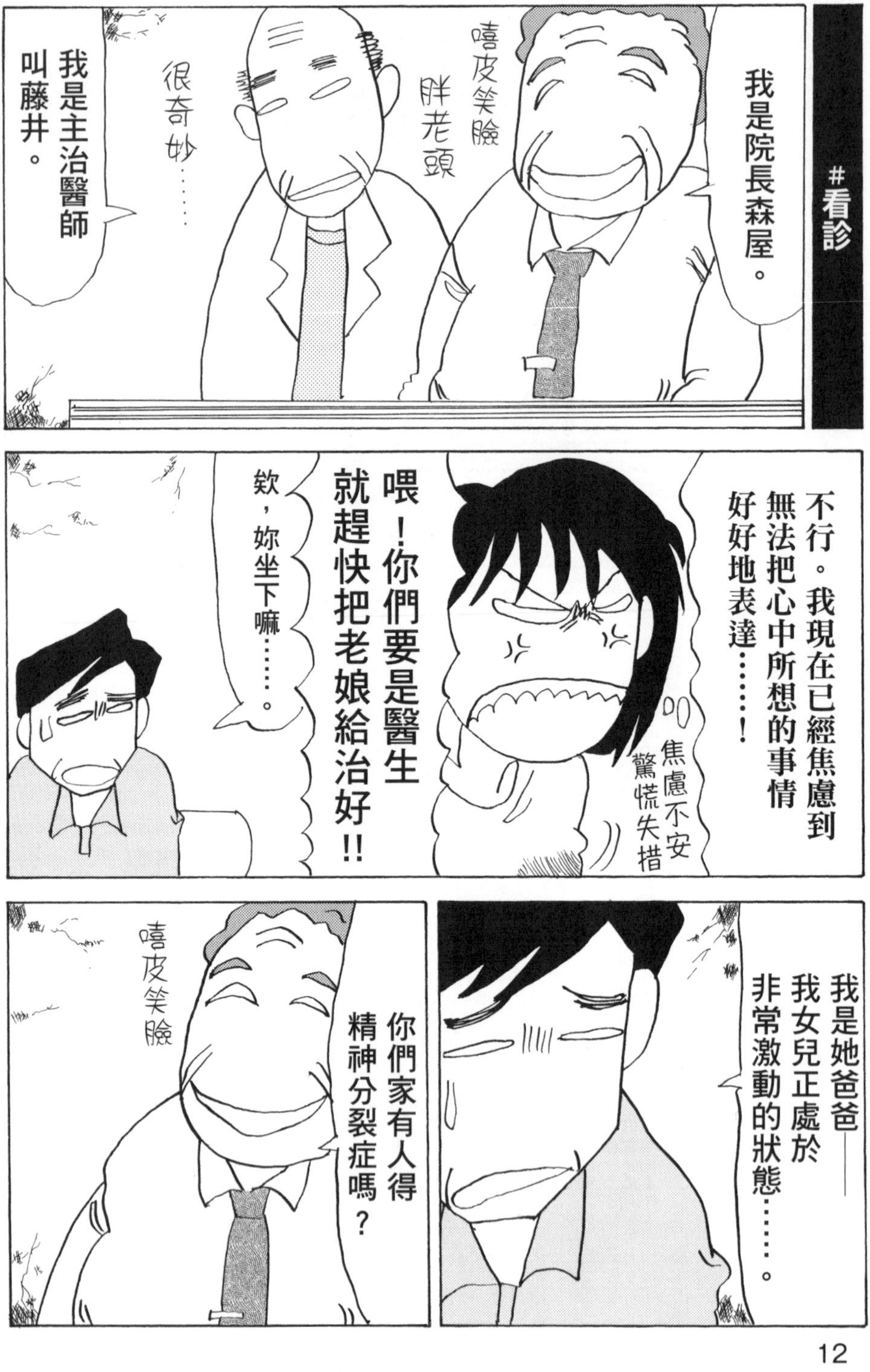
#看診
我是院長森屋。
嘻皮笑臉
胖老頭
很奇妙……
我是主治醫師叫藤井。
不行。我現在已經焦慮到無法把心中所想的事情好好地表達……!
焦慮不安
驚慌失措
喂!你們要是醫生就趕快把老娘給治好!!
欸,妳坐下嘛……。
我是她爸爸——我女兒正處於非常激動的狀態……。
嘻皮笑臉
你們家有人得精神分裂症嗎?

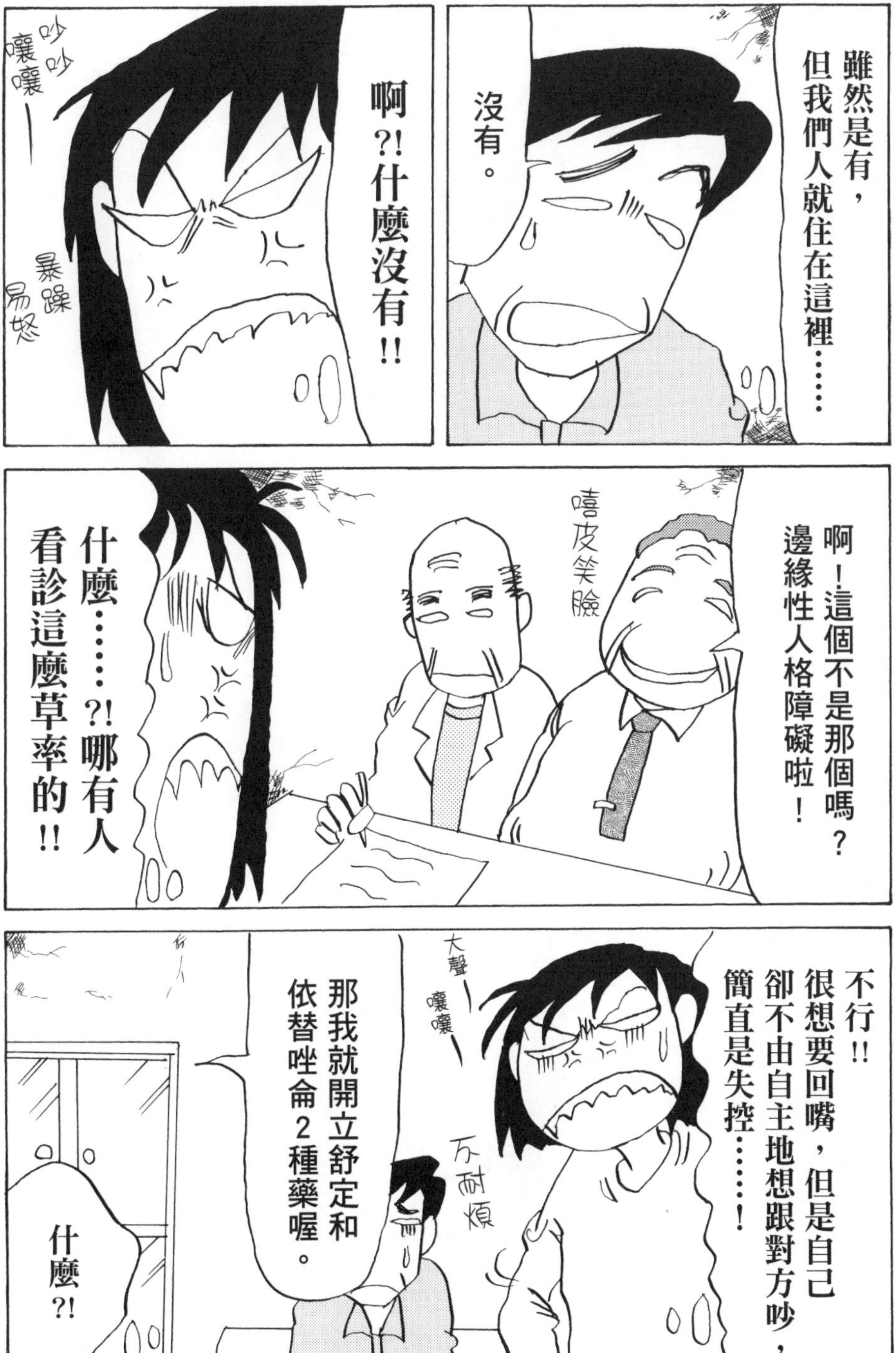
雖然是有，但我們人就住在這裡……
沒有。
啊?!什麼沒有!!
吵吵嚷嚷—
暴躁易怒
啊！這個不是那個嗎？邊緣性人格障礙啦！
嘻皮笑臉
什麼……?!哪有人看診這麼草率的!!
不行!!很想要回嘴，但是自己卻不由自主地想跟對方吵，簡直是失控……!
大聲嚷嚷—
不耐煩
那我就開立舒定和依替唑侖2種藥喔。
什麼?!

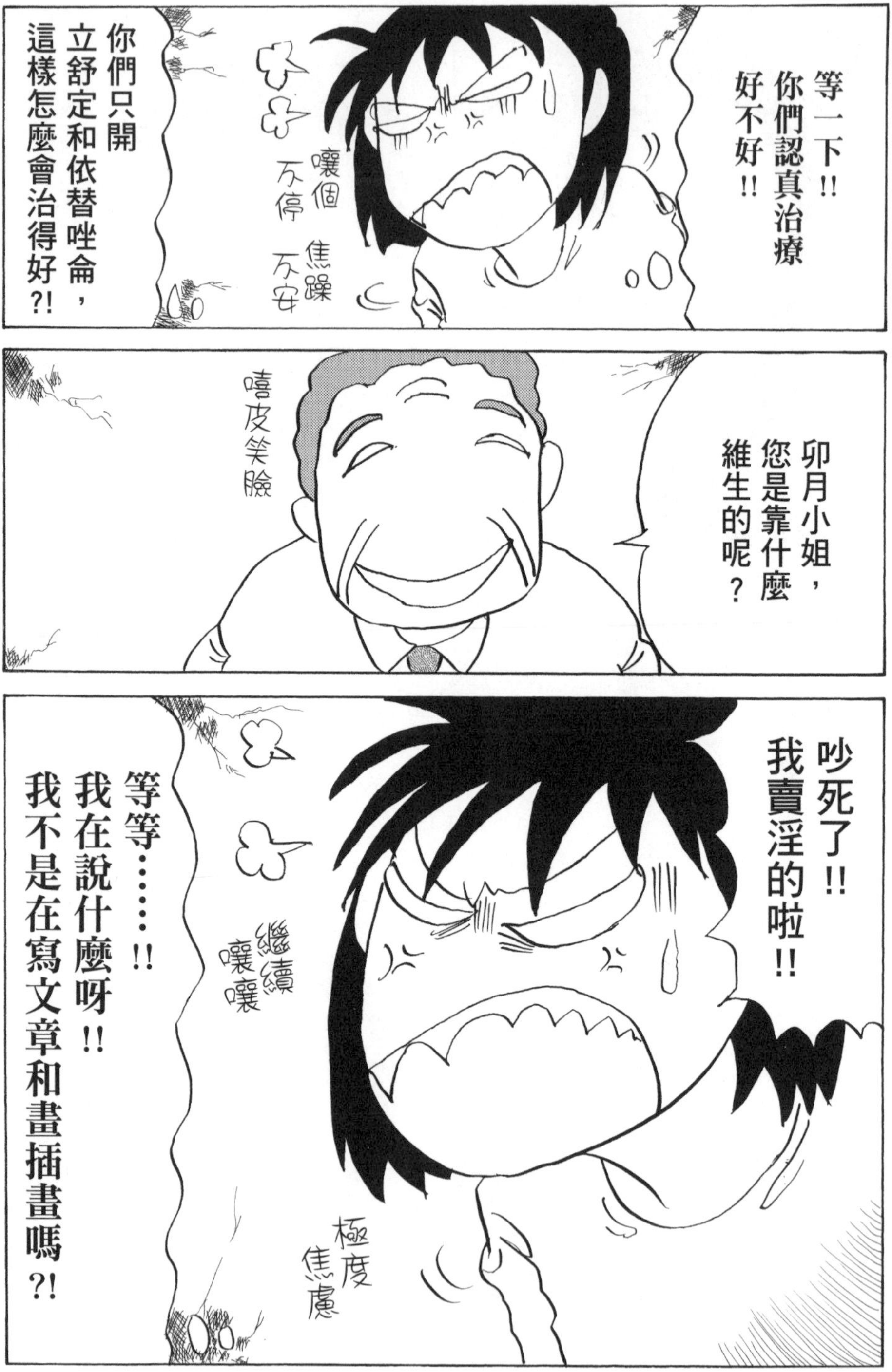
等一下!!
你們認真治療
好不好!!
嚷個不停
焦躁不安
你們只開
立舒定和依替唑侖，
這樣怎麼會治得好?!
卯月小姐，
您是靠什麼
維生的呢？
嘻皮笑臉
吵死了!!
我賣淫的啦!!
繼續嚷嚷
等等……!!
我在說什麼呀!!
我不是在寫文章和畫插畫嗎?!
極度焦慮

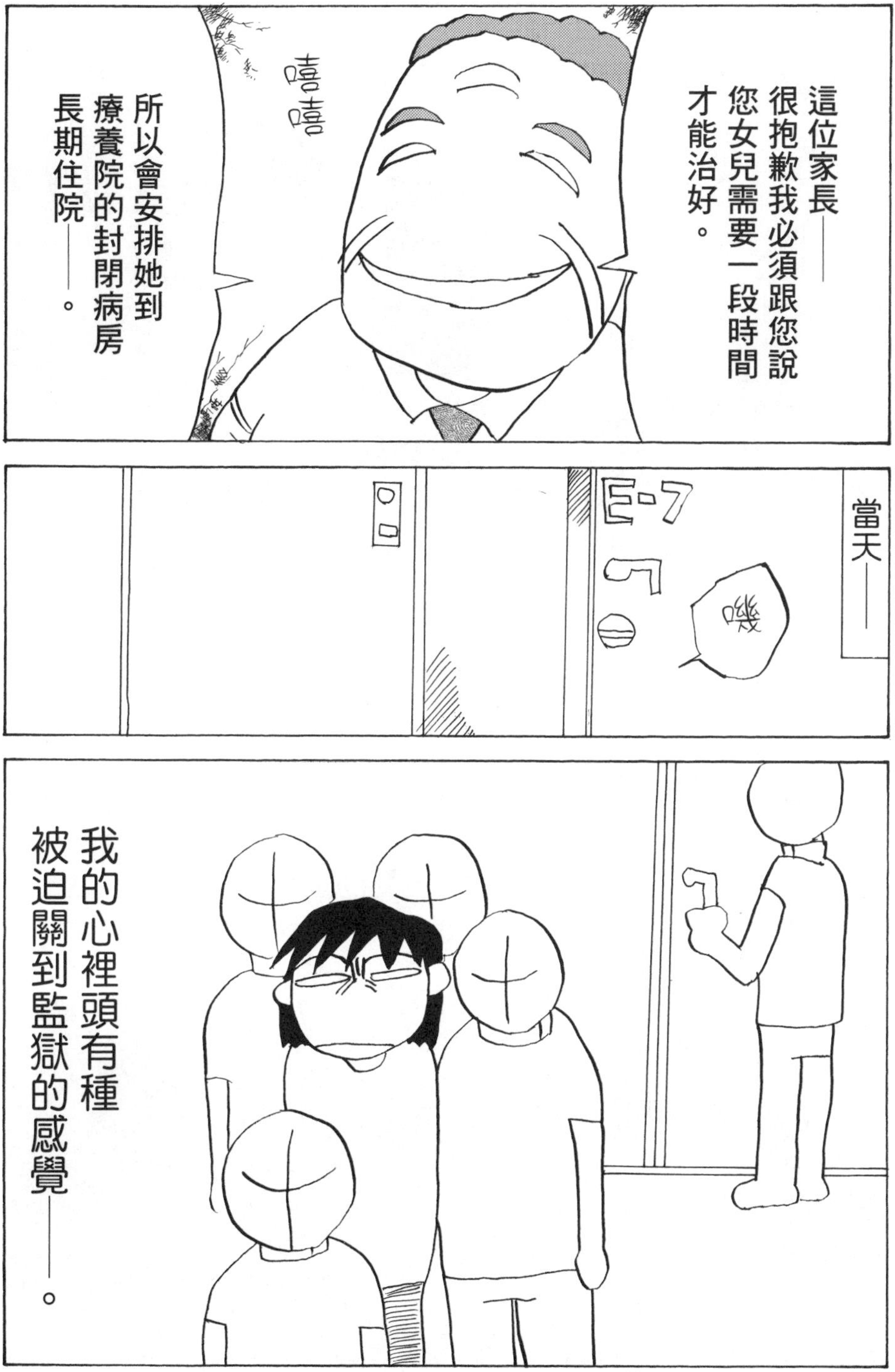
這位家長——很抱歉我必須跟您說您女兒需要一段時間才能治好。
嘻嘻
所以會安排她到療養院的封閉病房長期住院——。
當天——
E-7
嘰
我的心裡頭有種被迫關到監獄的感覺——。

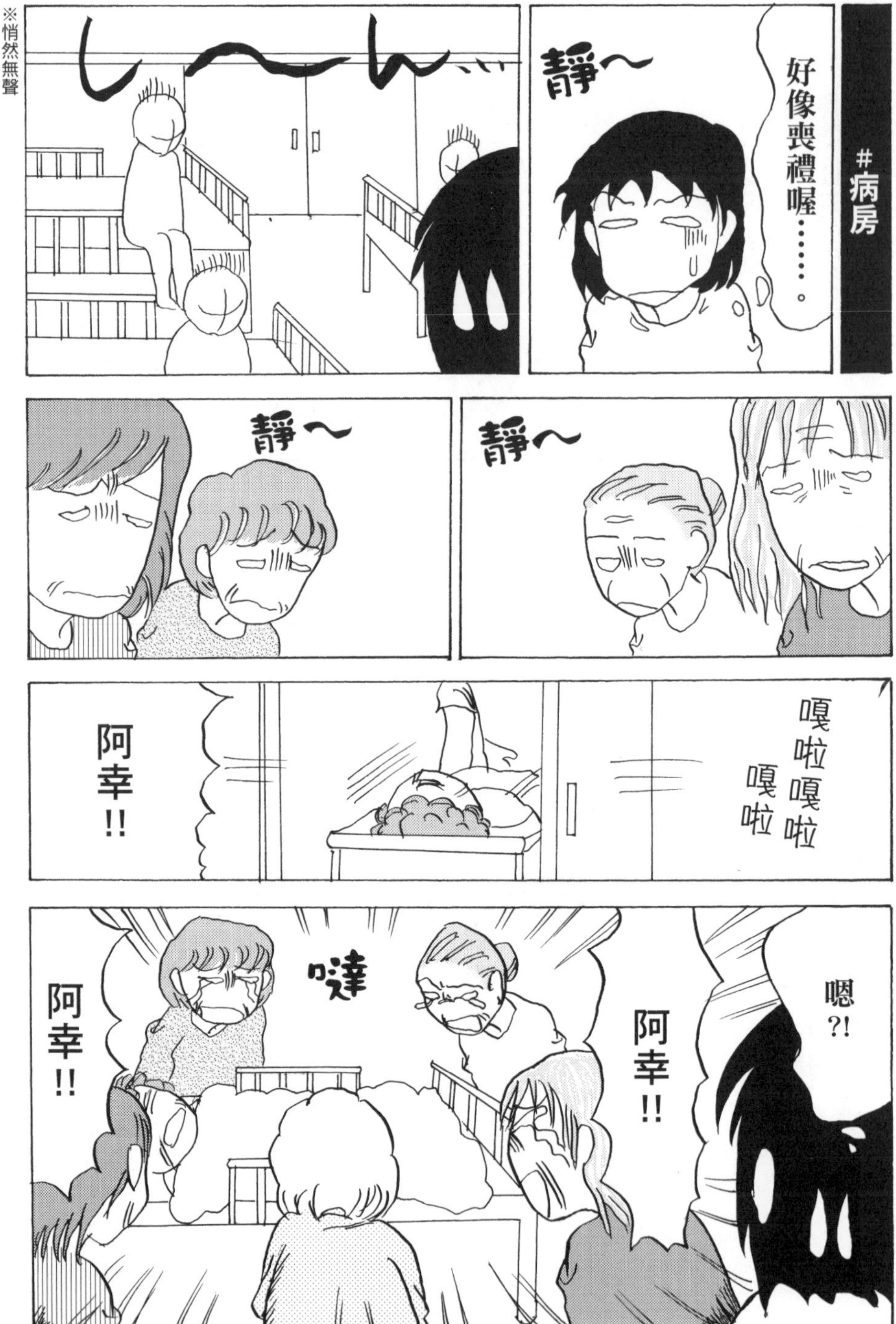

※悄然無聲
#病房
好像喪禮喔……。
靜～
しーん…
靜～
靜～
嘎啦嘎啦
嘎啦
阿幸!!
嗯?!
阿幸!!
噠
阿幸!!

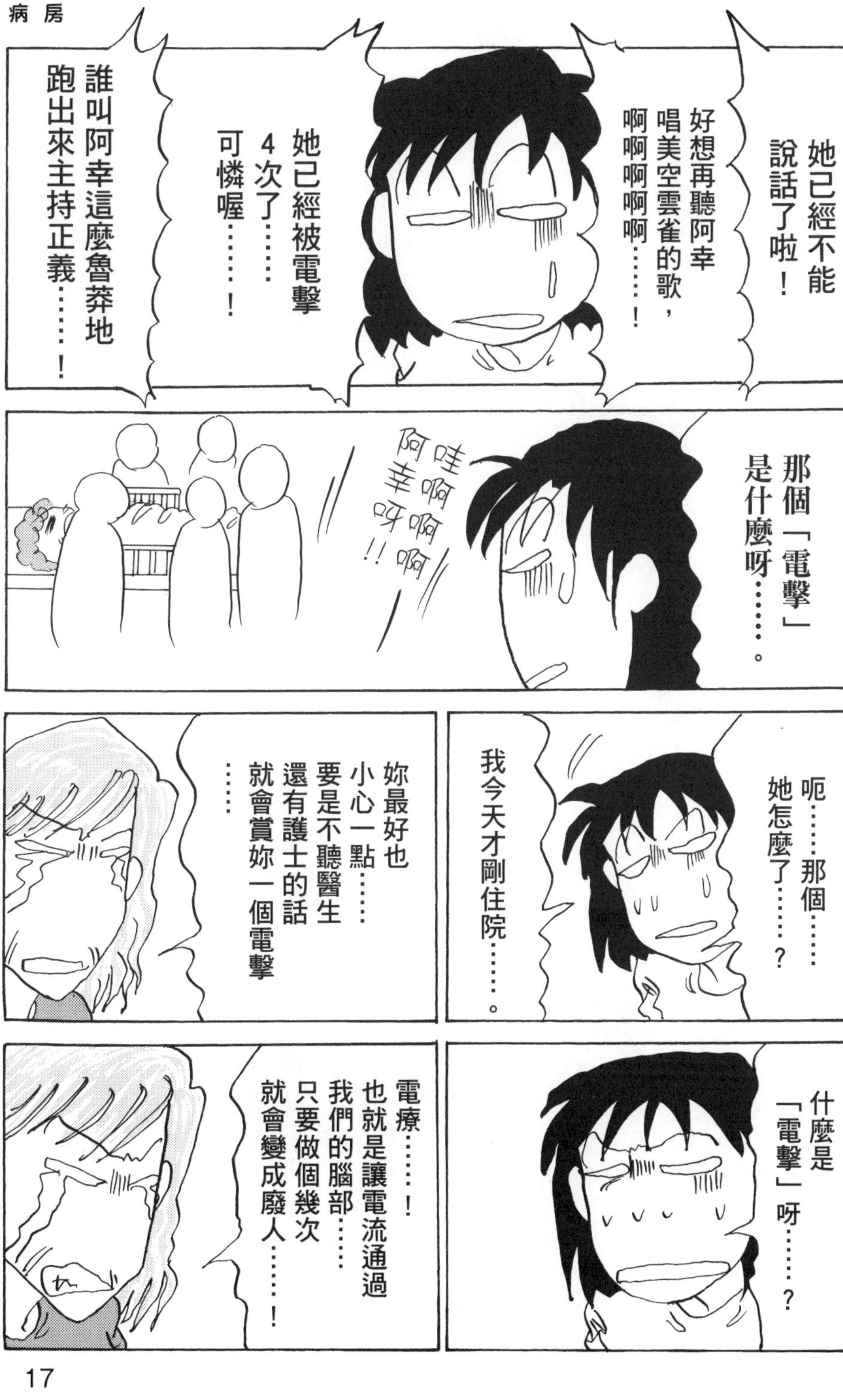
她已經不能說話了啦！
好想再聽阿幸唱美空雲雀的歌，啊啊啊啊啊……！
她已經被電擊4次了……可憐喔……！
誰叫阿幸這麼魯莽地跑出來主持正義……！
那個「電擊」是什麼呀……。
哇啊啊啊
阿幸呀！！
呃……那個……她怎麼了……？
我今天才剛住院……。
妳最好也小心一點……要是不聽醫生還有護士的話就會賞妳一個電擊……
什麼是「電擊」呀……？
電療……！也就是讓電流通過我們的腦部……只要做個幾次就會變成廢人……！

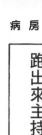

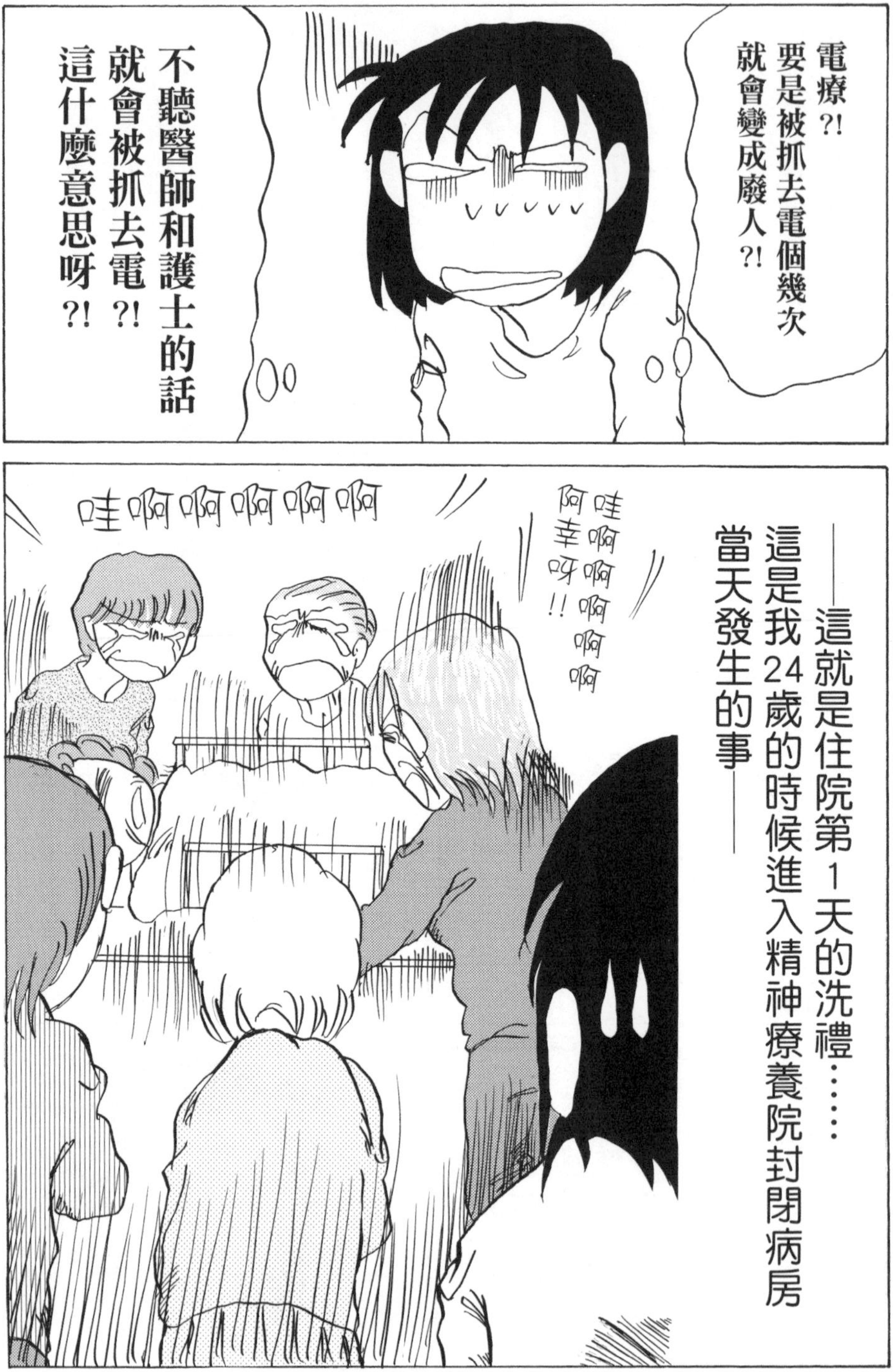
電療?!
要是被抓去電個幾次
就會變成廢人?!
不聽醫師和護士的話
就會被抓去電?!
這什麼意思呀?!
——這就是住院第1天的洗禮……
這是我24歲的時候進入精神療養院封閉病房
當天發生的事——
哇啊啊啊啊啊啊
阿幸呀!!
哇啊啊啊啊啊

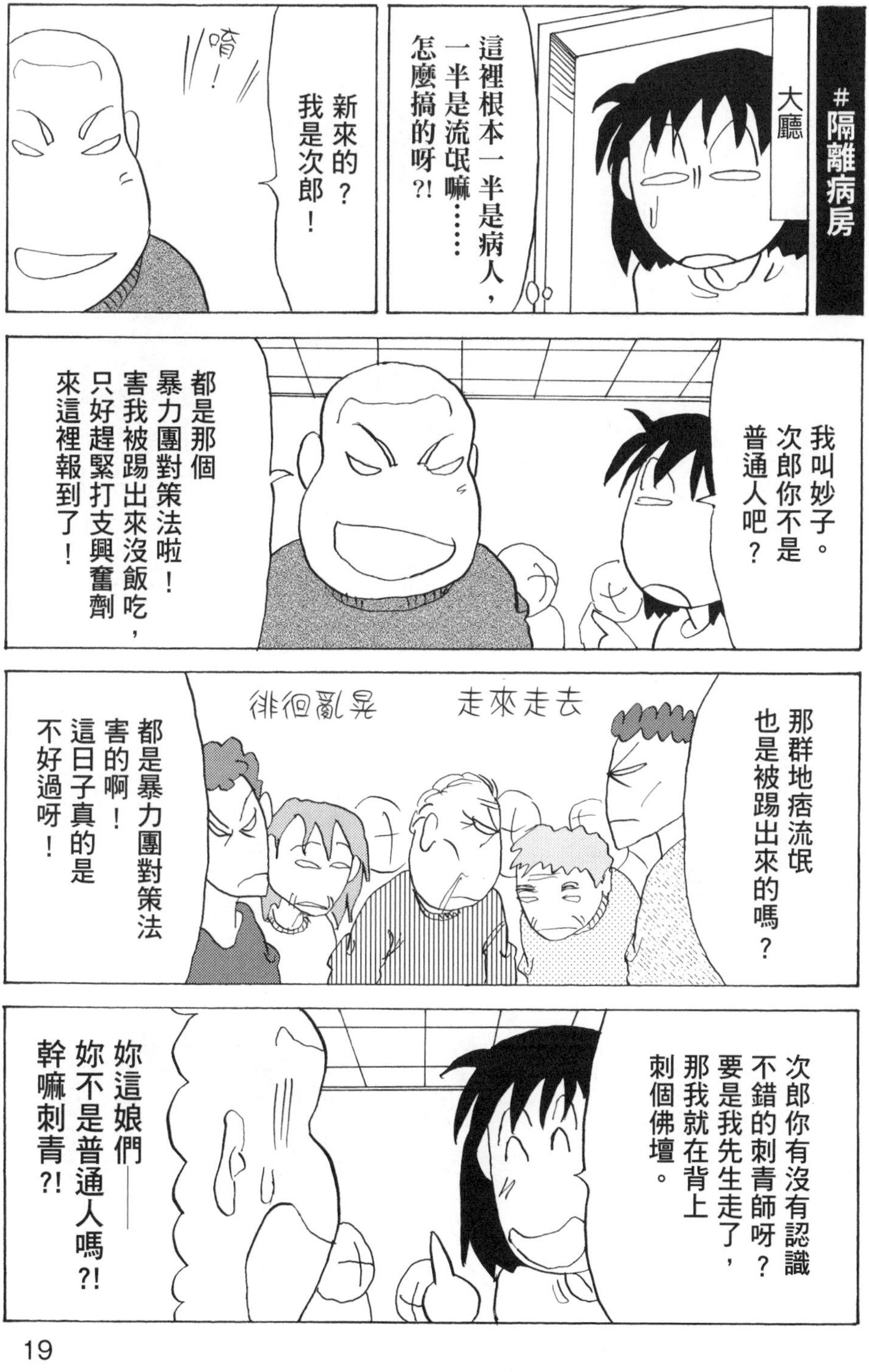

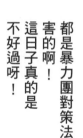

#隔離病房
大廳
這裡根本一半是病人，一半是流氓嘛……怎麼搞的呀?!
唷！
新來的？我是次郎！
我叫妙子。次郎你不是普通人吧？
都是那個暴力團對策法啦！害我被踢出來沒飯吃，只好趕緊打支興奮劑來這裡報到了！
走來走去
徘徊亂晃
那群地痞流氓也是被踢出來的嗎？
都是暴力團對策法害的啊！這日子真的是不好過呀！
次郎你有沒有認識不錯的刺青師呀？要是我先生走了，那我就在背上刺個佛壇。
妳這娘們——妳不是普通人嗎?!幹嘛刺青?!

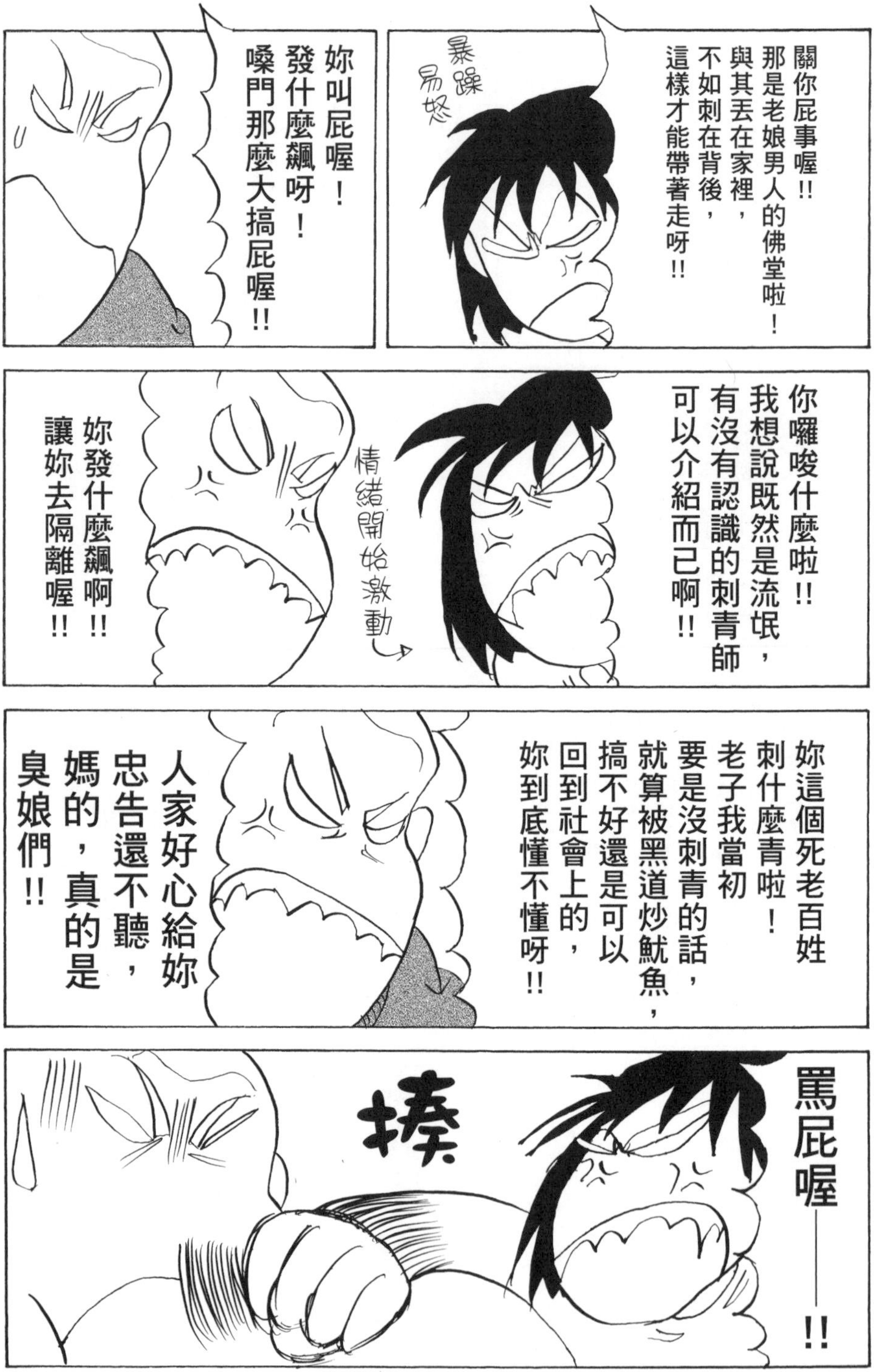
關你屁事喔!!
那是老娘男人的佛堂啦！
與其丟在家裡，
不如刺在背後，
這樣才能帶著走呀!!
暴躁易怒
妳叫屁喔！
發什麼飆呀！
嗓門那麼大搞屁喔!!
你囉唆什麼啦!!
我想說既然是流氓，
有沒有認識的刺青師
可以介紹而已啊!!
情緒開始激動
妳發什麼飆啊!!
讓妳去隔離喔!!
妳這個死老百姓
刺什麼青啦！
老子我當初
要是沒刺青的話，
就算被黑道炒魷魚，
搞不好還是可以
回到社會上的，
妳到底懂不懂呀!!
人家好心給妳
忠告還不聽，
媽的，真的是
臭娘們!!
罵屁喔——!!
揍

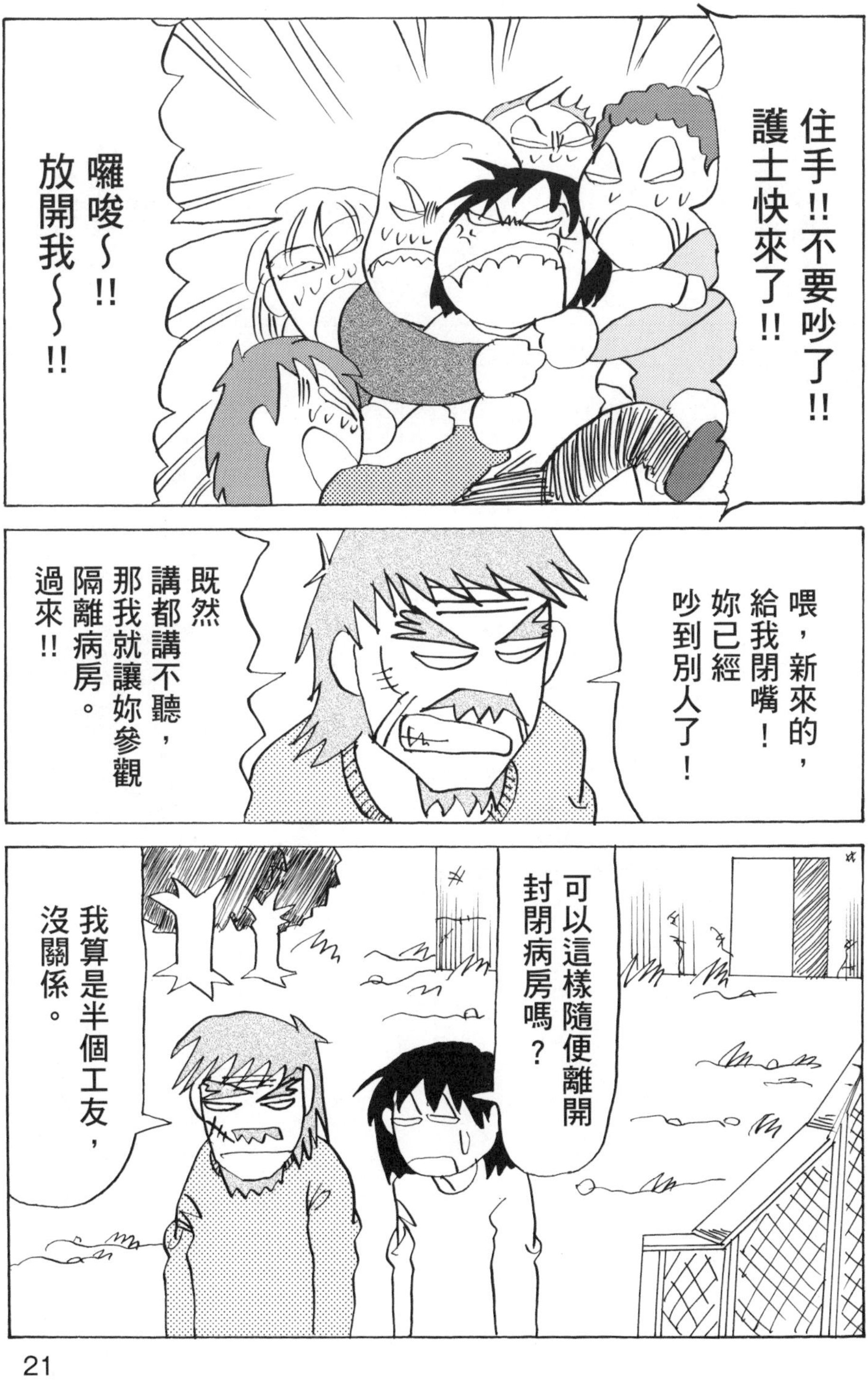
住手!!不要吵了!!
護士快來了!!
囉唆~!!
放開我~~!!
喂，新來的，給我閉嘴！妳已經吵到別人了！
既然講都講不聽，那我就讓妳參觀隔離病房。過來!!
可以這樣隨便離開封閉病房嗎？
我算是半個工友，沒關係。

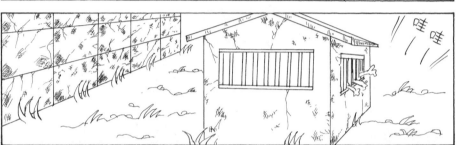

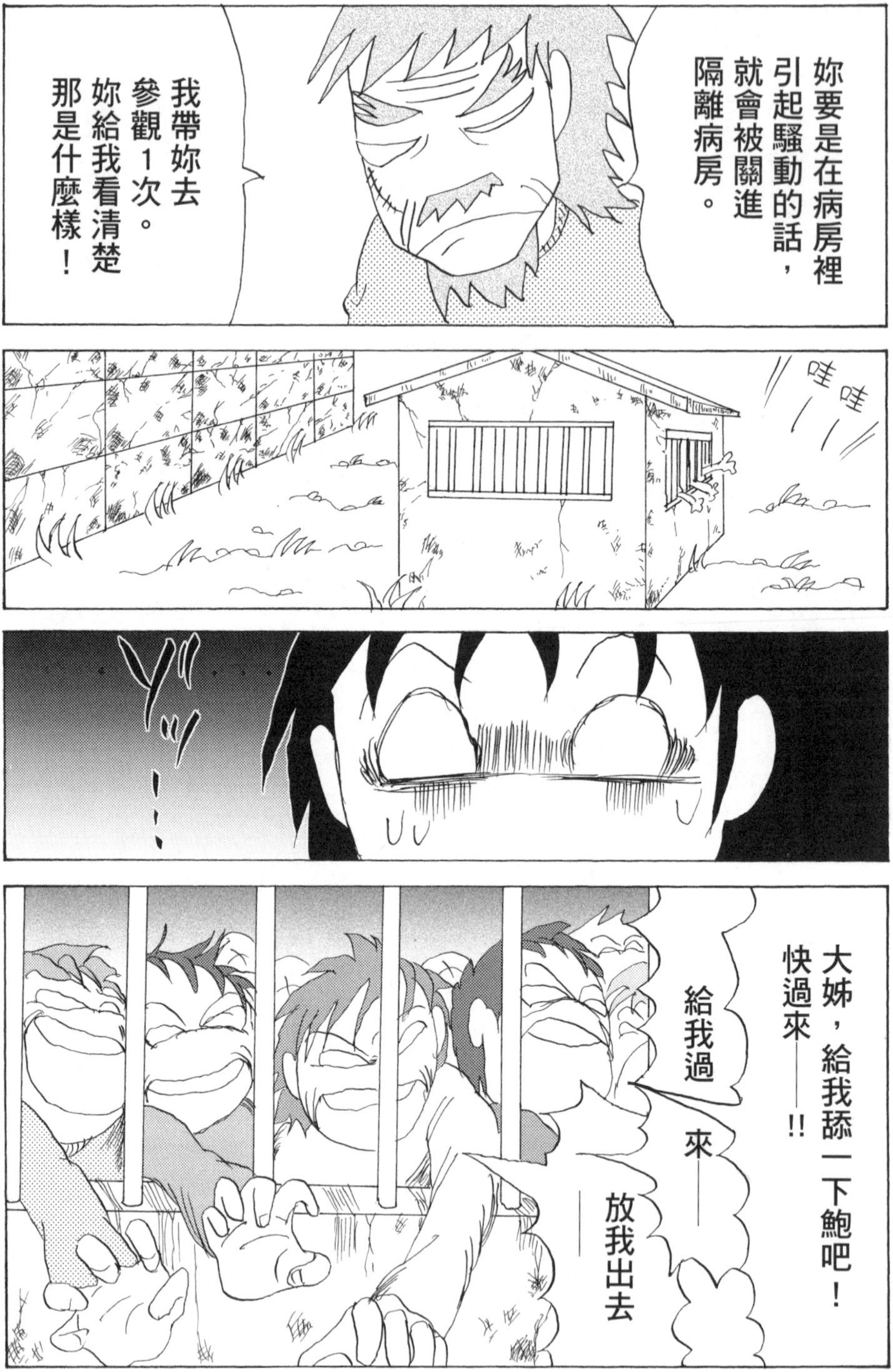
妳要是在病房裡引起騷動的話，就會被關進隔離病房。
我帶妳去參觀1次。妳給我看清楚那是什麼樣！
哇哇
ゾッ!…
大姊，給我舔一下鮑吧！快過來——!!
給我過來——
放我出去——

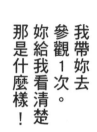

※呆……

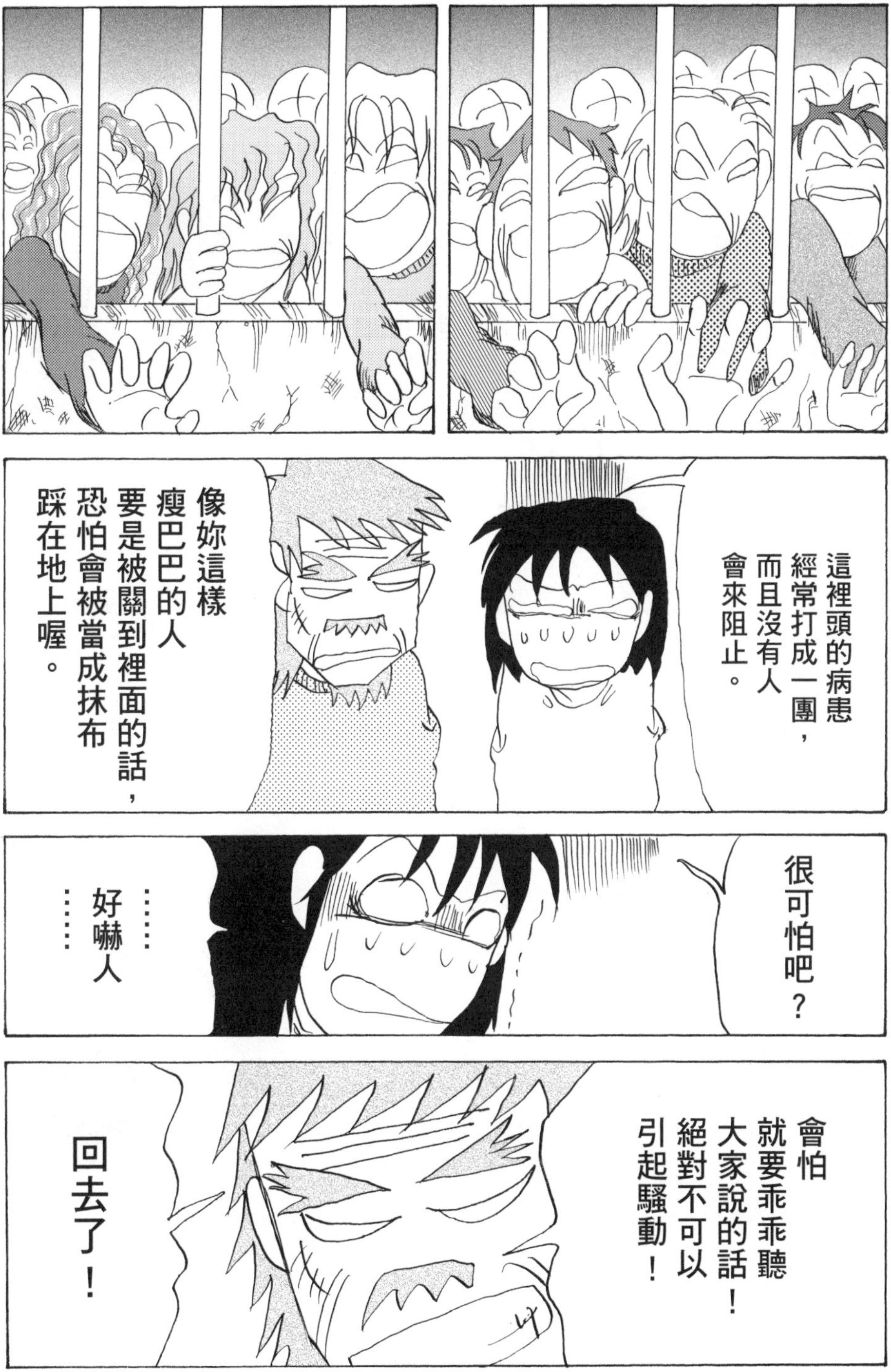
這裡頭的病患
經常打成一團，
而且沒有人
會來阻止。
像妳這樣
瘦巴巴的人
要是被關到裡面的話，
恐怕會被當成抹布
踩在地上喔。
很可怕吧？
……好嚇人……
會怕
就要乖乖聽
大家說的話！
絕對不可以
引起騷動！
回去了！

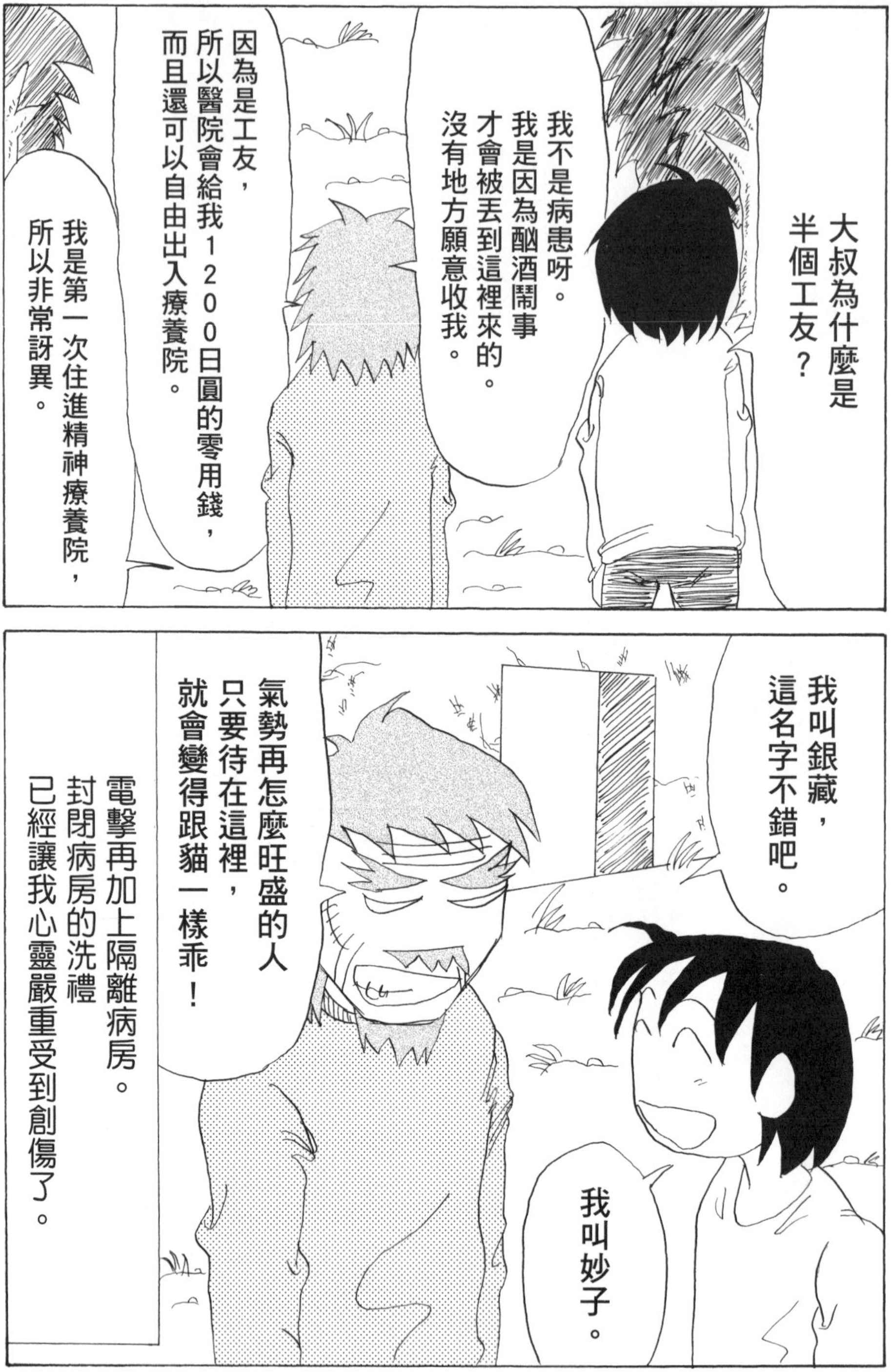

大叔為什麼是半個工友？
我不是病患呀。我是因為酗酒鬧事才會被丟到這裡來的。沒有地方願意收我。
因為是工友，所以醫院會給我1200日圓的零用錢，而且還可以自由出入療養院。
我是第一次住進精神療養院，所以非常訝異。
我叫銀藏，這名字不錯吧。
我叫妙子。
氣勢再怎麼旺盛的人只要待在這裡，就會變得跟貓一樣乖！
電擊再加上隔離病房。封閉病房的洗禮已經讓我心靈嚴重受到創傷了。

#次郎

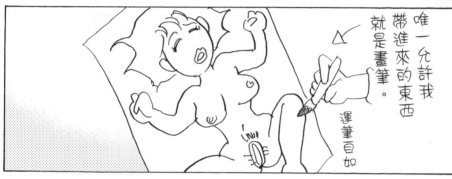

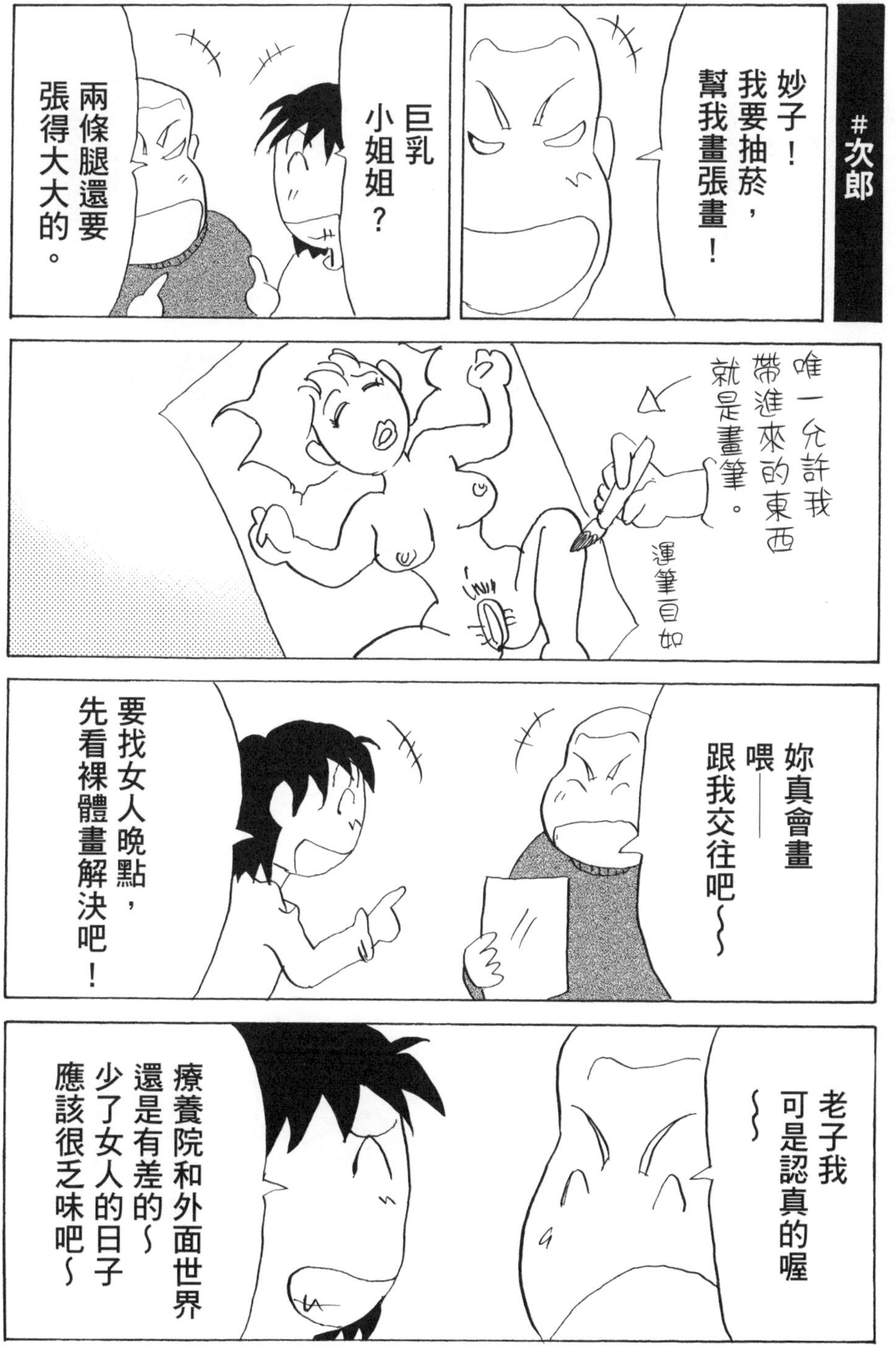

妙子！我要抽菸，幫我畫張畫！
巨乳小姐姐？
兩條腿還要張得大大的。
唯一允許我帶進來的東西就是畫筆。
運筆自如
妳真會畫
喂——跟我交往吧～
要找女人晚點，先看裸體畫解決吧！
老子我可是認真的喔～
療養院和外面世界還是有差的～少了女人的日子應該很乏味吧～

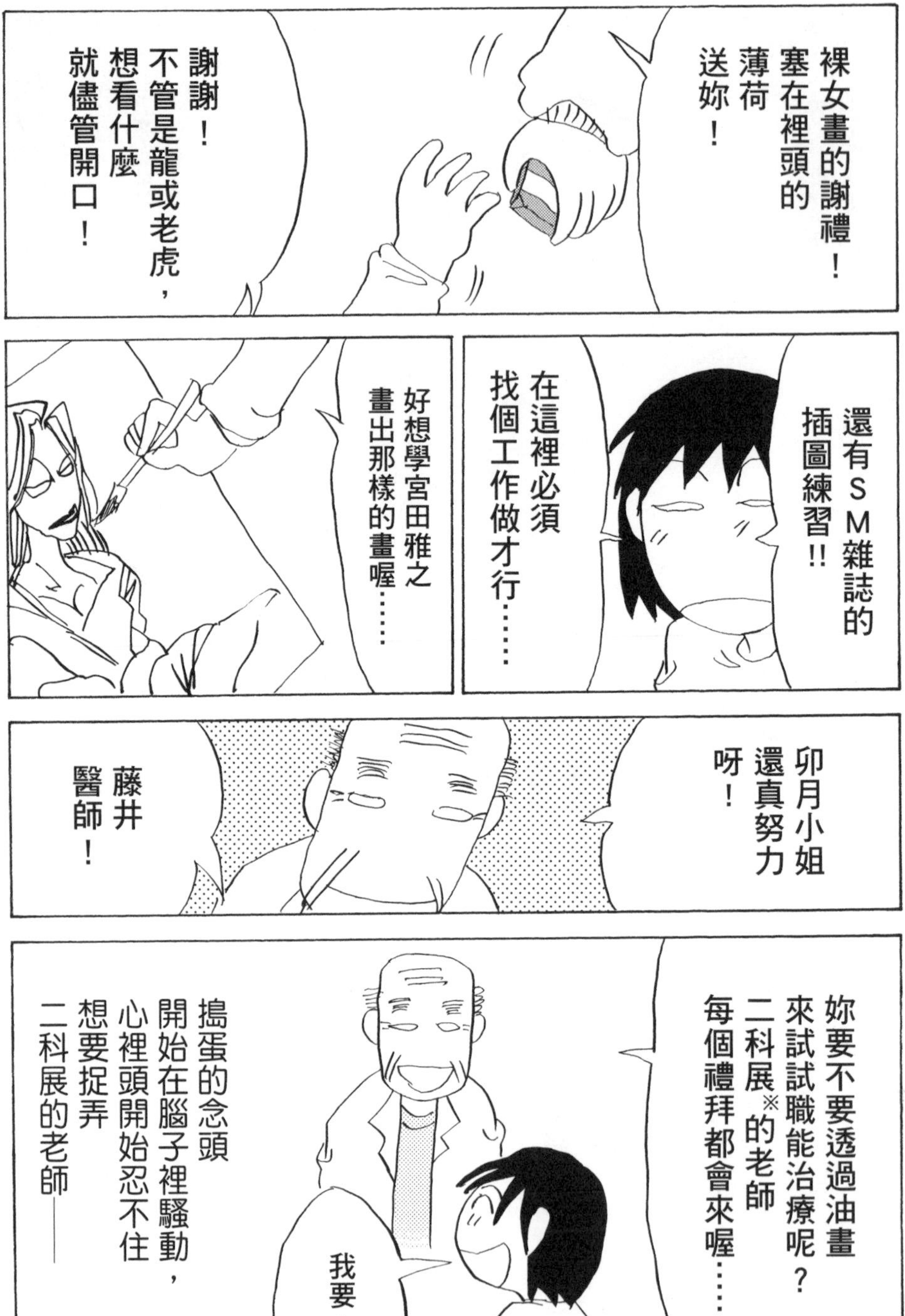

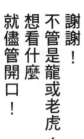

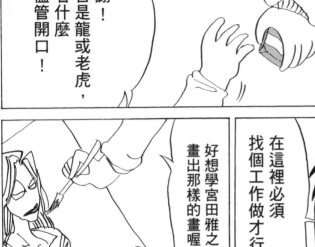

裸女畫的謝禮！塞在裡頭的薄荷送妳！
謝謝！不管是龍或老虎，想看什麼就儘管開口！
還有ＳＭ雜誌的插圖練習!!
在這裡必須找個工作做才行……
好想學宮田雅之畫出那樣的畫喔……
卯月小姐還真努力呀！
藤井醫師！
妳要不要透過油畫來試試職能治療呢？二科展※的老師每個禮拜都會來喔……
我要！
搗蛋的念頭開始在腦子裡騷動，心裡頭開始忍不住想要捉弄二科展的老師——

※二科美術展覽會，由日本美術團體二科會舉辦。

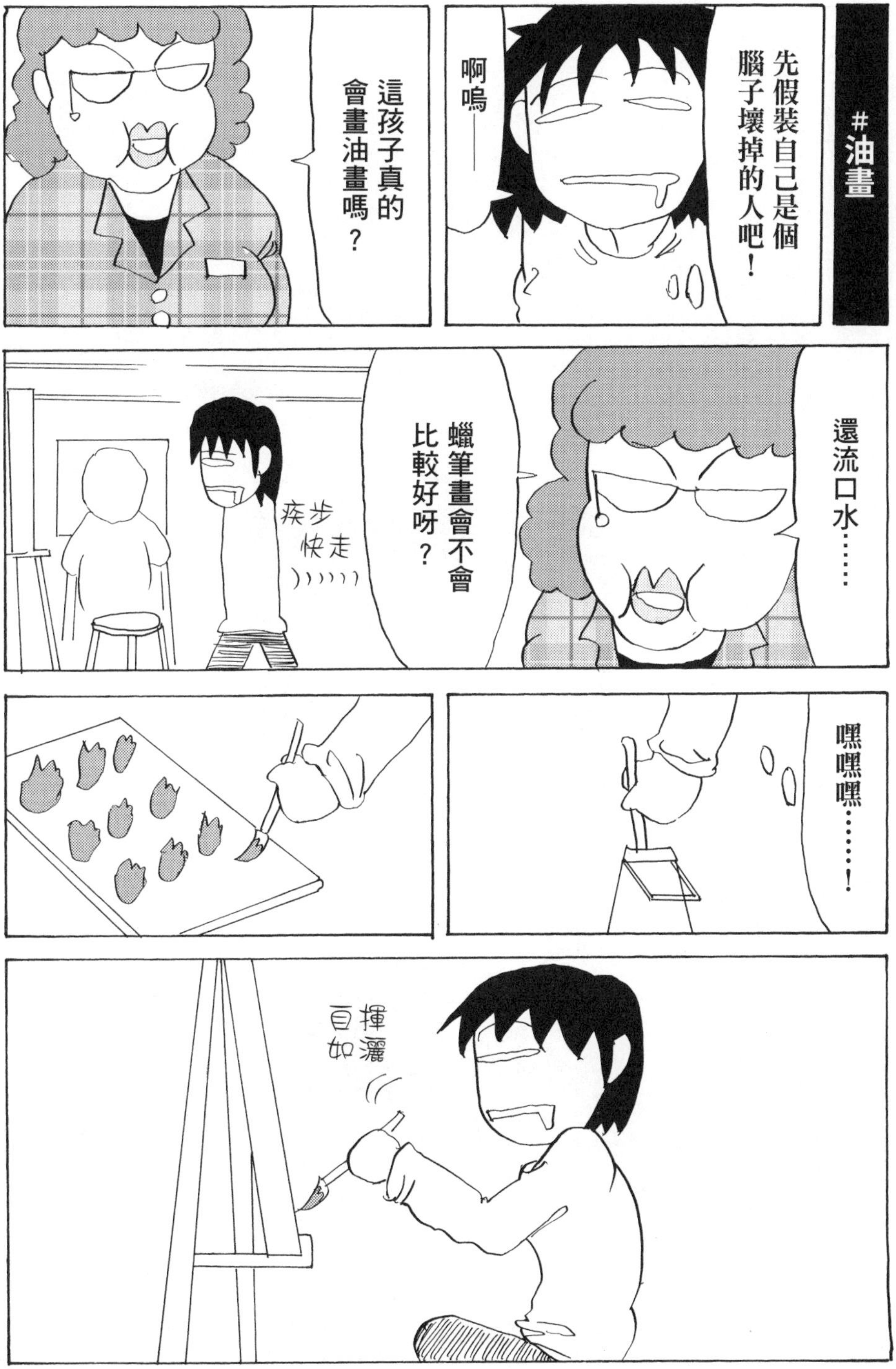
#油畫
先假裝自己是個腦子壞掉的人吧！
啊嗚——
這孩子真的會畫油畫嗎？
還流口水……
蠟筆畫會不會比較好呀？
疾步快走
嘿嘿嘿……！
揮灑自如

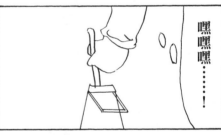

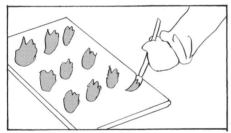

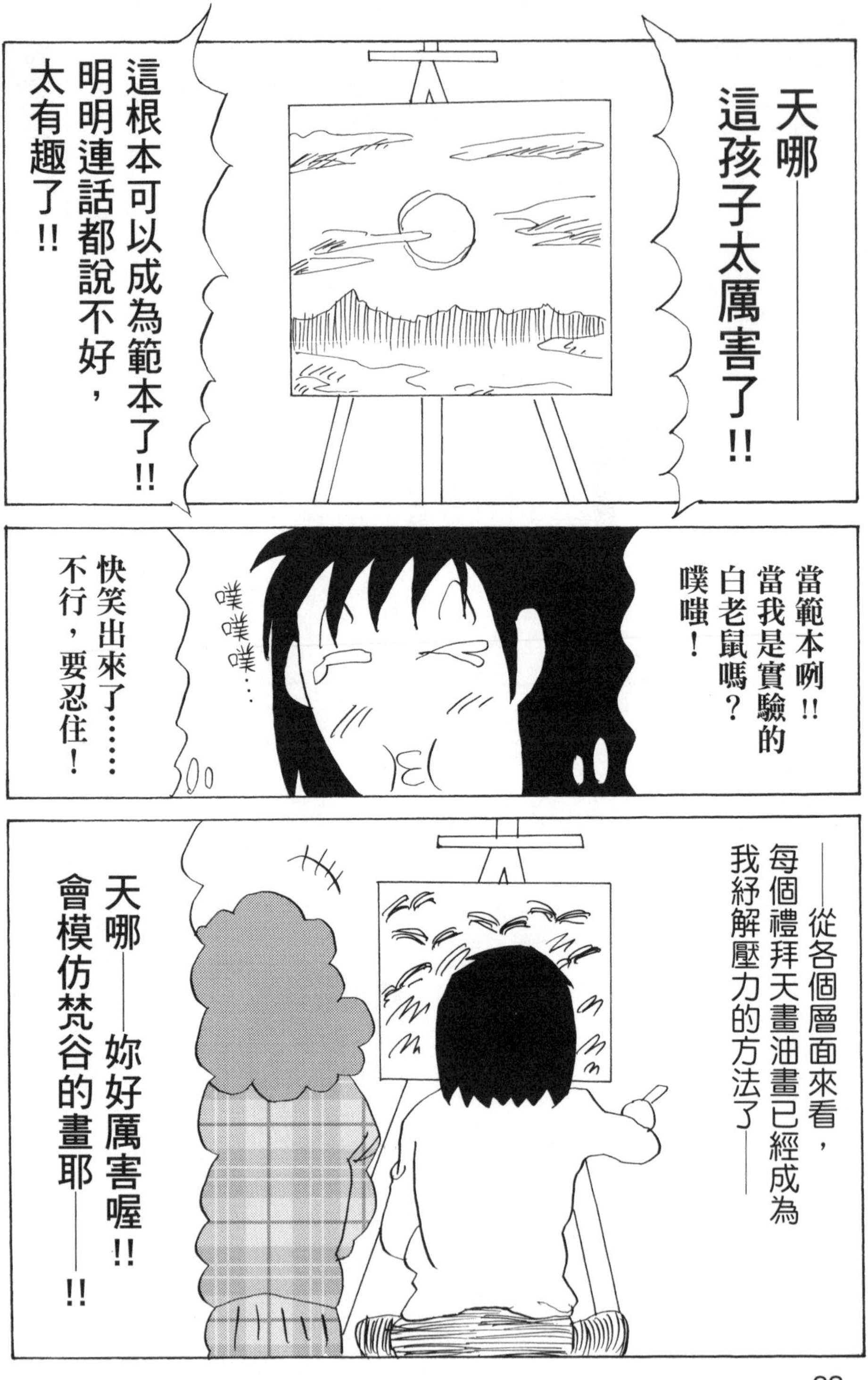
天哪——這孩子太厲害了!!
這根本可以成為範本了!!明明連話都說不好，太有趣了!!
當範本咧!!當我是實驗的白老鼠嗎？噗嗤！
噗噗噗……
快笑出來了……不行，要忍住！
——從各個層面來看，每個禮拜天畫油畫已經成為我紓解壓力的方法了——
天哪——妳好厲害喔!!
會模仿梵谷的畫耶——!!

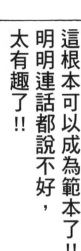

※日本說唱藝術的一種。

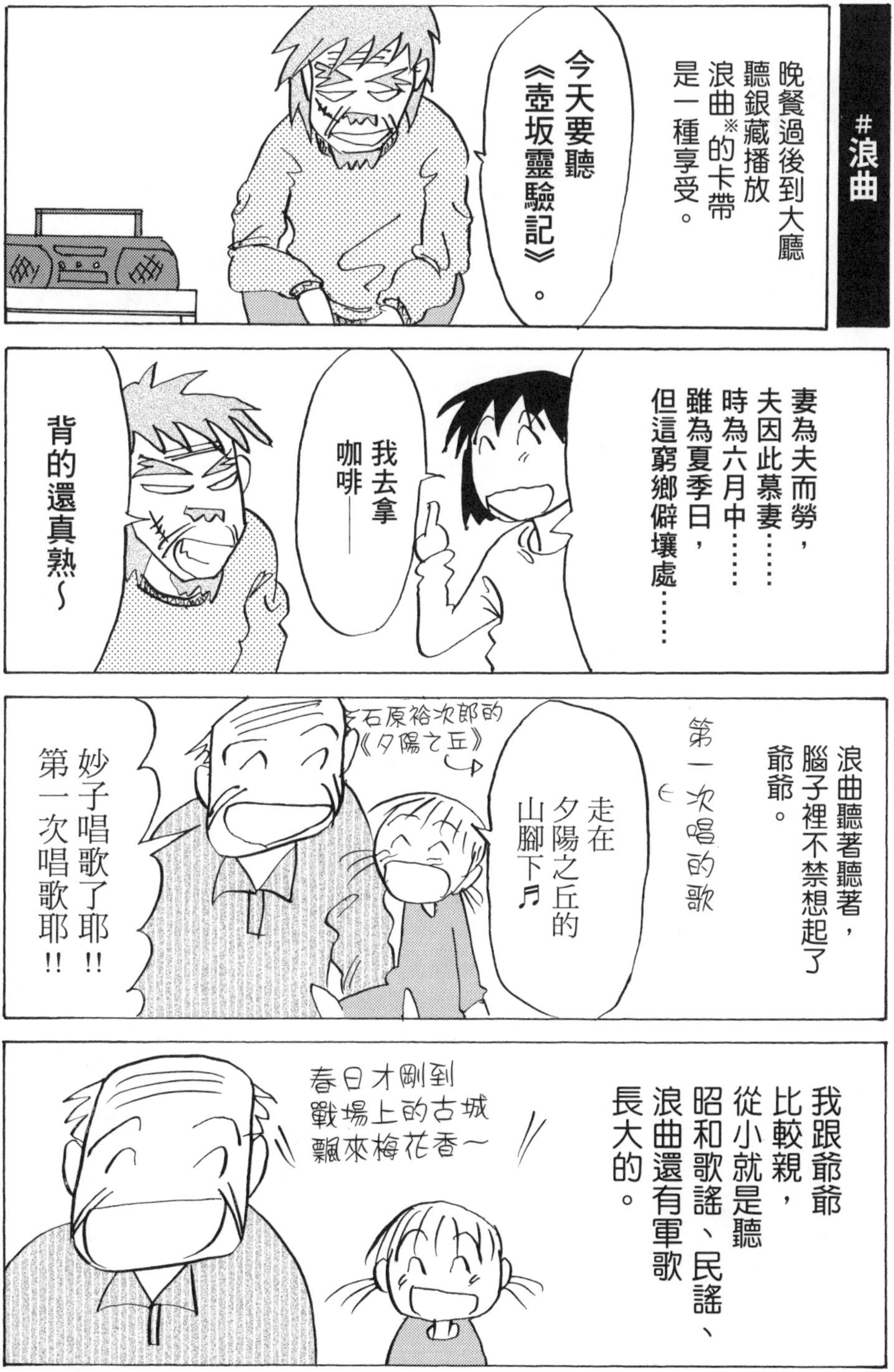
#浪曲
晚餐過後到大廳聽銀藏播放浪曲※的卡帶是一種享受。
今天要聽《壺坂靈驗記》。
妻為夫而勞，夫因此慕妻……時為六月中……雖為夏季日，但這窮鄉僻壤處……
我去拿咖啡——
背的還真熟~
浪曲聽著聽著，腦子裡不禁想起了爺爺。
第一次唱的歌
走在夕陽之丘的山腳下♪
石原裕次郎的《夕陽之丘》
妙子唱歌了耶!!第一次唱歌耶!!
我跟爺爺比較親，從小就是聽昭和歌謠、民謠、浪曲還有軍歌長大的。
春日才剛到戰場上的古城飄來梅花香~

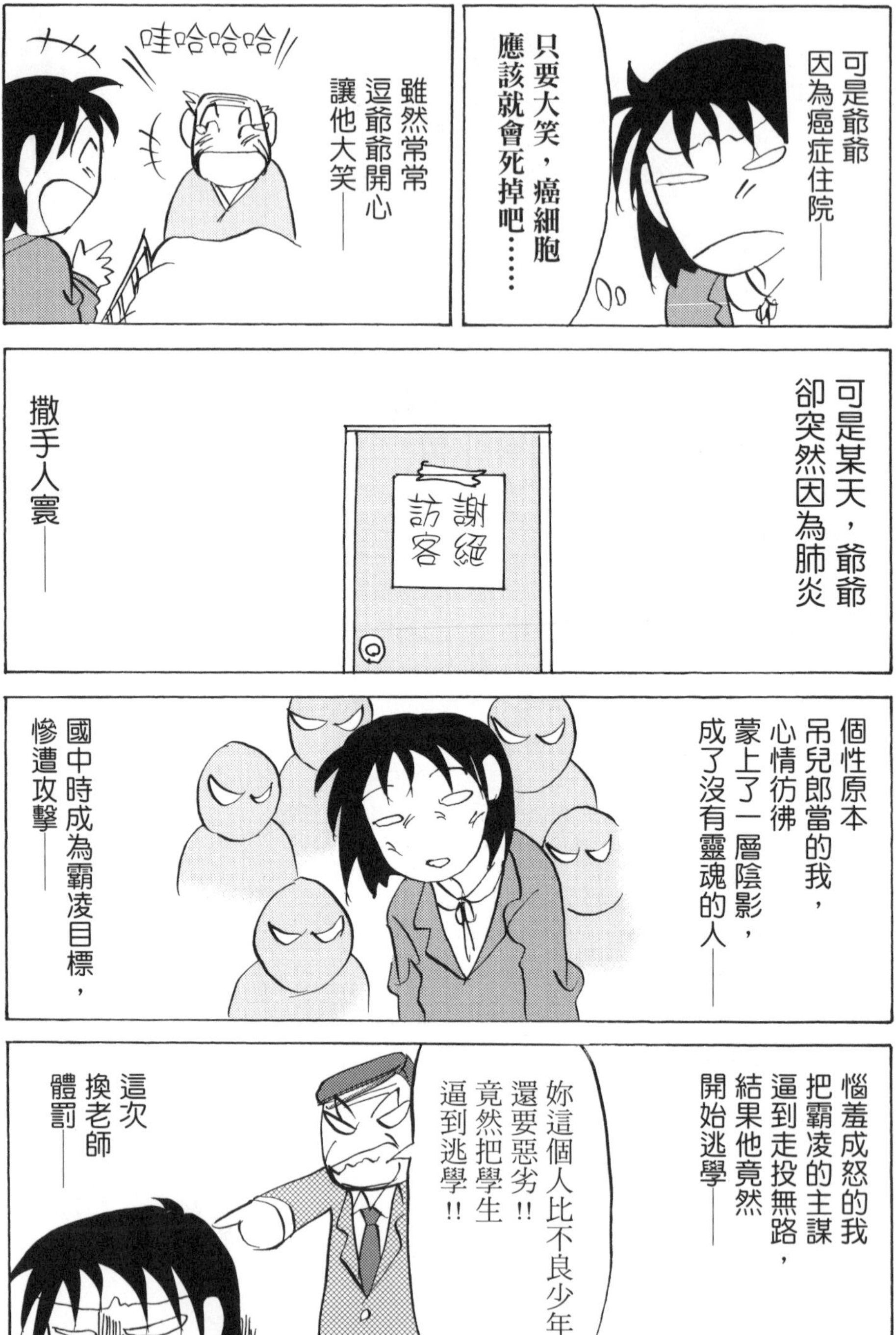
可是爺爺
因為癌症住院——
只要大笑，癌細胞
應該就會死掉吧……
哇哈哈哈
ナハハ
雖然常常
逗爺爺開心
讓他大笑——
可是某天，爺爺
卻突然因為肺炎
謝絕
訪客
撒手人寰——
個性原本
吊兒郎當的我，
心情彷彿
蒙上了一層陰影，
成了沒有靈魂的人——
國中時成為霸凌目標，
慘遭攻擊——
惱羞成怒的我
把霸凌的主謀
逼到走投無路，
結果他竟然
開始逃學——
妳這個人比不良少年
還要惡劣!!
竟然把學生
逼到逃學!!
這次
換老師
體罰——

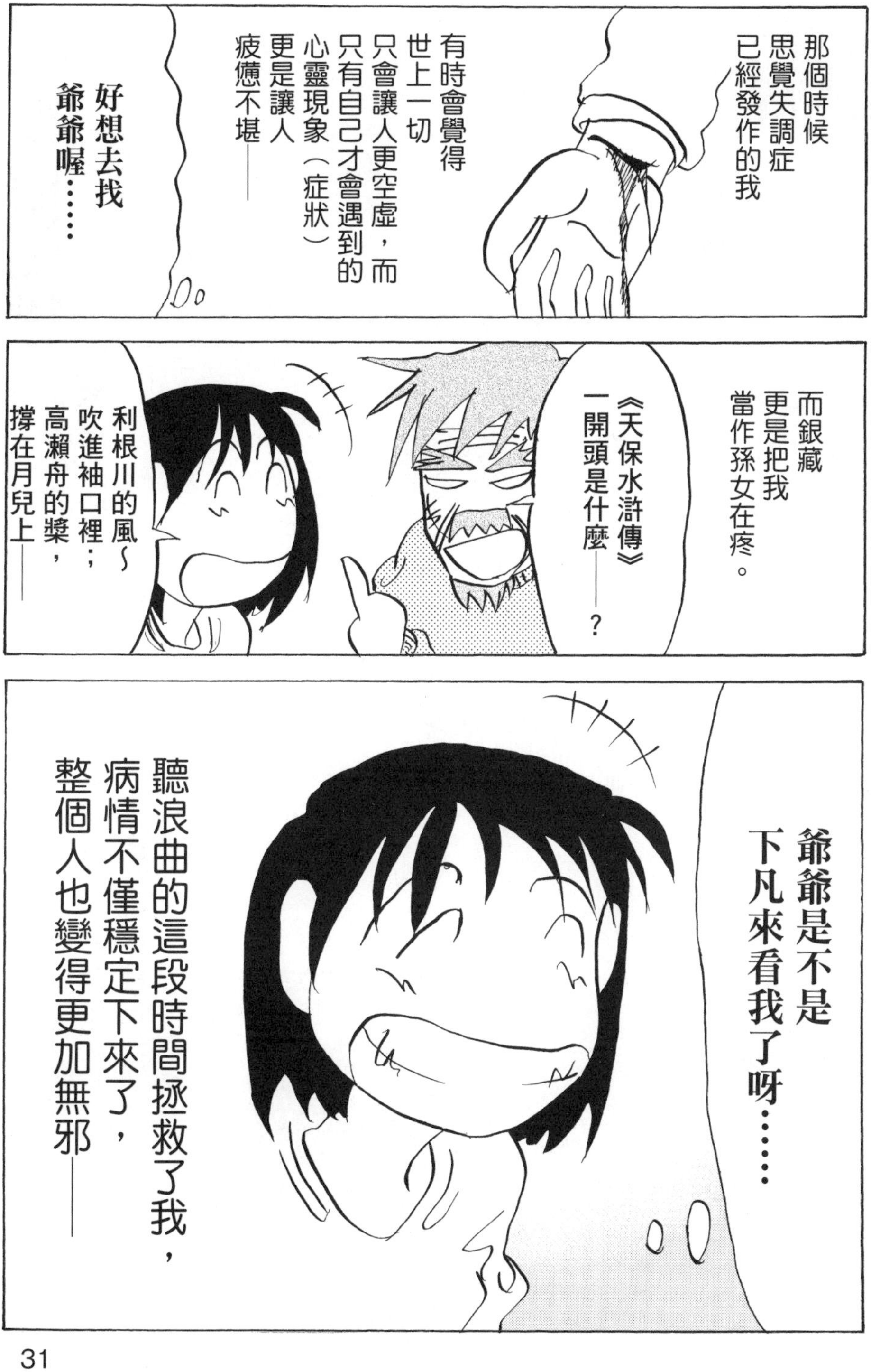
那個時候
思覺失調症
已經發作的我
有時會覺得
世上一切
只會讓人更空虛，而
只有自己才會遇到的
心靈現象（症狀）
更是讓人
疲憊不堪——
好想去找
爺爺喔……
而銀藏
更是把我
當作孫女在疼。
《天保水滸傳》
一開頭是什麼——？
利根川的風～
吹進袖口裡；
高瀨舟的槳，
撐在月兒上——
爺爺是不是
下凡來看我了呀……
聽浪曲的這段時間拯救了我，
病情不僅穩定下來了，
整個人也變得更加無邪——

※著名的浪曲師。

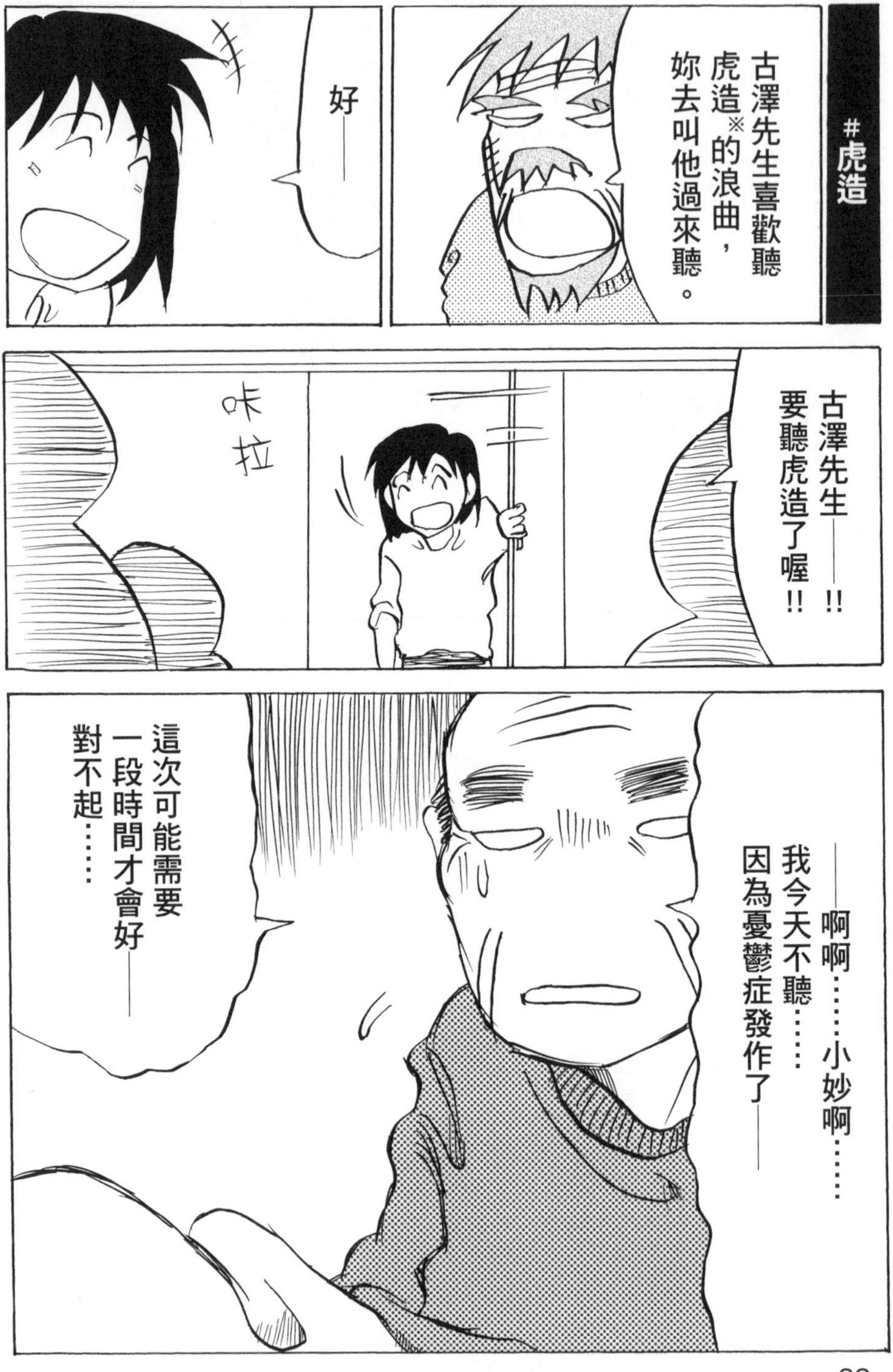
#虎造
古澤先生喜歡聽虎造※的浪曲，妳去叫他過來聽。
好——
古澤先生——!!要聽虎造了喔!!
咔拉
——啊啊……小妙啊……我今天不聽……因為憂鬱症發作了——
這次可能需要一段時間才會好——對不起……

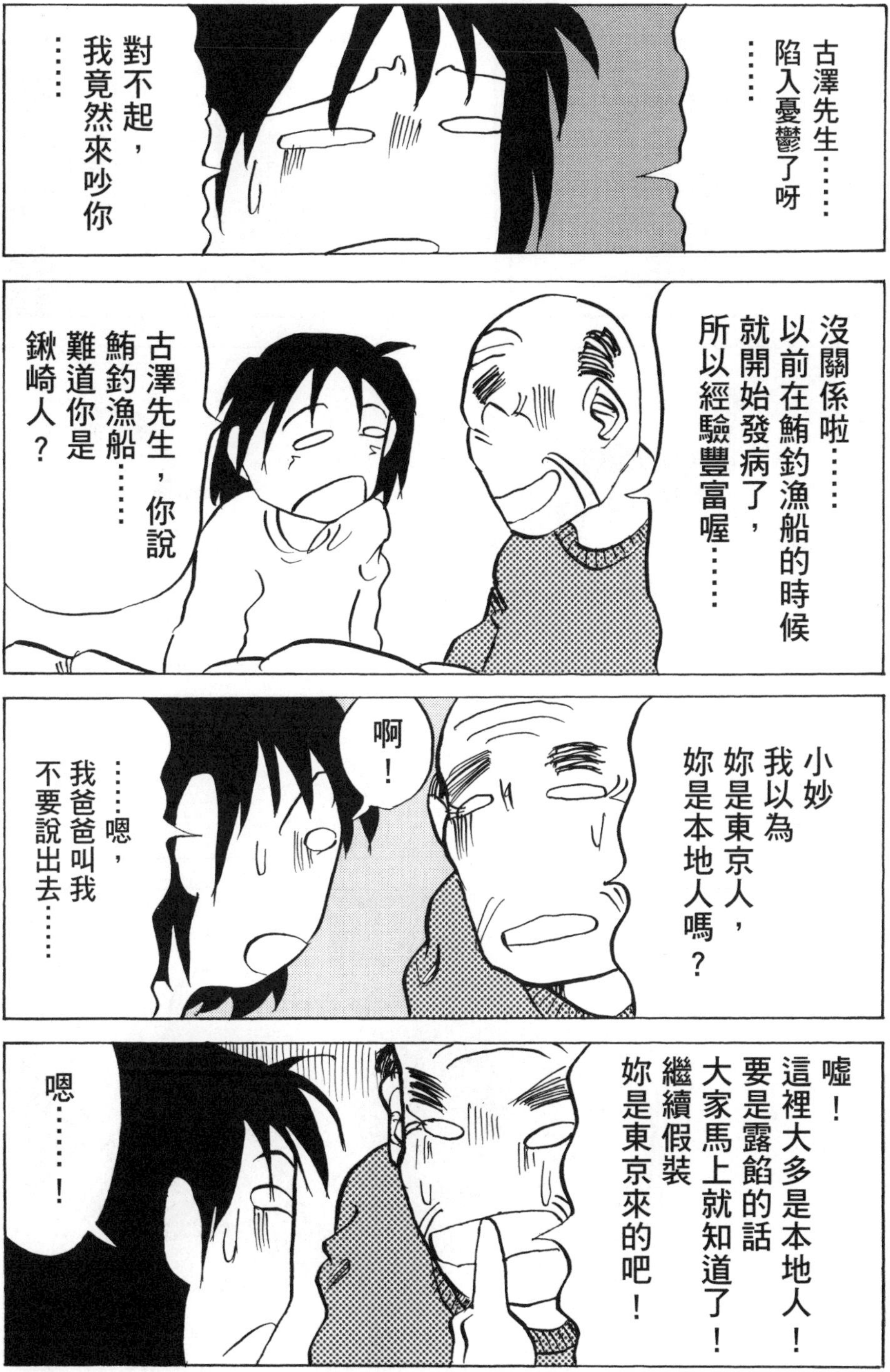
古澤先生……
陷入憂鬱了呀……
對不起，
我竟然來吵你……
沒關係啦……
以前在鮪釣漁船的時候
就開始發病了，
所以經驗豐富喔……
古澤先生，你說
鮪釣漁船……
難道你是
鍬崎人？
小妙
我以為
妳是東京人，
妳是本地人嗎？
啊！
……嗯，
我爸爸叫我
不要說出去……
噓！
這裡大多是本地人！
要是露餡的話
大家馬上就知道了！
繼續假裝
妳是東京來的吧！
嗯……！

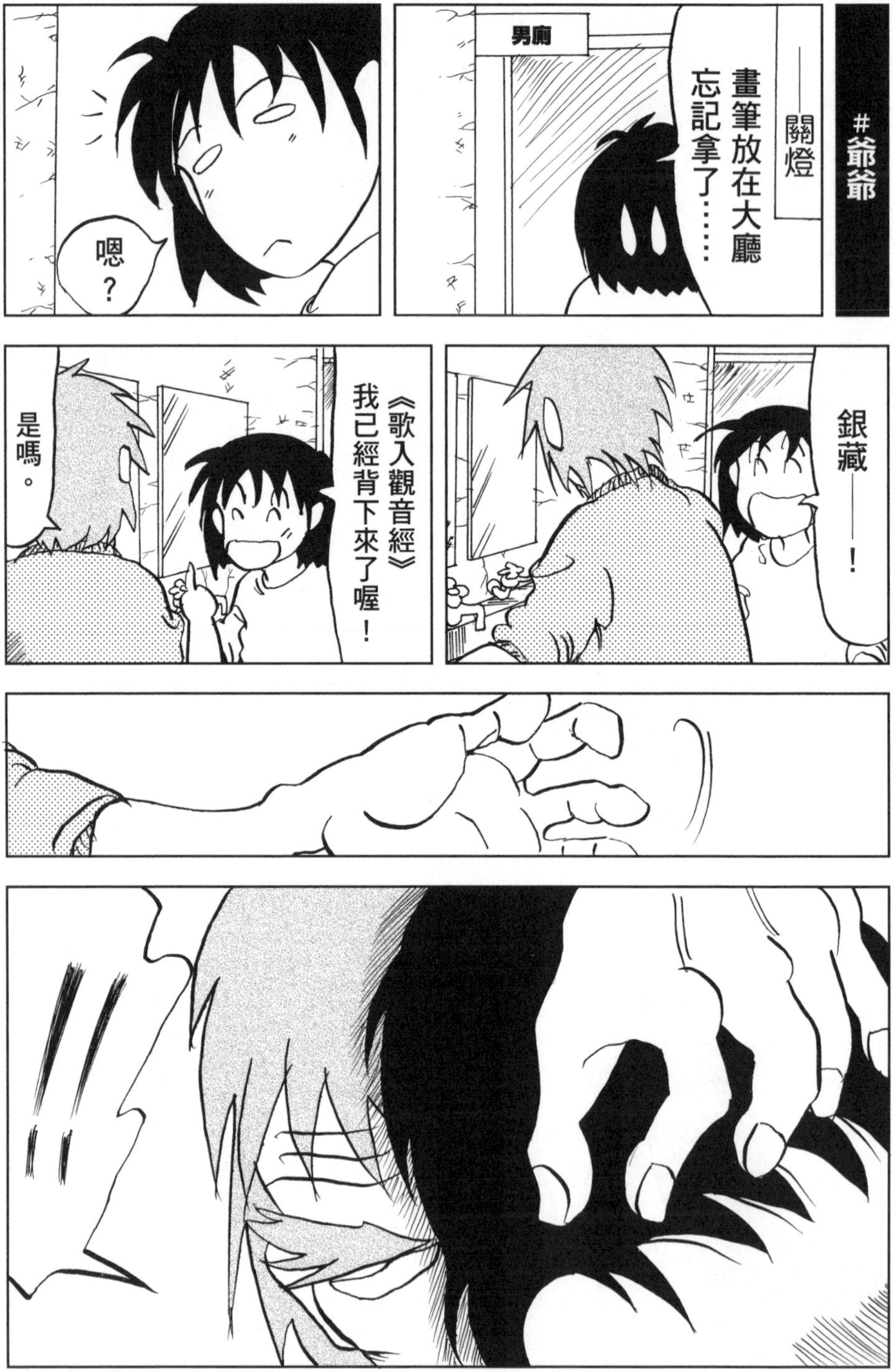

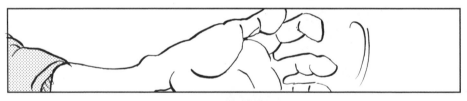

#爺爺
——關燈
畫筆放在大廳忘記拿了……
男廁
嗯？
銀藏——！
《歌入觀音經》我已經背下來了喔！
是嗎。

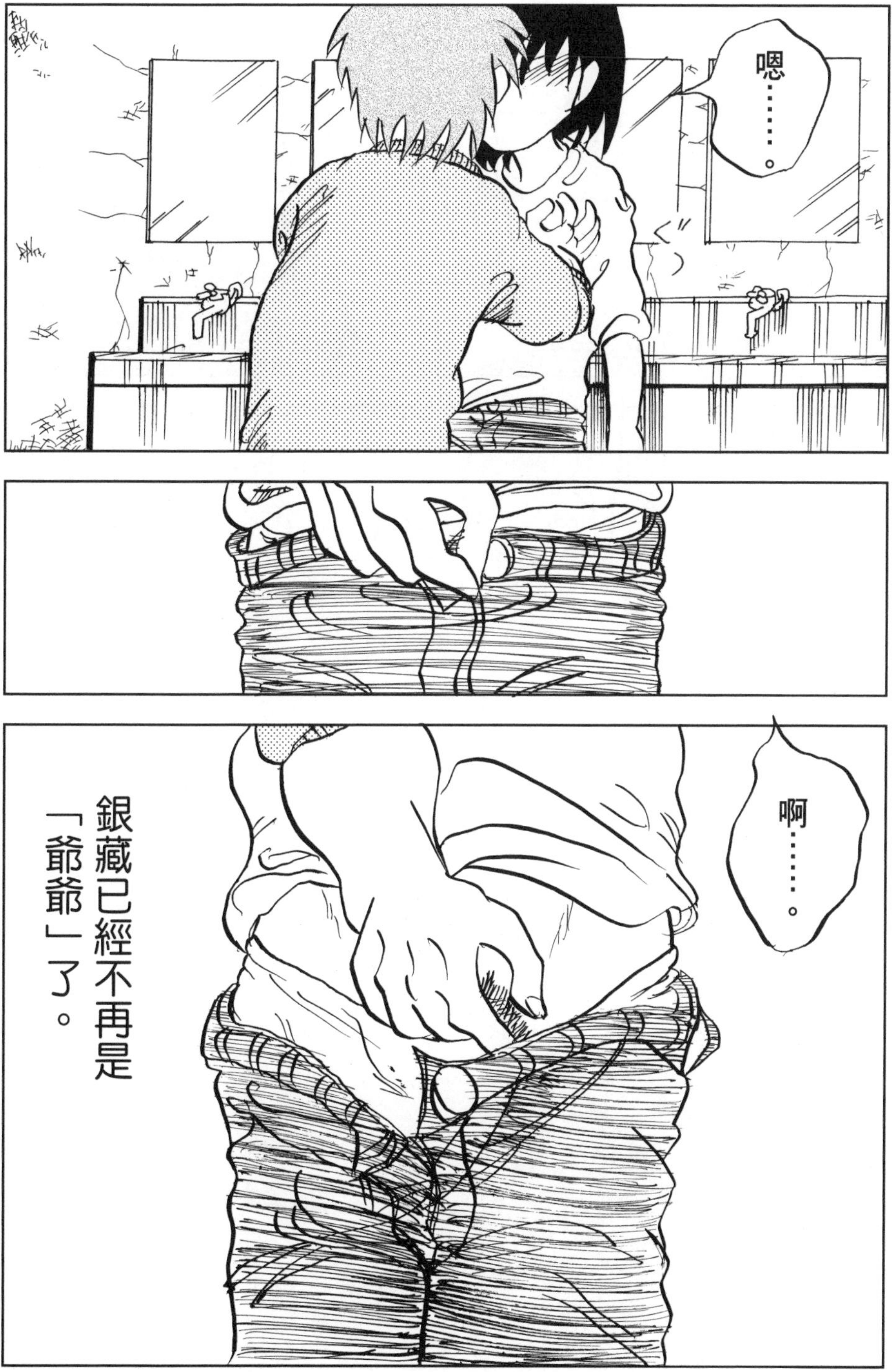
嗯……。
啊……。
銀藏已經不再是「爺爺」了。

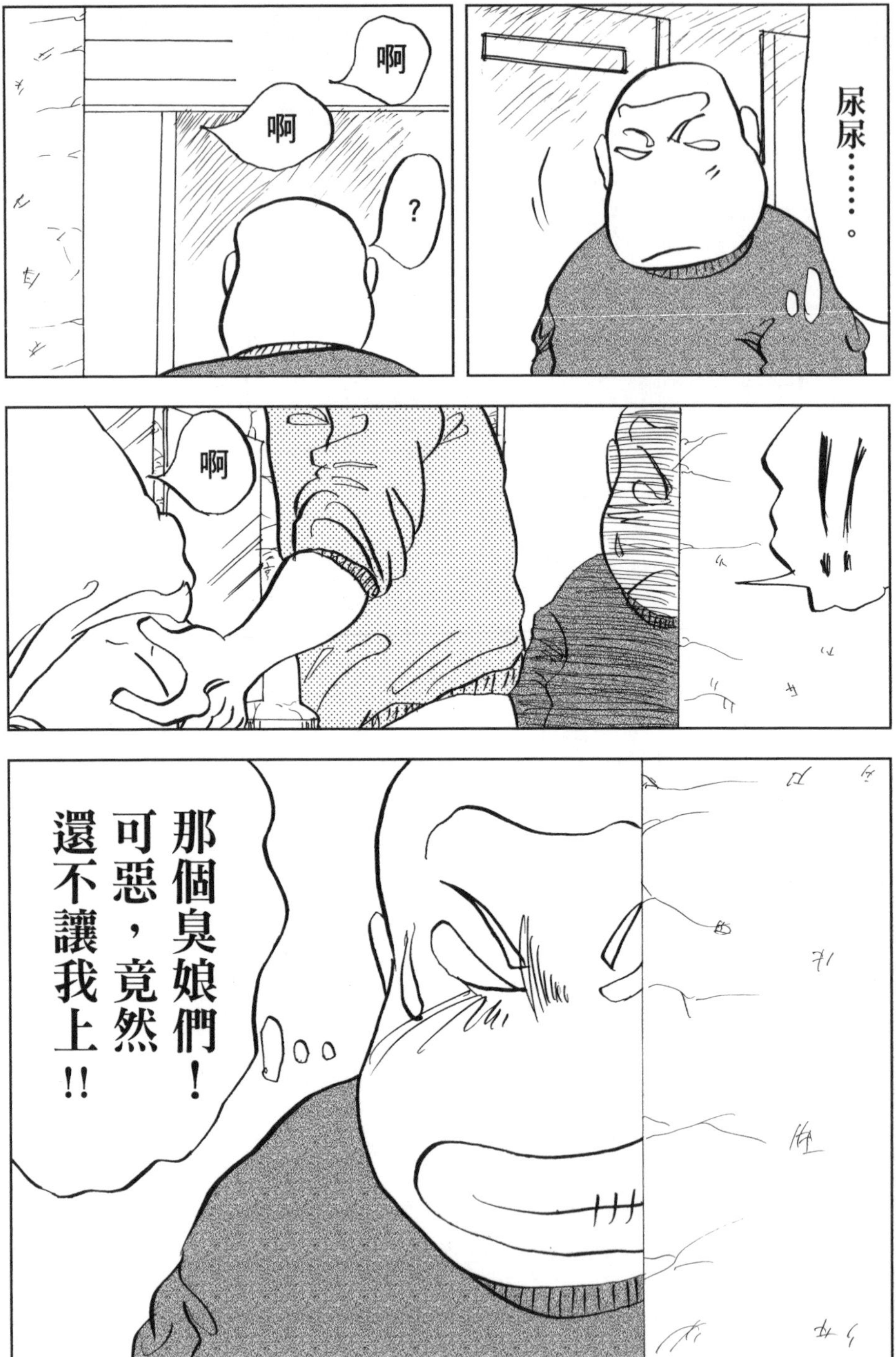
尿尿……。
啊
啊
?
!!
啊
那個臭娘們！可惡，竟然還不讓我上!!

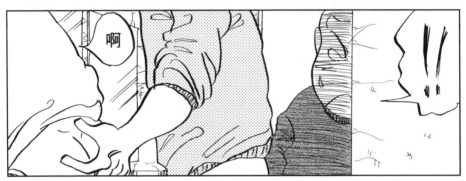

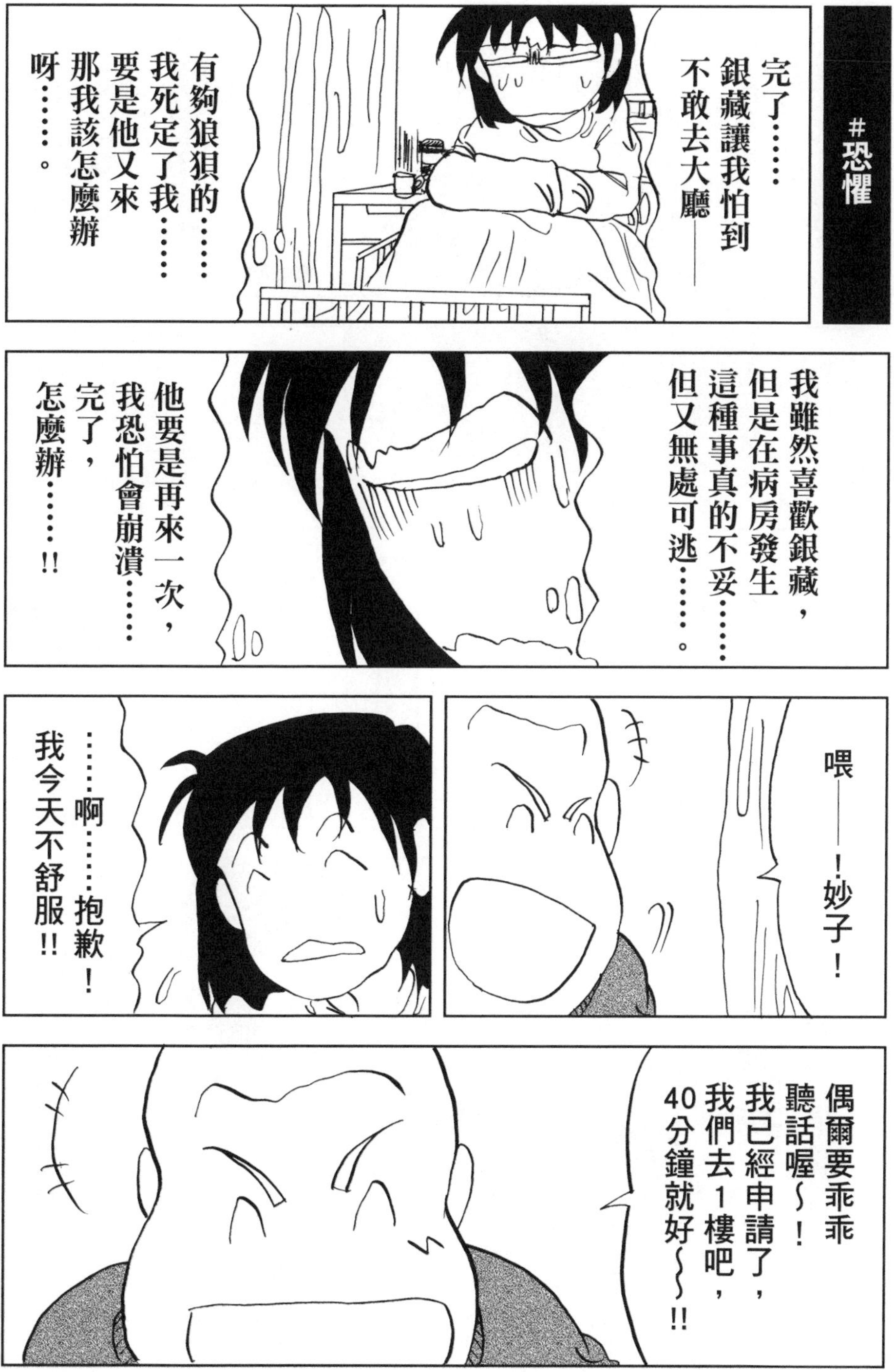
#恐懼
完了……銀藏讓我怕到不敢去大廳——
有夠狼狽的……我死定了我……要是他又來那我該怎麼辦呀……。
我雖然喜歡銀藏，但是在病房發生這種事真的不妥……但又無處可逃……。
他要是再來一次，我恐怕會崩潰……完了，怎麼辦……!!
喂——！妙子！
……啊……抱歉！我今天不舒服!!
偶爾要乖乖聽話喔～！我已經申請了，我們去1樓吧，40分鐘就好～～!!

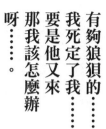

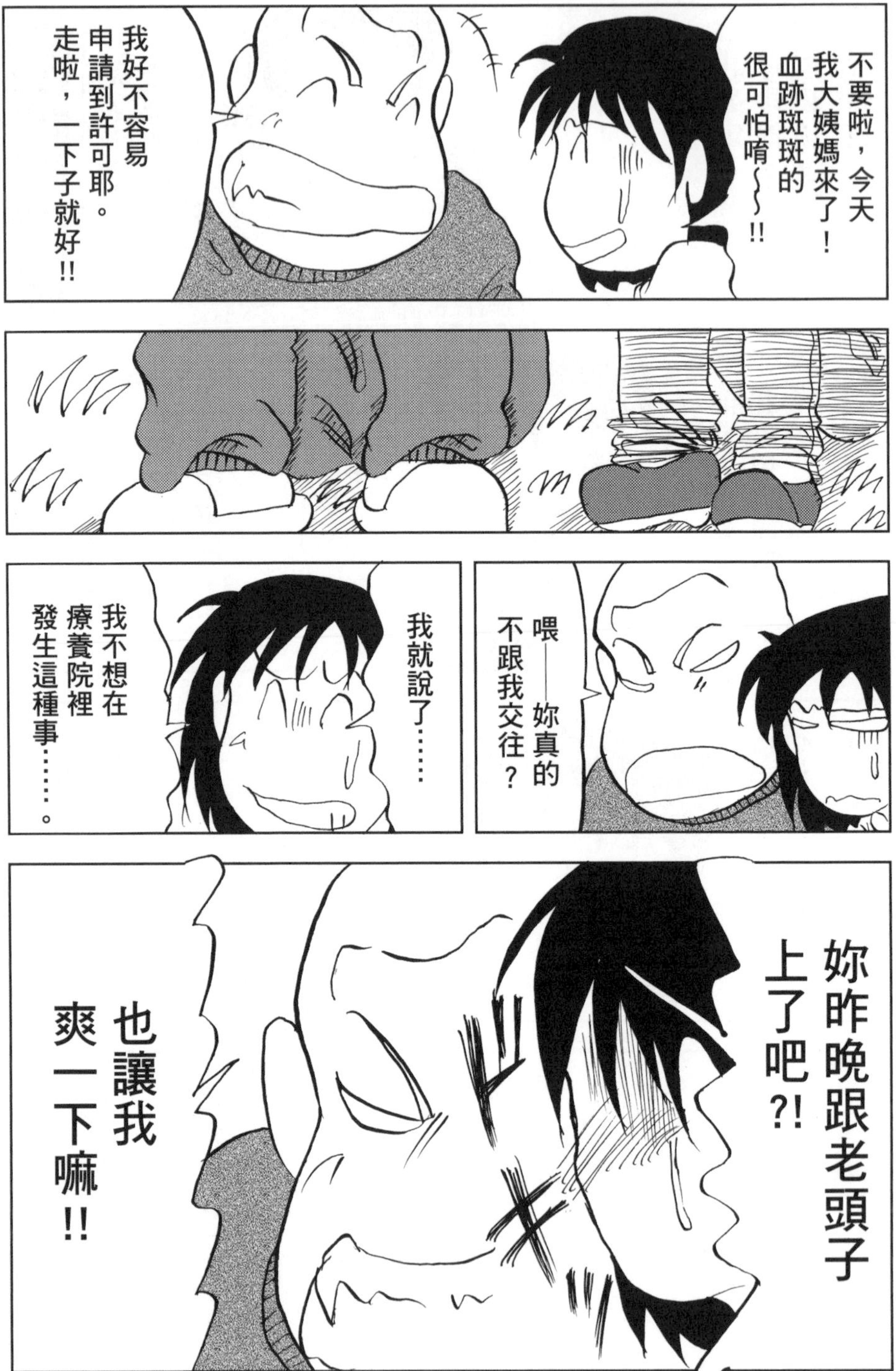
不要啦，今天我大姨媽來了！血跡斑斑的很可怕唷～～!!
我好不容易申請到許可耶。走啦，一下子就好!!
喂——妳真的不跟我交往？
我就說了……
我不想在療養院裡發生這種事……。
妳昨晚跟老頭子上了吧?!
也讓我爽一下嘛!!
※驚嚇

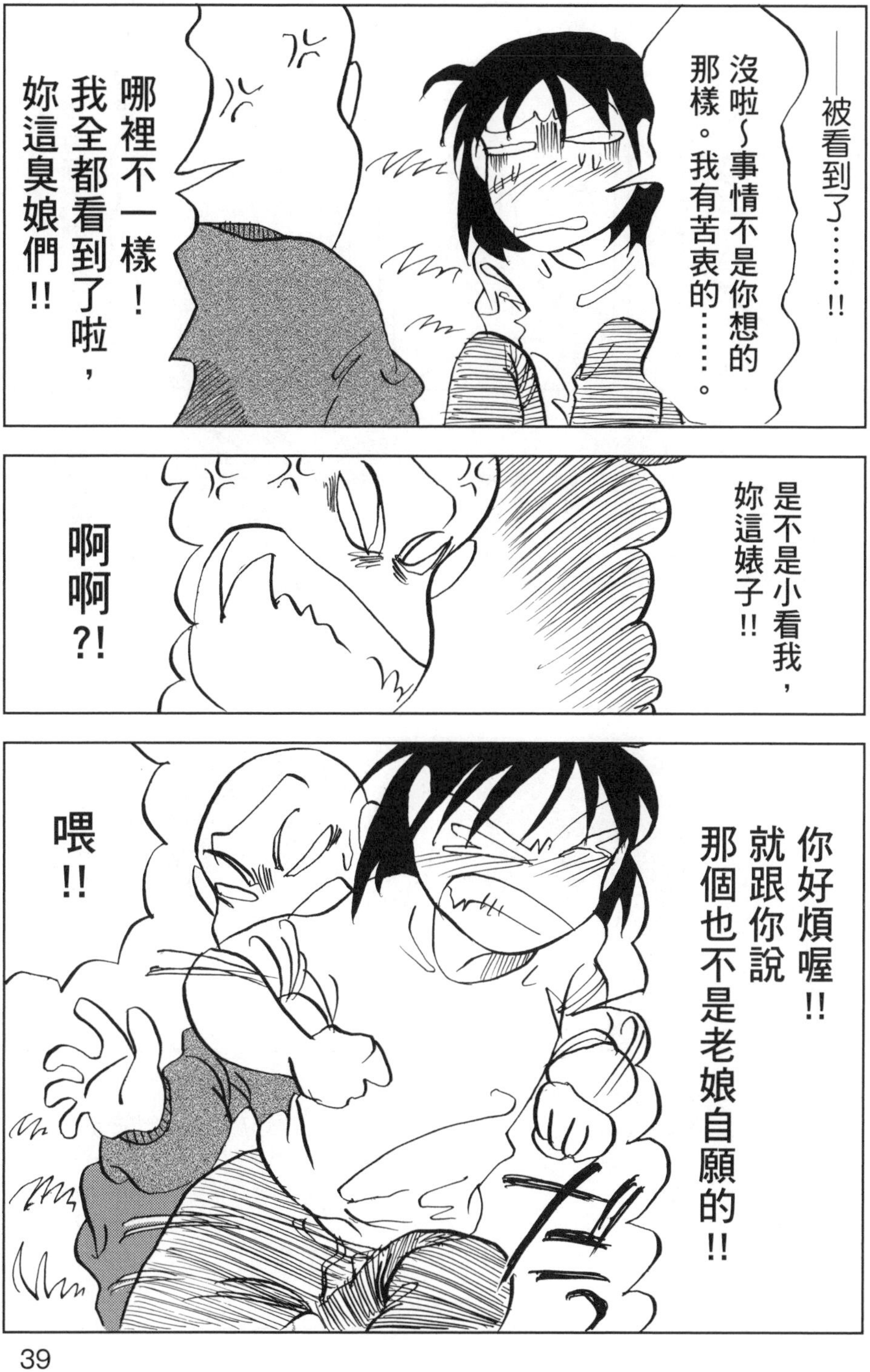
——被看到了……!!
沒啦~事情不是你想的那樣。我有苦衷的……。
哪裡不一樣！我全都看到了啦，妳這臭娘們!!
是不是小看我，妳這婊子!!
啊啊?!
你好煩喔!!就跟你說那個也不是老娘自願的!!
喂!!

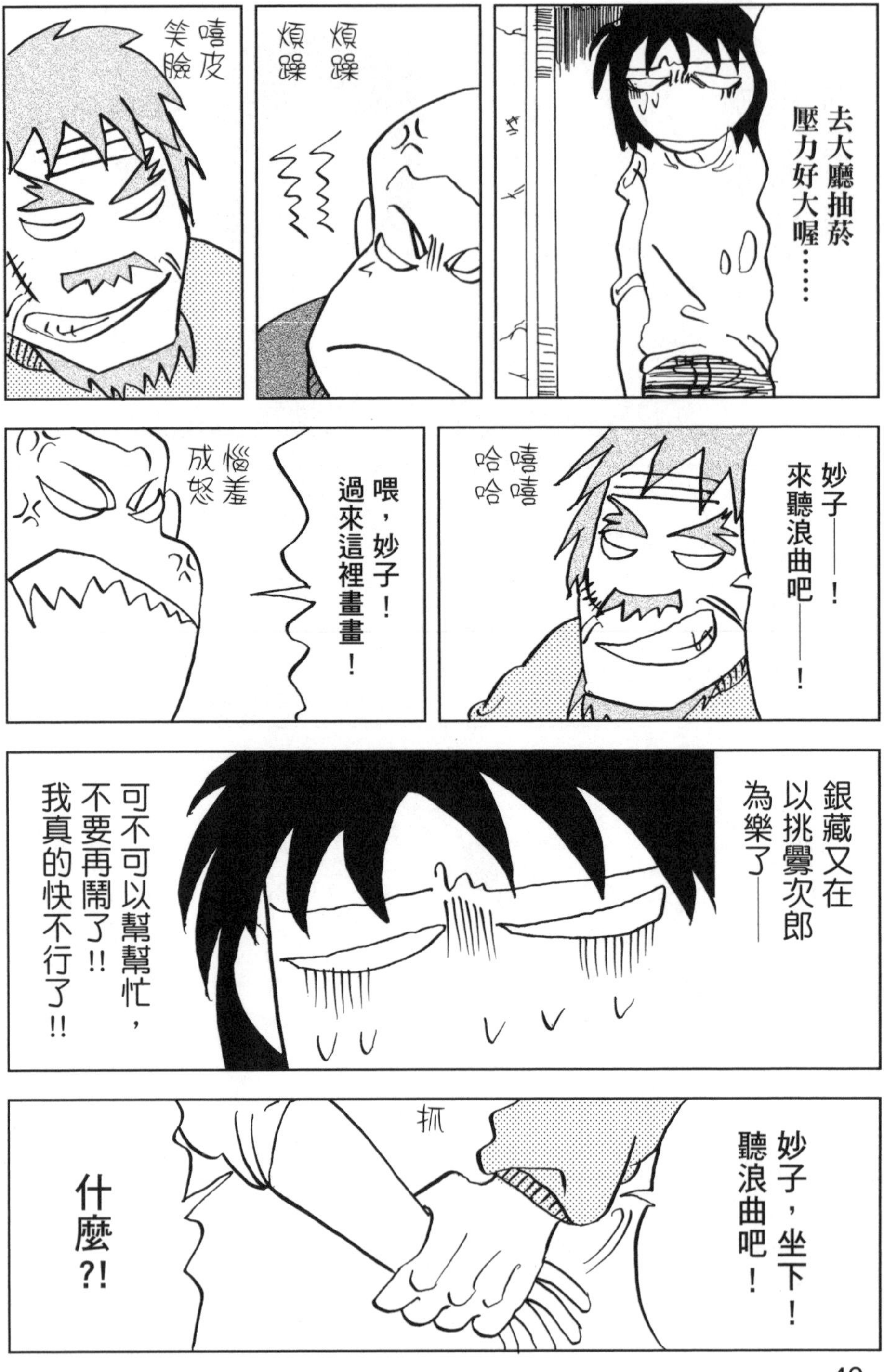
去大廳抽菸
壓力好大喔……
煩躁
煩躁
嘻皮
笑臉
妙子──！
來聽浪曲吧──！
嘻嘻
哈哈
喂，妙子！
過來這裡畫畫！
惱羞
成怒
銀藏又在
以挑釁次郎
為樂了──
可不可以幫幫忙，
不要再鬧了!!
我真的快不行了!!
妙子，坐下！
聽浪曲吧！
抓
什麼?!

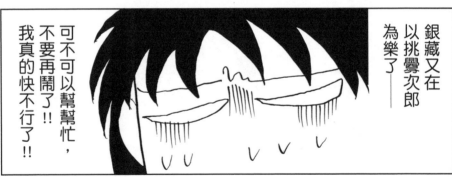

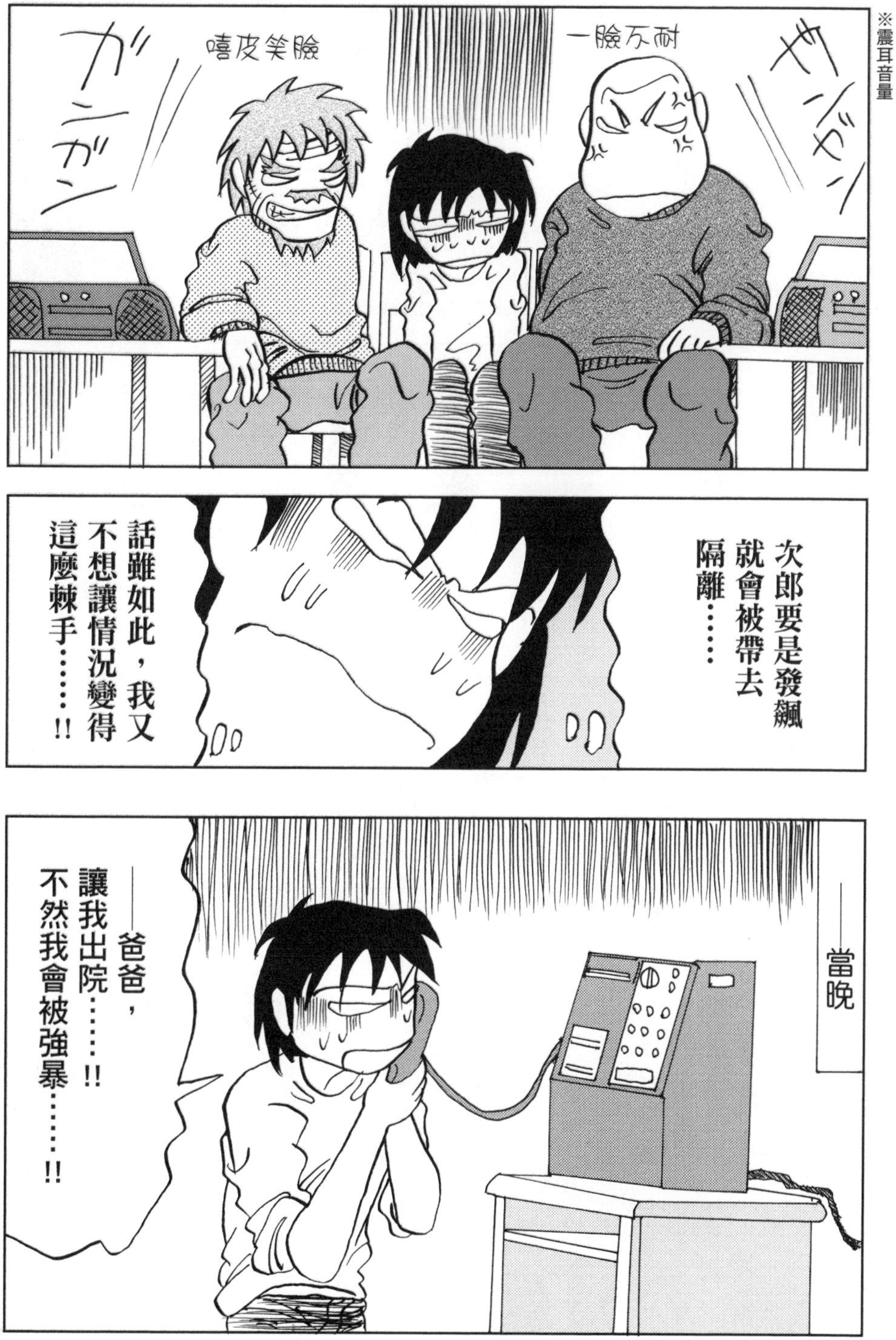
※震耳音量
一臉不耐
嘻皮笑臉
ガンガン
次郎要是發飆就會被帶去隔離……
話雖如此，我又不想讓情況變得這麼棘手……!!
——當晚
——爸爸，讓我出院……!!
不然我會被強暴……!!

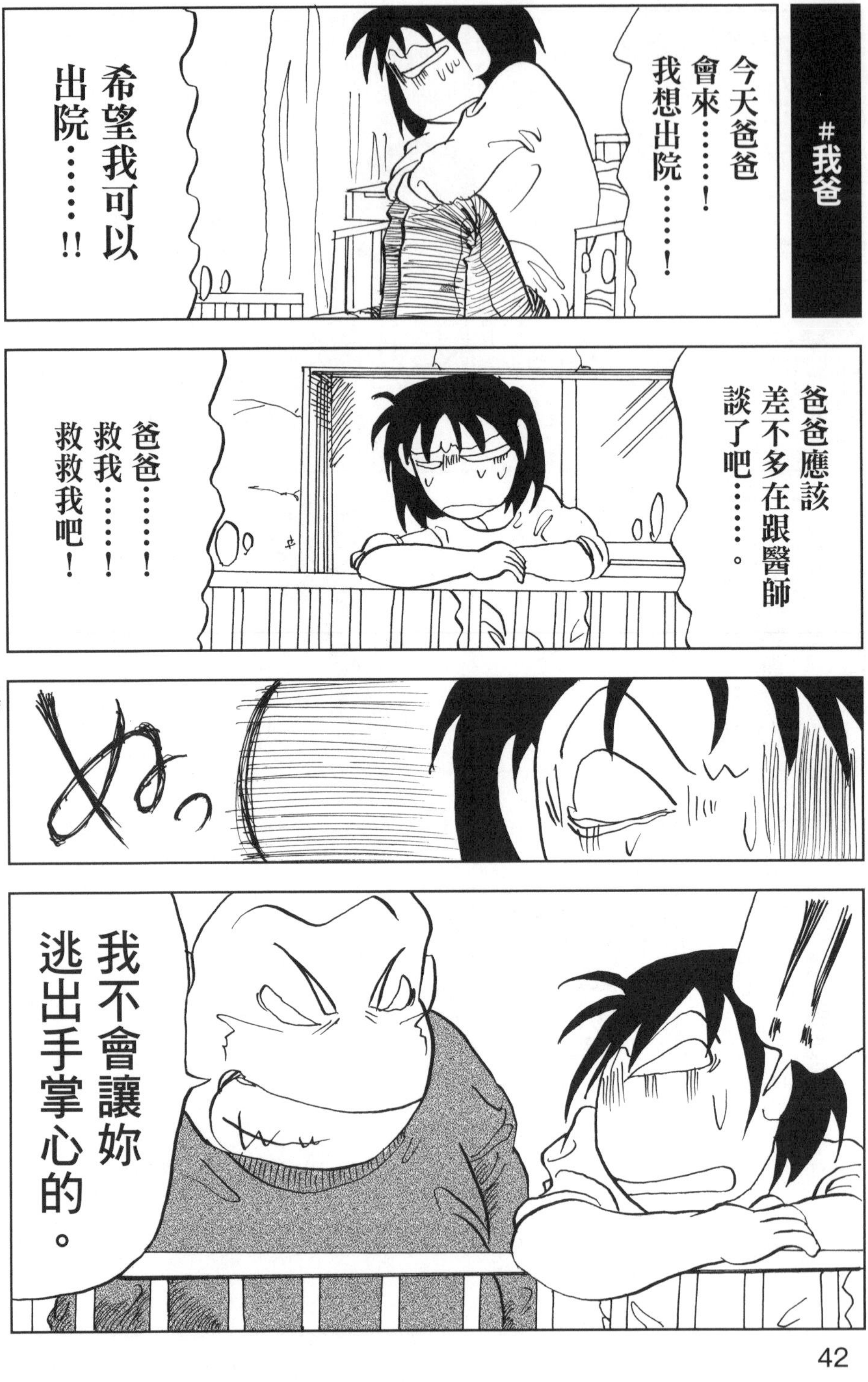
#我爸
今天爸爸會來……！
我想出院……！
希望我可以出院……!!
爸爸應該差不多在跟醫師談了吧……。
爸爸……！救我……！救救我吧！
ぬっ
我不會讓妳逃出手掌心的。

※嘖

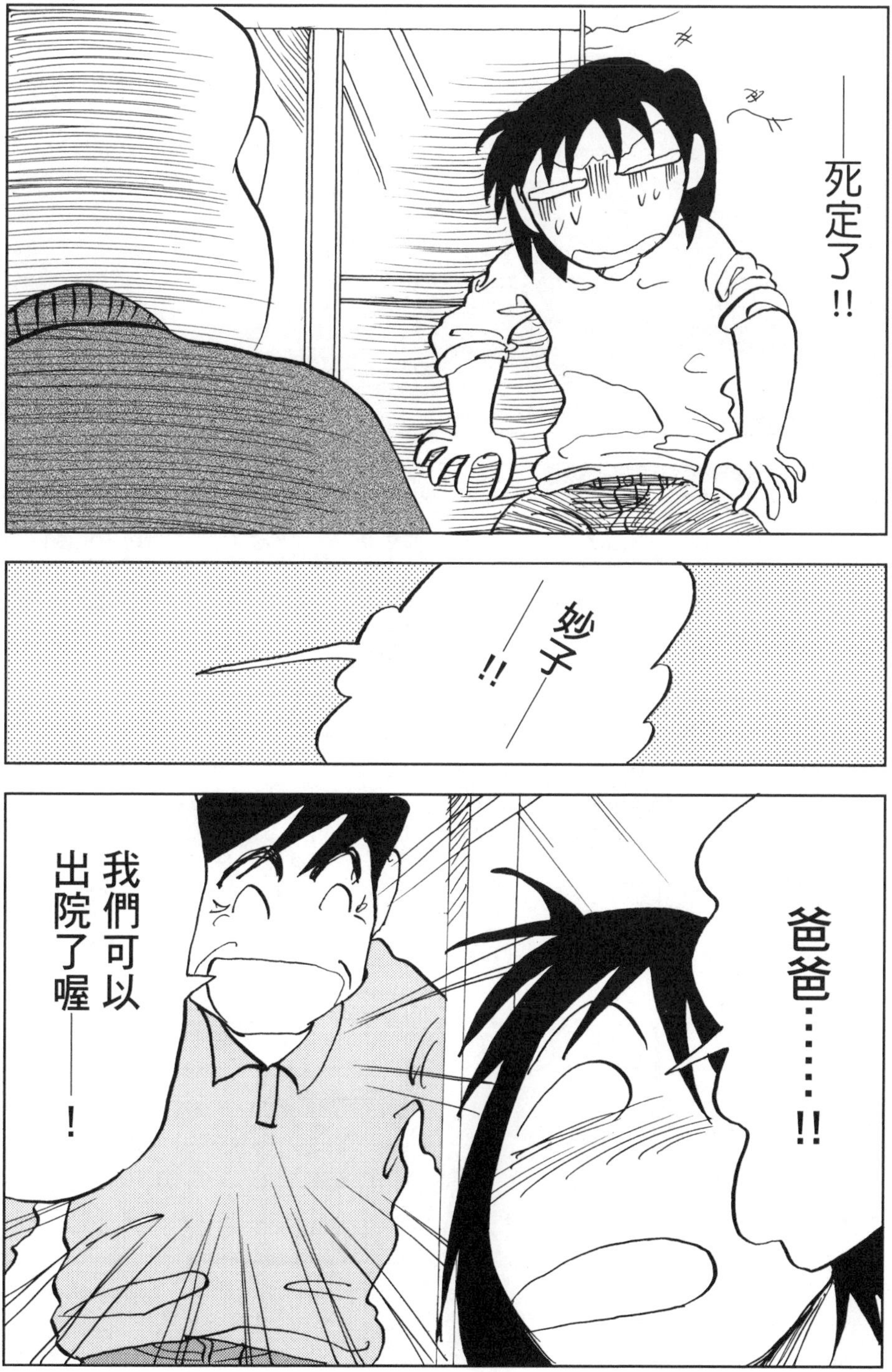
——死定了!!
妙子——!!
爸爸……!!
我們可以出院了喔——!

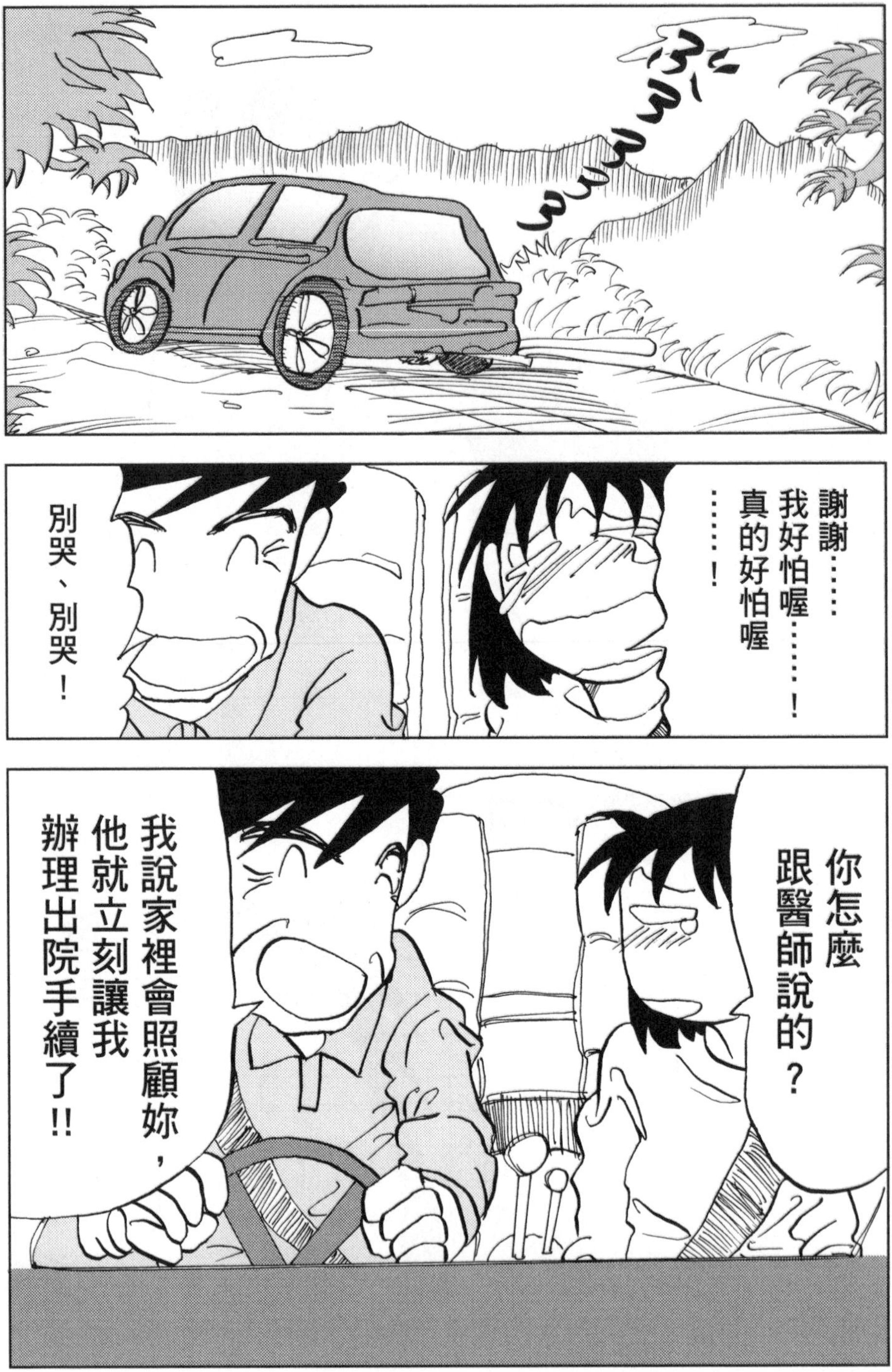
謝謝……
我好怕喔……！
真的好怕喔……！
別哭、別哭！
你怎麼跟醫師說的？
我說家裡會照顧妳，
他就立刻讓我
辦理出院手續了!!

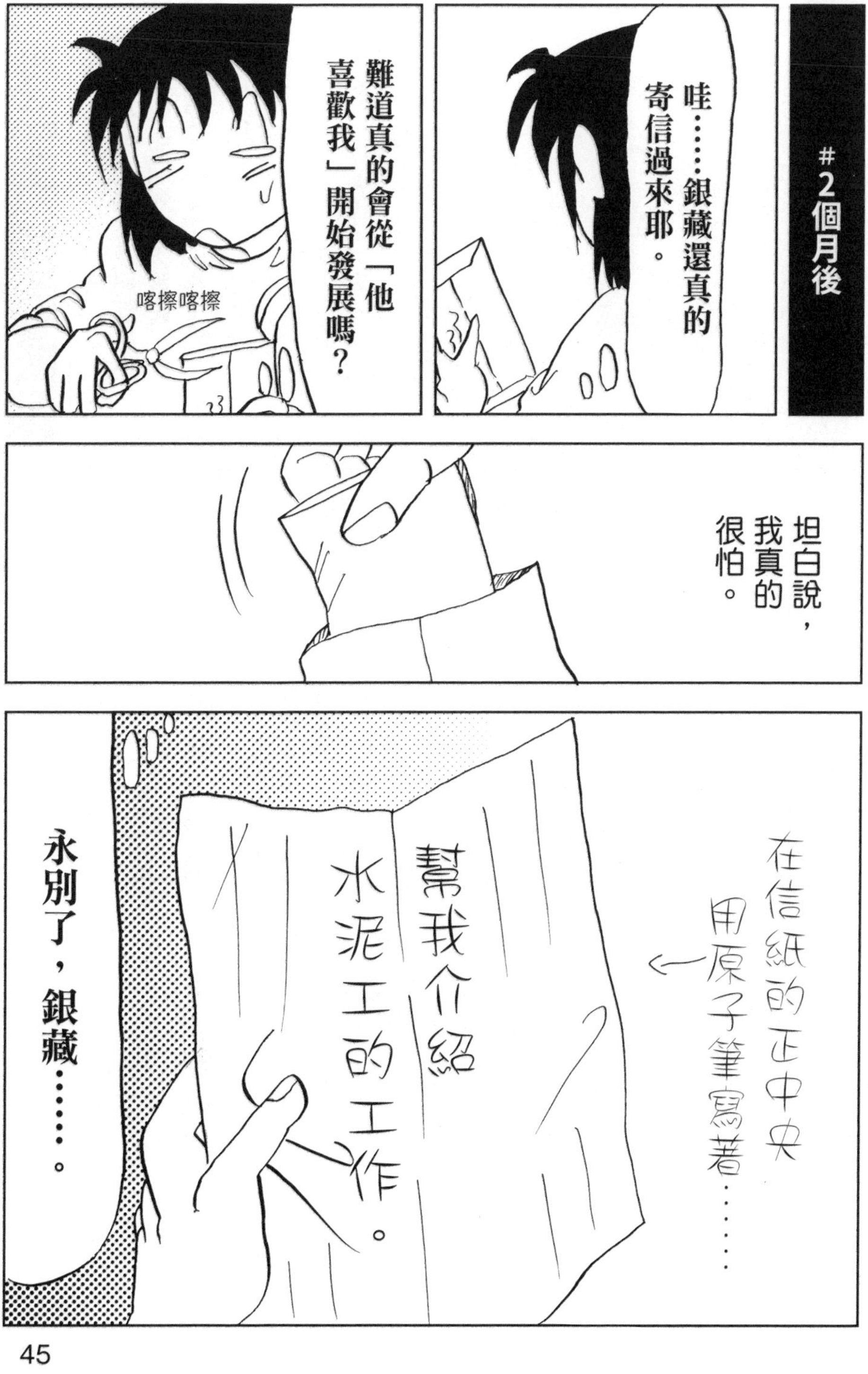

#2個月後
哇……銀藏還真的寄信過來耶。
難道真的會從「他喜歡我」開始發展嗎？
喀擦喀擦
坦白說，我真的很怕。
在信紙的正中央用原子筆寫著……
幫我介紹水泥工的工作。
永別了，銀藏……。

#死別

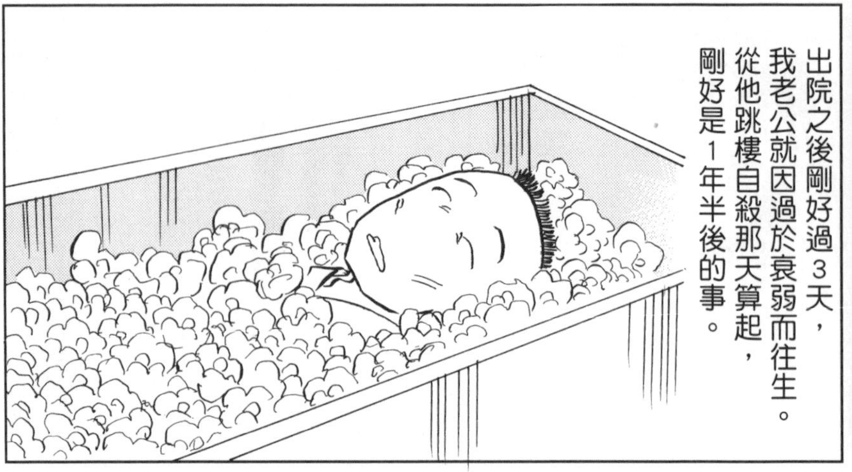
出院之後剛好過3天，
我老公就因過於衰弱而往生。
從他跳樓自殺那天算起，
剛好是1年半後的事。

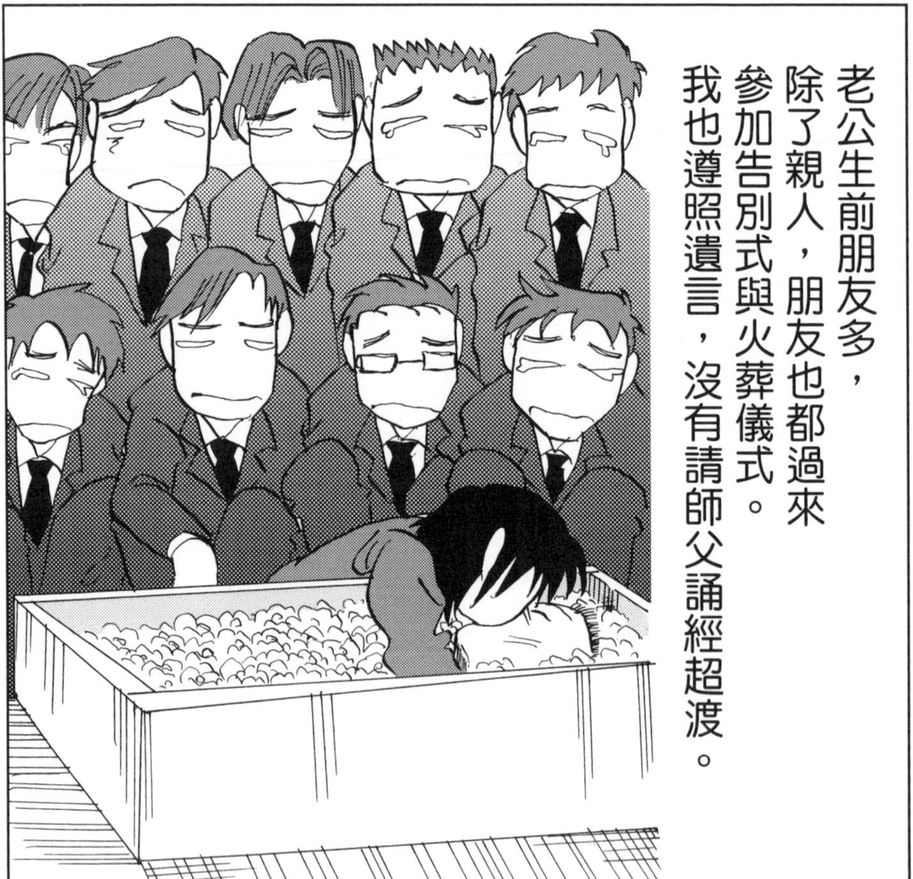
老公生前朋友多，
除了親人，朋友也都過來
參加告別式與火葬儀式。
我也遵照遺言，沒有請師父誦經超渡。

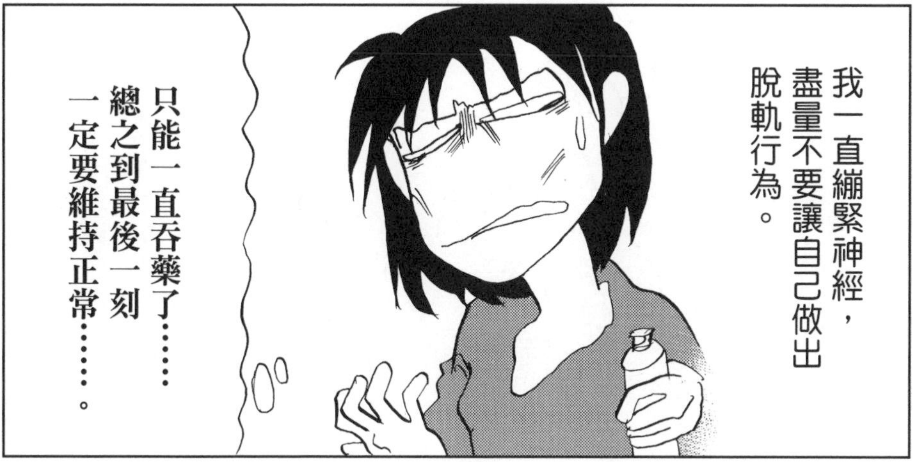
我一直繃緊神經，
盡量不要讓自己做出
脫軌行為。
只能一直吞藥了……
總之到最後一刻
一定要維持正常……。

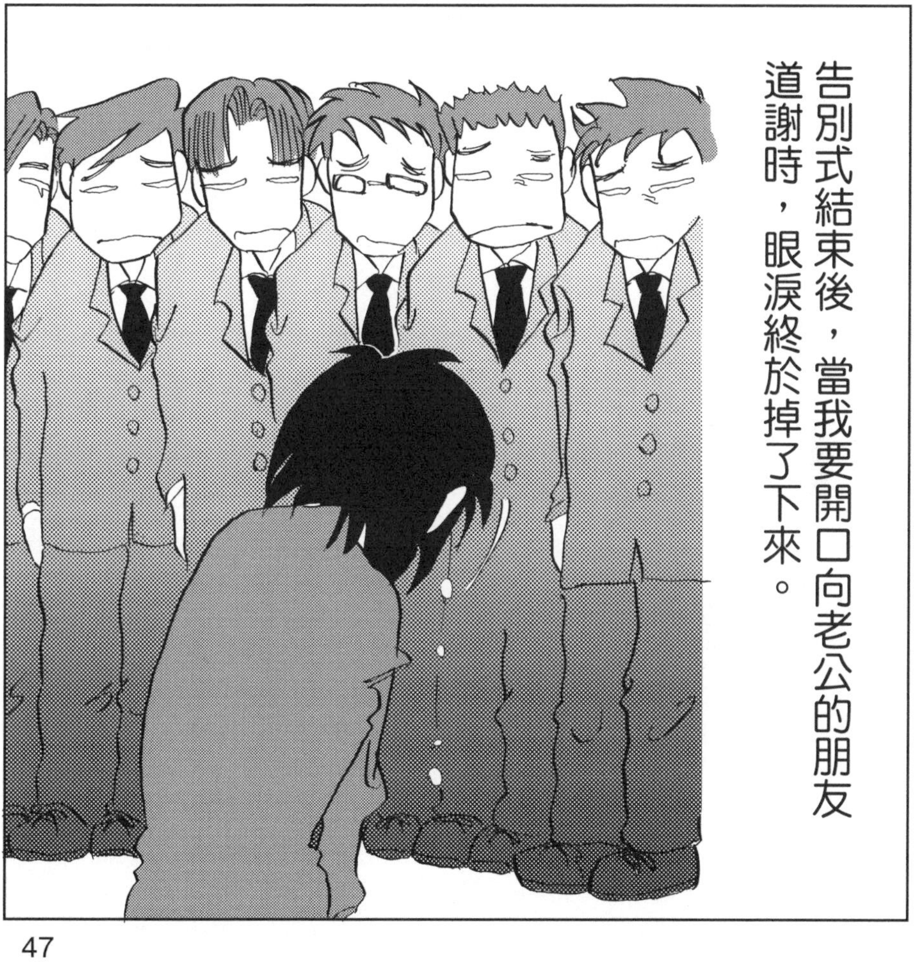
告別式結束後，當我要開口向老公的朋友
道謝時，眼淚終於掉了下來。

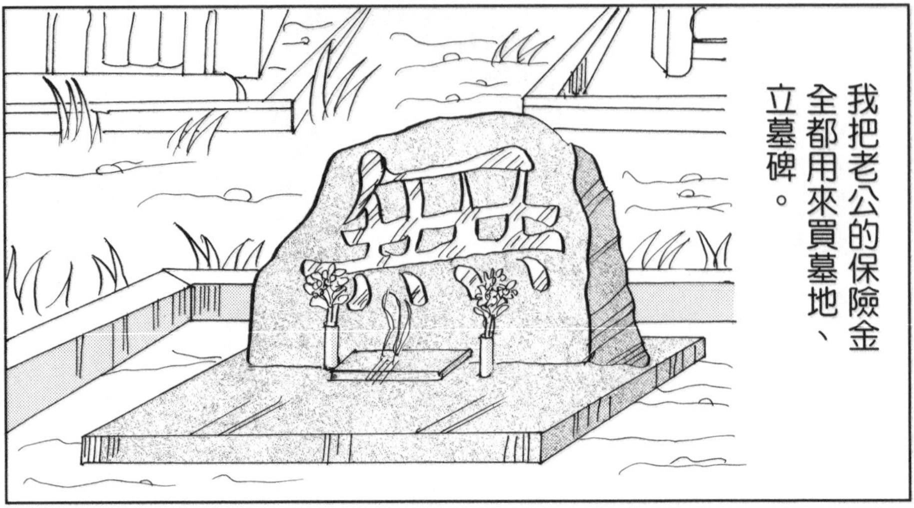
我把老公的保險金
全都用來買墓地、
立墓碑。

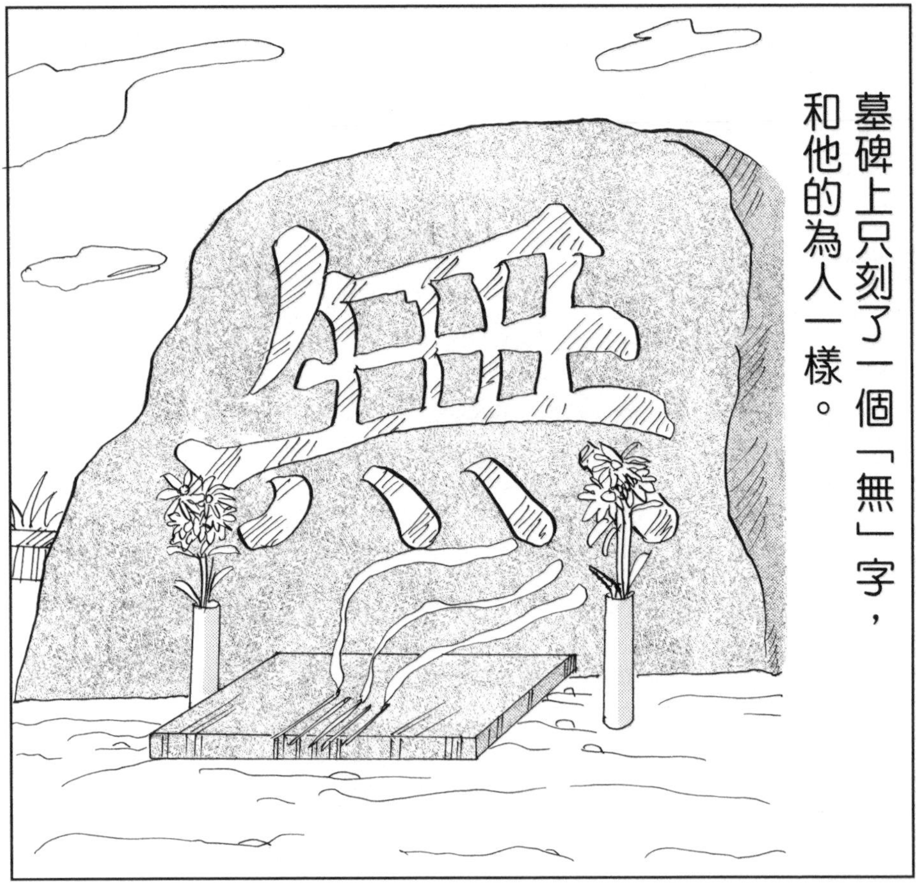
墓碑上只刻了一個「無」字，
和他的為人一樣。

#送小茂回娘家

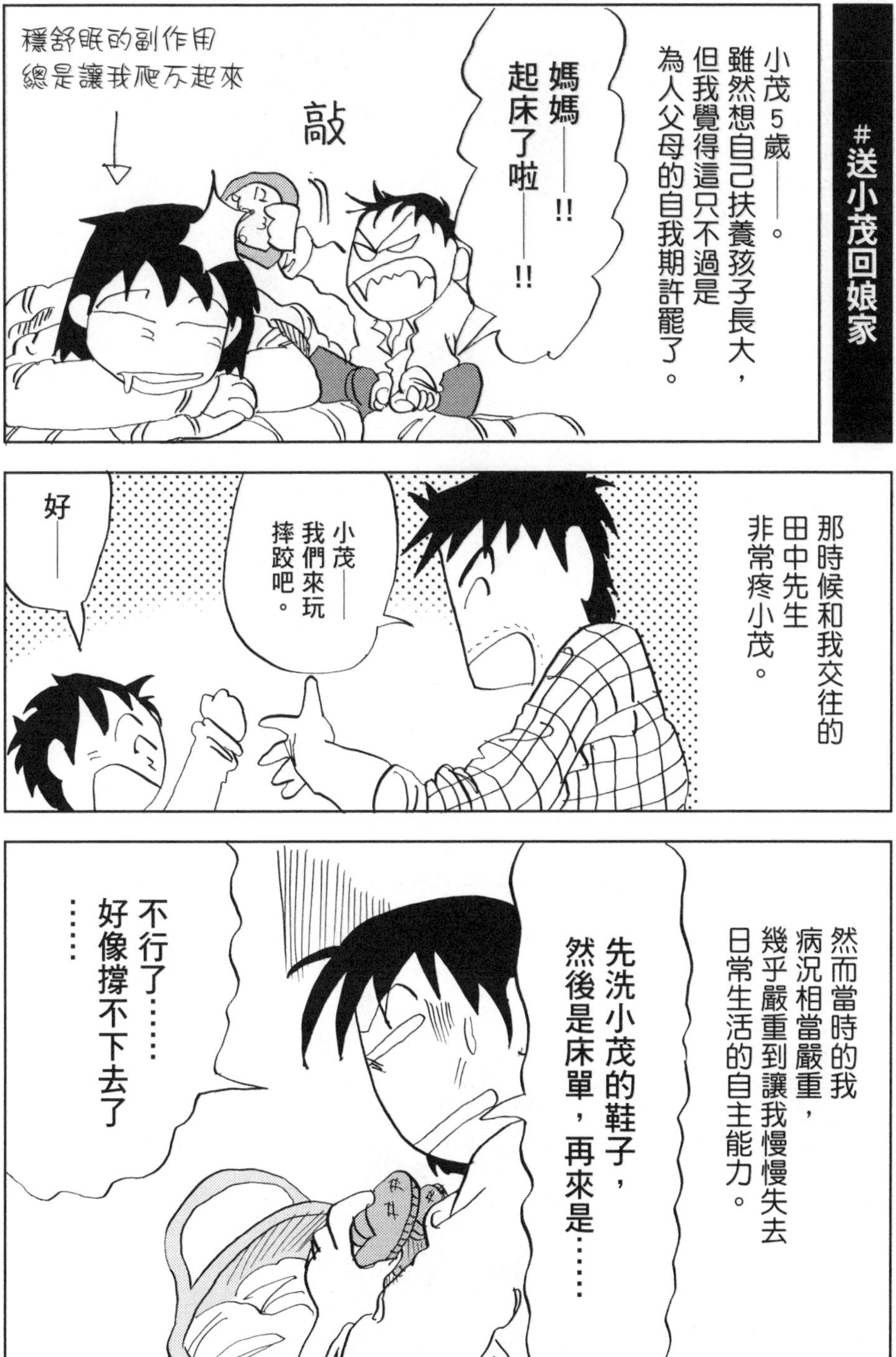
小茂5歲——。
雖然想自己扶養孩子長大，
但我覺得這只不過是
為人父母的自我期許罷了。
媽媽——!!
起床了啦——!!
敲
穩舒眠的副作用
總是讓我爬不起來
那時候和我交往的
田中先生
非常疼小茂。
小茂——
我們來玩
摔跤吧。
好——
然而當時的我
病況相當嚴重，
幾乎嚴重到讓我慢慢失去
日常生活的自主能力。
先洗小茂的鞋子，
然後是床單，再來是……
不行了……
好像撐不下去了
……

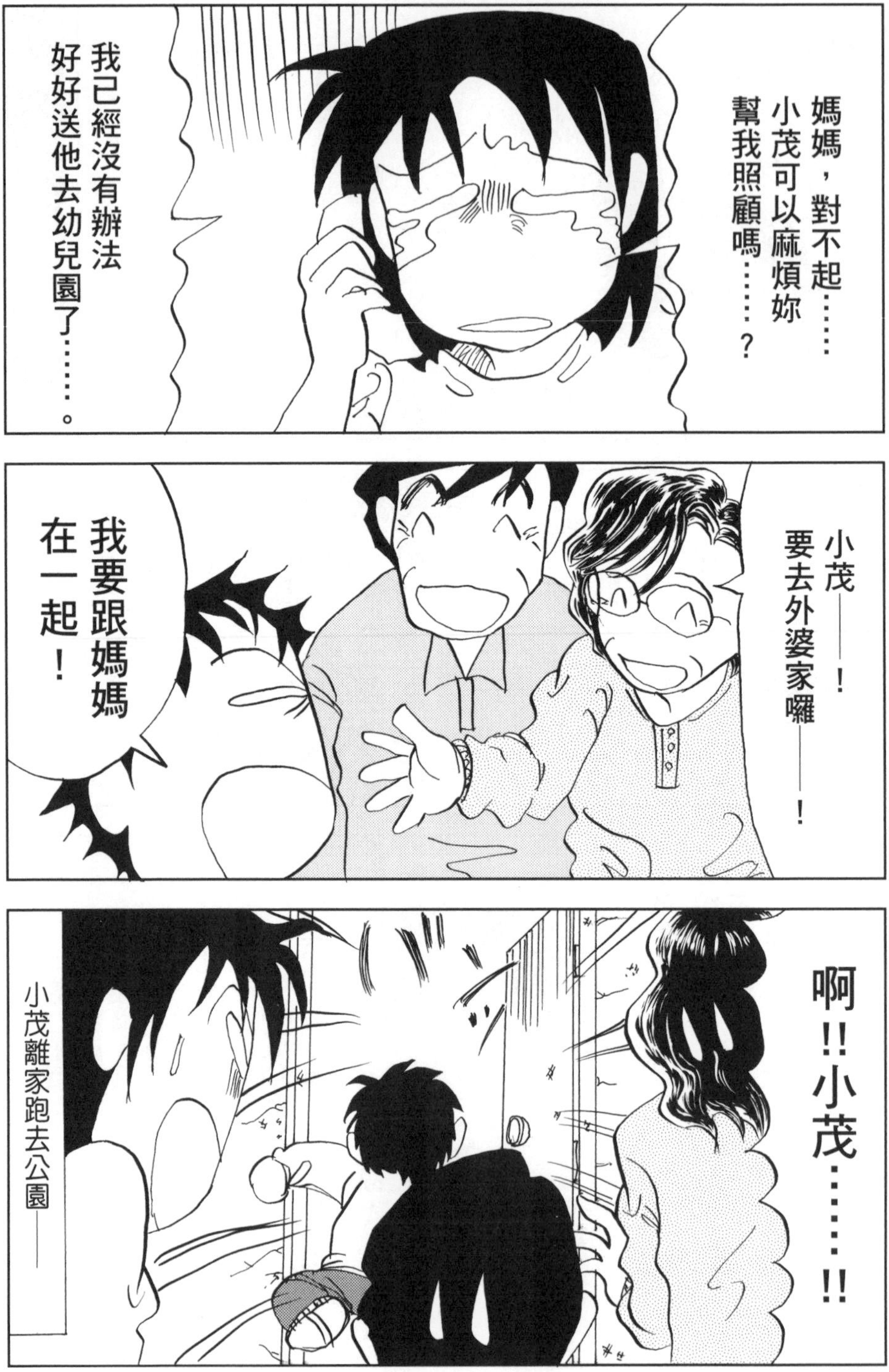
媽媽，對不起……
小茂可以麻煩妳
幫我照顧嗎……？
我已經沒有辦法
好好送他去幼兒園了……。
小茂——！
要去外婆家囉——！
我要跟媽媽
在一起！
※碰
啊!!小茂……!!
小茂離家跑去公園——

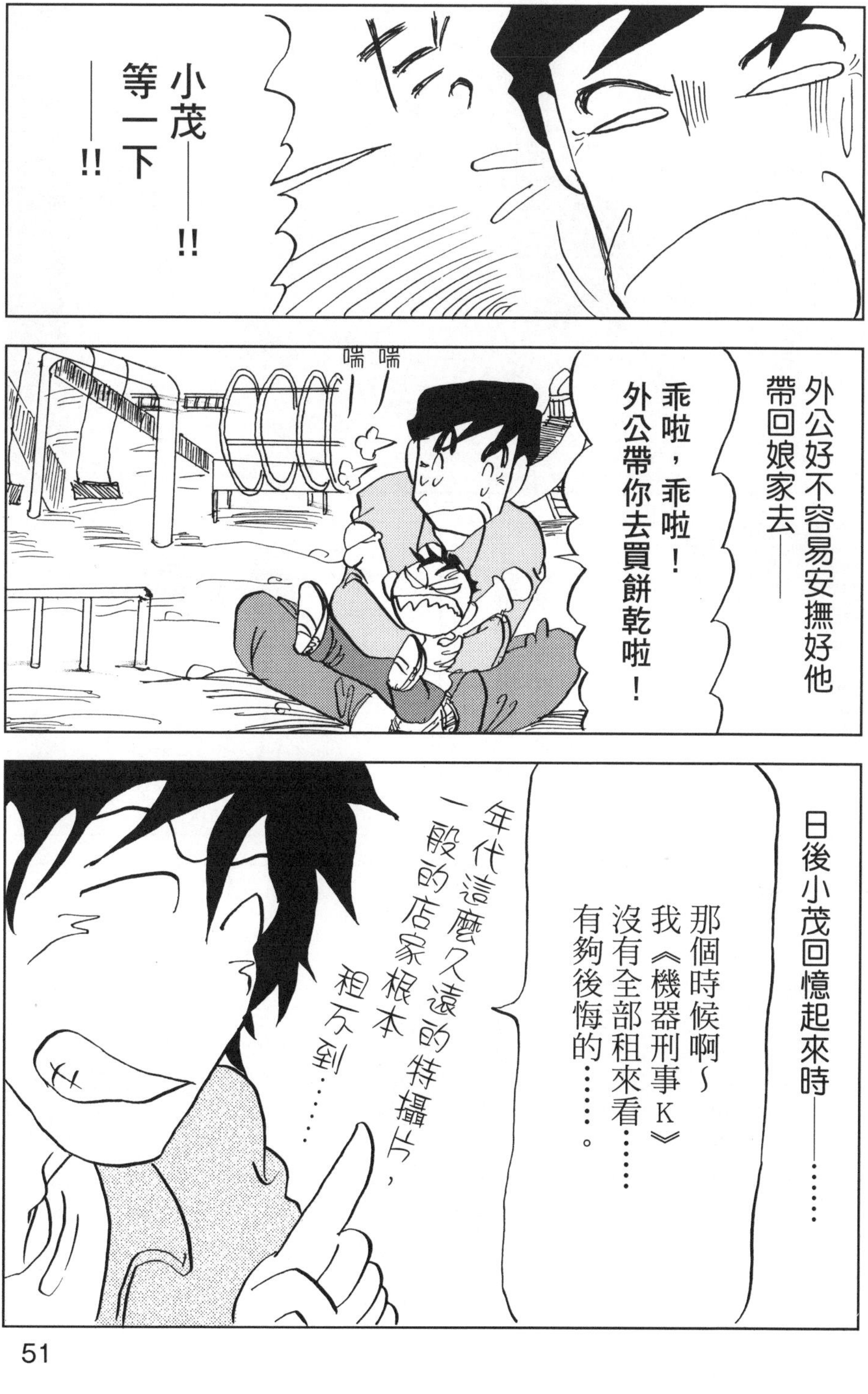
小茂——!!
等一下——!!
外公好不容易安撫好他帶回娘家去——
喘—喘—
乖啦，乖啦！外公帶你去買餅乾啦！
日後小茂回憶起來時——……
那個時候啊～我《機器刑事K》沒有全部租來看……有夠後悔的……。
年代這麼久遠的特攝片，一般的店家根本租不到……

#遠野

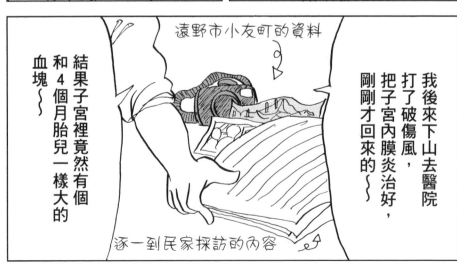

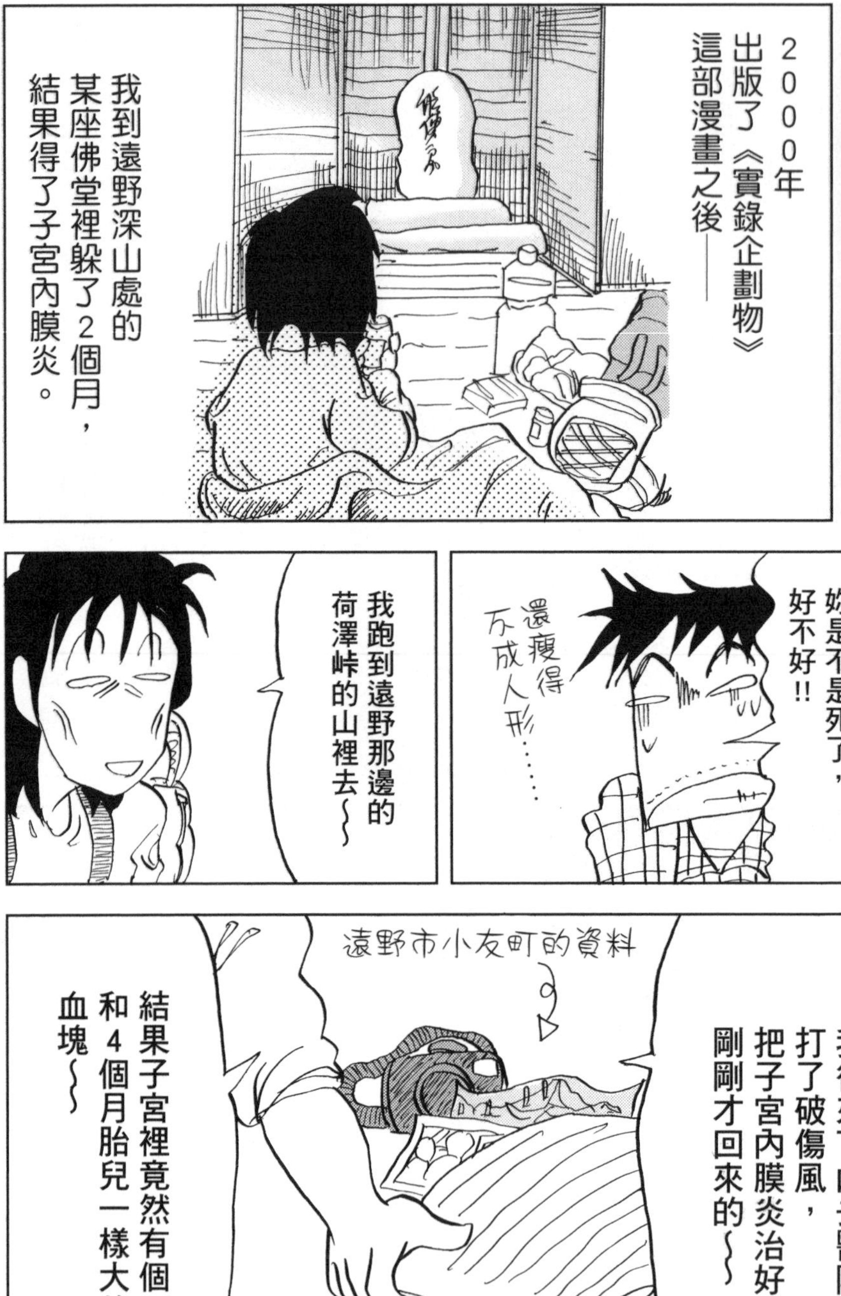
2000年
出版了《實錄企劃物》
這部漫畫之後——
我到遠野深山處的
某座佛堂裡躲了2個月，
結果得了子宮內膜炎。
不要老是讓人家擔心
妳是不是死了，
好不好!!
還瘦得
不成人形……
我跑到遠野那邊的
荷澤峠的山裡去~
我後來下山去醫院
打了破傷風，
把子宮內膜炎治好，
剛剛才回來的~
遠野市小友町的資料
結果子宮裡竟然有個
和4個月胎兒一樣大的
血塊~
逐一到民家採訪的內容

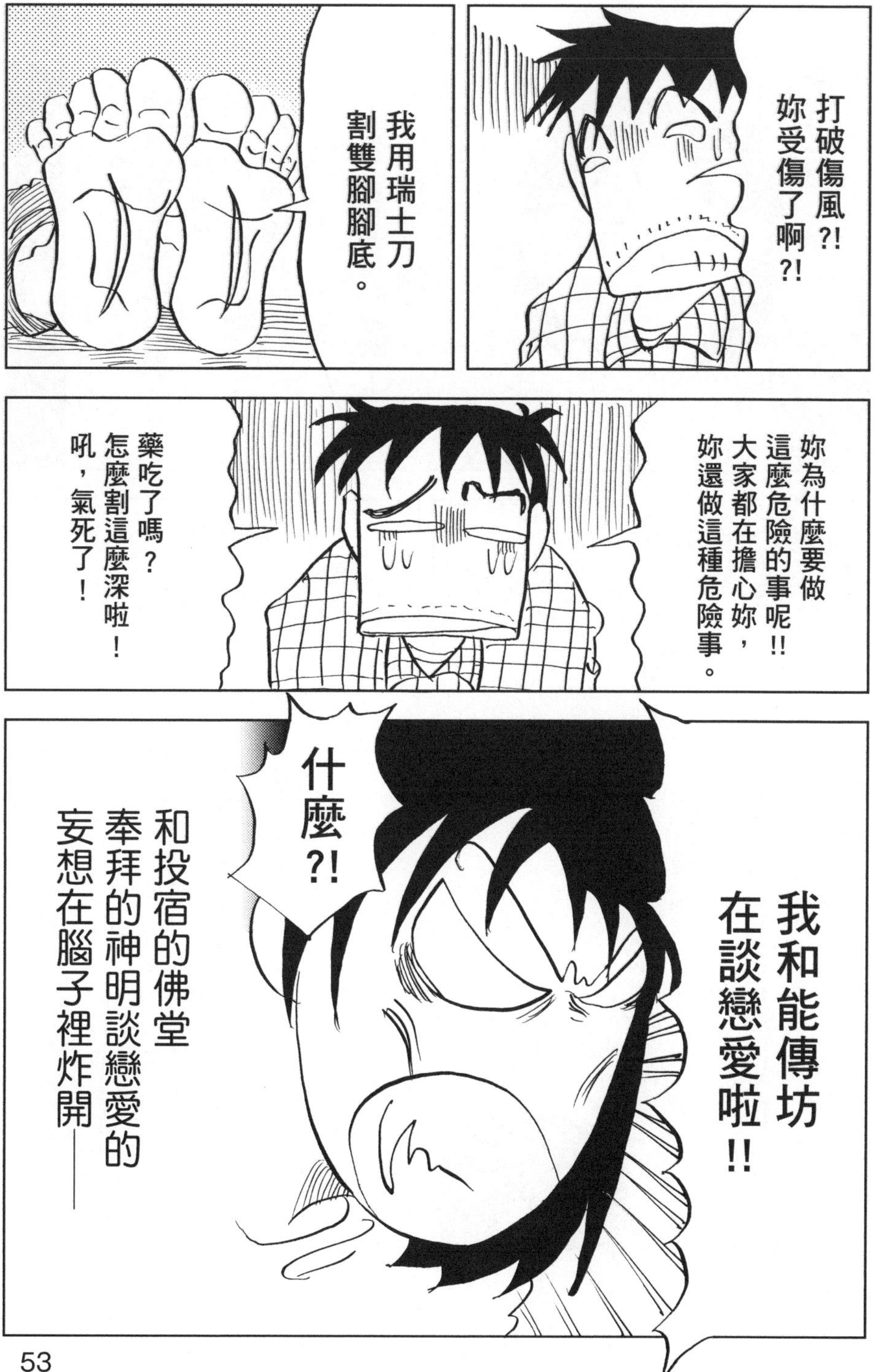
打破傷風?!
妳受傷了啊?!
我用瑞士刀割雙腳腳底。
妳為什麼要做這麼危險的事呢!!
大家都在擔心妳，妳還做這種危險事。
藥吃了嗎？
怎麼割這麼深啦！
吼，氣死了！
我和能傳坊在談戀愛啦!!
什麼?!
和投宿的佛堂
奉拜的神明談戀愛的
妄想在腦子裡炸開——

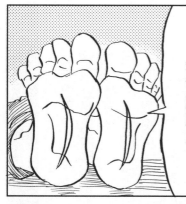

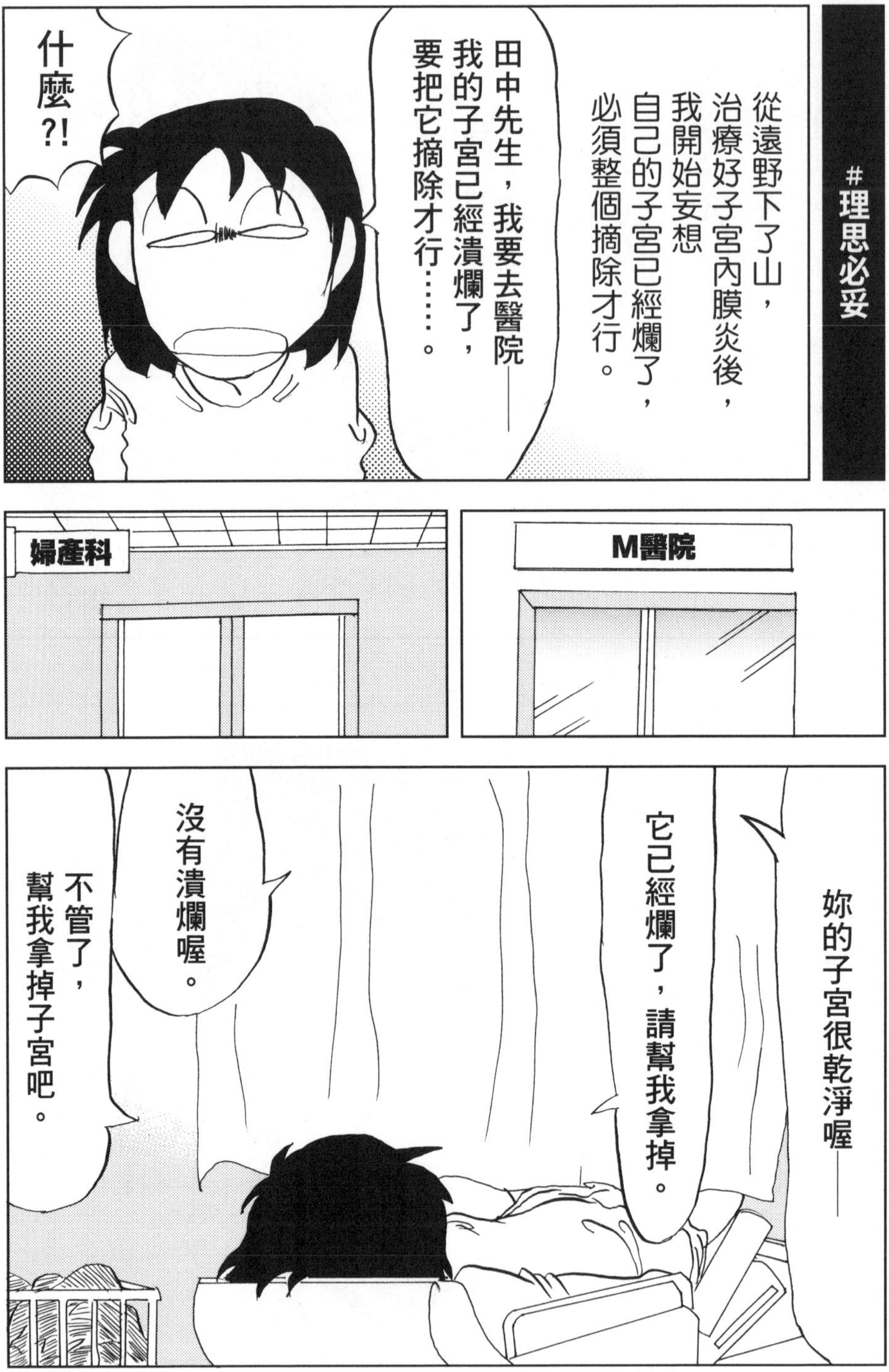
#理思必妥
從遠野下了山，治療好子宮內膜炎後，我開始妄想自己的子宮已經爛了，必須整個摘除才行。
田中先生，我要去醫院——我的子宮已經潰爛了，要把它摘除才行……。
什麼?!
M醫院
婦產科
妳的子宮很乾淨喔——
它已經爛了，請幫我拿掉。
沒有潰爛喔。
不管了，幫我拿掉子宮吧。

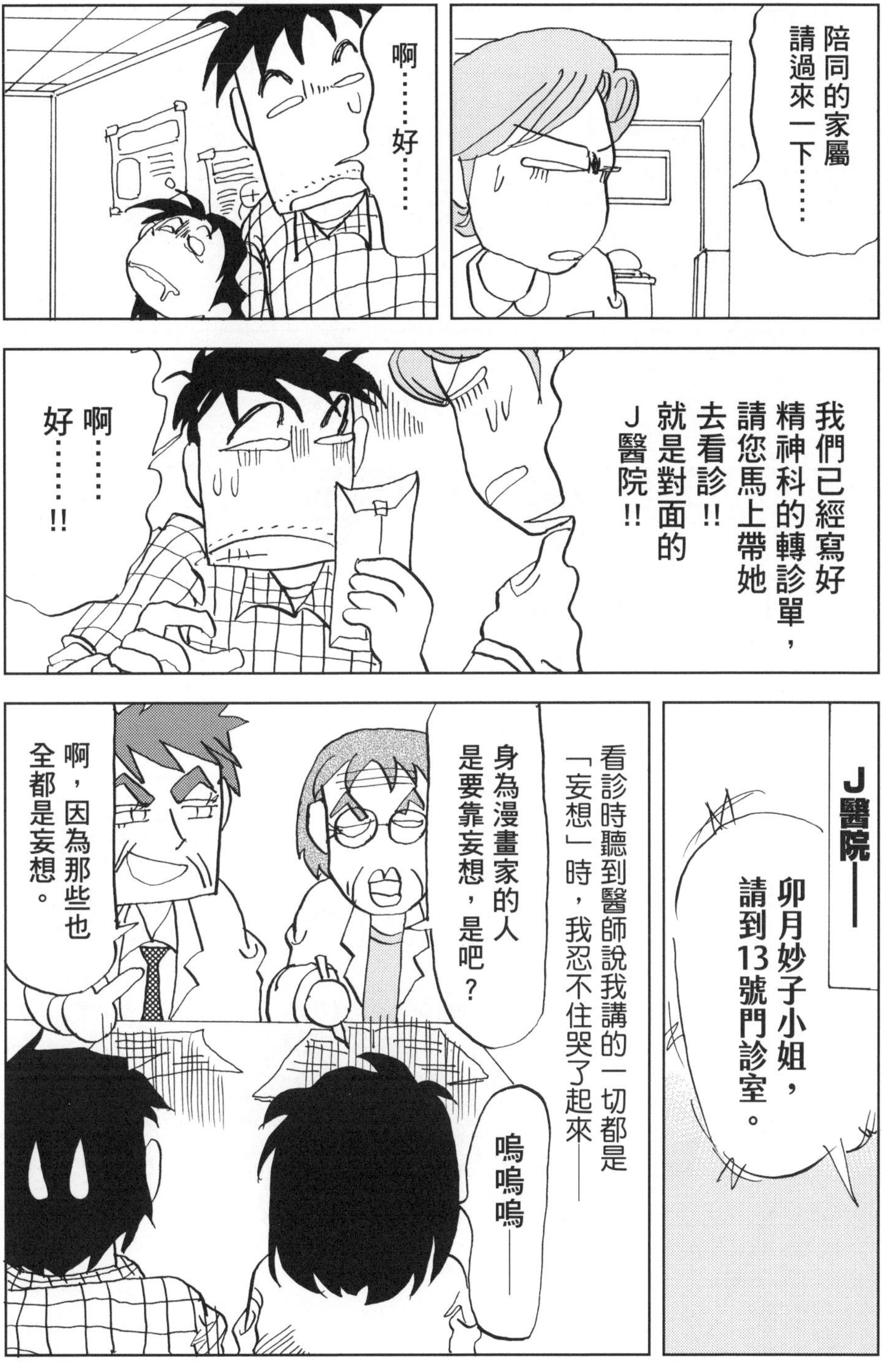

陪同的家屬請過來一下……
啊……好……
我們已經寫好精神科的轉診單，請您馬上帶她去看診!!就是對面的J醫院!!
啊……好……!!
J醫院——
卯月妙子小姐，請到13號門診室。
看診時聽到醫師說我講的一切都是「妄想」時，我忍不住哭了起來——
身為漫畫家的人是要靠妄想，是吧？
啊，因為那些也全都是妄想。
嗚嗚嗚——

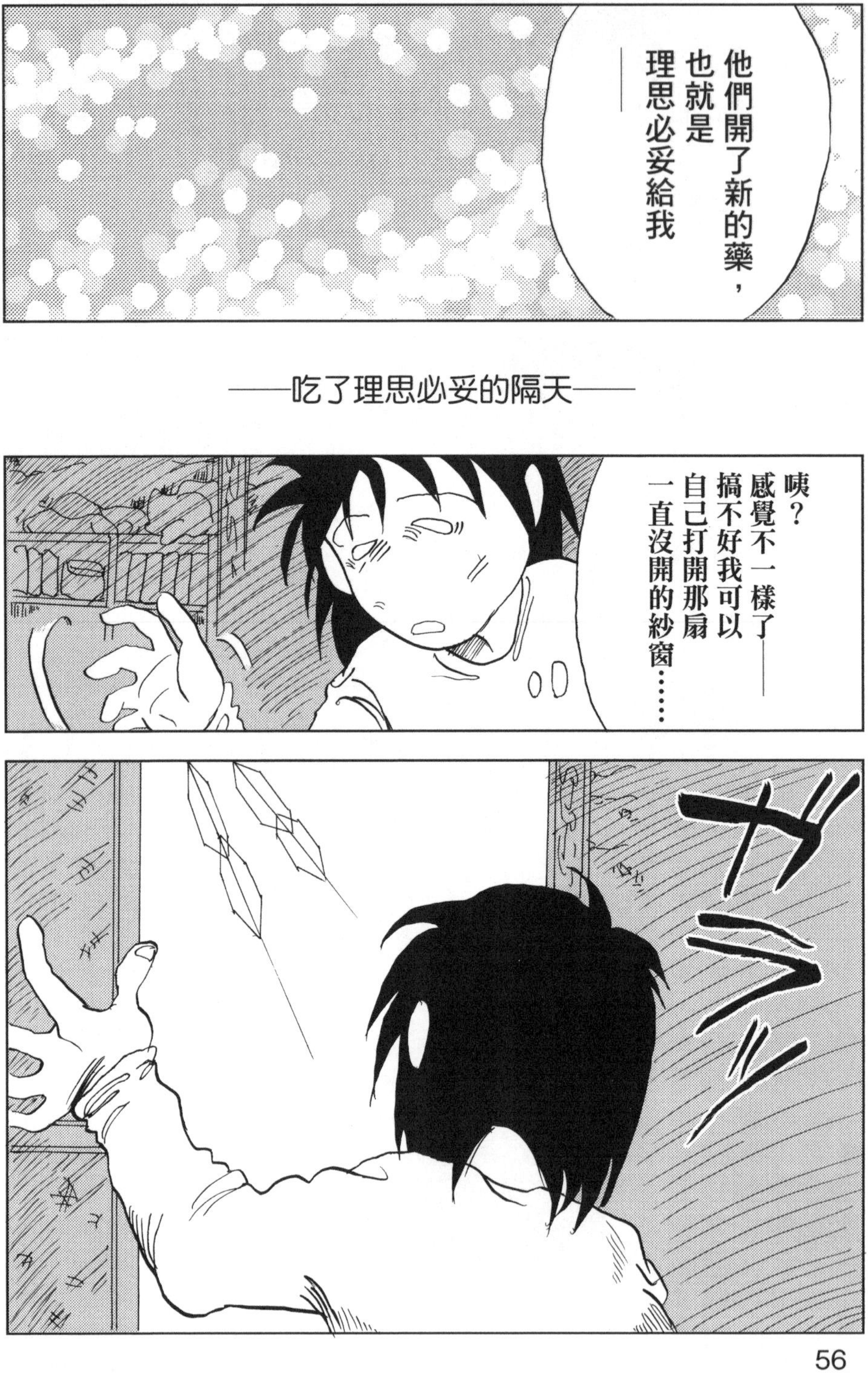
他們開了新的藥，也就是理思必妥給我——
——吃了理思必妥的隔天——
咦？感覺不一樣了——搞不好我可以自己打開那扇一直沒開的紗窗……
ガラッ

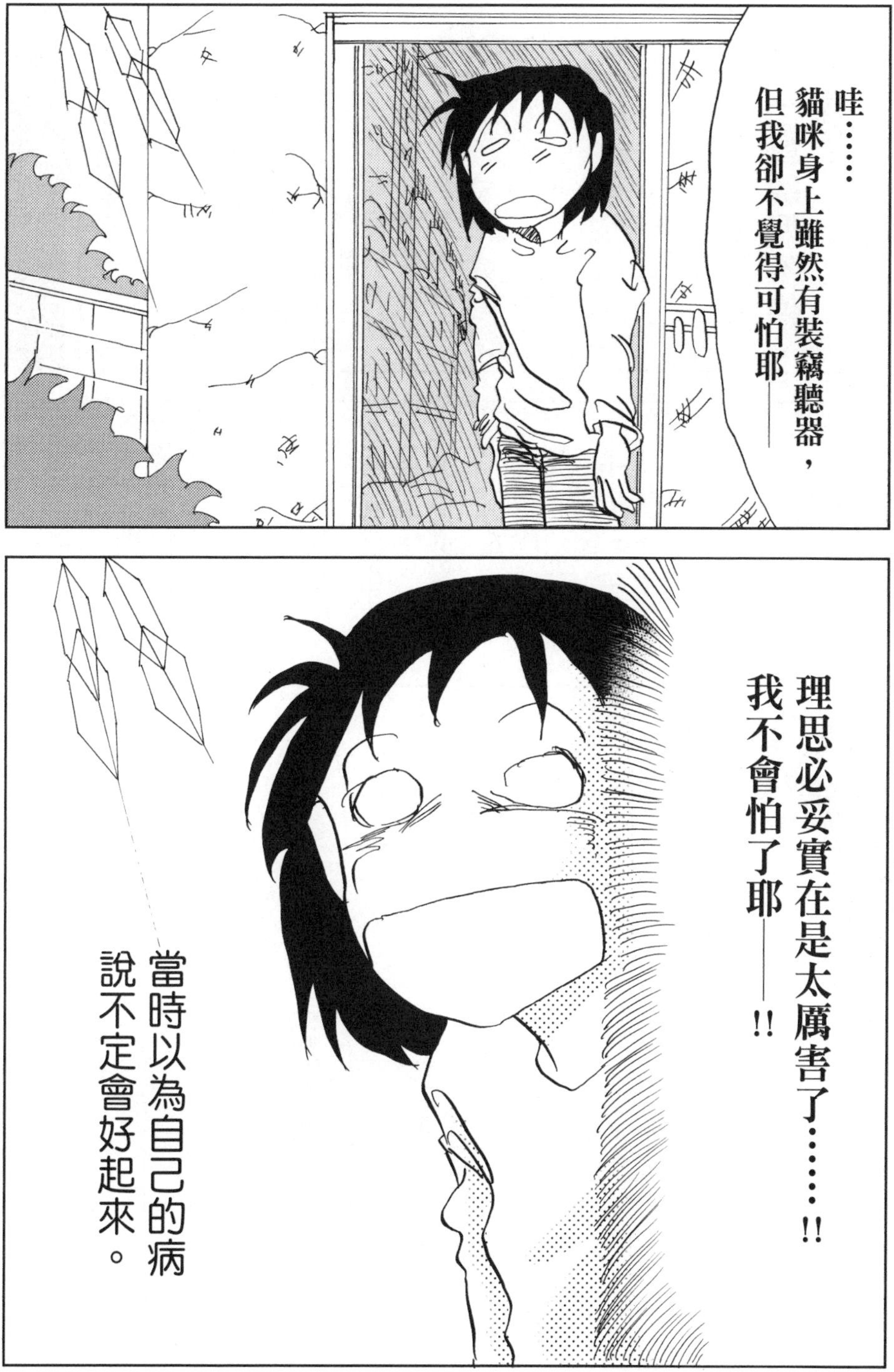
哇……
貓咪身上雖然有裝竊聽器，
但我卻不覺得可怕耶——
理思必妥實在是太厲害了……!!
我不會怕了耶——!!
當時以為自己的病
說不定會好起來。

#「殺」

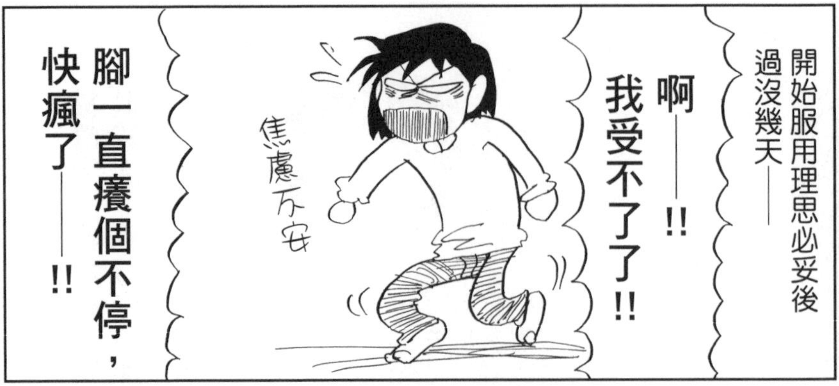
開始服用理思必妥後過沒幾天——
啊——!!
我受不了了!!
焦慮不安
腳一直癢個不停，快瘋了——!!

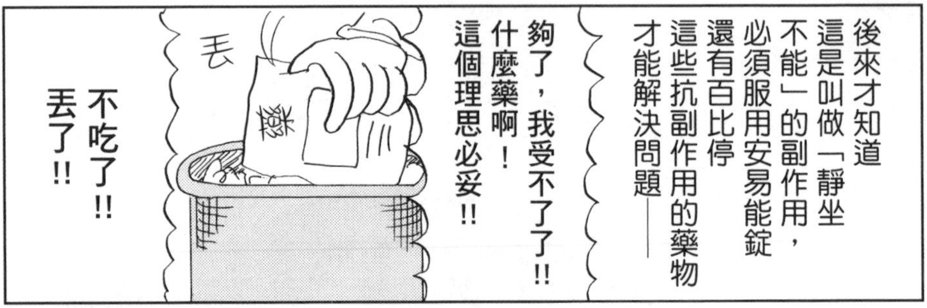
後來才知道這是叫做「靜坐不能」的副作用，必須服用安易能錠還有百比停這些抗副作用的藥物才能解決問題——
夠了，我受不了了!!什麼藥啊！這個理思必妥!!
丟
不吃了!!丟了!!

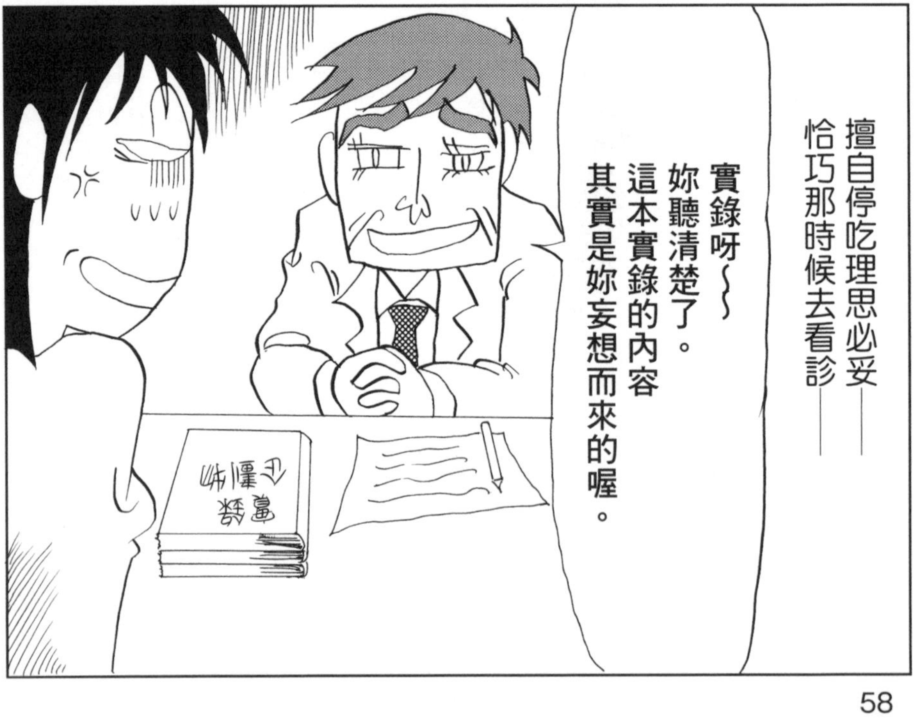
擅自停吃理思必妥——恰巧那時候去看診——
實錄呀～～妳聽清楚了。這本實錄的內容其實是妳妄想而來的喔。

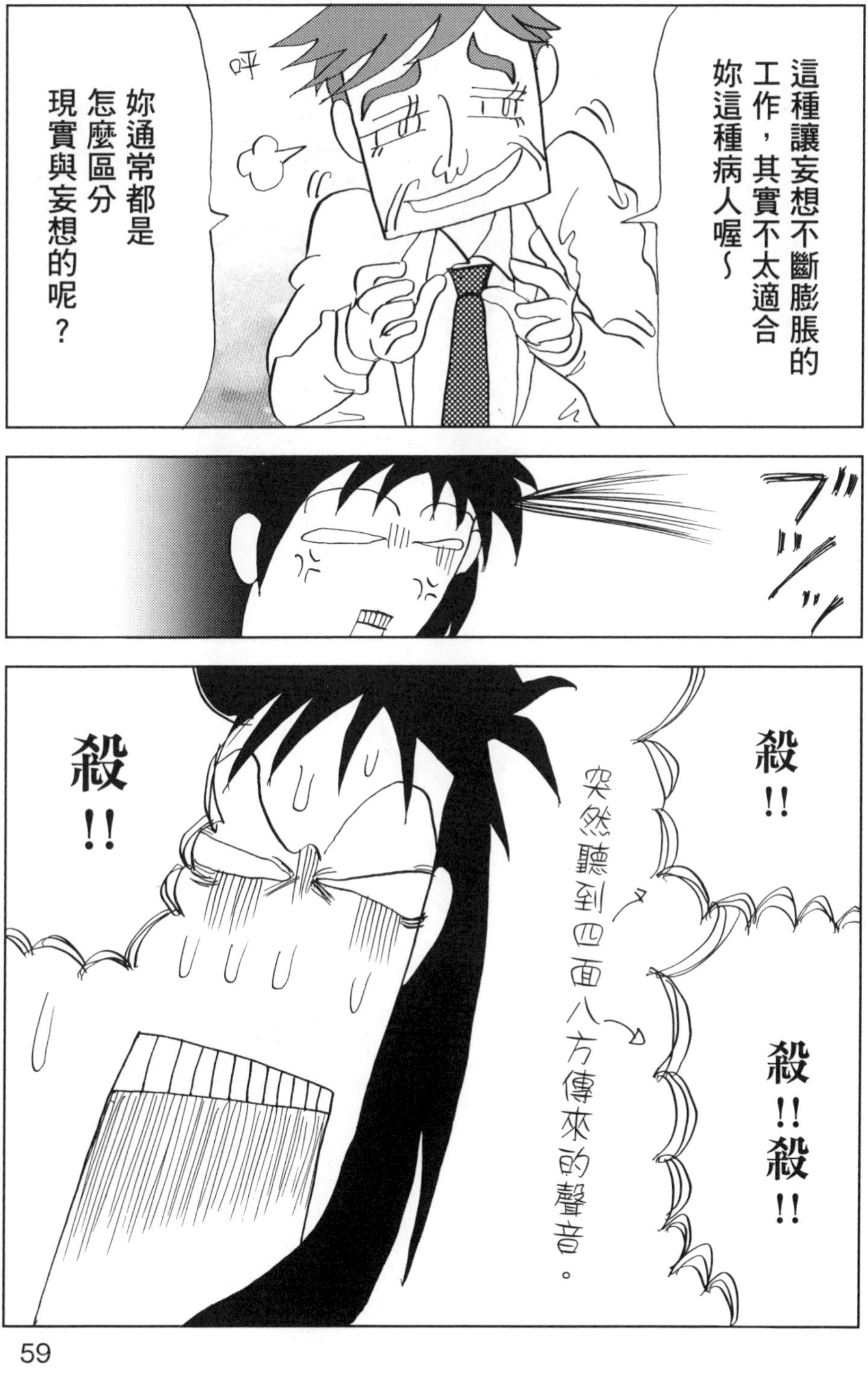
這種讓妄想不斷膨脹的工作，其實不太適合妳這種病人喔～
呼
妳通常都是怎麼區分現實與妄想的呢？
ブツッ
殺!!
殺!!殺!!
突然聽到四面八方傳來的聲音。
殺!!

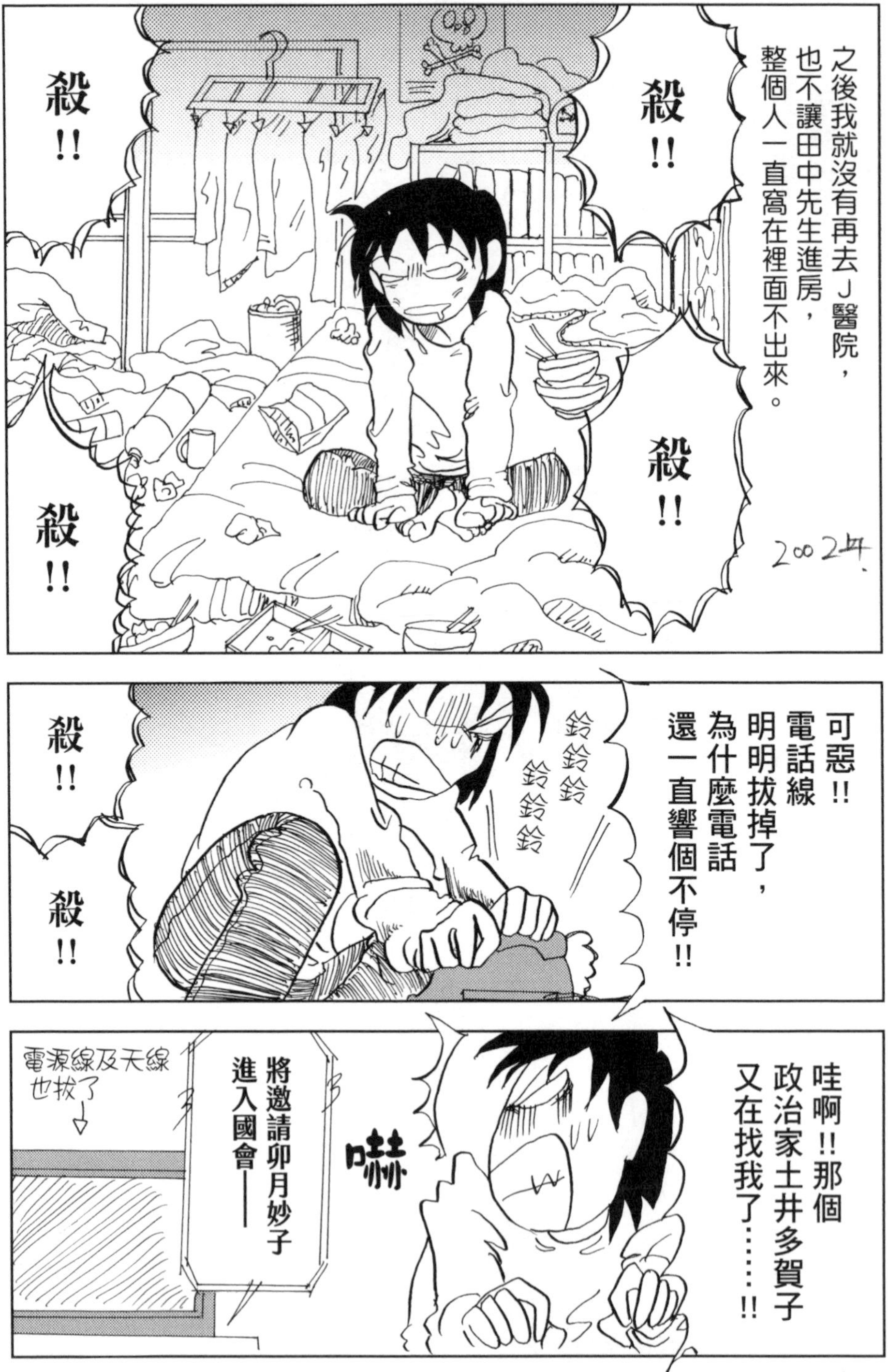
之後我就沒有再去J醫院，也不讓田中先生進房，整個人一直窩在裡面不出來。
殺!!
殺!!
殺!!
殺!!
2002年
可惡!!電話線明明拔掉了，為什麼電話還一直響個不停!!
鈴鈴鈴
鈴鈴鈴
殺!!
殺!!
哇啊!!那個政治家土井多賀子又在找我了……!!
嚇
將邀請卯月妙子進入國會──
電源線及天線也拔了

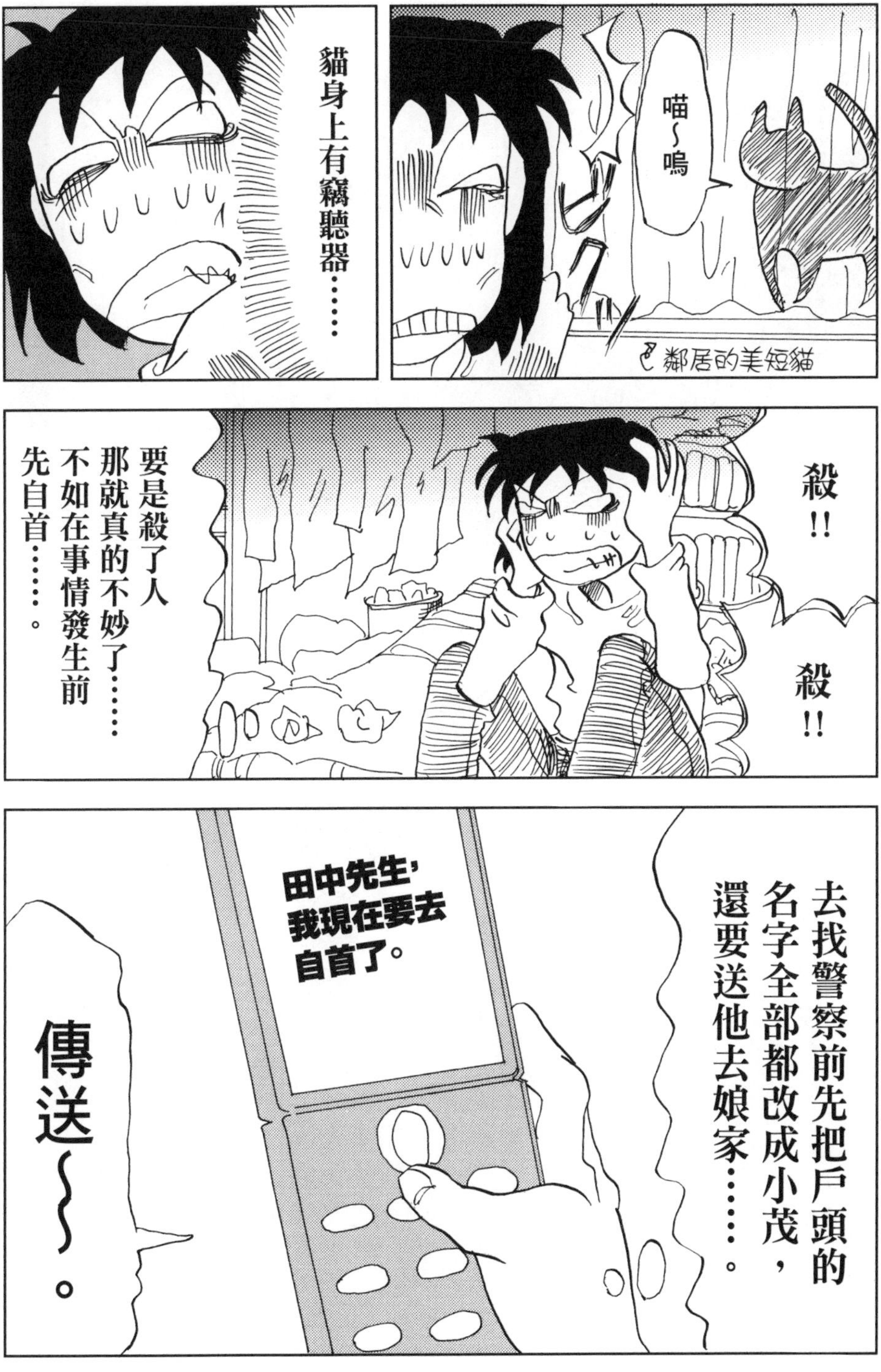
喵～嗚
鄰居的美短貓
貓身上有竊聽器……
殺!!
殺!!
要是殺了人
那就真的不妙了……
不如在事情發生前
先自首……。
去找警察前先把戶頭的
名字全部都改成小茂，
還要送他去娘家……。
田中先生，
我現在要去
自首了。
傳送～～。

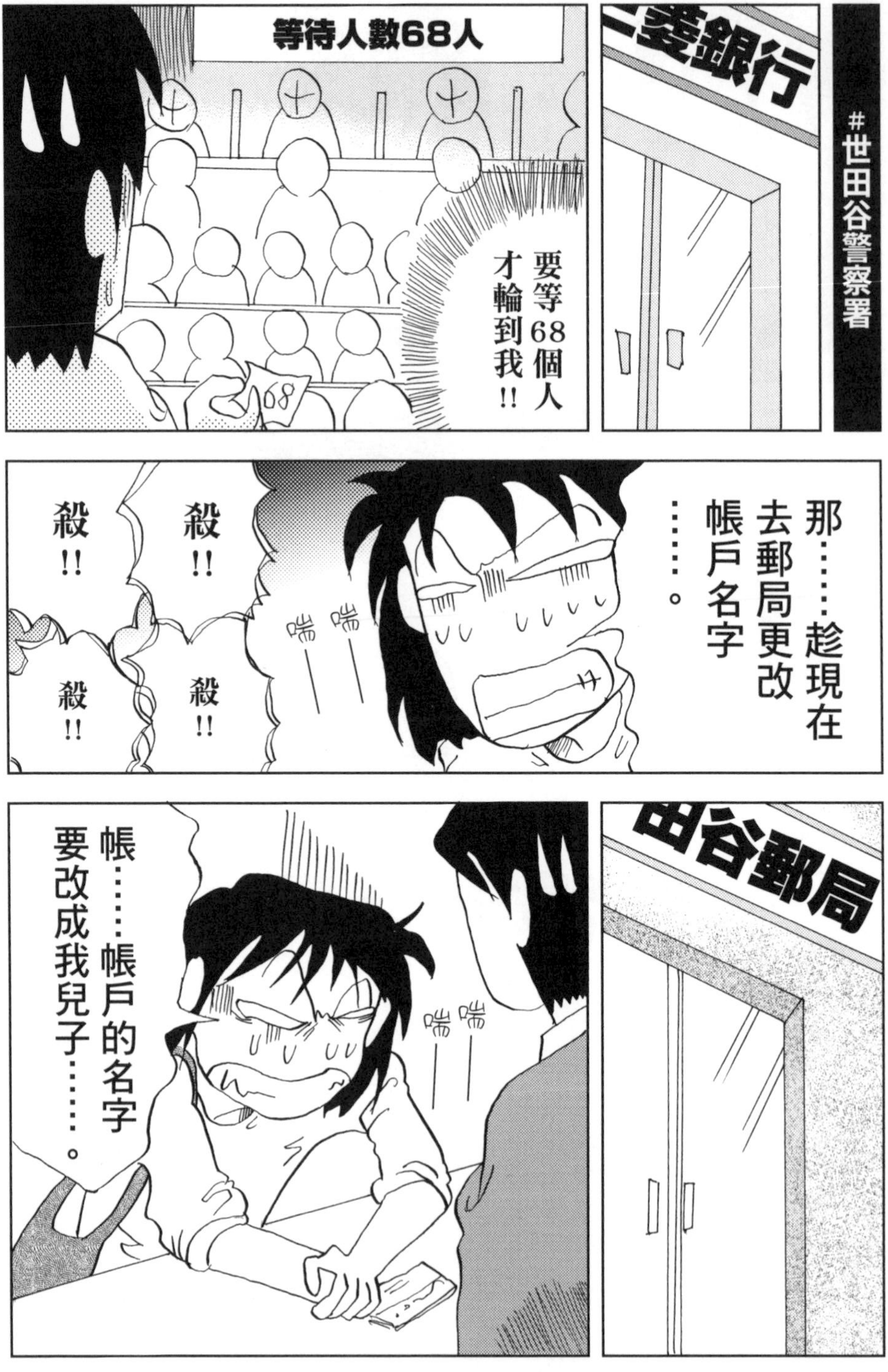

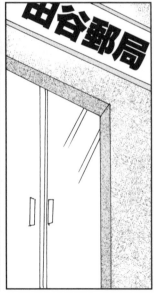

#世田谷警察署
三菱銀行
等待人數68人
要等68個人才輪到我!!
68
那……趁現在去郵局更改帳戶名字……。
喘喘
殺!!
殺!!
殺!!
殺!!
田谷郵局
帳……帳戶的名字要改成我兒子……。
喘喘

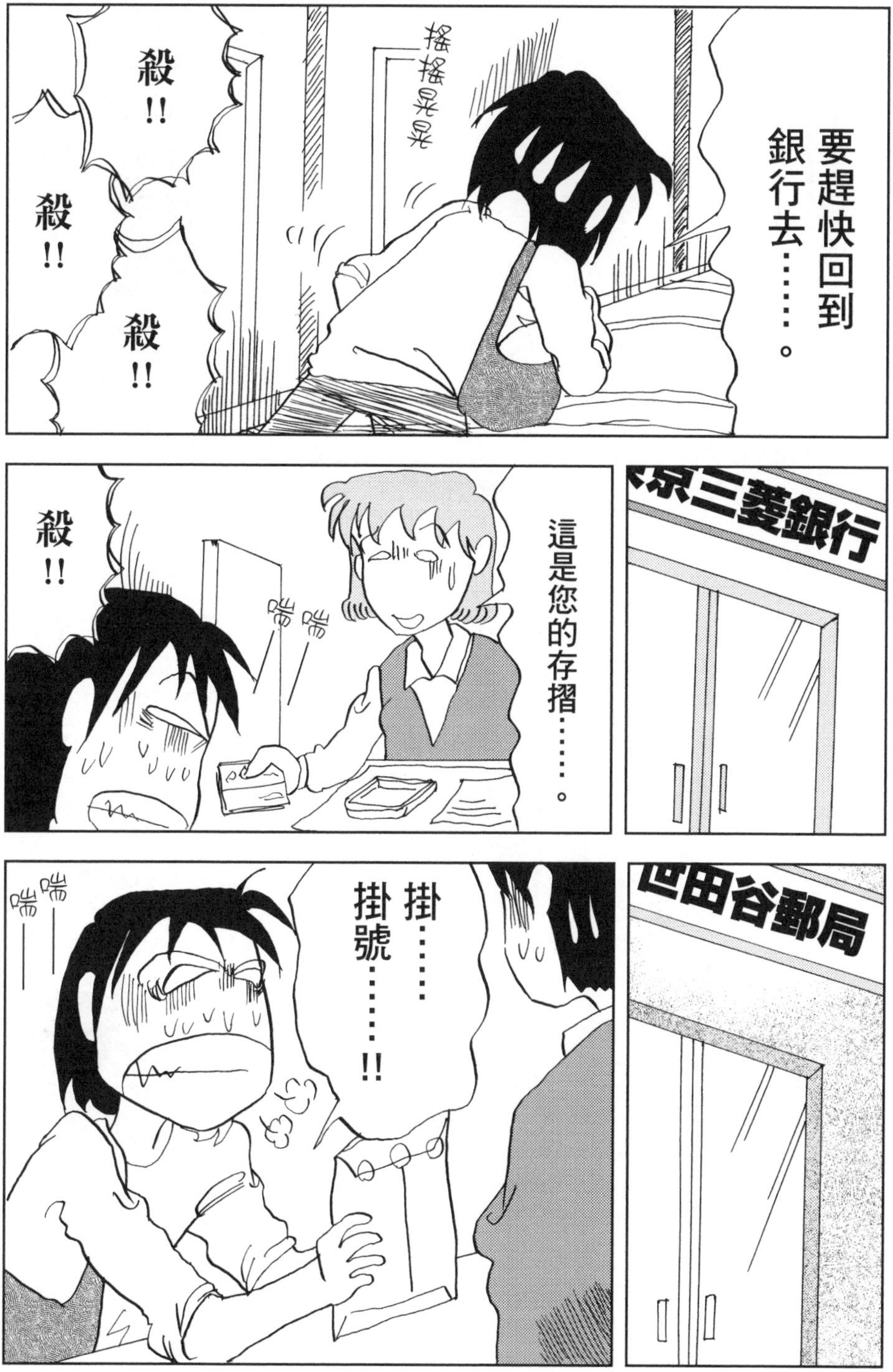
要趕快回到銀行去……。
搖搖晃晃
殺!!
殺!!
殺!!
京三菱銀行
這是您的存摺……。
喘喘
殺!!
世田谷郵局
掛……
掛號……!!
喘喘——

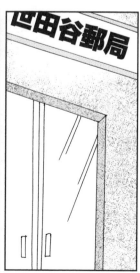

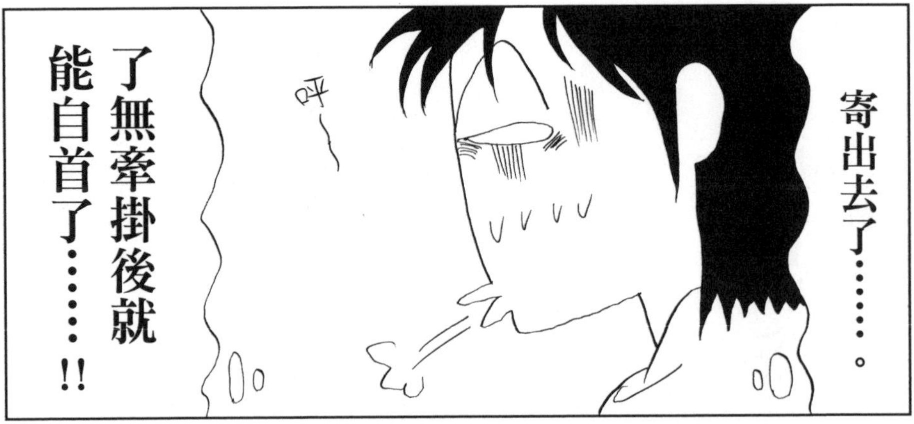
寄出去了……。
呼～
了無牽掛後就能自首了……!!

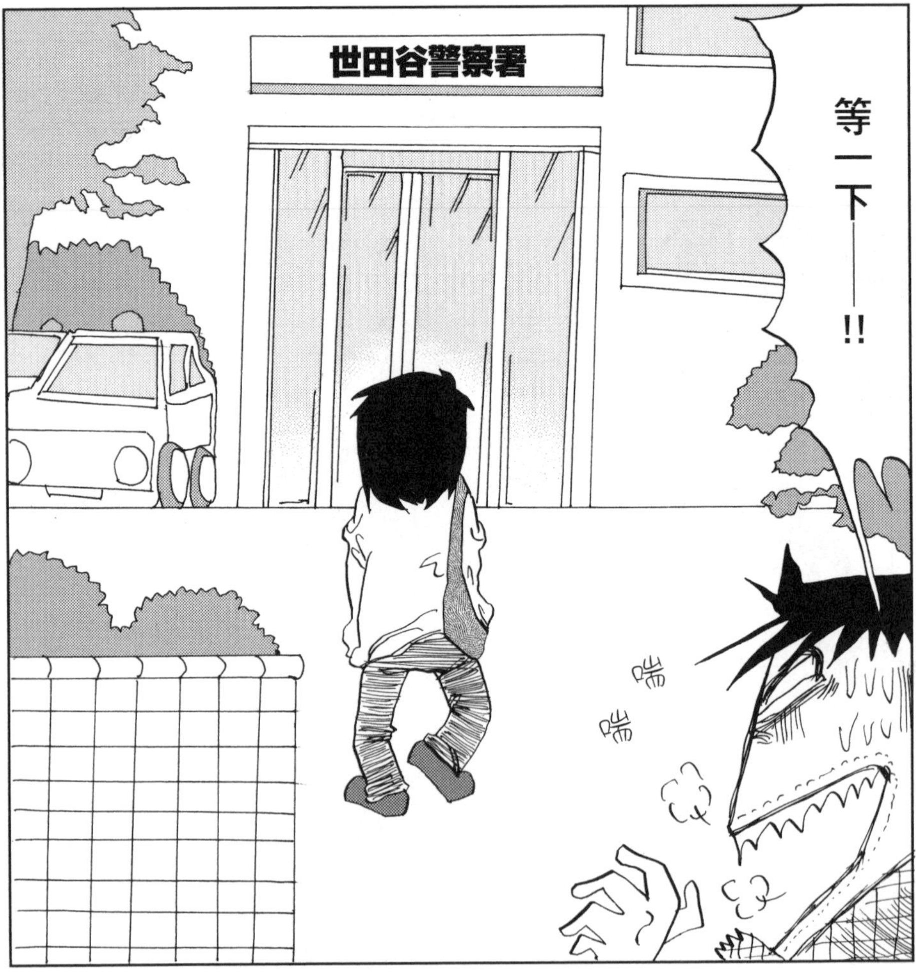
世田谷警察署
等一下——!!
喘
喘

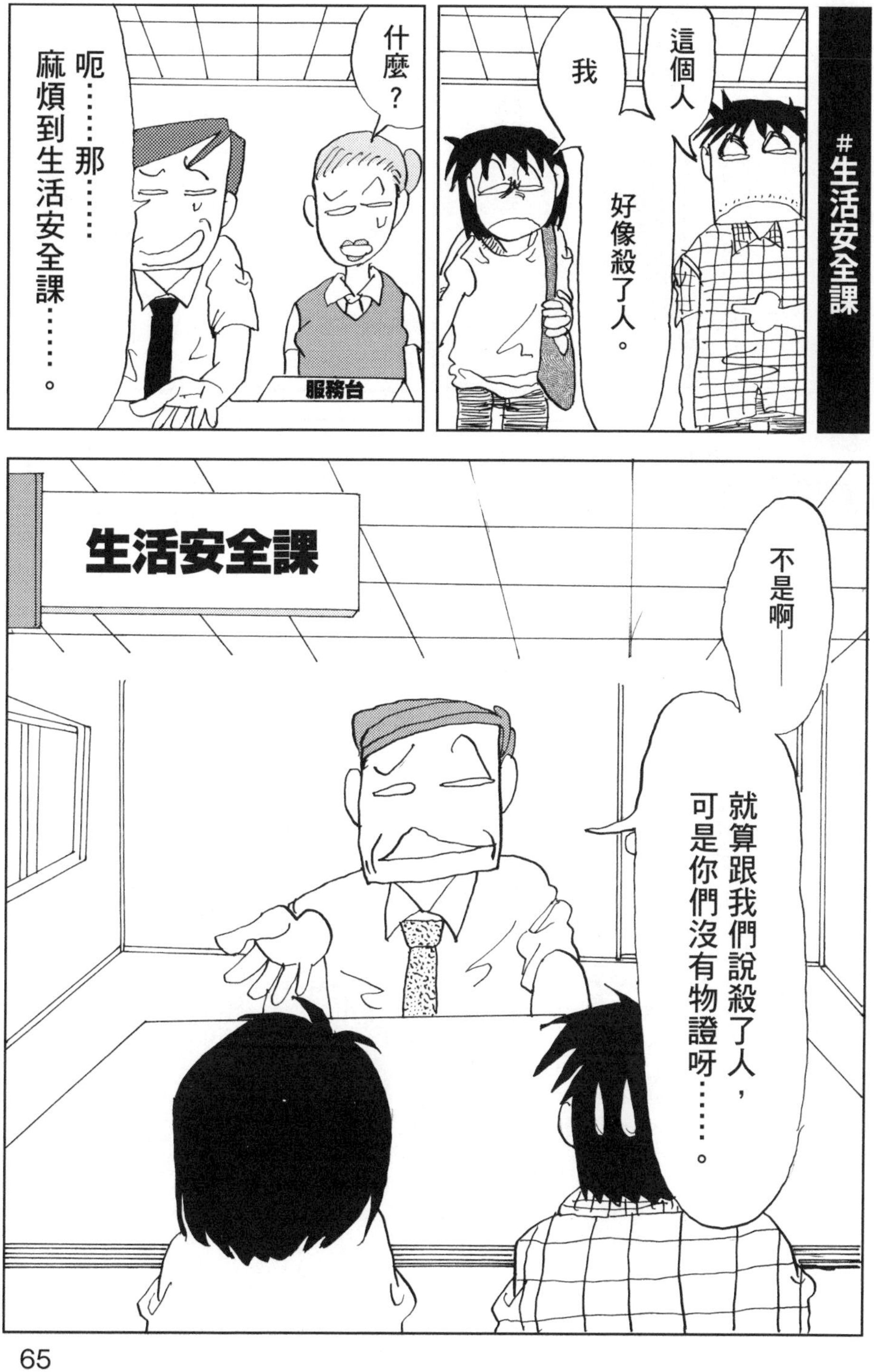
#生活安全課
這個人
我
好像殺了人。
什麼？
服務台
呃……那……
麻煩到生活安全課……。
生活安全課
不是啊——
就算跟我們說殺了人，
可是你們沒有物證呀……。

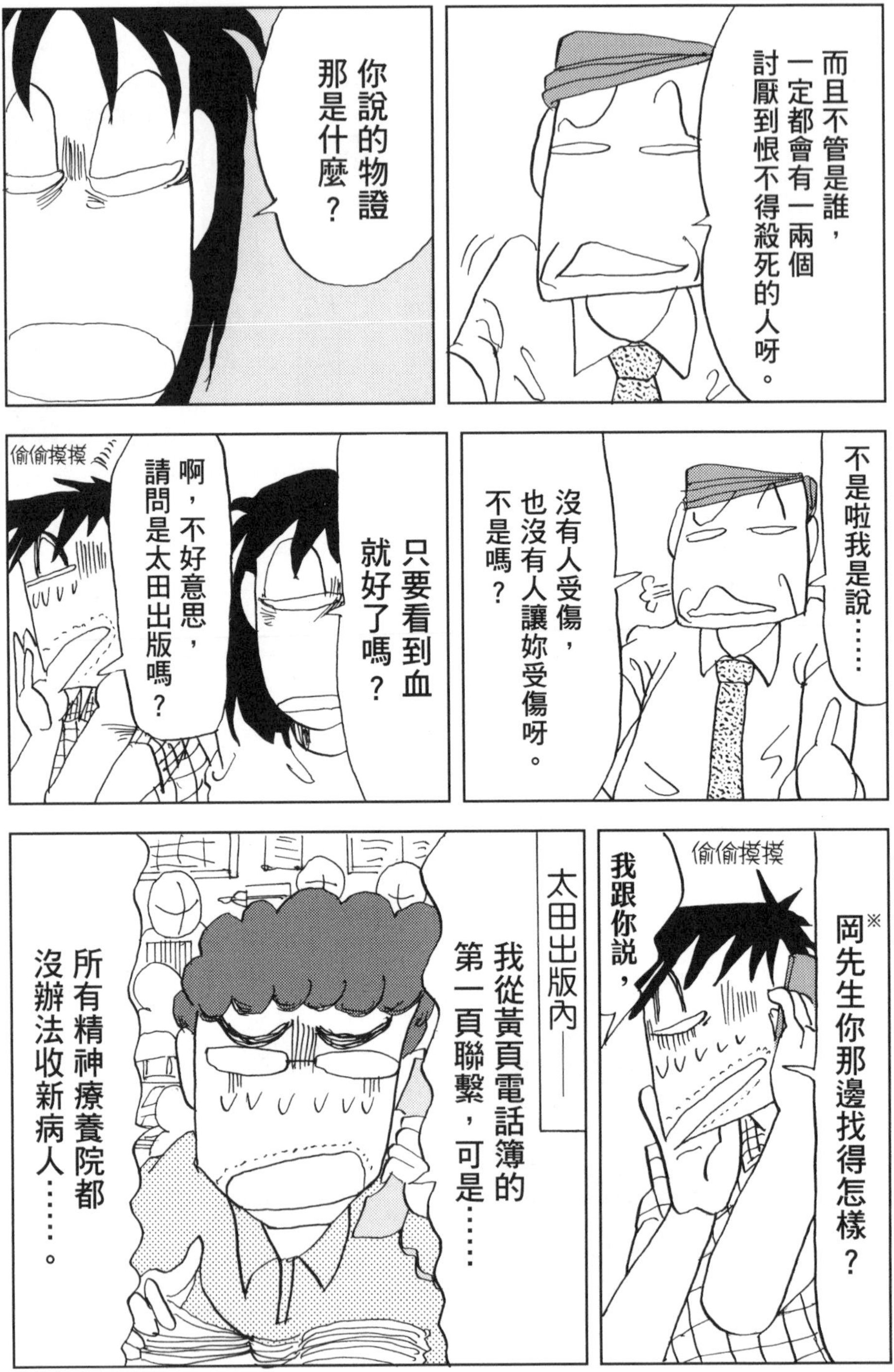
而且不管是誰，
一定都會有一兩個
討厭到恨不得殺死的人呀。
你說的物證
那是什麼？
不是啦我是說……
沒有人受傷，
也沒有人讓妳受傷呀。
不是嗎？
只要看到血
就好了嗎？
偷偷摸摸
啊，不好意思，
請問是太田出版嗎？
岡※先生你那邊找得怎樣？
偷偷摸摸
我跟你說，
太田出版內——
我從黃頁電話簿的
第一頁聯繫，可是……
所有精神療養院都
沒辦法收新病人……。

※作者（卯月）的責任編輯

※嘟嘟嚷嚷

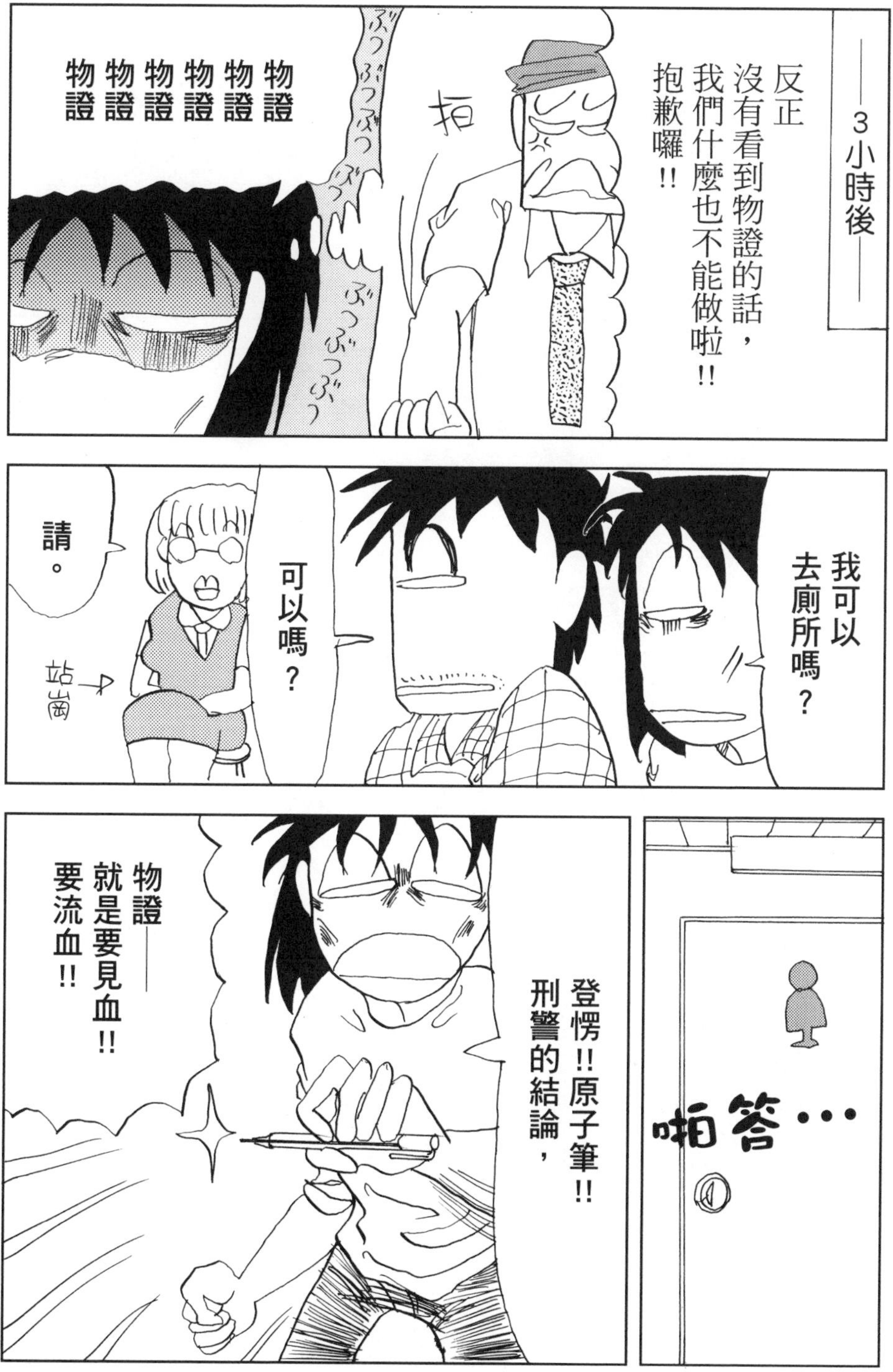
3小時後
反正沒有看到物證的話，我們什麼也不能做啦!!抱歉囉!!
拍
ぶつぶつぶつぶつぶつぶつ
ぶつぶつぶつ
物證物證物證物證物證物證
我可以去廁所嗎？
可以嗎？
請。
站崗
啪答…
登愣!!原子筆!!刑警的結論，
物證——就是要見血!!要流血!!

※脫

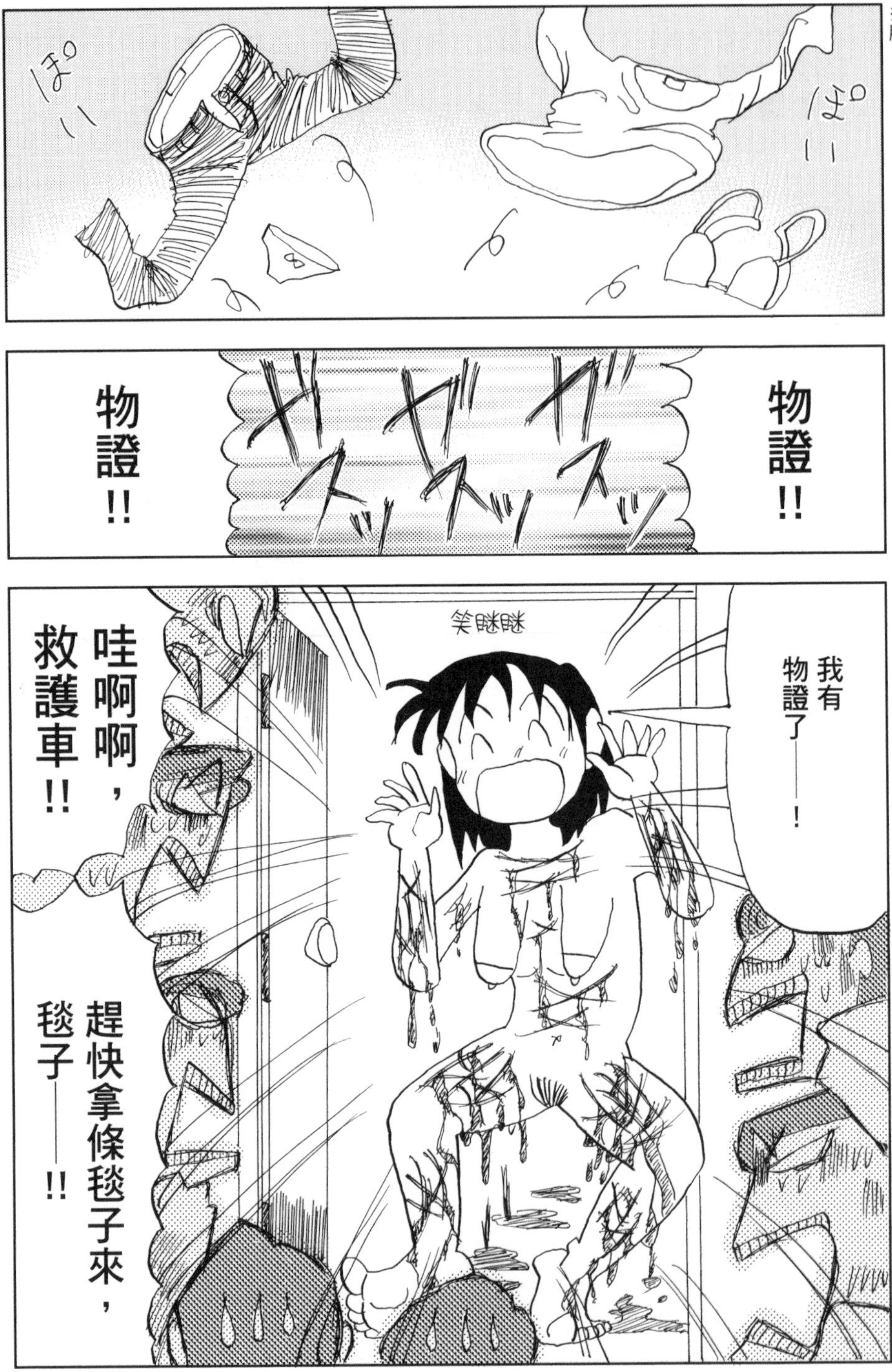

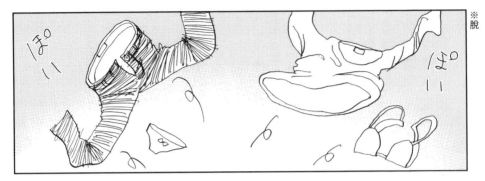

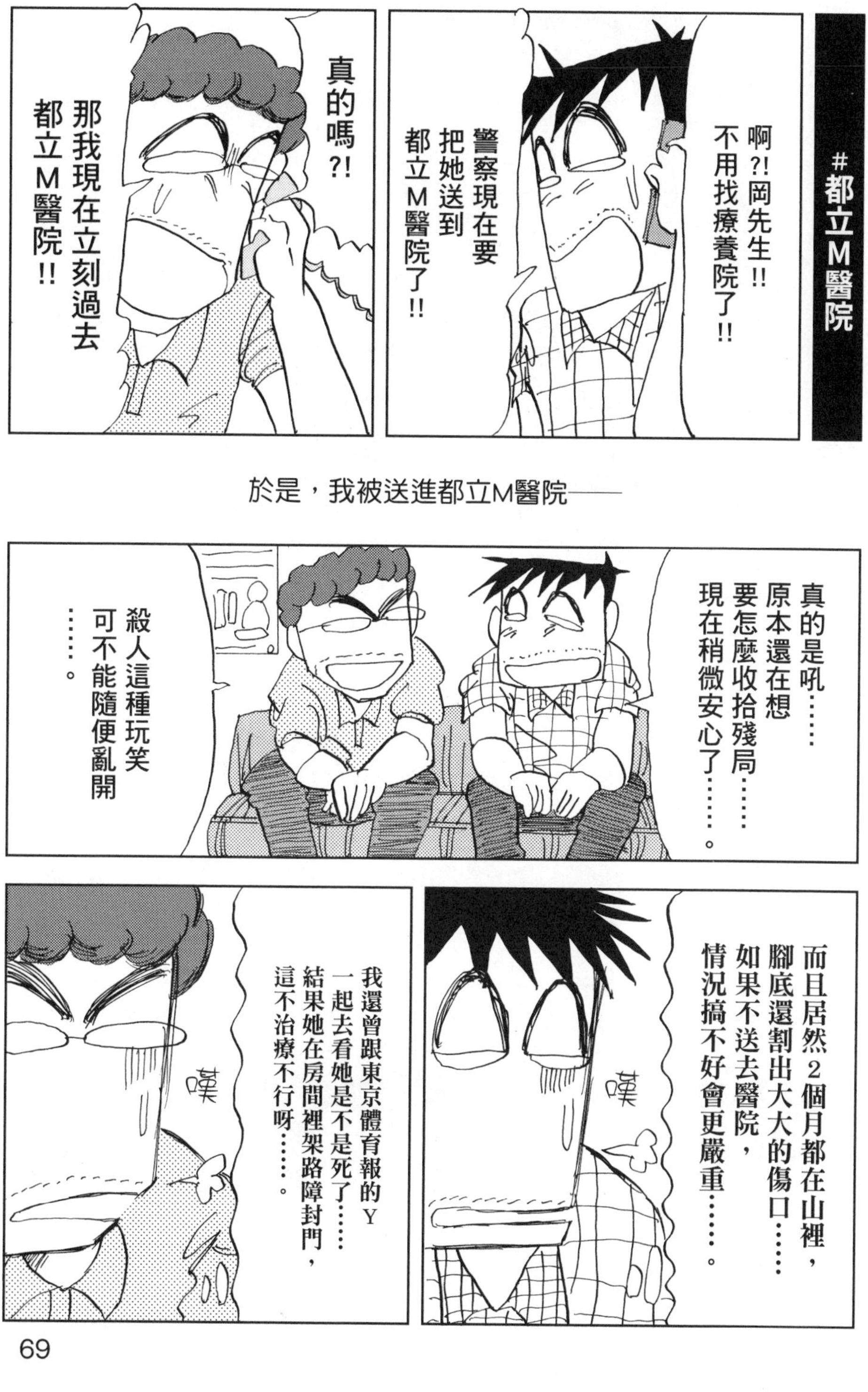
#都立M醫院
啊?!岡先生!!不用找療養院了!!
警察現在要把她送到都立M醫院了!!
真的嗎?!
那我現在立刻過去都立M醫院!!
於是，我被送進都立M醫院——
真的是吼……原本還在想要怎麼收拾殘局……現在稍微安心了……。
殺人這種玩笑可不能隨便亂開……。
而且居然2個月都在山裡，腳底還割出大大的傷口……如果不送去醫院，情況搞不好會更嚴重……。
嘆
我還曾跟東京體育報的Y一起去看她是不是死了……結果她在房間裡架路障封門，這不治療不行呀……。
嘆

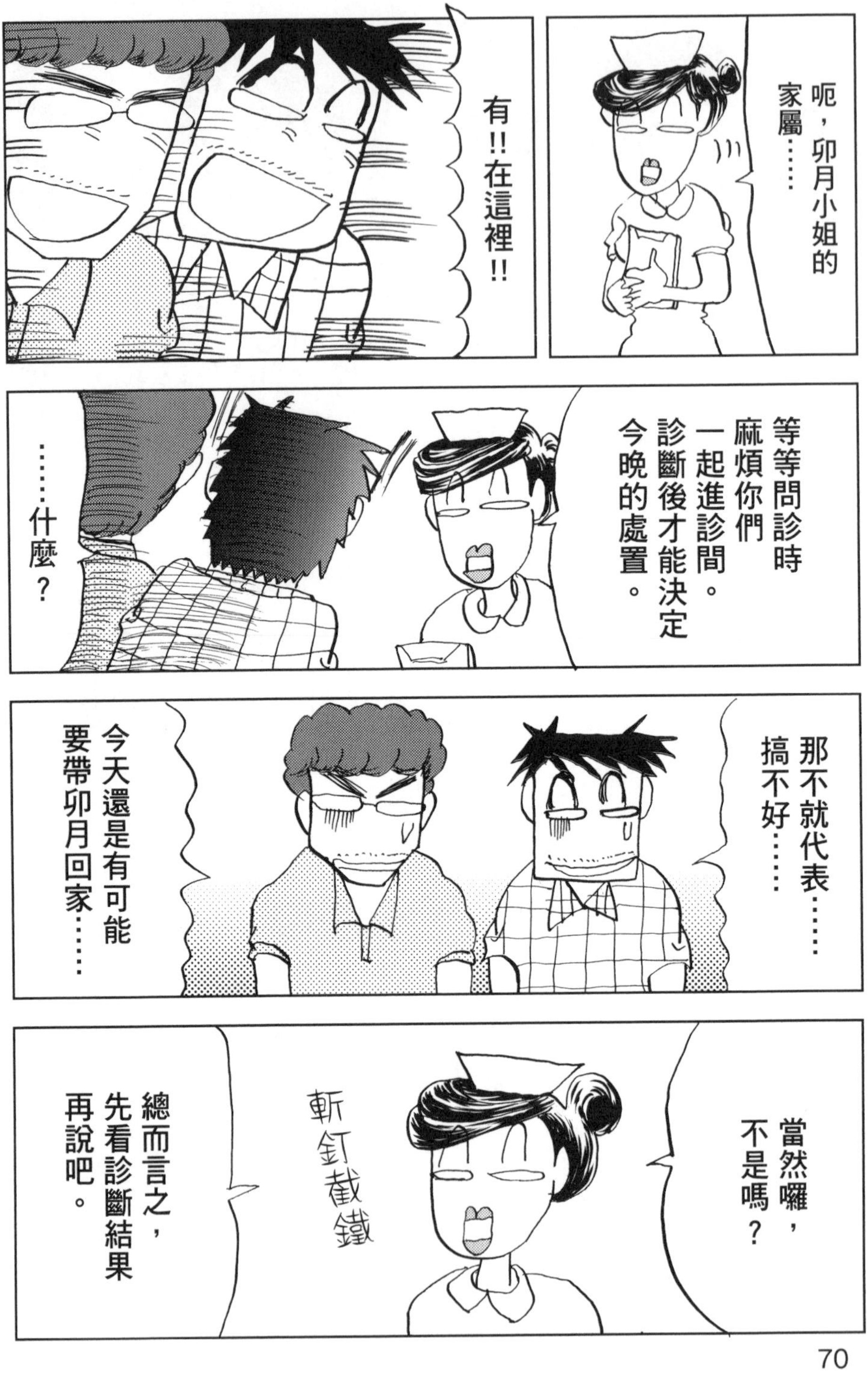
呃，卯月小姐的家屬……
有!!在這裡!!
等等問診時麻煩你們一起進診間。診斷後才能決定今晚的處置。
……什麼？
那不就代表……搞不好……
今天還是有可能要帶卯月回家……
當然囉，不是嗎？
斬釘截鐵
總而言之，先看診斷結果再說吧。

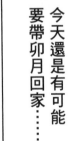

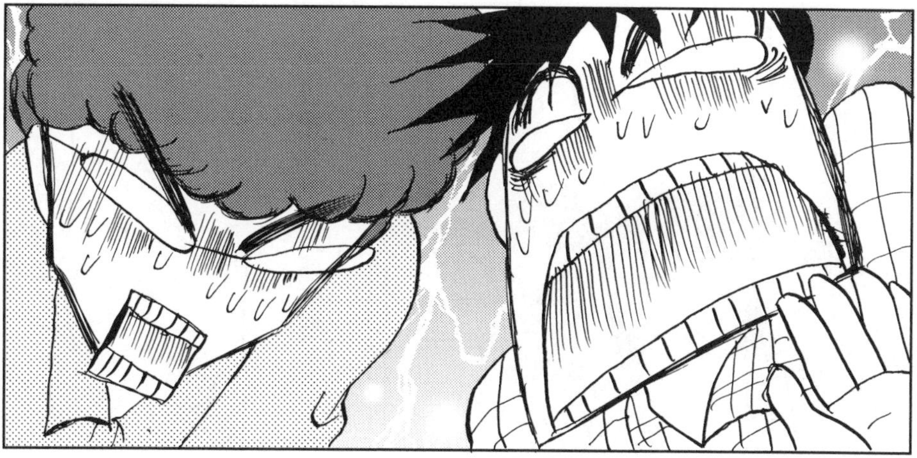

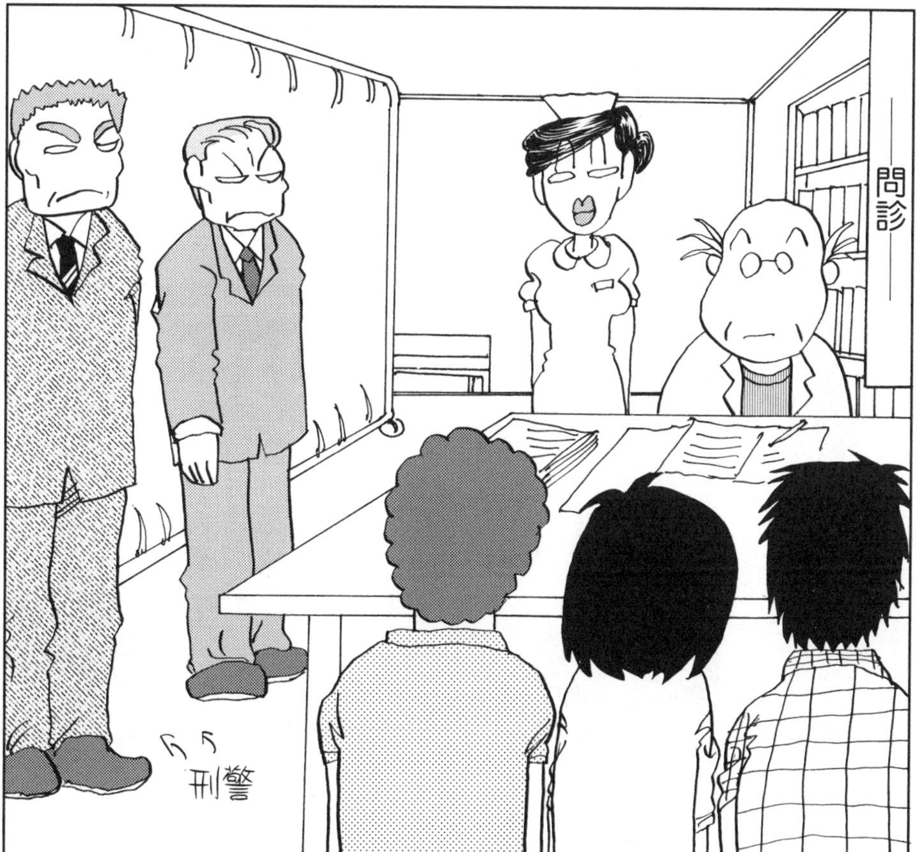
問診
刑警

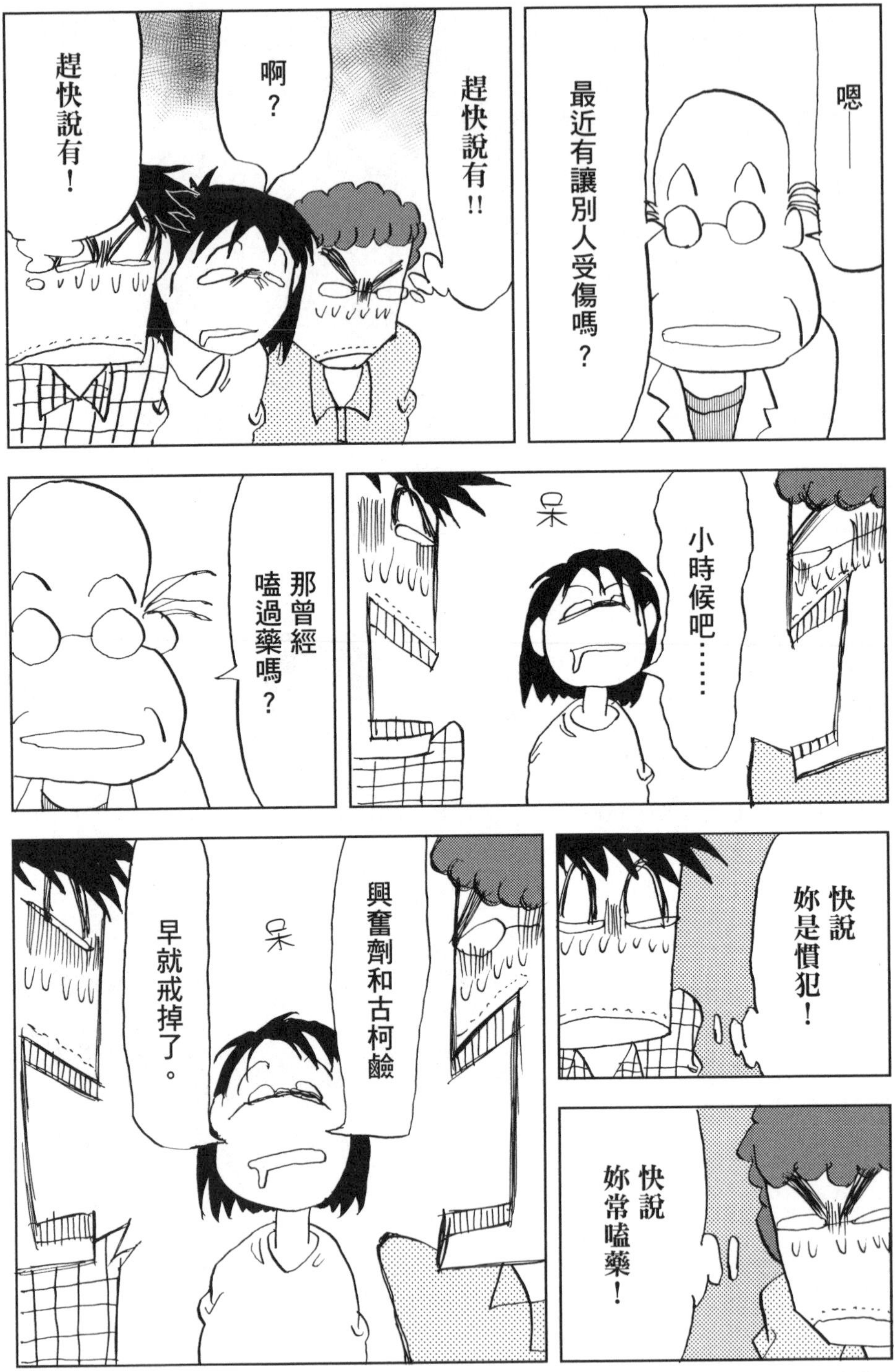
嗯——
最近有讓別人受傷嗎？
趕快說有!!
啊？
趕快說有！
小時候吧……
呆
那曾經嗑過藥嗎？
快說妳是慣犯！
快說妳常嗑藥！
興奮劑和古柯鹼
呆
早就戒掉了。

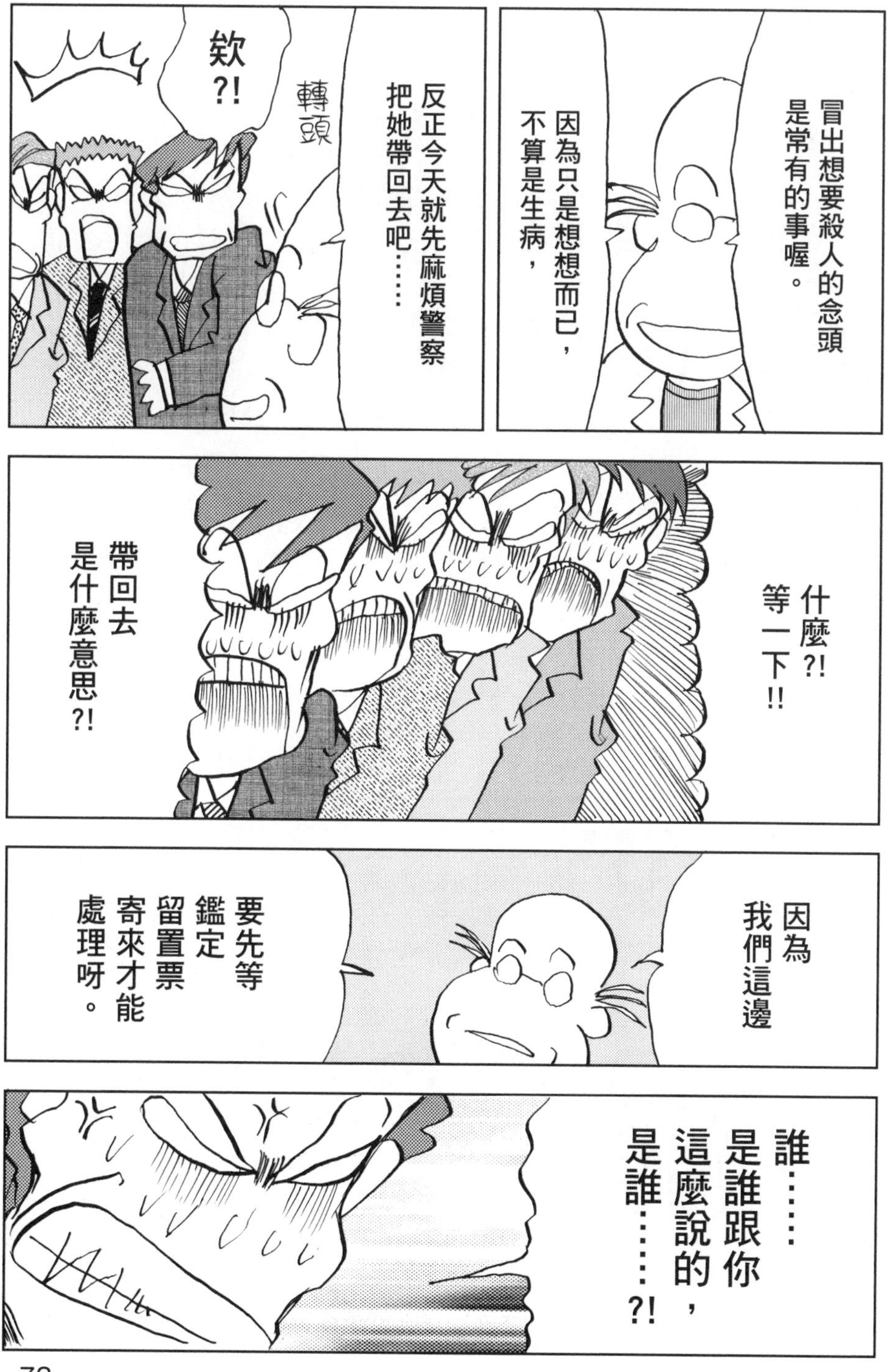
冒出想要殺人的念頭是常有的事喔。
因為只是想想而已，不算是生病，
反正今天就先麻煩警察把她帶回去吧……
轉頭
欸?!
什麼?! 等一下!!
帶回去是什麼意思?!
因為我們這邊
要先等鑑定留置票寄來才能處理呀。
誰……是誰跟你這麼說的，是誰……?!

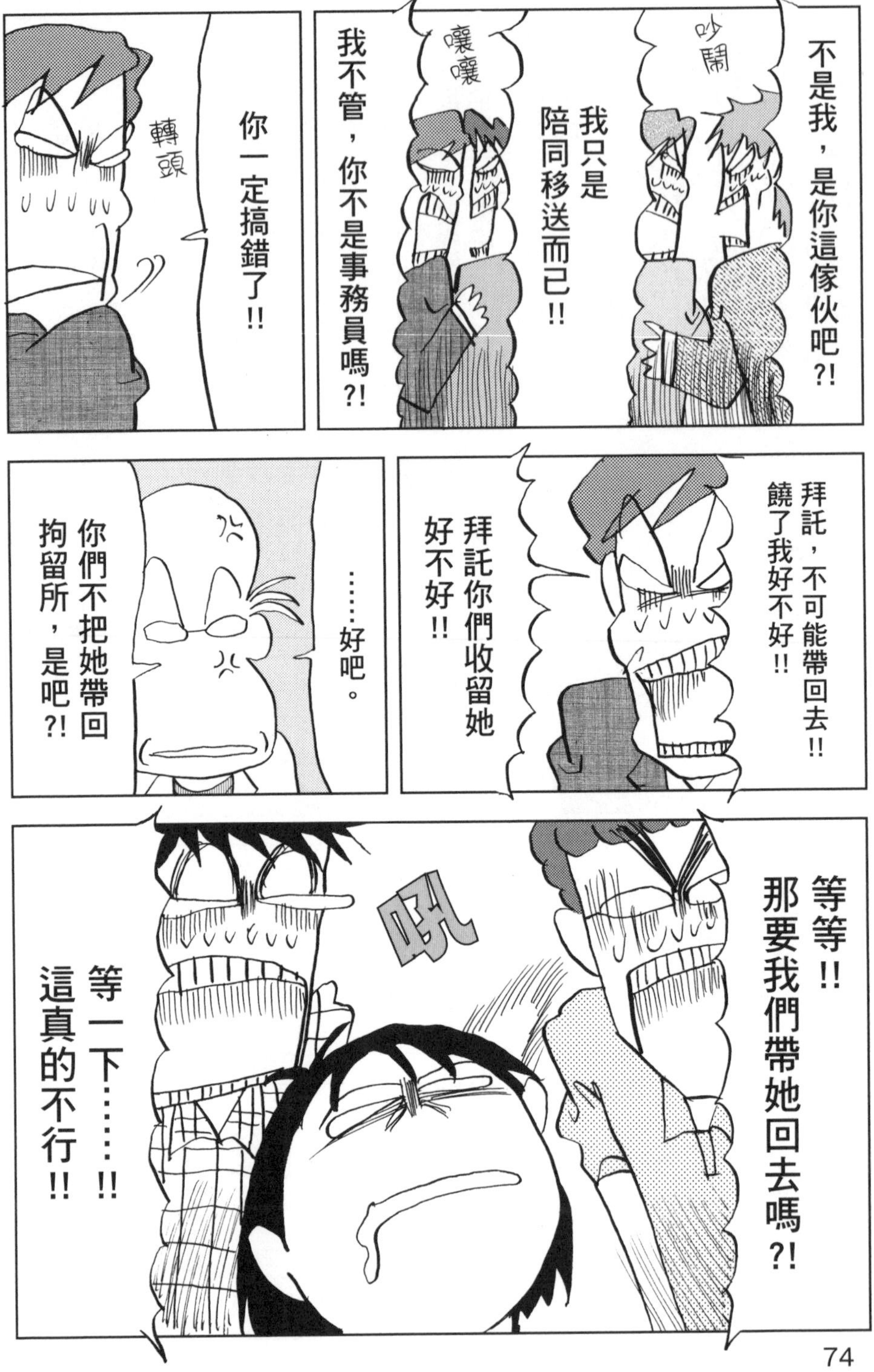
不是我，是你這傢伙吧?!
吵鬧
我只是陪同移送而已!!
嚷嚷
我不管，你不是事務員嗎?!
你一定搞錯了!!
轉頭
拜託，不可能帶回去!!饒了我好不好!!
拜託你們收留她好不好!!
……好吧。
你們不把她帶回拘留所，是吧?!
等等!!那要我們帶她回去嗎?!
吼
等一下……!!這真的不行!!

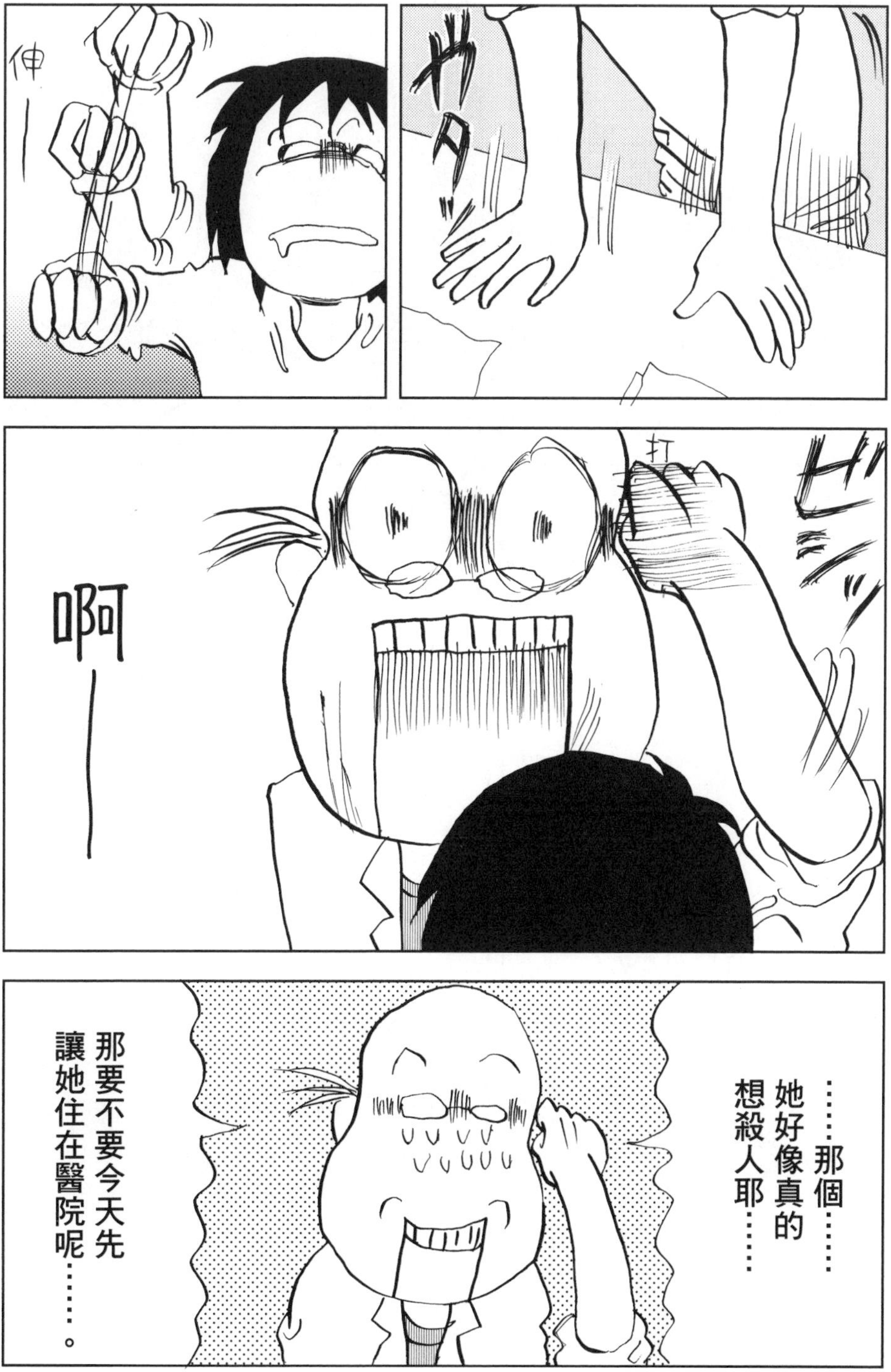
伸—
ガタッ
打
啊—
……那個……她好像真的想殺人耶……
那要不要今天先讓她住在醫院呢……。

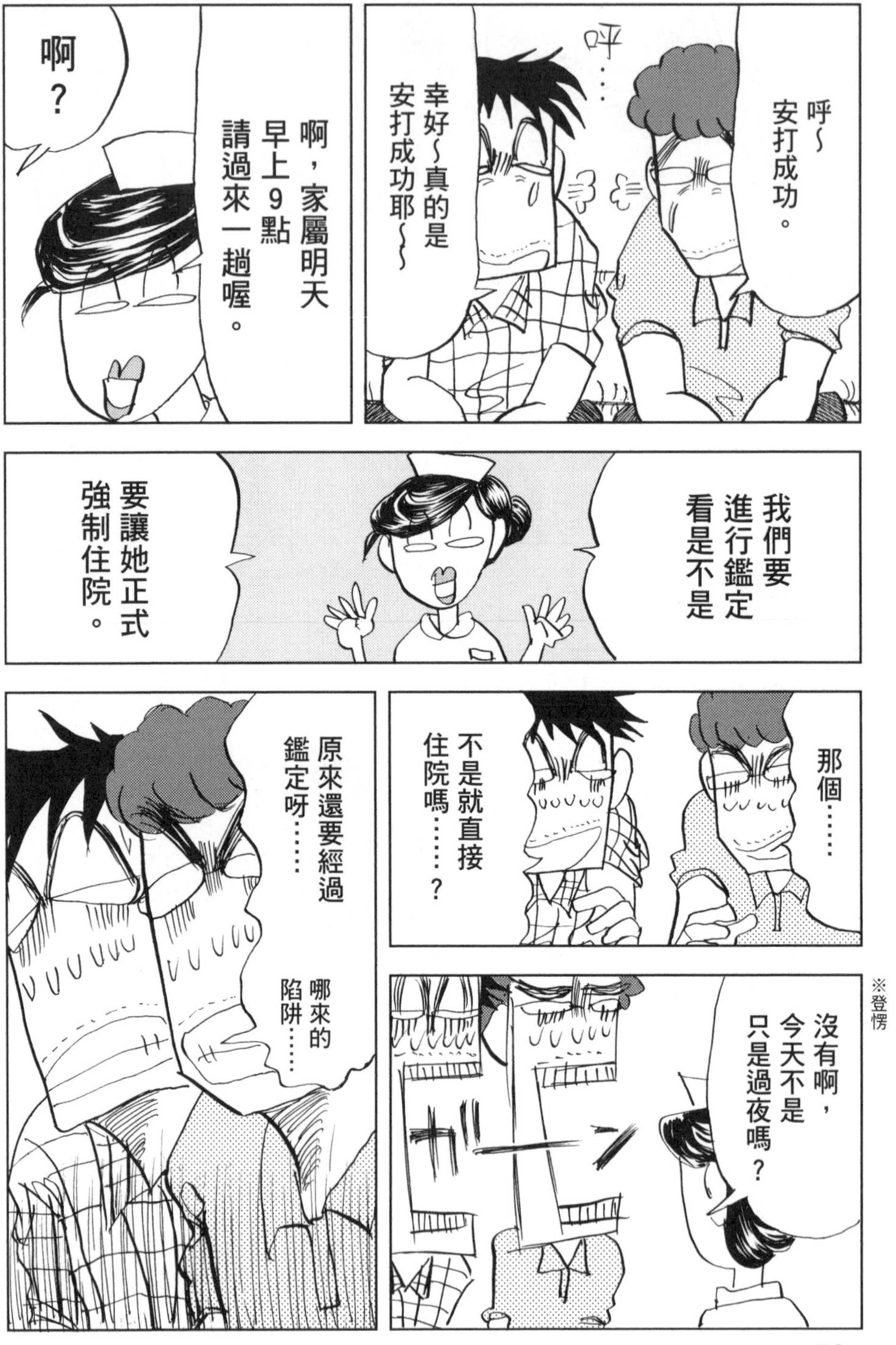
呼~安打成功。
呼……
幸好~真的是安打成功耶~~
啊，家屬明天早上9點請過來一趟喔。
啊？
我們要進行鑑定看是不是
要讓她正式強制住院。
那個……
不是就直接住院嗎……？
沒有啊，今天不是只是過夜嗎？
※登愣
原來還要經過鑑定呀……
哪來的陷阱……

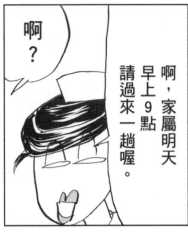

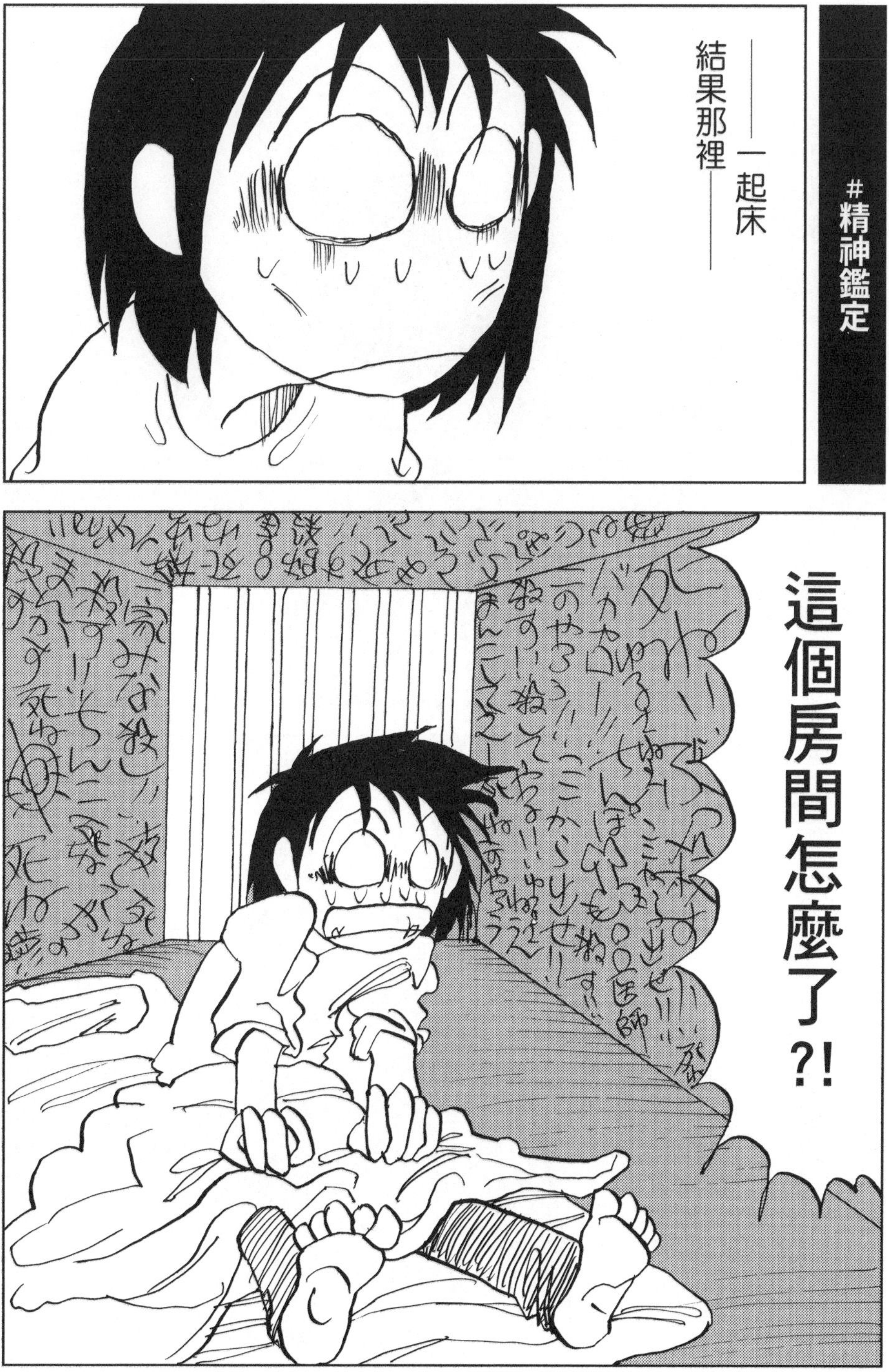
#精神鑑定
——一起床
結果那裡——
這個房間怎麼了?!

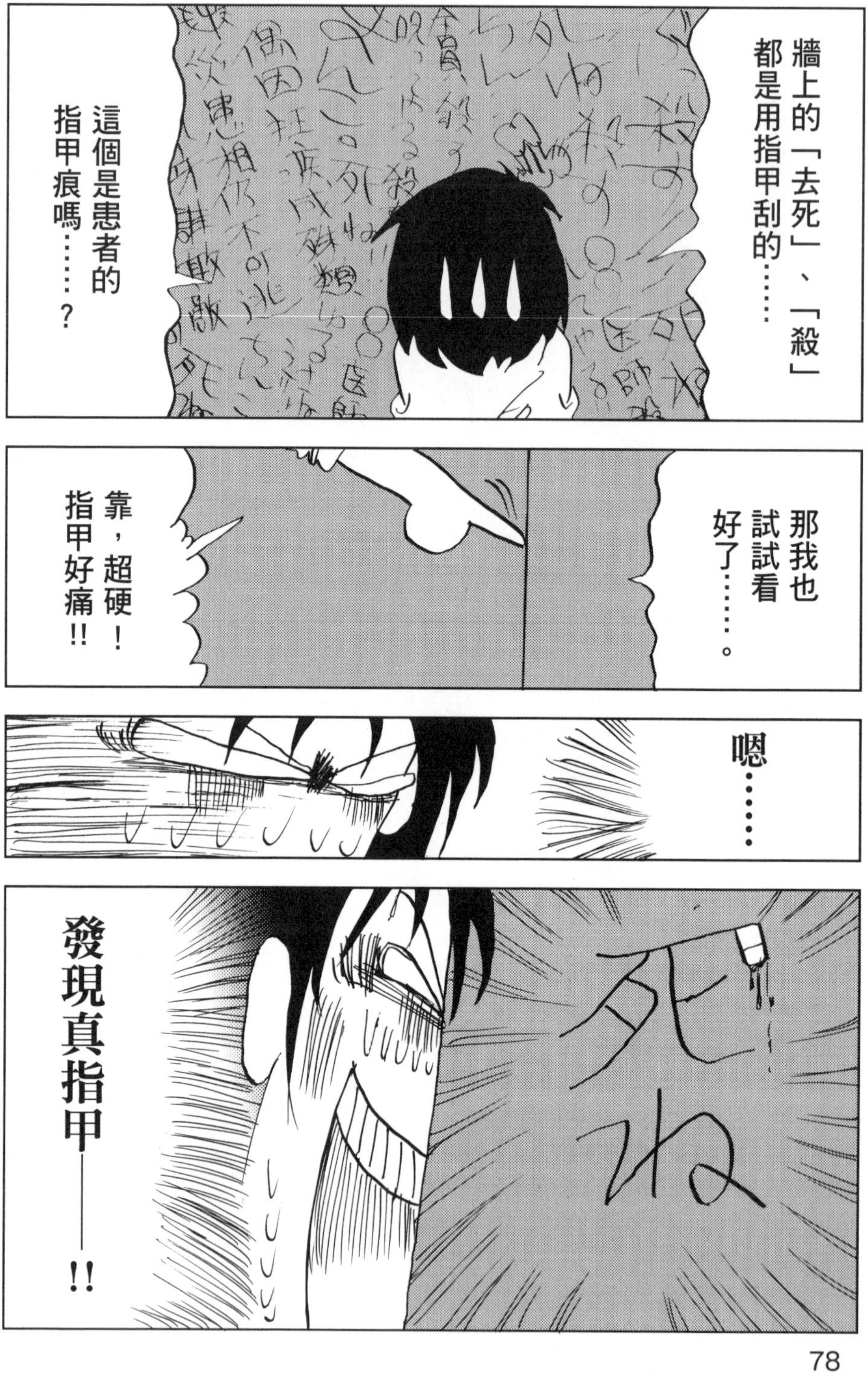
牆上的「去死」、「殺」都是用指甲刮的……
這個是患者的指甲痕嗎……？
那我也試試看好了……。
靠，超硬！指甲好痛!!
嗯……
死ね
發現真指甲——!!

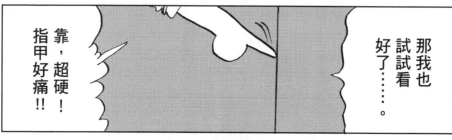

※去死吧

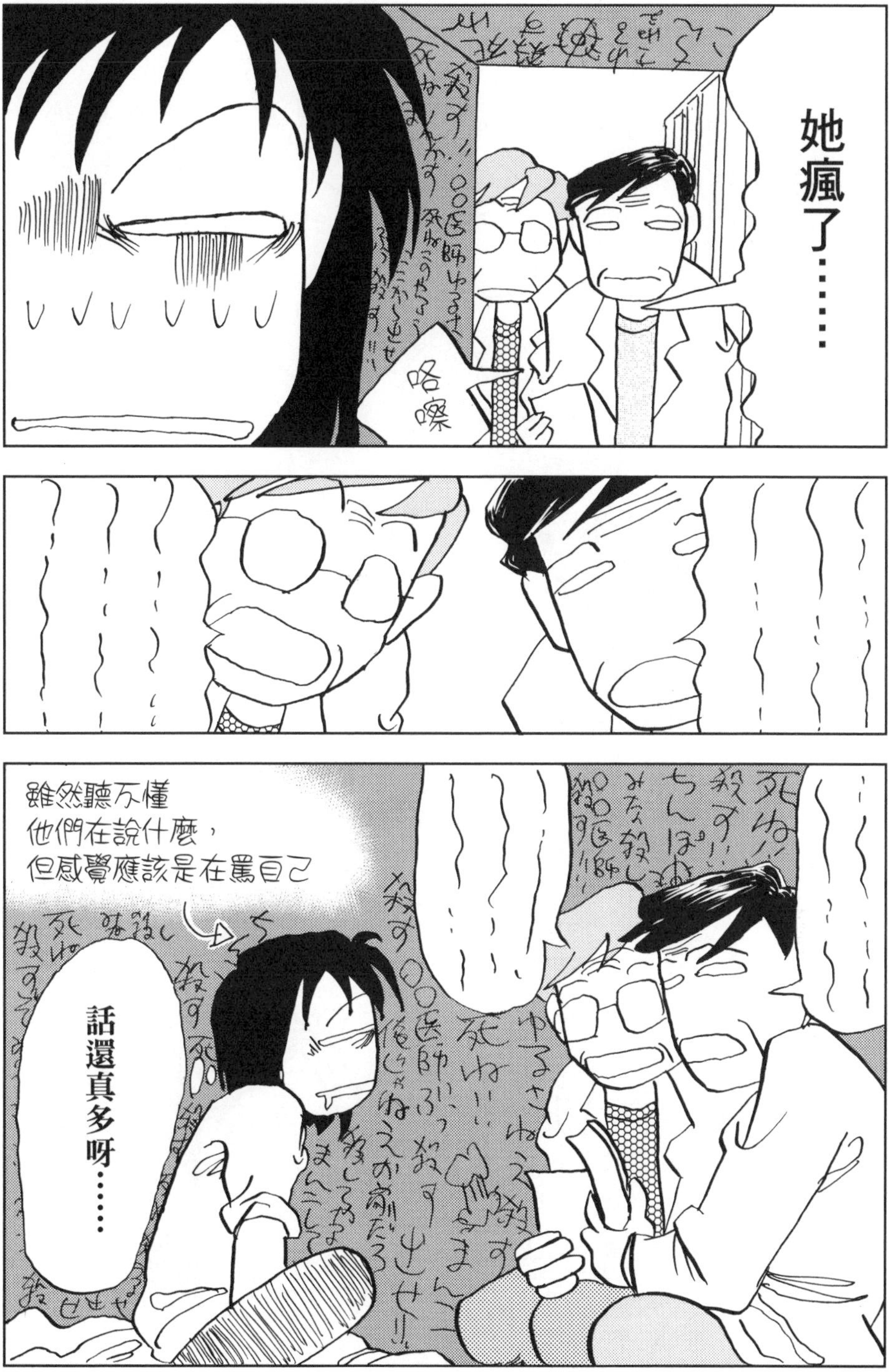
她瘋了……
咯嚓
雖然聽不懂
他們在說什麼，
但感覺應該是在罵自己
話還真多呀……

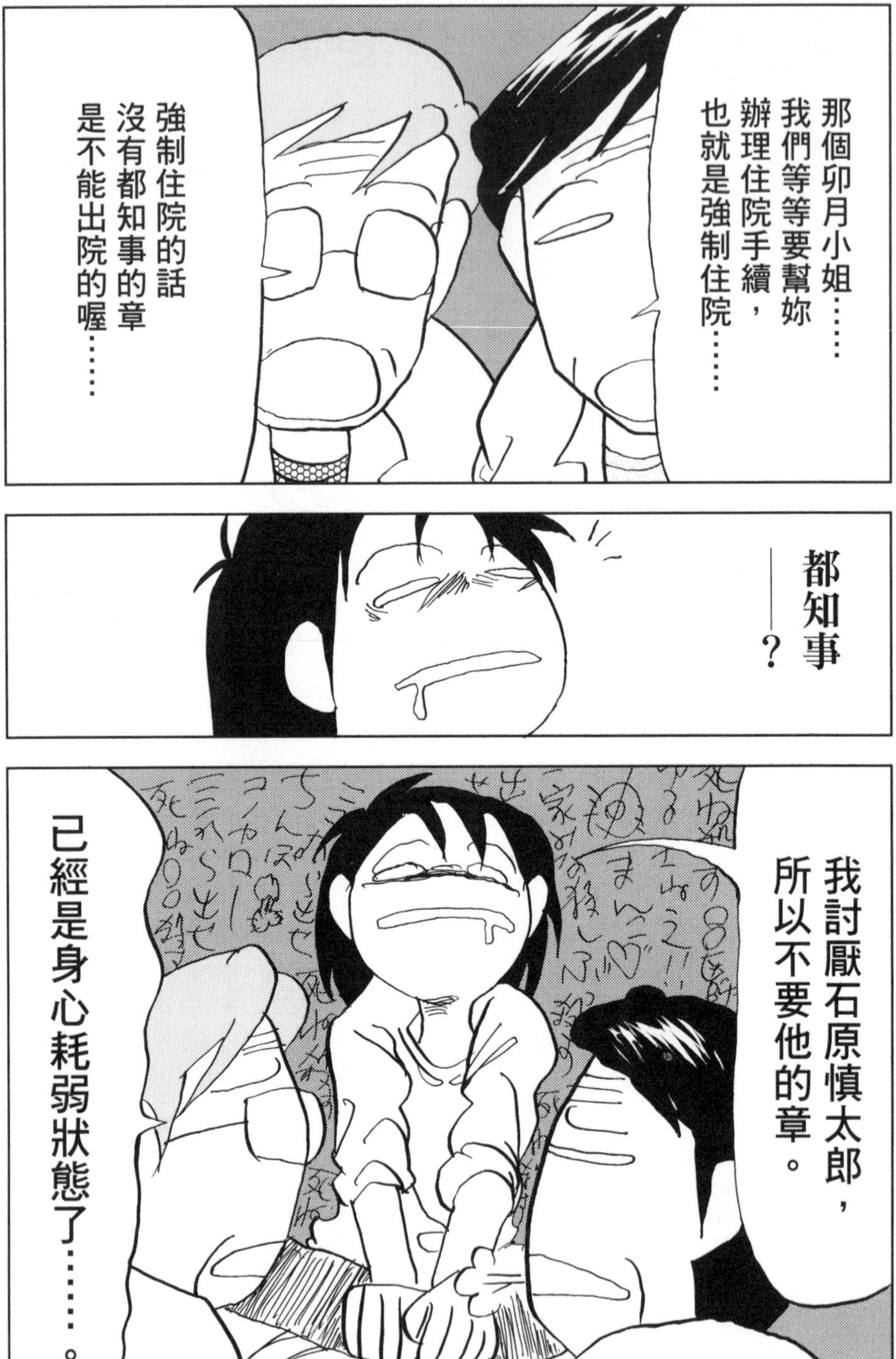
那個卯月小姐……
我們等等要幫妳
辦理住院手續，
也就是強制住院……
強制住院的話
沒有都知事的章
是不能出院的喔……
都知事——？
我討厭石原愼太郎，
所以不要他的章。
已經是身心耗弱狀態了……。

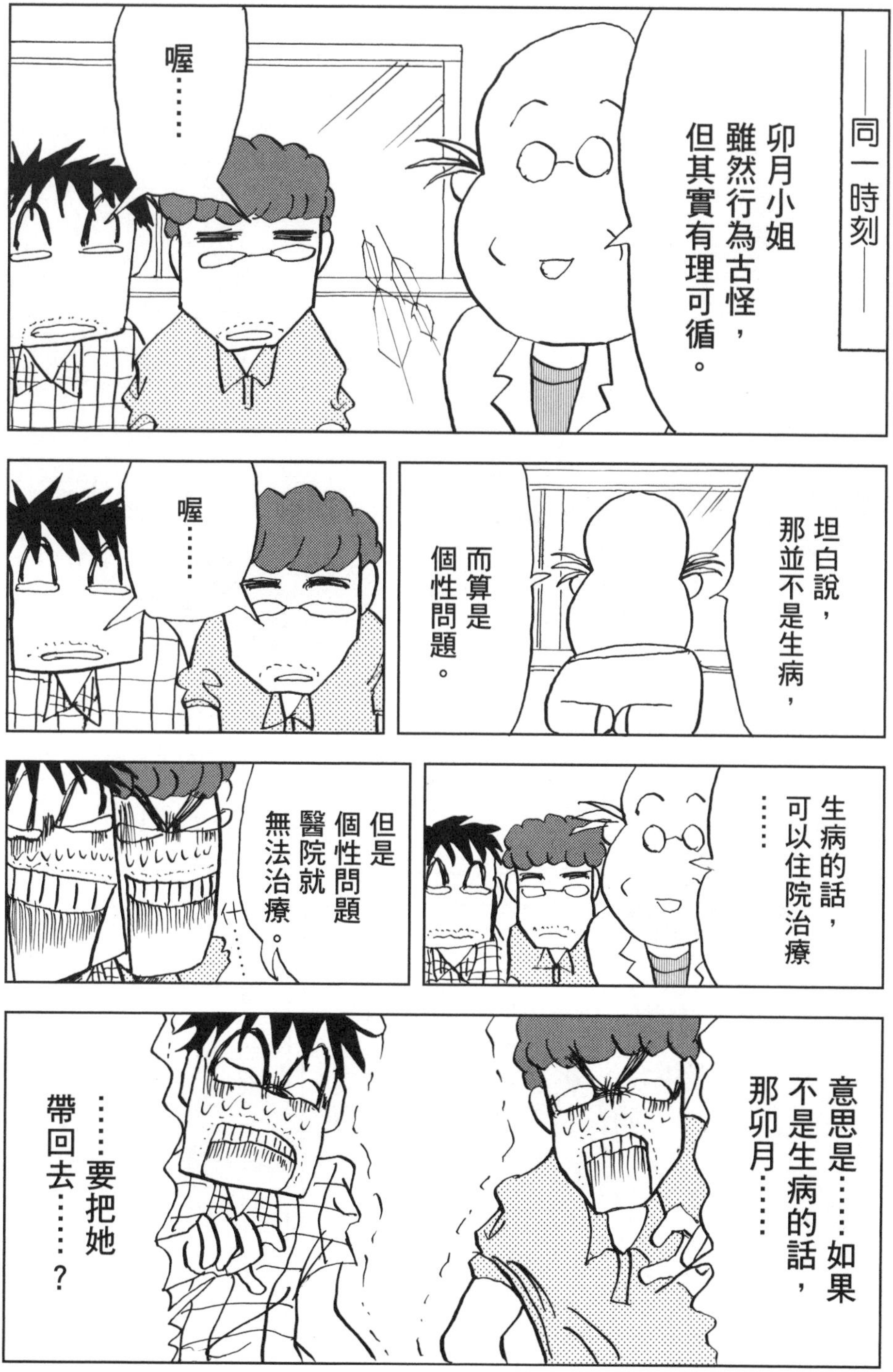
──同一時刻──
卯月小姐雖然行為古怪，但其實有理可循。
喔……
坦白說，那並不是生病，
而算是個性問題。
喔……
生病的話，可以住院治療……
但是個性問題醫院就無法治療。
什……
意思是……如果不是生病的話，那卯月……
……要把她帶回去……？

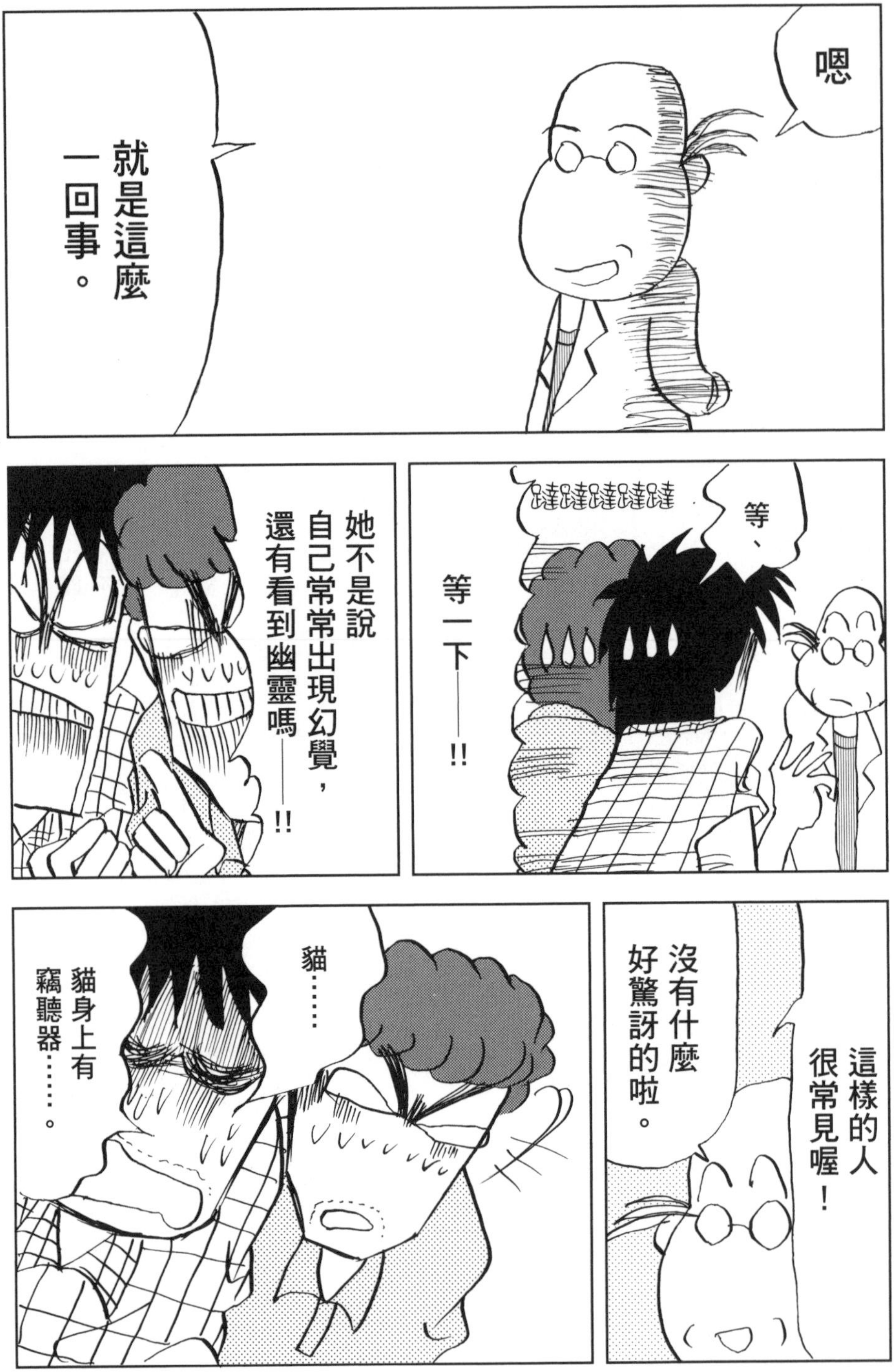
嗯
就是這麼一回事。
躂躂躂躂躂躂
等、
等一下——!!
她不是說自己常常出現幻覺，還有看到幽靈嗎——!!
這樣的人很常見喔！
沒有什麼好驚訝的啦。
貓……
貓身上有竊聽器……。

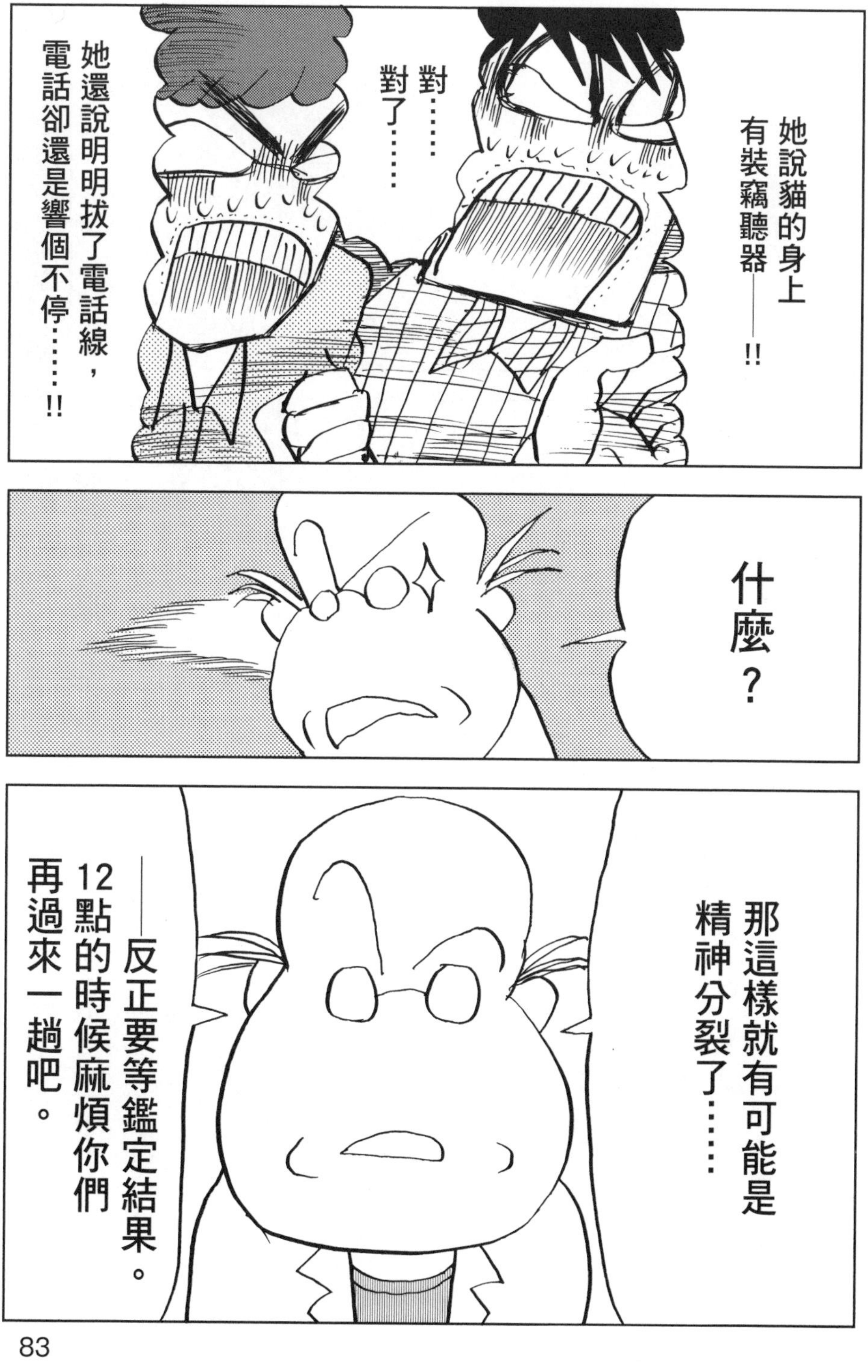
她說貓的身上有裝竊聽器——!!
對……對了……
她還說明明拔了電話線，電話卻還是響個不停……!!
什麼？
那這樣就有可能是精神分裂了……
——反正要等鑑定結果。12點的時候麻煩你們再過來一趟吧。

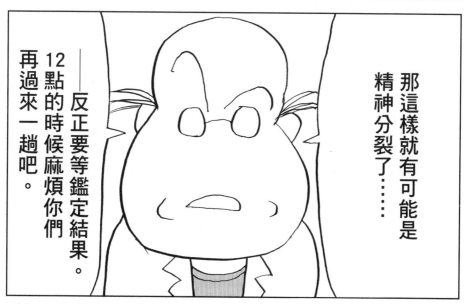

#移送

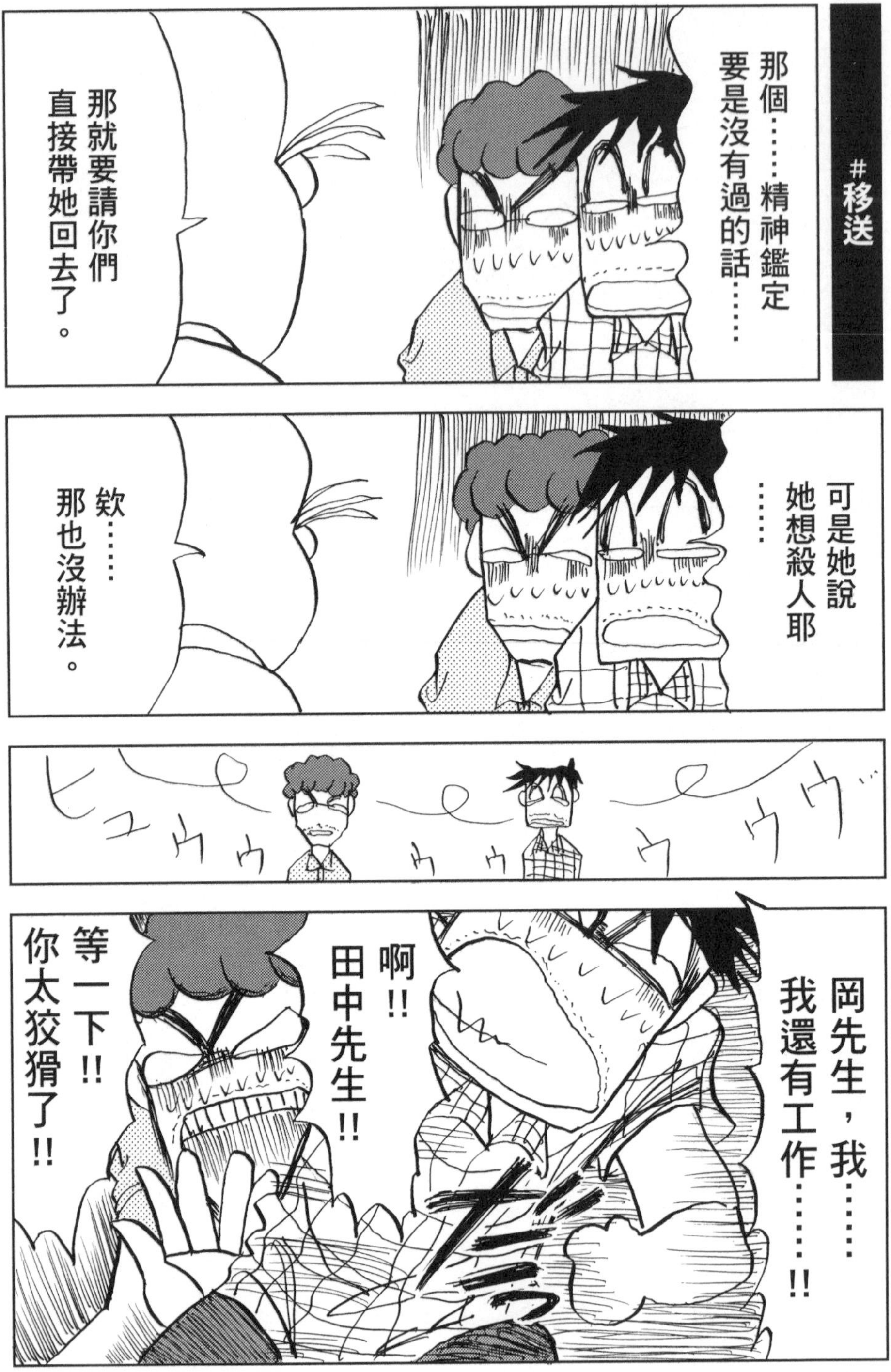

那個……精神鑑定
要是沒有過的話……
那就要請你們直接帶她回去了。
可是她說她想殺人耶……
欸……那也沒辦法。
岡先生，我……
我還有工作……!!
啊!!田中先生!!
等一下!!你太狡猾了!!

※咻咻咻

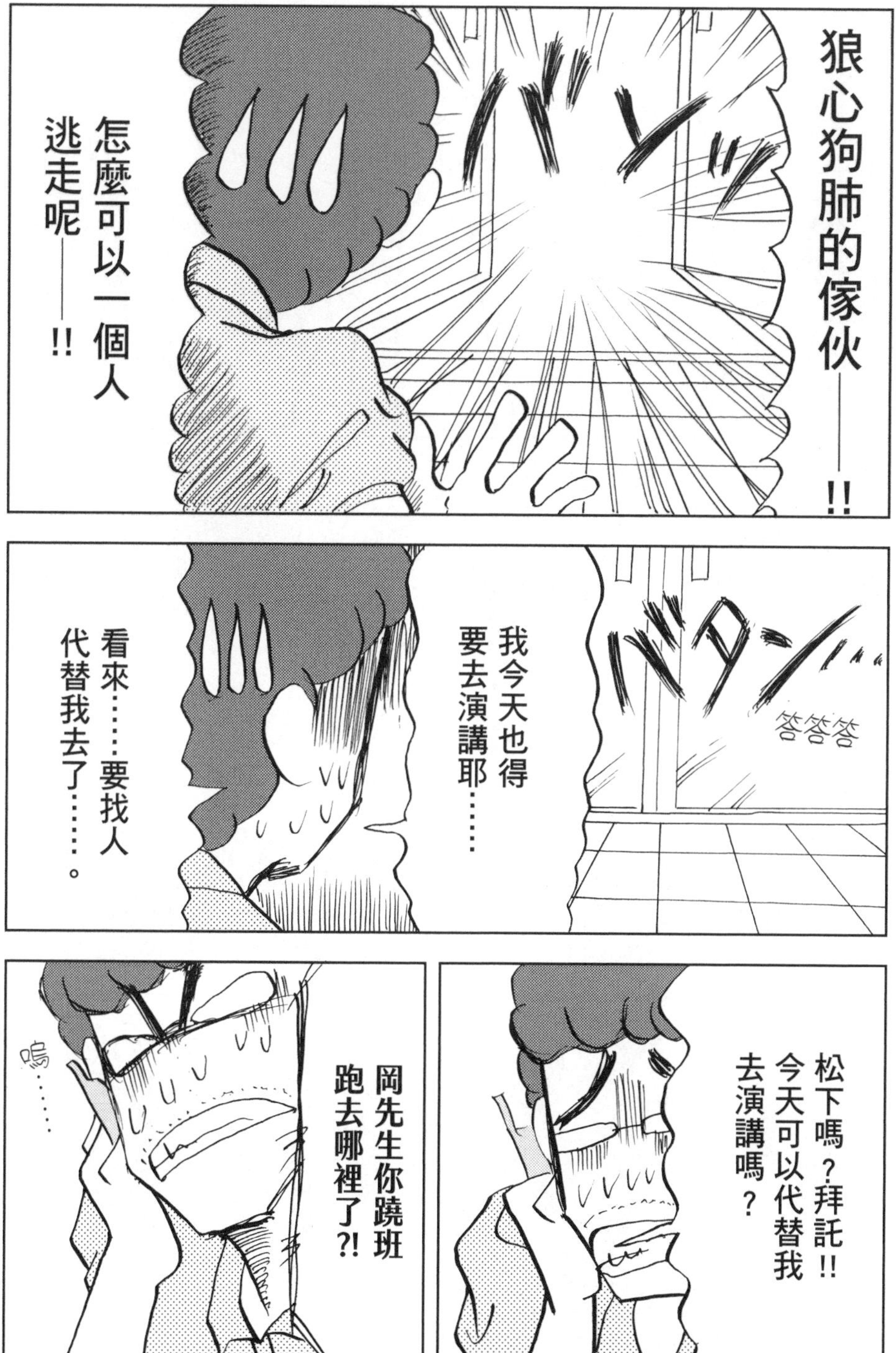
狼心狗肺的傢伙——!!
バンッ
怎麼可以一個人逃走呢——!!
バタン…
答答答
我今天也得要去演講耶……
看來……要找人代替我去了……。
松下嗎?拜託!!今天可以代替我去演講嗎?
岡先生你蹺班跑去哪裡了?!
嗚……

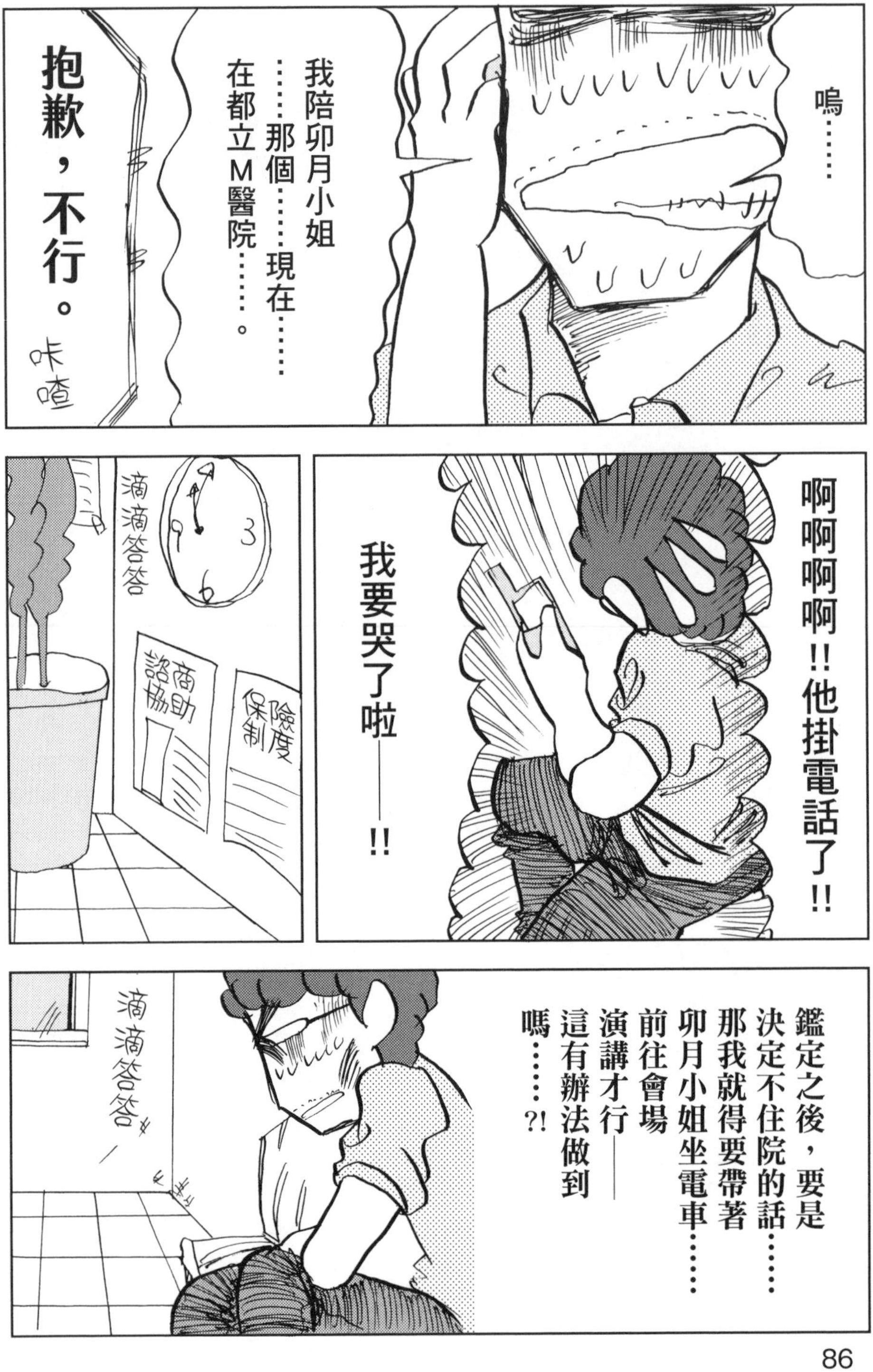
嗚……
我陪卯月小姐……那個……現在……在都立M醫院……。
抱歉，不行。
咔喳
啊啊啊啊!!他掛電話了!!
我要哭了啦——!!
滴滴答答
3
6
9
商助諮協
險度保制
鑑定之後，要是決定不住院的話……那我就得要帶著卯月小姐坐電車……前往會場演講才行——這有辦法做到嗎……?!
滴滴答答

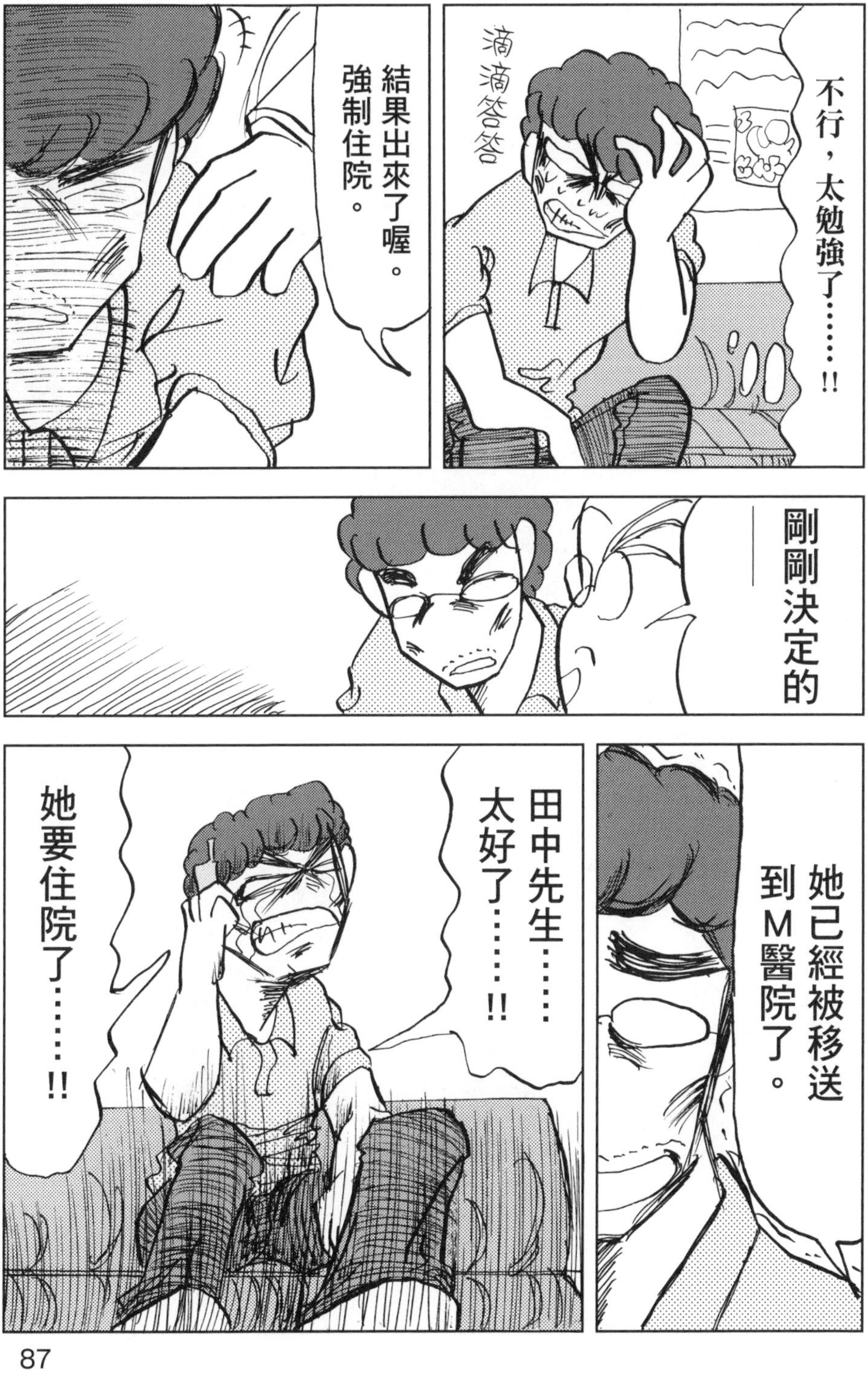
不行，太勉強了……!!
滴滴答答
結果出來了喔。強制住院。
剛剛決定的
她已經被移送到M醫院了。
田中先生……太好了……!!
她要住院了……!!

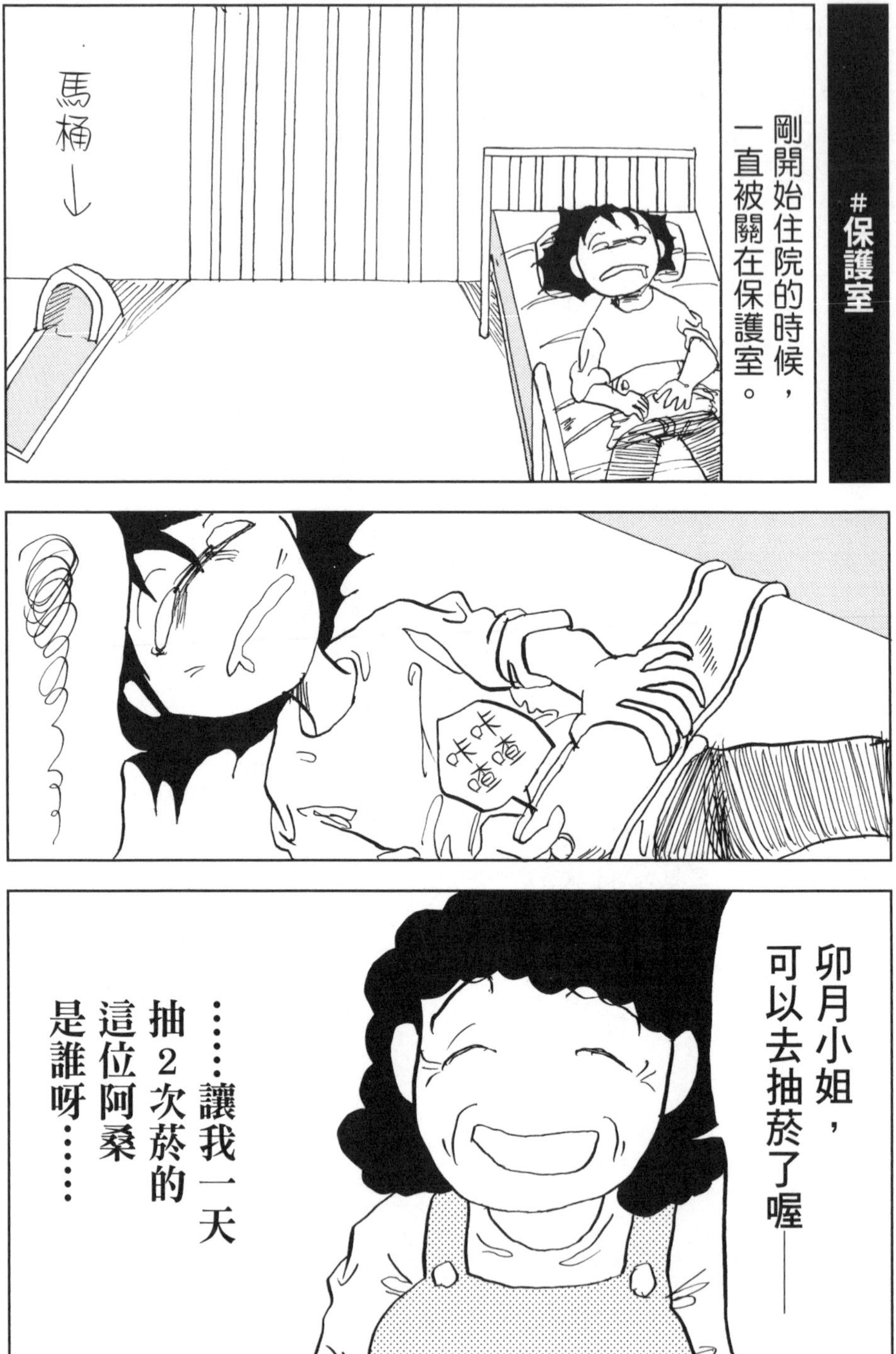
#保護室
剛開始住院的時候，
一直被關在保護室。
馬桶↓
卯月小姐，
可以去抽菸了喔——
……讓我一天
抽2次菸的
這位阿桑
是誰呀……

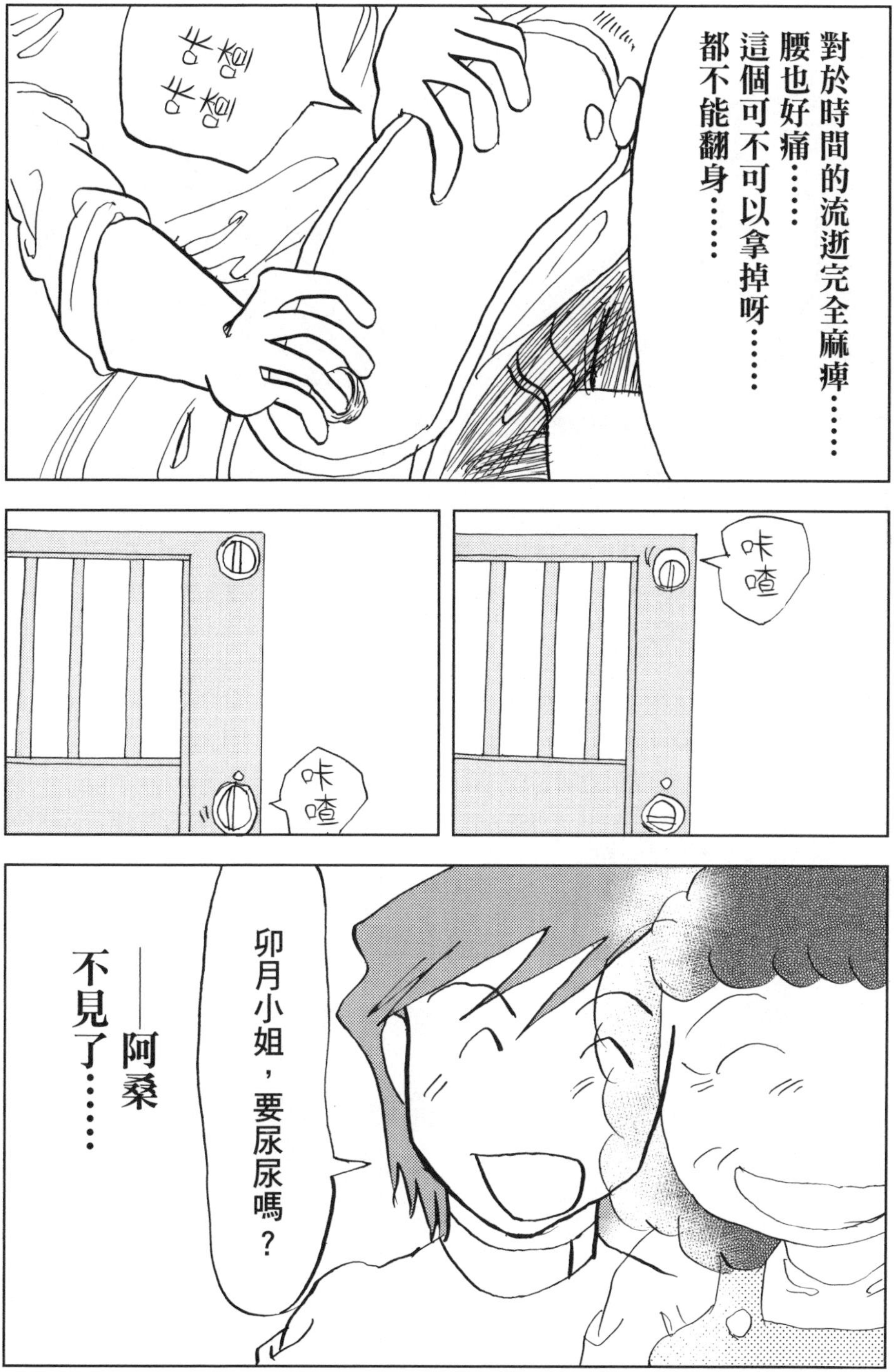
對於時間的流逝完全麻痺……
腰也好痛……
這個可不可以拿掉呀……
都不能翻身……
咔喳
咔喳
卯月小姐，要尿尿嗎？
——阿桑不見了……

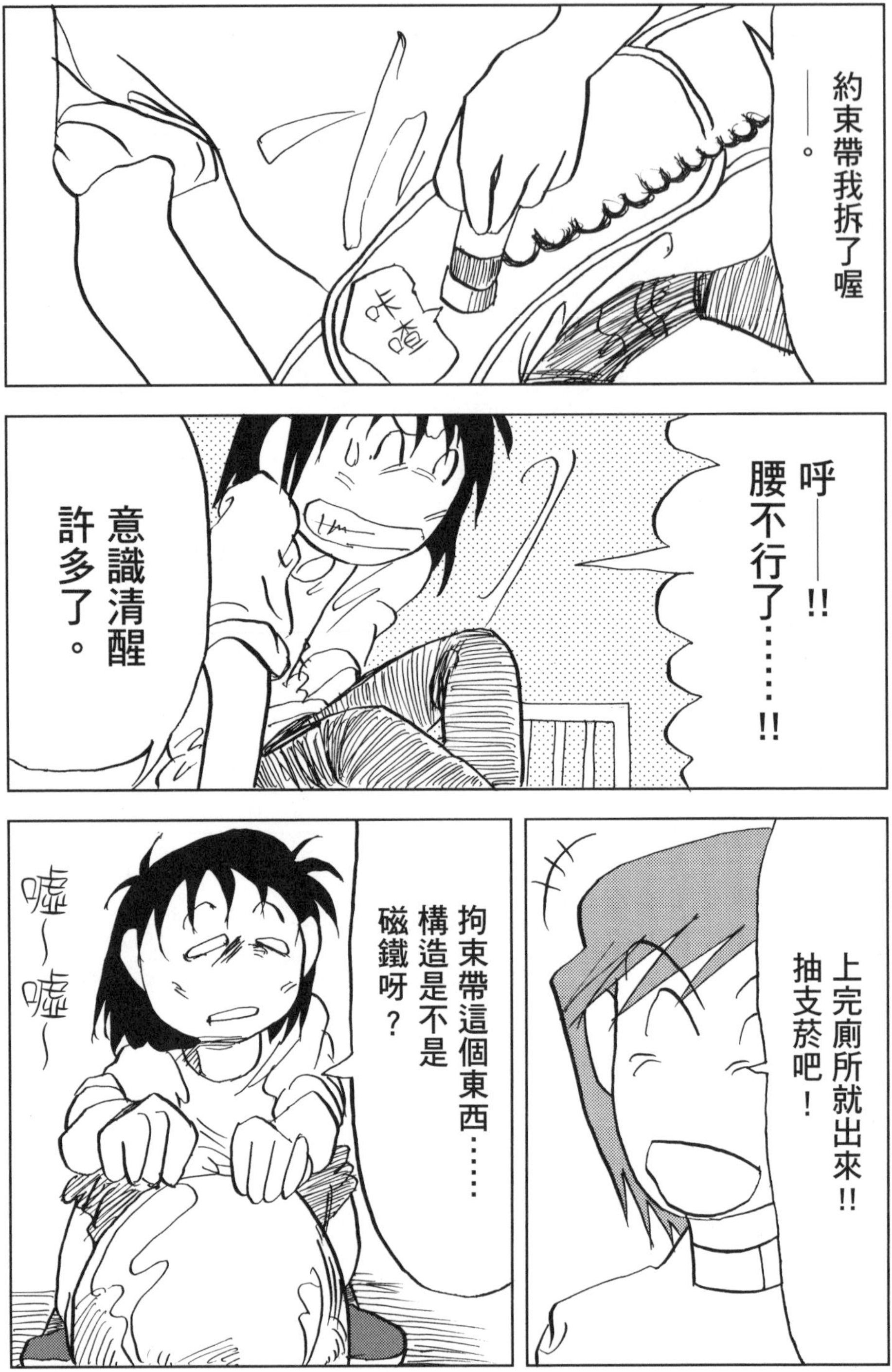
約束帶我拆了喔
——。
呼————!!
腰不行了……!!
意識清醒
許多了。
上完廁所就出來!!
抽支菸吧！
拘束帶這個東西……
構造是不是
磁鐵呀？
噓～噓～

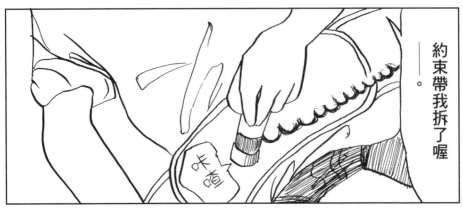

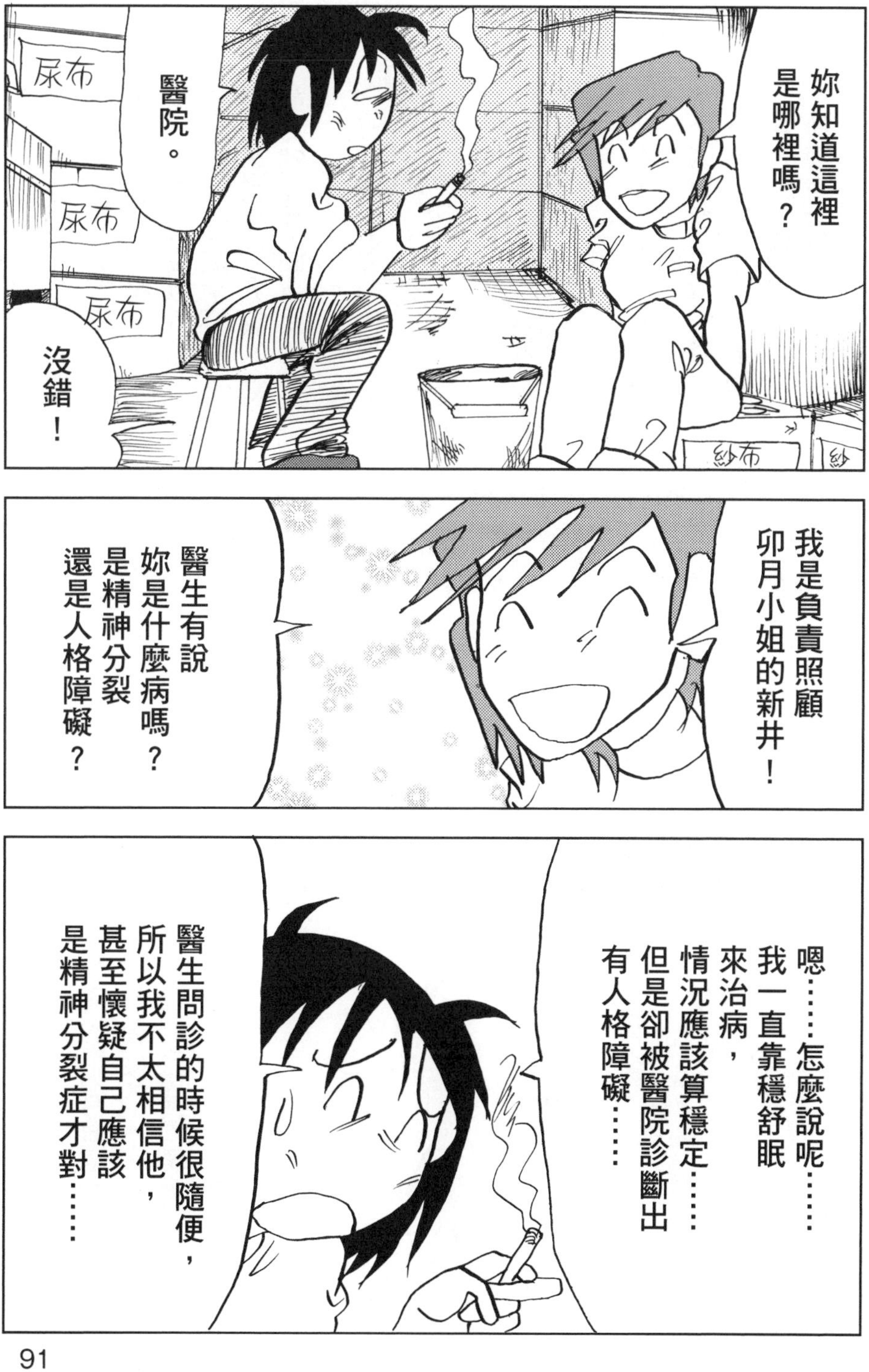
妳知道這裡是哪裡嗎？
醫院。
沒錯！
尿布
尿布
尿布
紗布
紗
我是負責照顧卯月小姐的新井！
醫生有說妳是什麼病嗎？是精神分裂還是人格障礙？
嗯……怎麼說呢……我一直靠穩舒眠來治病，情況應該算穩定……但是卻被醫院診斷出有人格障礙……
醫生問診的時候很隨便，所以我不太相信他，甚至懷疑自己應該是精神分裂症才對……

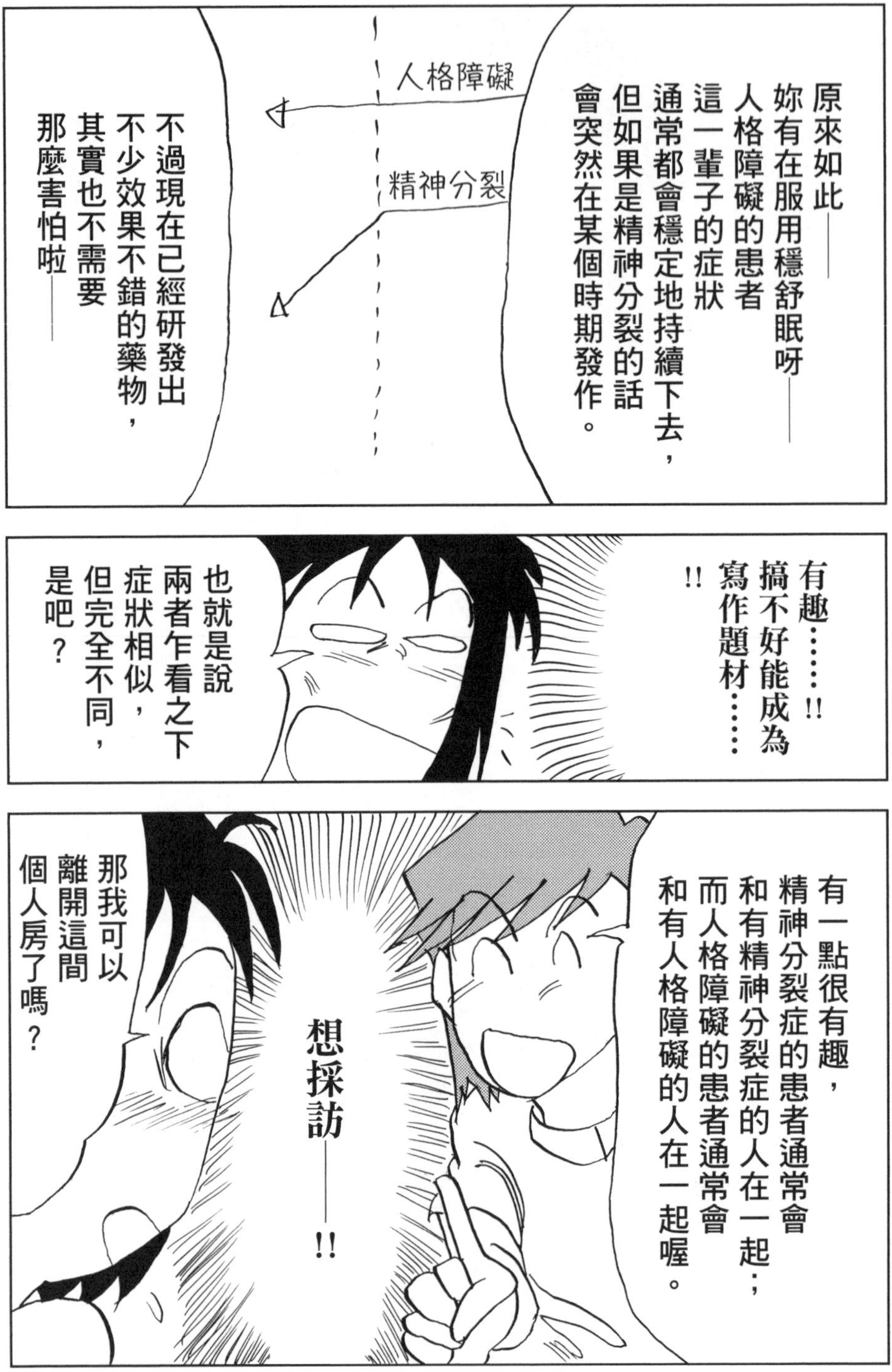
原來如此——
妳有在服用穩舒眠呀——
人格障礙的患者
這一輩子的症狀
通常都會穩定地持續下去，
但如果是精神分裂的話
會突然在某個時期發作。
人格障礙
精神分裂
不過現在已經研發出
不少效果不錯的藥物，
其實也不需要
那麼害怕啦——
有趣……!!
搞不好能成為
寫作題材……
!!
也就是說
兩者乍看之下
症狀相似，
但完全不同，
是吧？
有一點很有趣，
精神分裂症的患者通常會
和有精神分裂症的人在一起；
而人格障礙的患者通常會
和有人格障礙的人在一起喔。
想採訪——
!!
那我可以
離開這間
個人房了嗎？

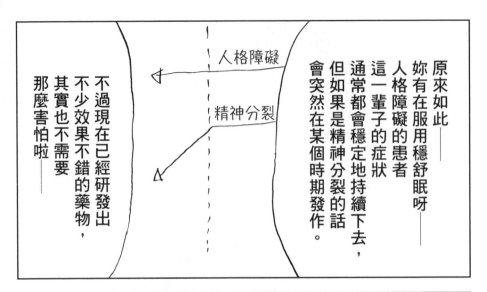

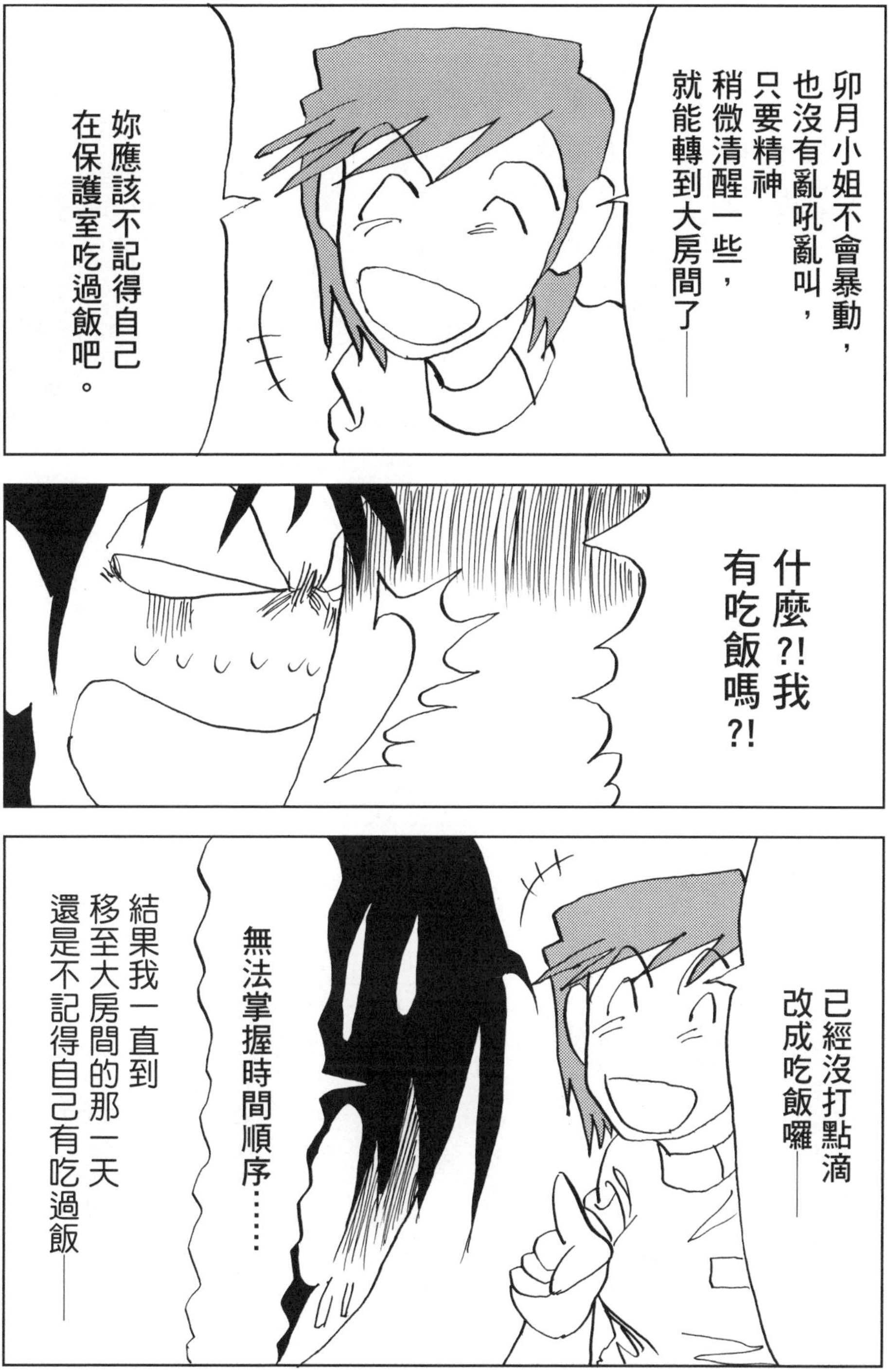
卯月小姐不會暴動，也沒有亂吼亂叫，只要精神稍微清醒一些，就能轉到大房間了——
妳應該不記得自己在保護室吃過飯吧。
什麼?!我有吃飯嗎?!
已經沒打點滴改成吃飯囉——
無法掌握時間順序……
結果我一直到移至大房間的那一天還是不記得自己有吃過飯——

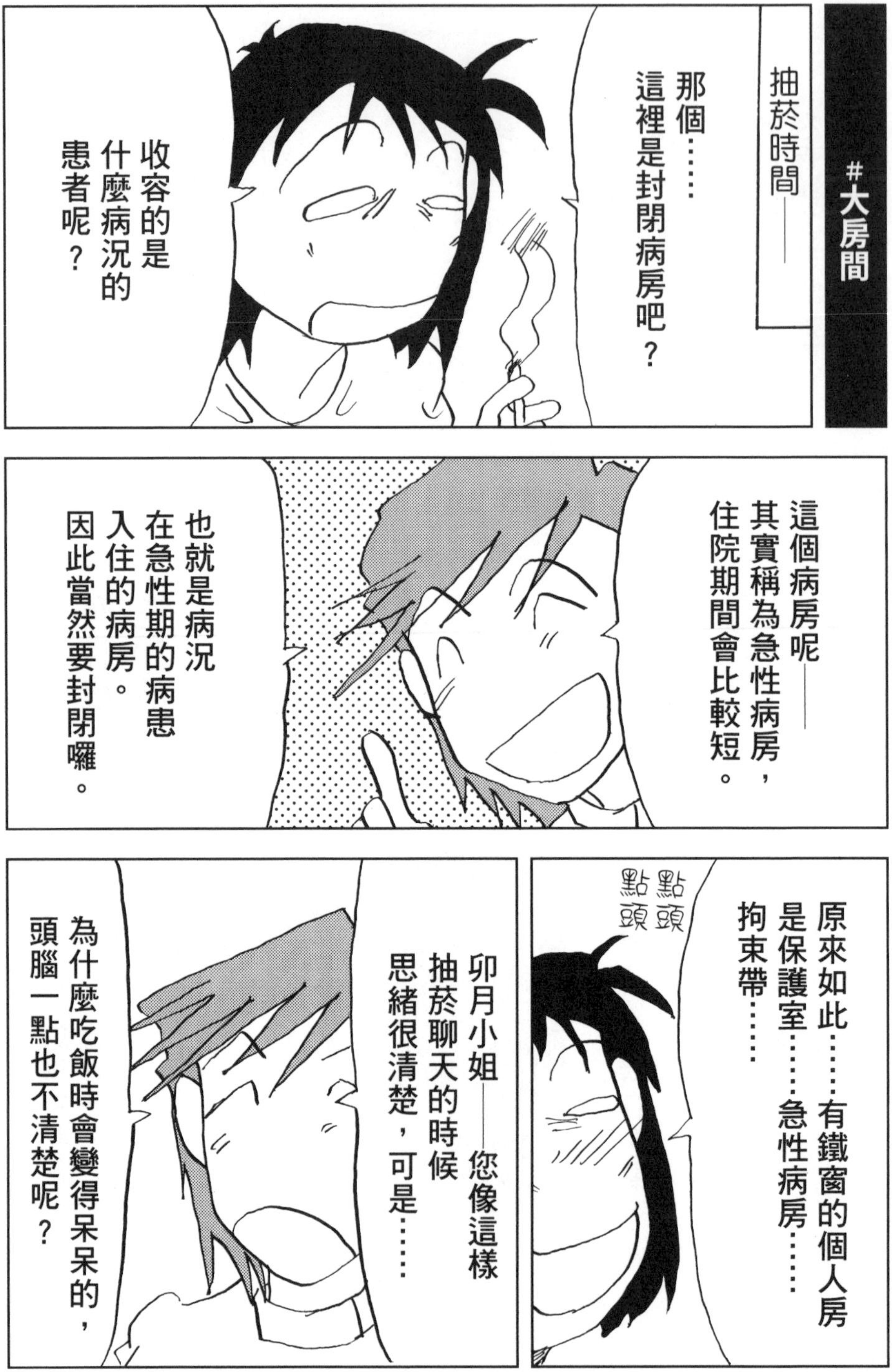
#大房間
抽菸時間——
那個……
這裡是封閉病房吧？
收容的是
什麼病況的
患者呢？
這個病房呢——
其實稱為急性病房，
住院期間會比較短。
也就是病況
在急性期的病患
入住的病房。
因此當然要封閉囉。
原來如此……有鐵窗的個人房
是保護室……急性病房……
拘束帶……
點頭
點頭
卯月小姐——您像這樣
抽菸聊天的時候
思緒很清楚，可是……
為什麼吃飯時會變得呆呆的，
頭腦一點也不清楚呢？

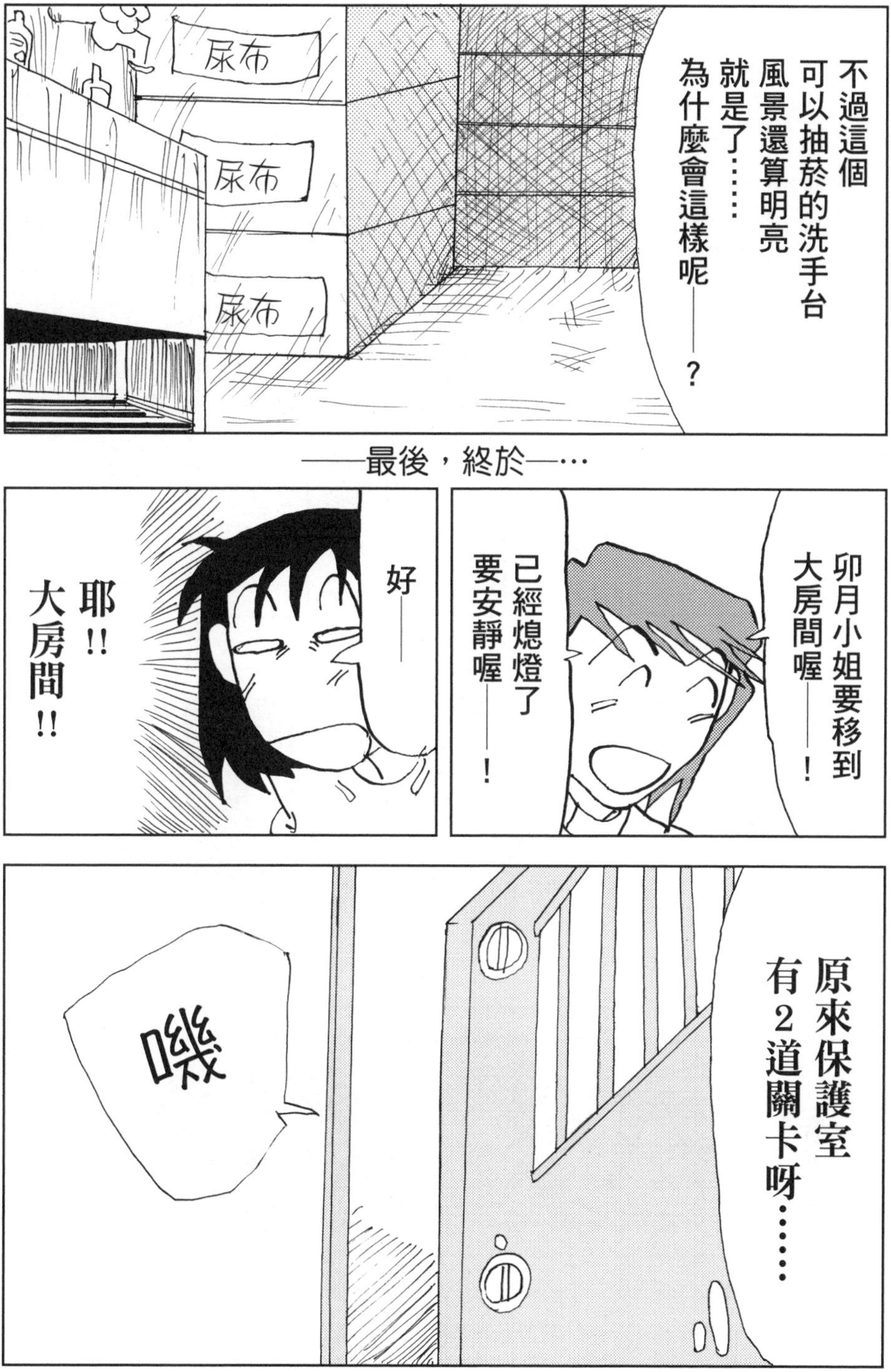
尿布
尿布
尿布
不過這個可以抽菸的洗手台風景還算明亮就是了……
為什麼會這樣呢——？
——最後，終於——…
卯月小姐要移到大房間喔——！
已經熄燈了要安靜喔——！
好——
耶!!大房間!!
原來保護室有2道關卡呀……
嘰

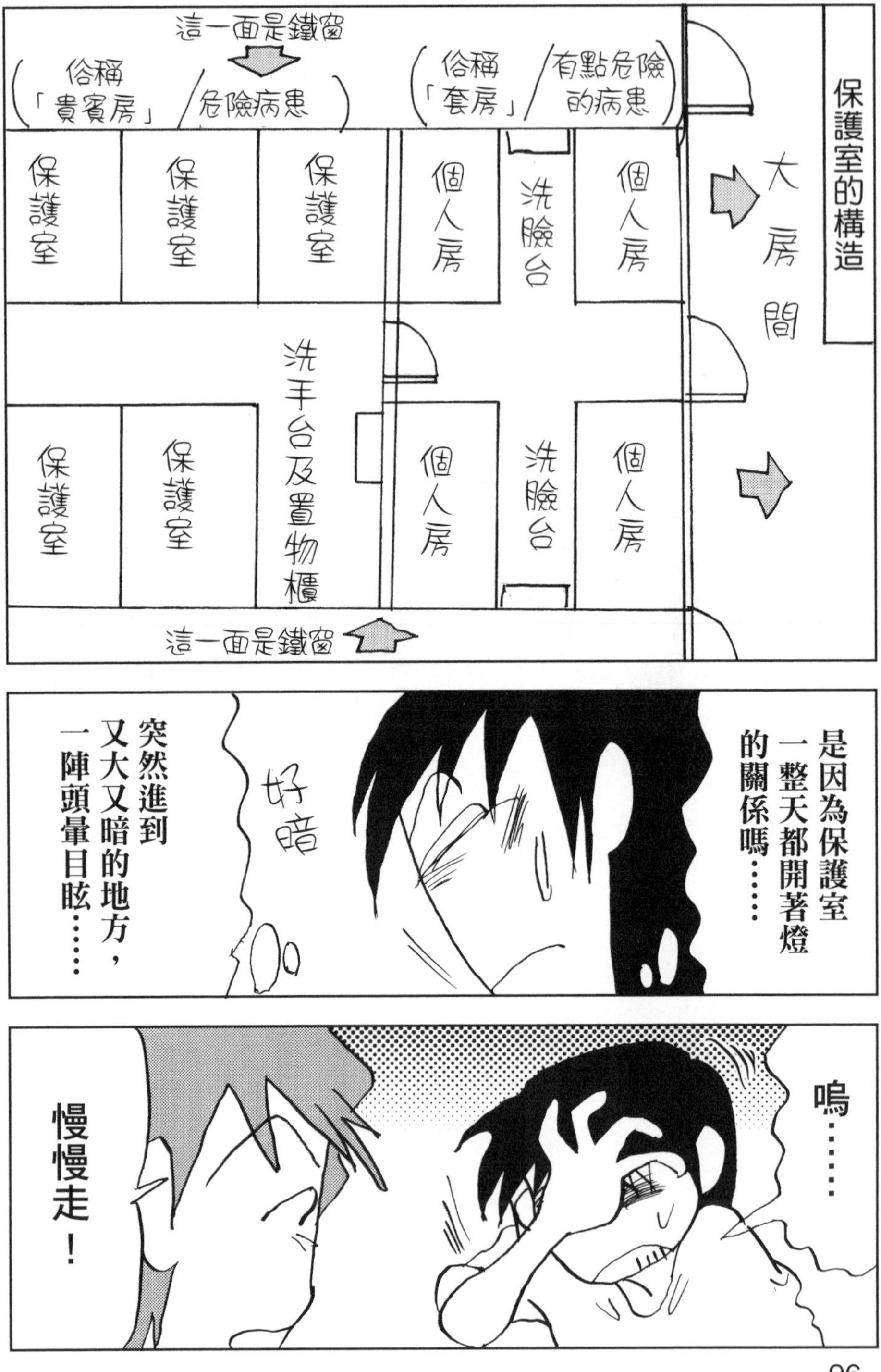
保護室的構造
這一面是鐵窗
俗稱「貴賓房」/危險病患
俗稱「套房」/有點危險的病患
大房間
保護室
保護室
保護室
個人房
洗臉台
個人房
洗手台及置物櫃
保護室
保護室
個人房
洗臉台
個人房
這一面是鐵窗
是因為保護室一整天都開著燈的關係嗎……
好暗
突然進到又大又暗的地方，一陣頭暈目眩……
嗚……
慢慢走！

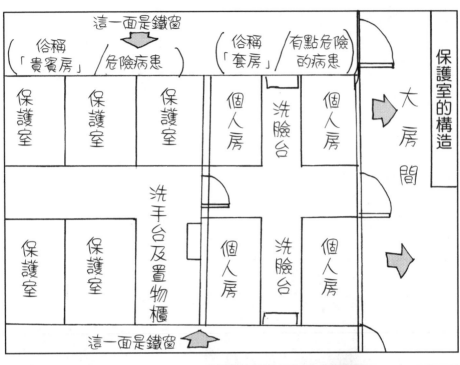

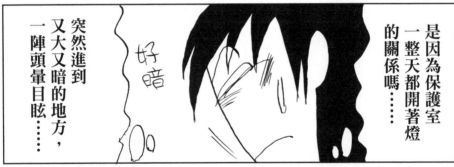

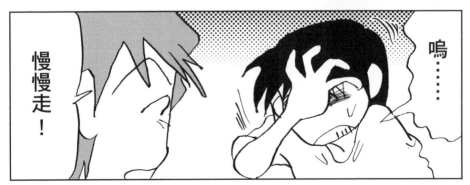

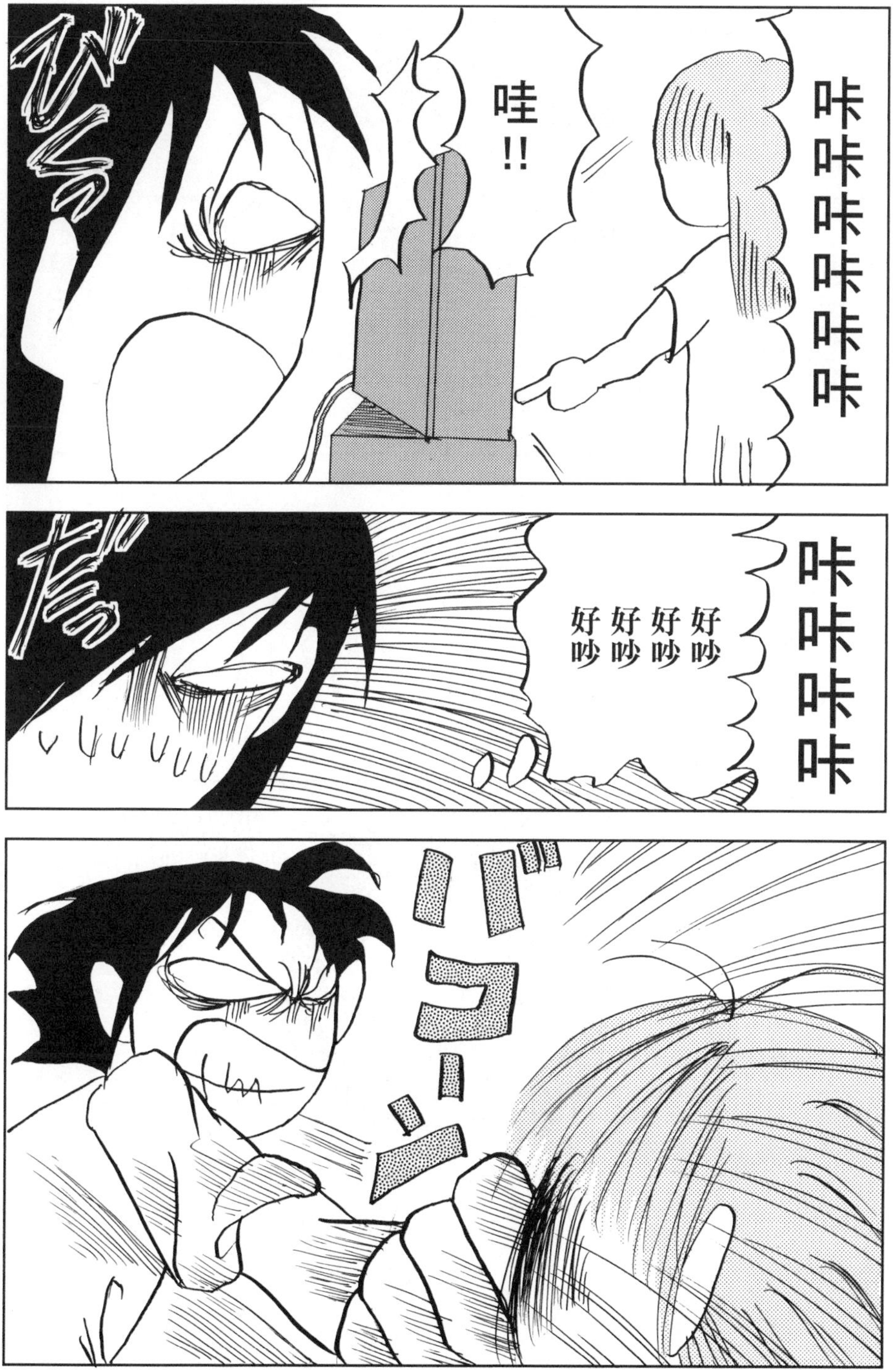

※揮拳

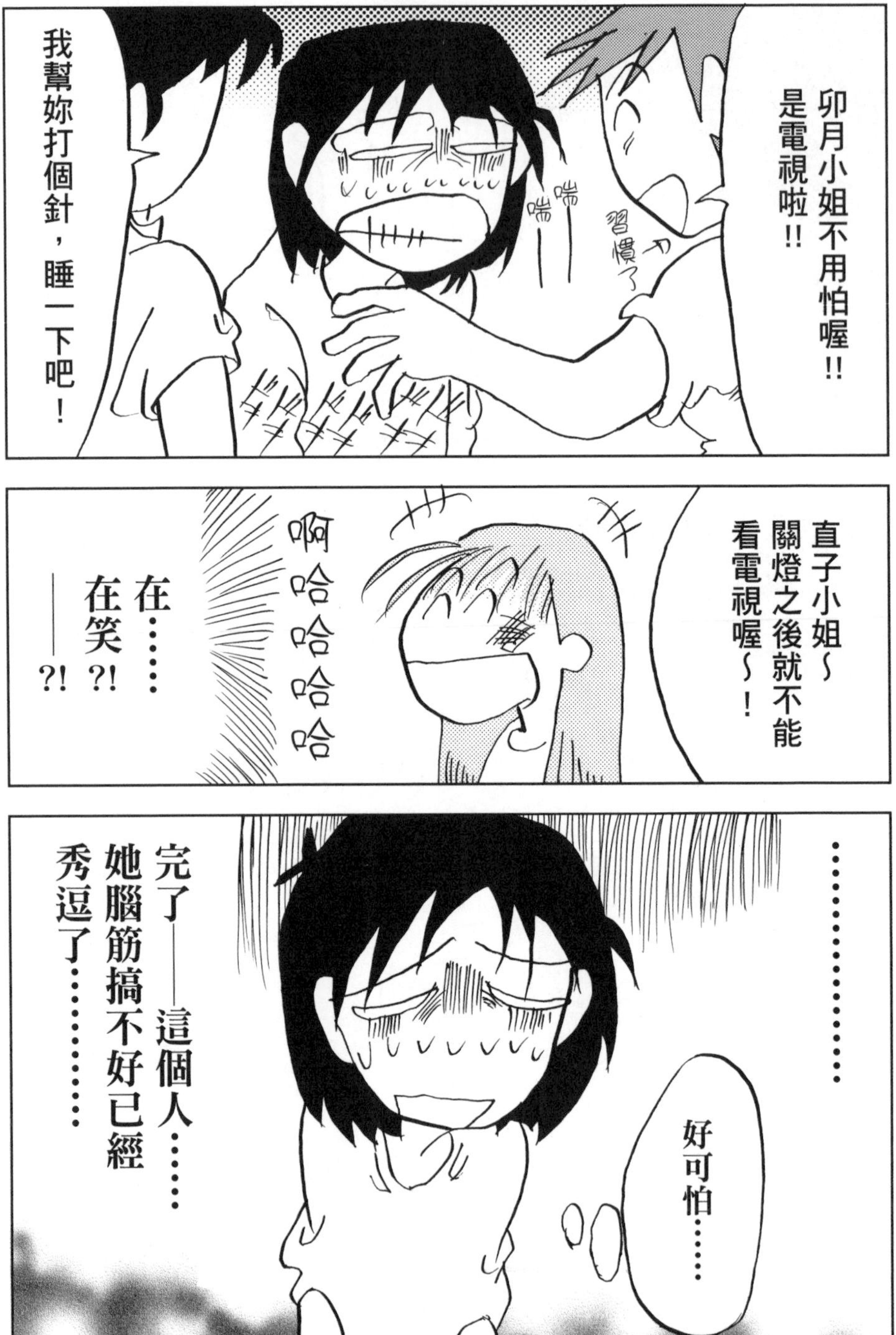
※悸動不安
卯月小姐不用怕喔!!
是電視啦!!
習慣了
喘喘
我幫妳打個針，睡一下吧！
直子小姐～
關燈之後就不能
看電視喔～！
啊哈哈哈哈哈
在……
在笑?!
——?!
…………
好可怕……
完了——這個人……
她腦筋搞不好已經
秀逗了……

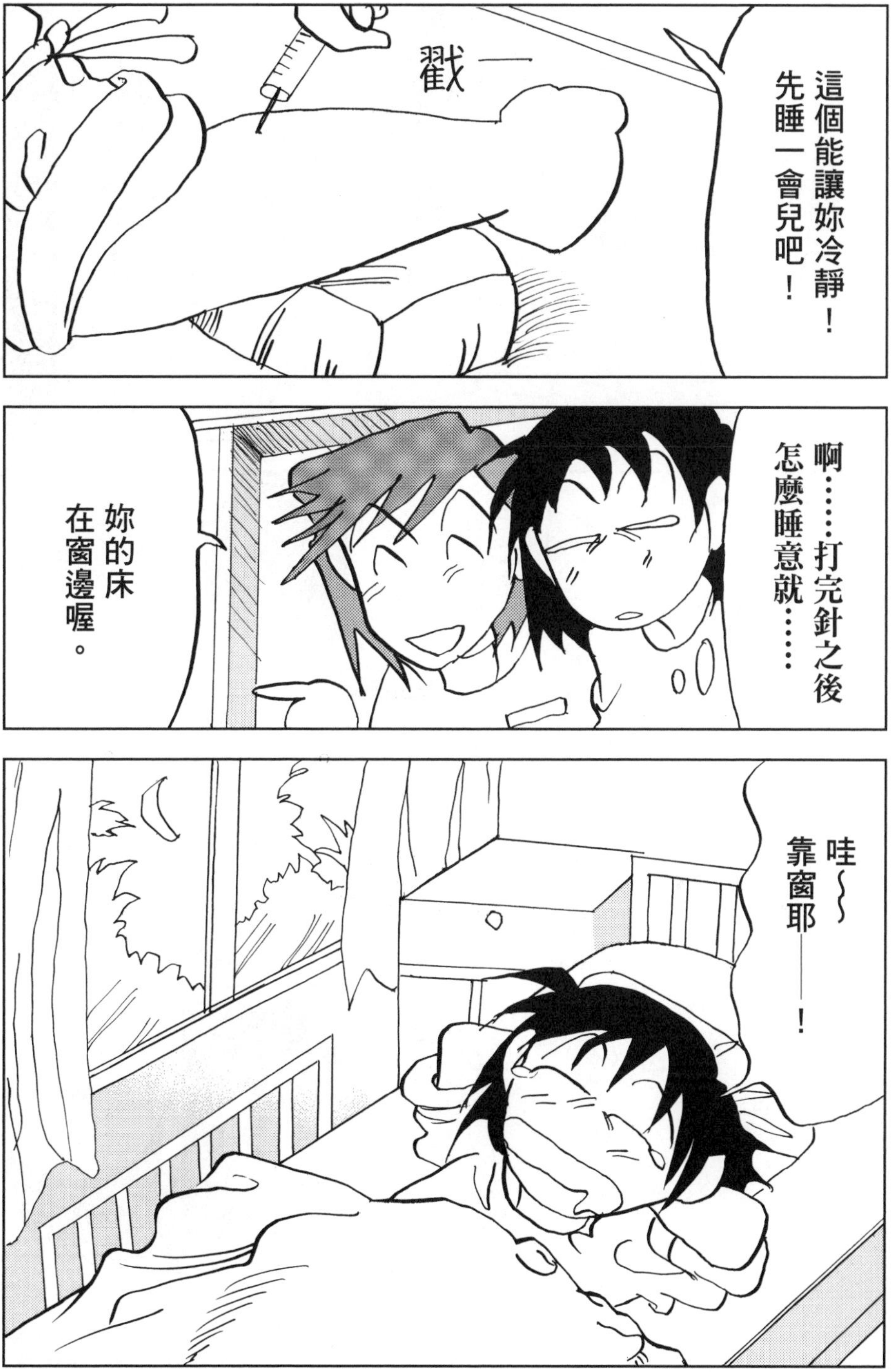
這個能讓妳冷靜！
先睡一會兒吧！
戳—
啊……打完針之後
怎麼睡意就……
妳的床
在窗邊喔。
哇～～
靠窗耶——！

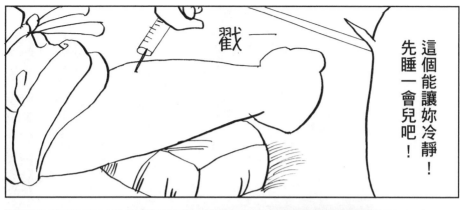

#出木杉直子

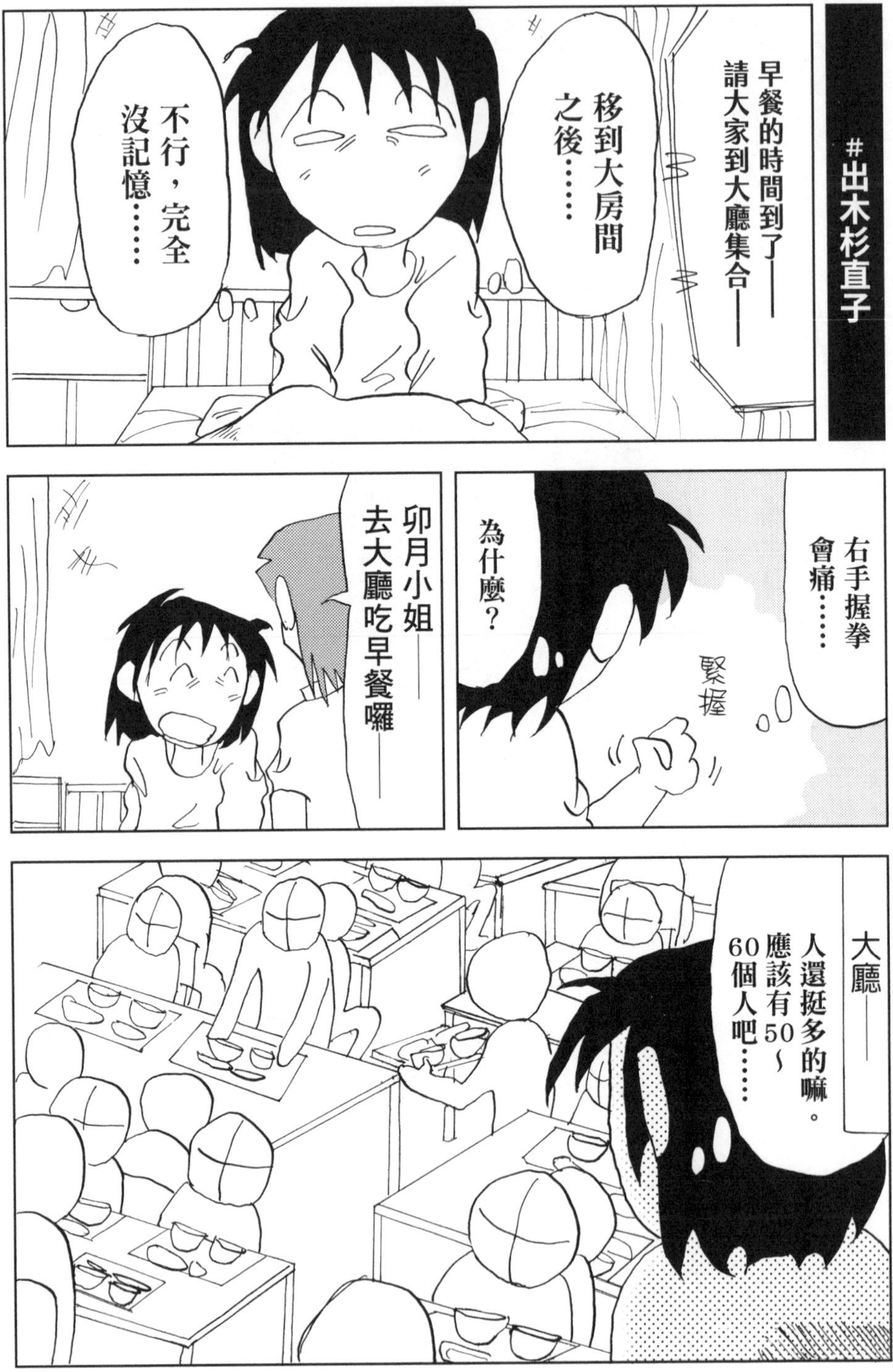
早餐的時間到了——
請大家到大廳集合——
移到大房間之後……
不行，完全沒記憶……
右手握拳會痛……
緊握
為什麼？
卯月小姐去大廳吃早餐囉——
大廳——
人還挺多的嘛。
應該有50～60個人吧……

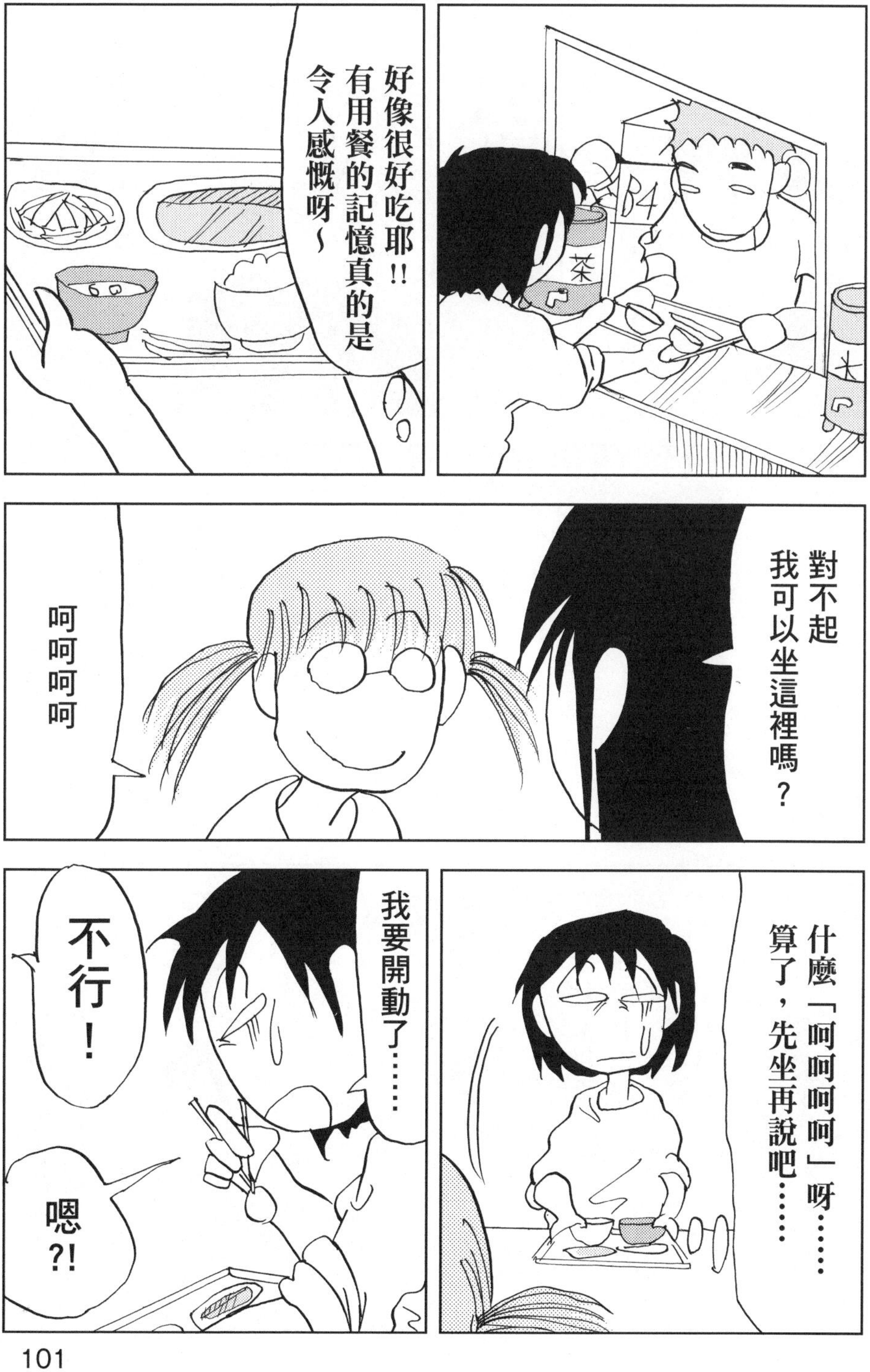
好像很好吃耶!!
有用餐的記憶真的是
令人感慨呀～
對不起
我可以坐這裡嗎？
呵呵呵呵
什麼「呵呵呵呵」呀……
算了，先坐再說吧……
我要開動了……
不行！
嗯?!

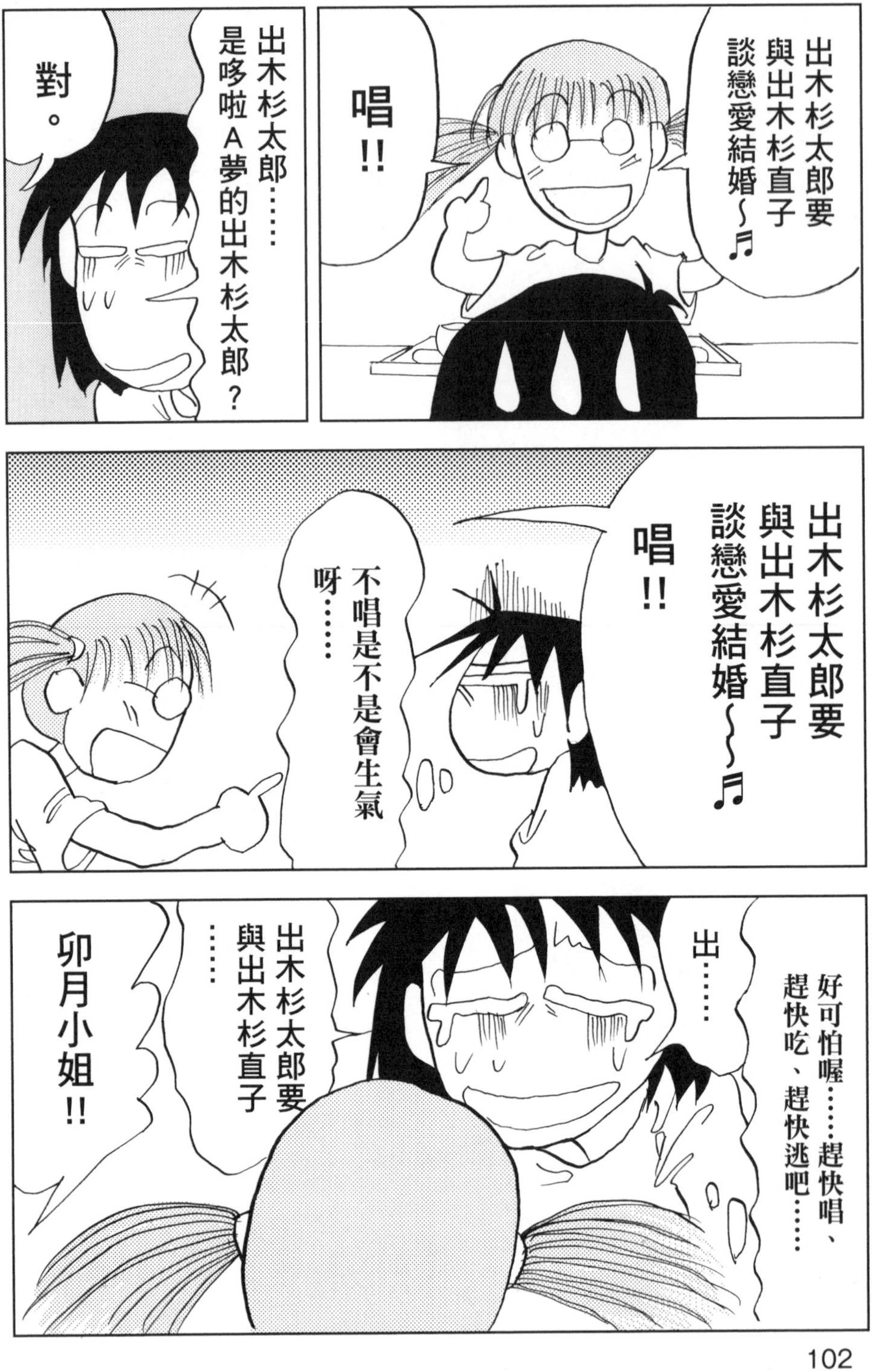
出木杉太郎要與出木杉直子談戀愛結婚～♬
唱!!
出木杉太郎……是哆啦A夢的出木杉太郎？
對。
出木杉太郎要與出木杉直子談戀愛結婚～～♬
唱!!
不唱是不是會生氣呀……
好可怕喔……趕快唱、趕快吃、趕快逃吧……
出……
出木杉太郎要與出木杉直子……
卯月小姐!!

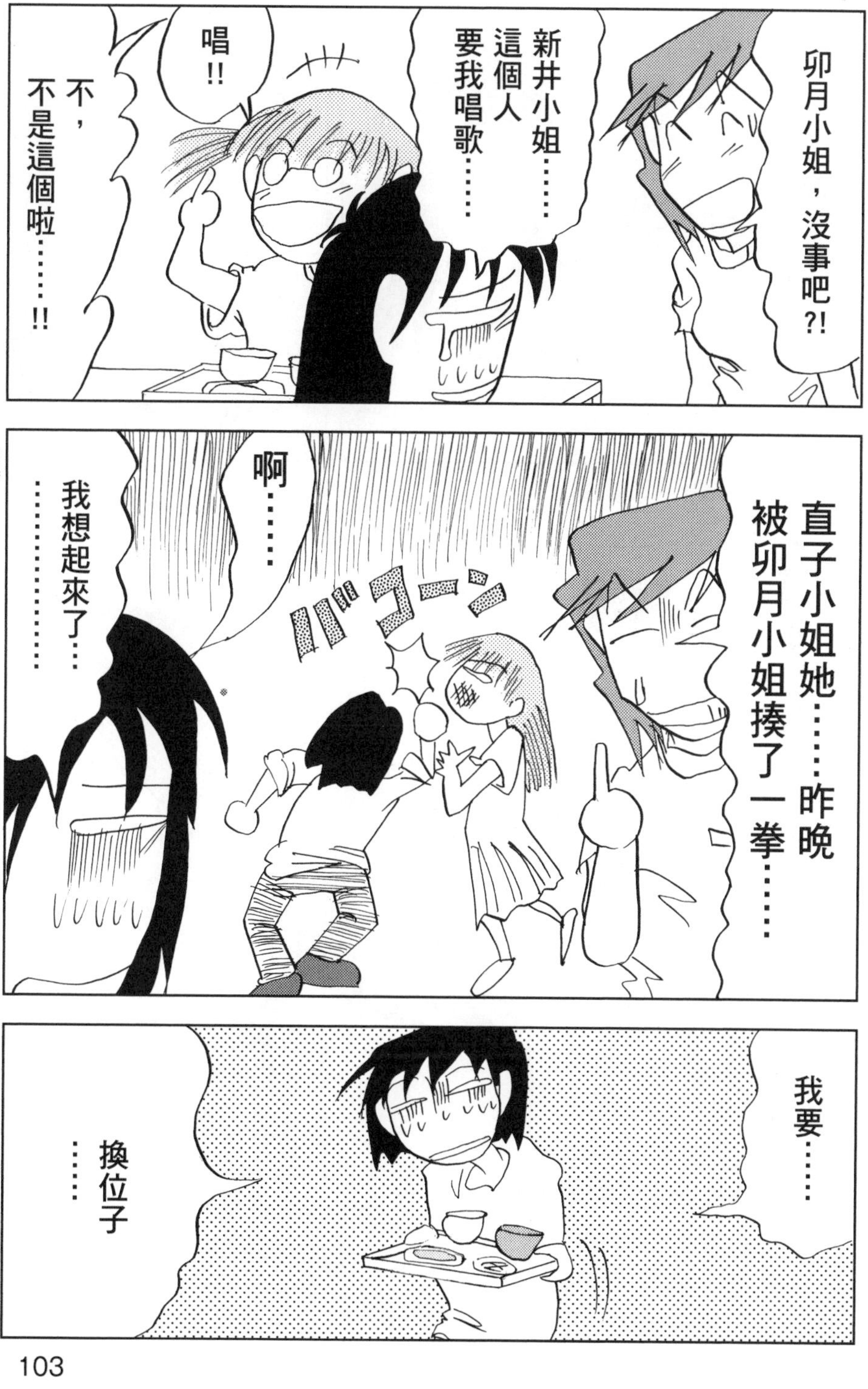
卯月小姐，沒事吧?!
新井小姐……這個人要我唱歌……
唱!!
不，不是這個啦……!!
直子小姐她……昨晚被卯月小姐揍了一拳……
バゴーン
啊……
我想起來了……
我要……
換位子……

※揮拳

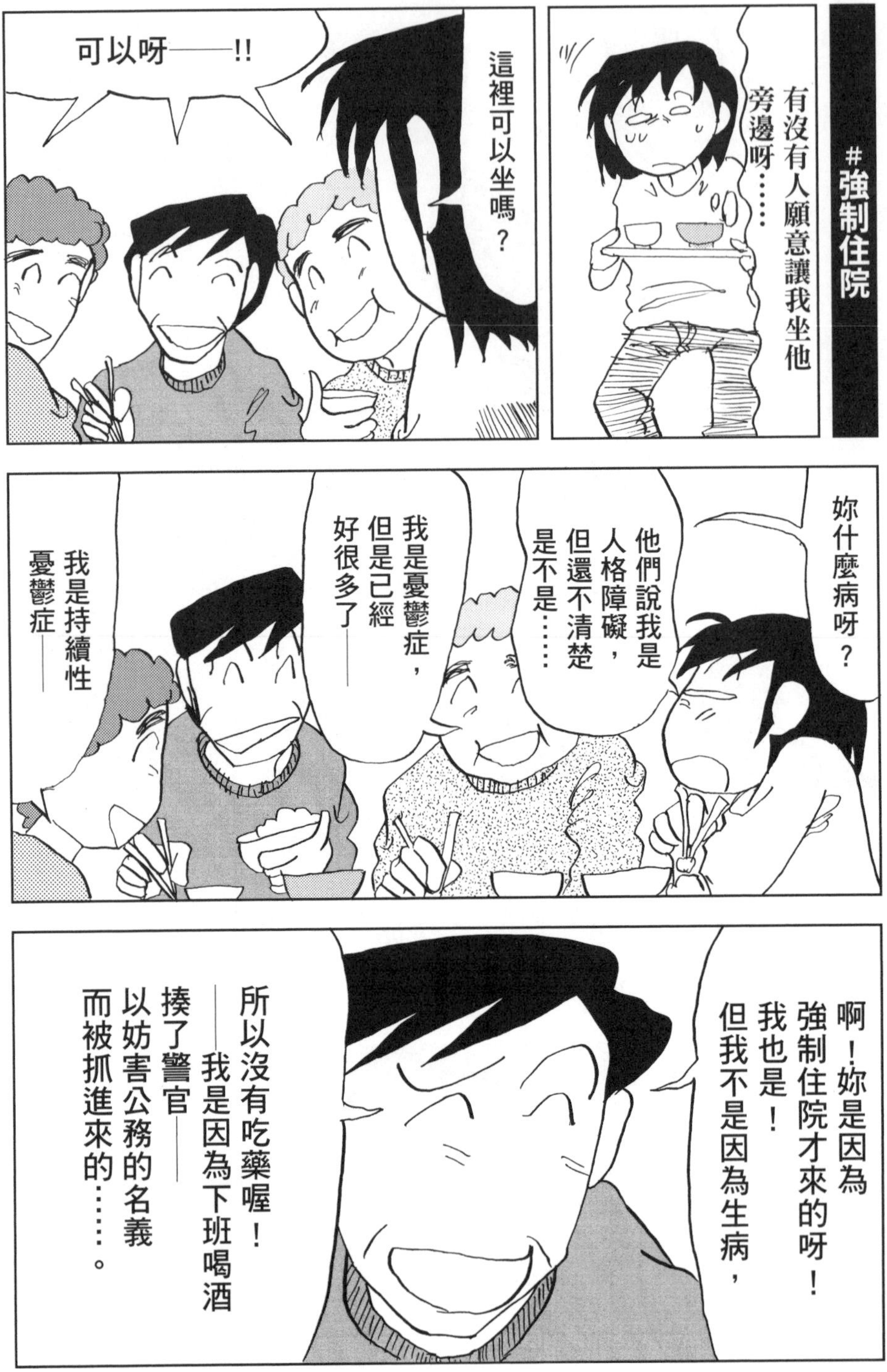
#強制住院
有沒有人願意讓我坐他旁邊呀……
這裡可以坐嗎？
可以呀——!!
妳什麼病呀？
他們說我是人格障礙，但還不清楚是不是……
我是憂鬱症，但是已經好很多了——
我是持續性憂鬱症——
啊！妳是因為強制住院才來的呀！我也是！但我不是因為生病，
所以沒有吃藥喔！——我是因為下班喝酒揍了警官——以妨害公務的名義而被抓進來的……。

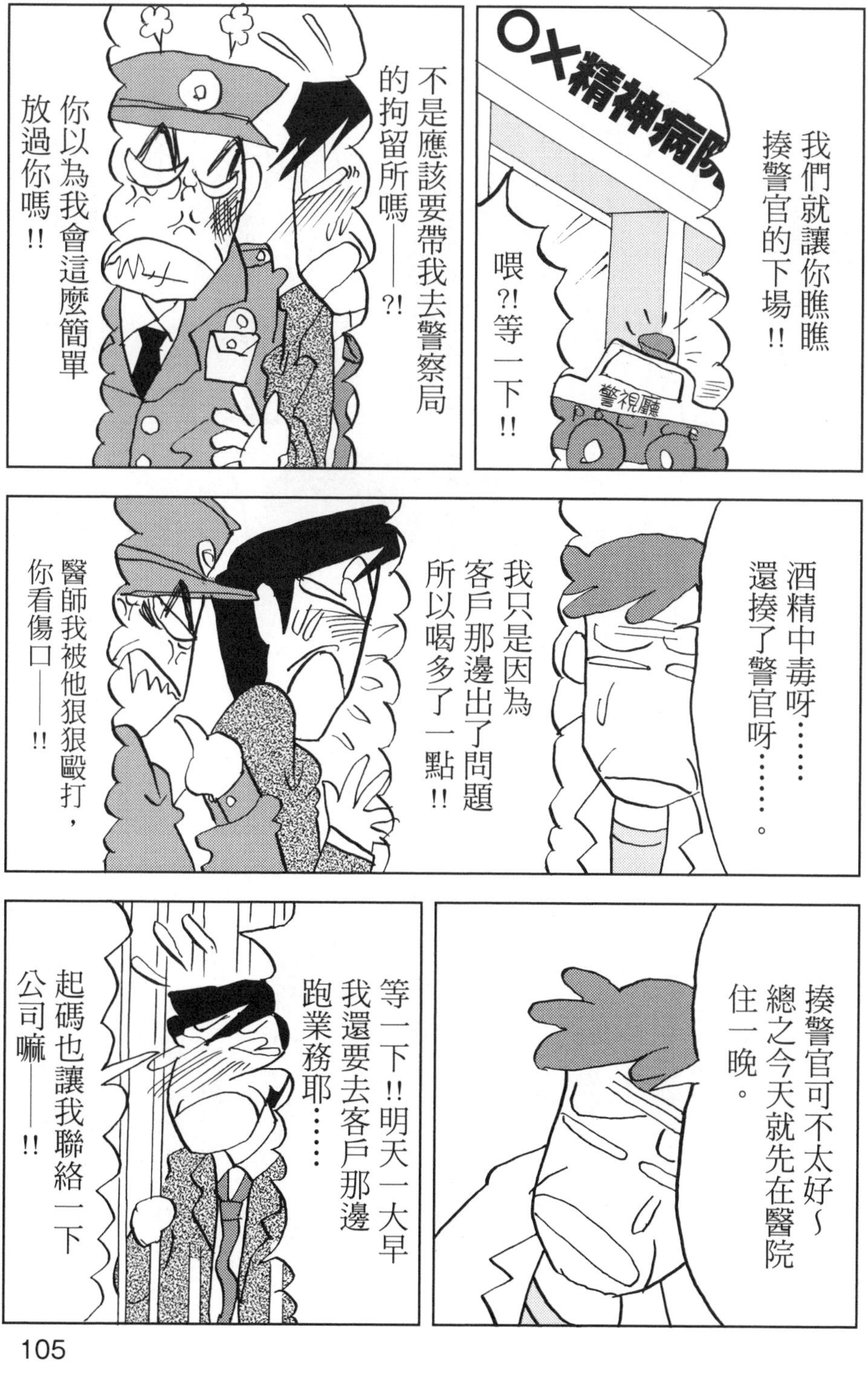
○×精神病
我們就讓你瞧瞧揍警官的下場!!
喂?!等一下!!
警視廳
不是應該要帶我去警察局的拘留所嗎——?!
你以為我會這麼簡單放過你嗎!!
酒精中毒呀……還揍了警官呀……。
我只是因為客戶那邊出了問題所以喝多了一點!!
醫師我被他狠狠毆打，你看傷口——!!
揍警官可不太好~總之今天就先在醫院住一晚。
等一下!!明天一大早我還要去客戶那邊跑業務耶……
起碼也讓我聯絡一下公司嘛——!!

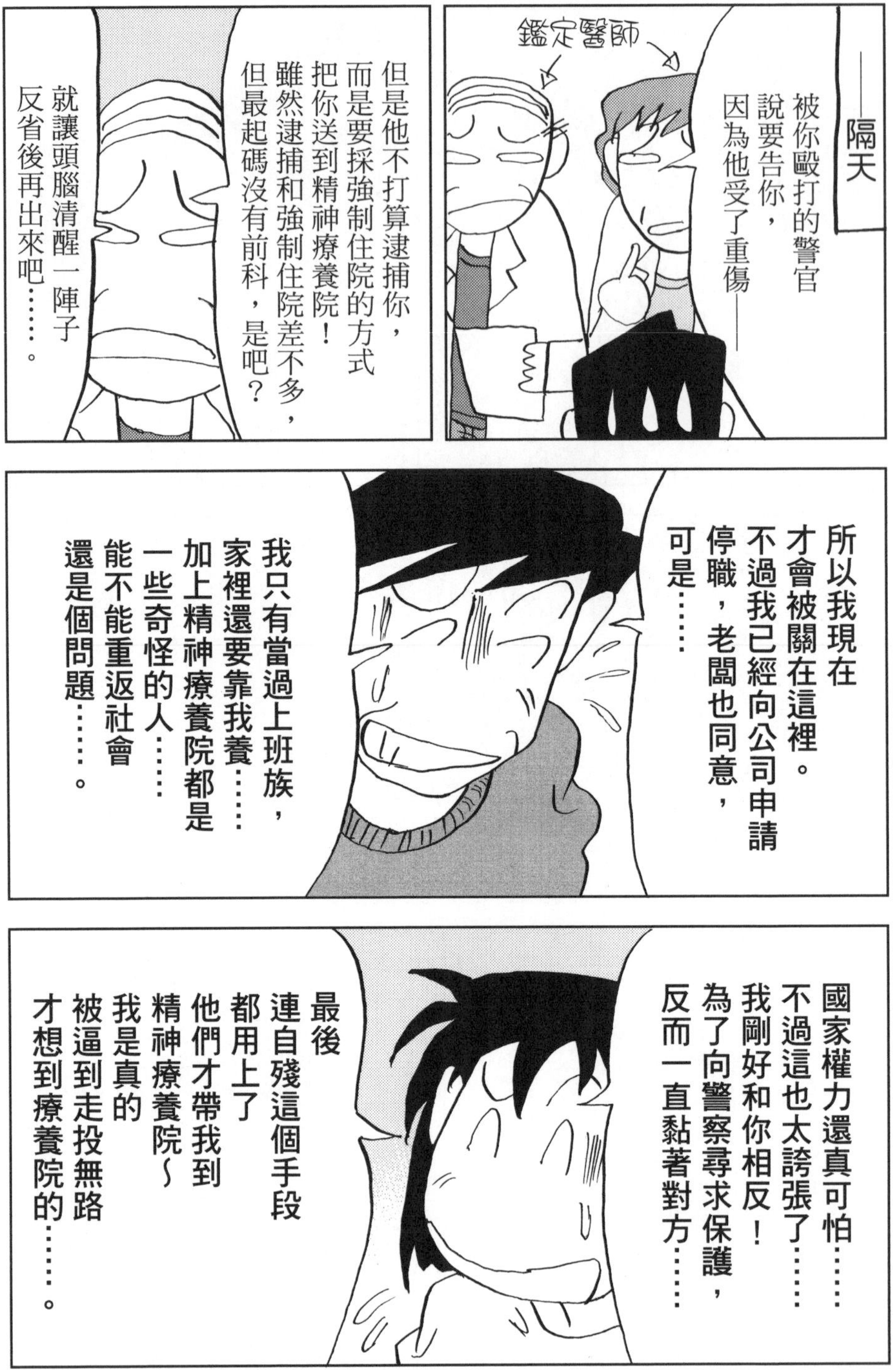
——隔天
被你毆打的警官
說要告你，
因為他受了重傷——
鑑定醫師
但是他不打算逮捕你，
而是要採強制住院的方式
把你送到精神療養院！
雖然逮捕和強制住院差不多，
但最起碼沒有前科，是吧？
就讓頭腦清醒一陣子
反省後再出來吧……。
所以我現在
才會被關在這裡。
不過我已經向公司申請
停職，老闆也同意，
可是……
我只有當過上班族，
家裡還要靠我養……
加上精神療養院都是
一些奇怪的人……
能不能重返社會
還是個問題……。
國家權力還真可怕……
不過這也太誇張了……
我剛好和你相反！
為了向警察尋求保護，
反而一直黏著對方……
最後
連自殘這個手段
都用上了
他們才帶我到
精神療養院～
我是真的
被逼到走投無路
才想到療養院的……。

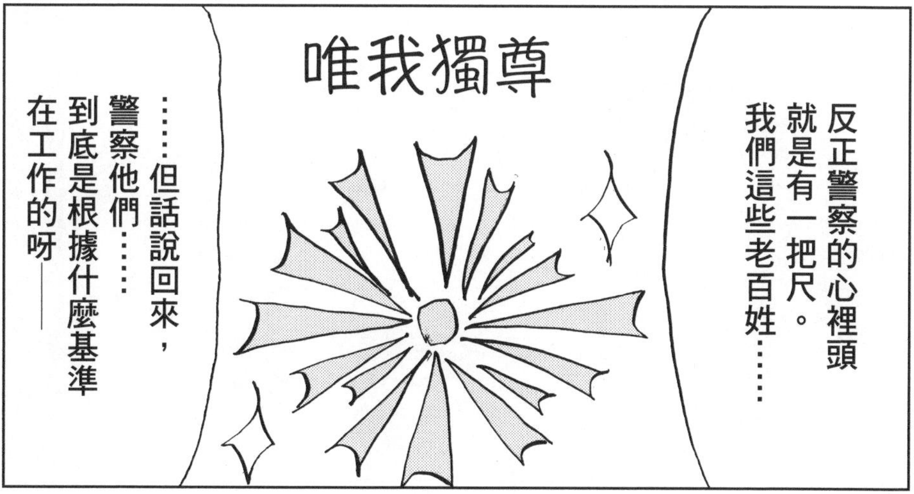
反正警察的心裡頭
就是有一把尺。
我們這些老百姓……
唯我獨尊
……但話說回來，
警察他們……
到底是根據什麼基準
在工作的呀——

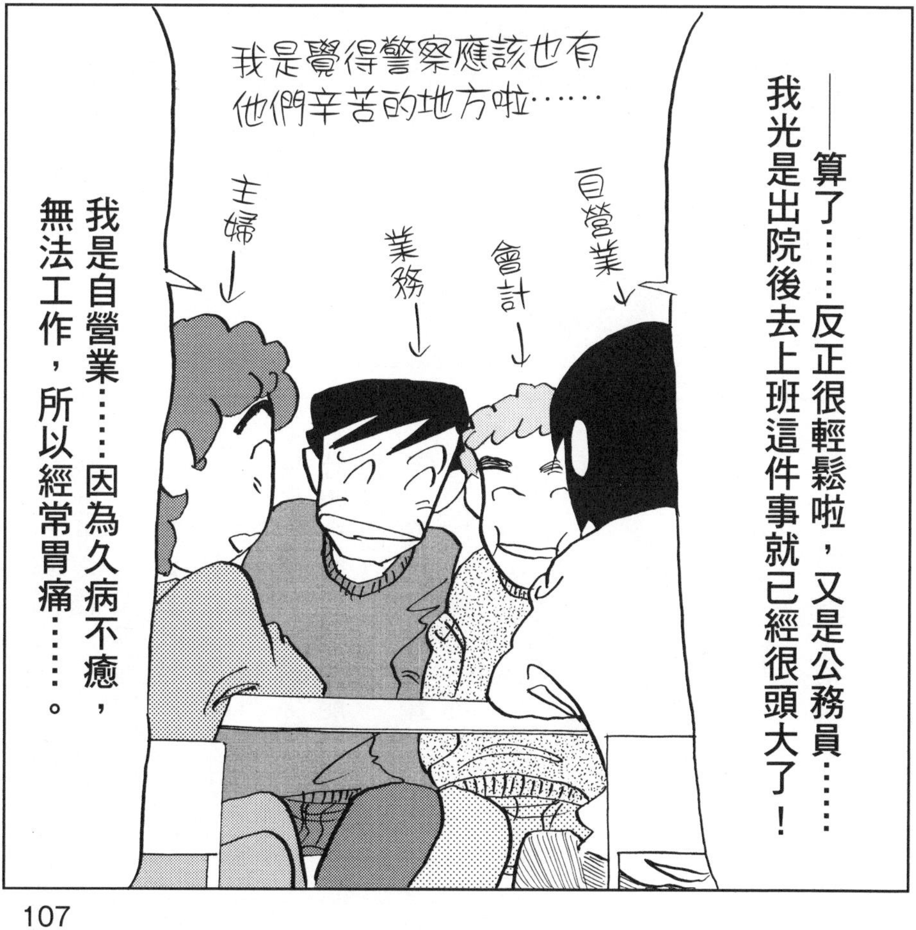
——算了……反正很輕鬆啦，又是公務員……
我光是出院後去上班這件事就已經很頭大了！
我是覺得警察應該也有
他們辛苦的地方啦……
自營業
會計
業務
主婦
我是自營業……因為久病不癒，
無法工作，所以經常胃痛……。

#佐野先生的憂鬱

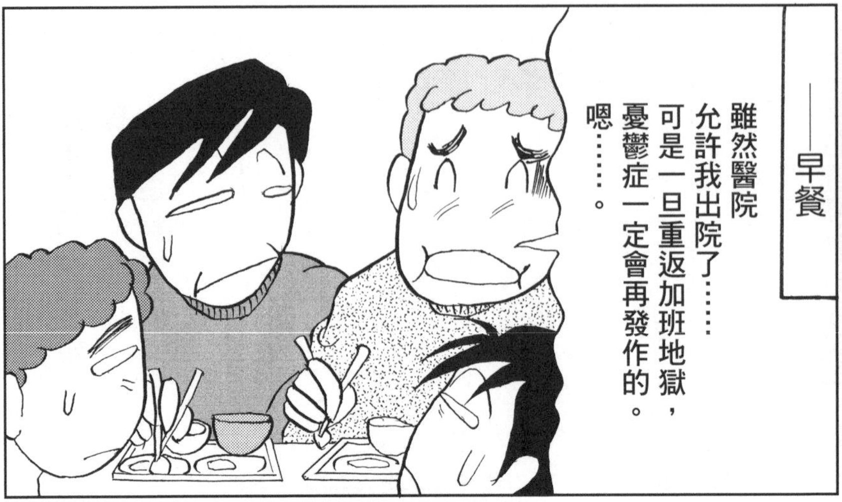
——早餐
雖然醫院
允許我出院了……
可是一旦重返加班地獄，
憂鬱症一定會再發作的。
嗯……。

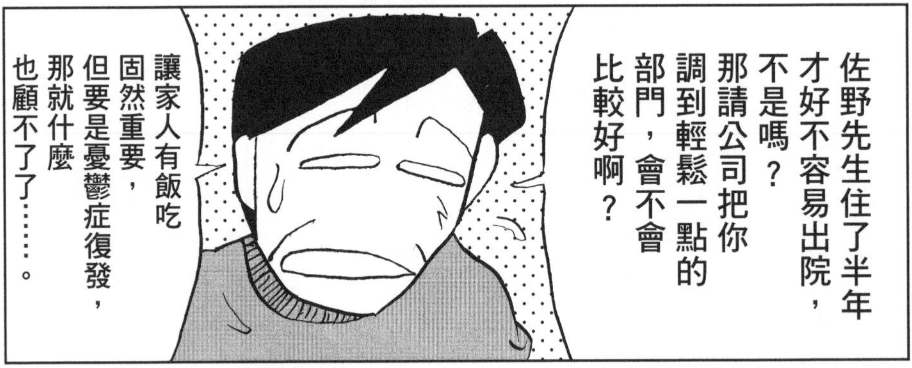
佐野先生住了半年
才好不容易出院，
不是嗎？
那請公司把你
調到輕鬆一點的
部門，會不會
比較好啊？
讓家人有飯吃
固然重要，
但要是憂鬱症復發，
那就什麼
也顧不了了……。

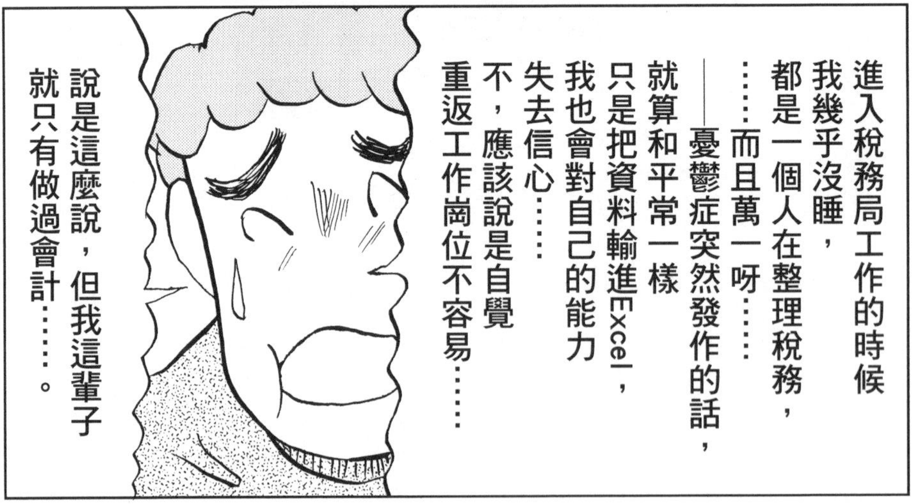
進入稅務局工作的時候
我幾乎沒睡，
都是一個人在整理稅務，
……而且萬一呀……
——憂鬱症突然發作的話，
就算和平常一樣
只是把資料輸進Excel，
我也會對自己的能力
失去信心……
不，應該說是自覺
重返工作崗位不容易……
說是這麼說，但我這輩子
就只有做過會計……。

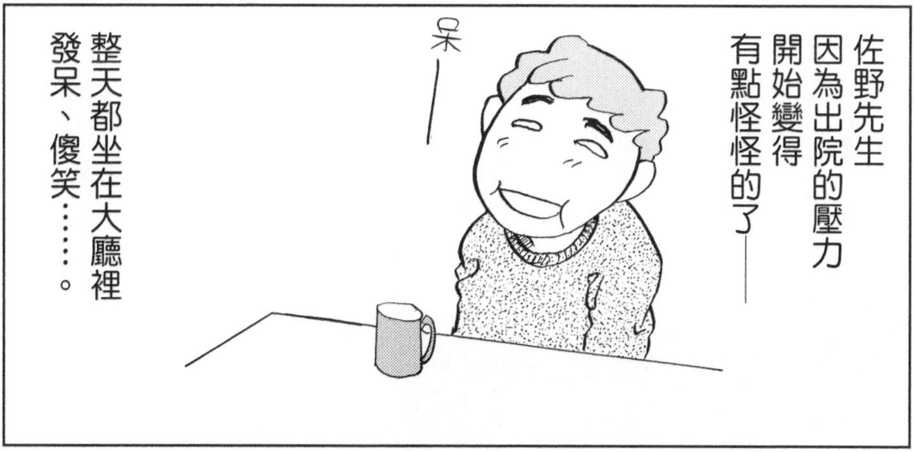
佐野先生因為出院的壓力開始變得有點怪怪的了——
呆—
整天都坐在大廳裡發呆、傻笑……。

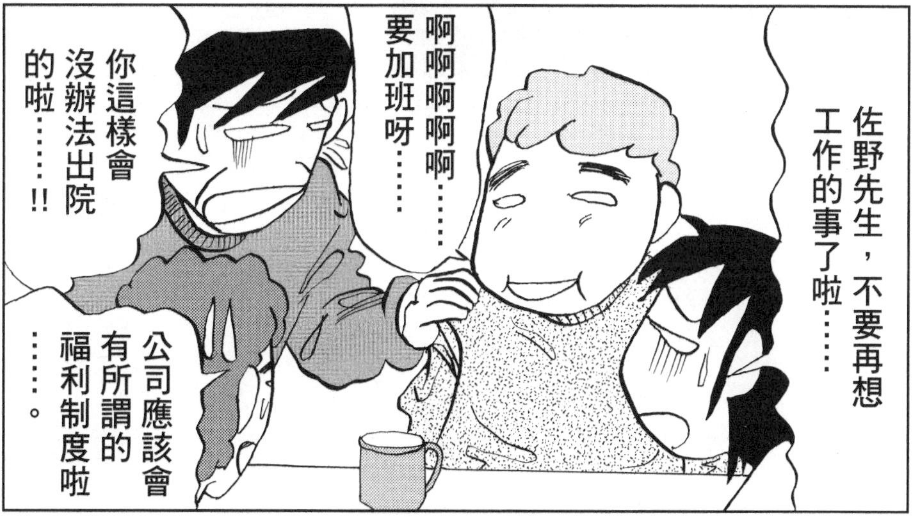
佐野先生，不要再想工作的事了啦……
啊啊啊啊啊……要加班呀……
你這樣會沒辦法出院的啦……!!
公司應該會有所謂的福利制度啦……。

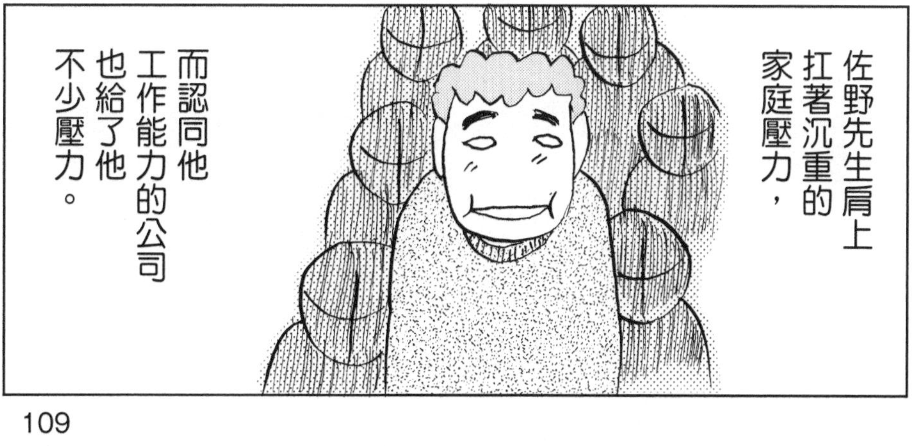
佐野先生肩上扛著沉重的家庭壓力，
而認同他工作能力的公司也給了他不少壓力。

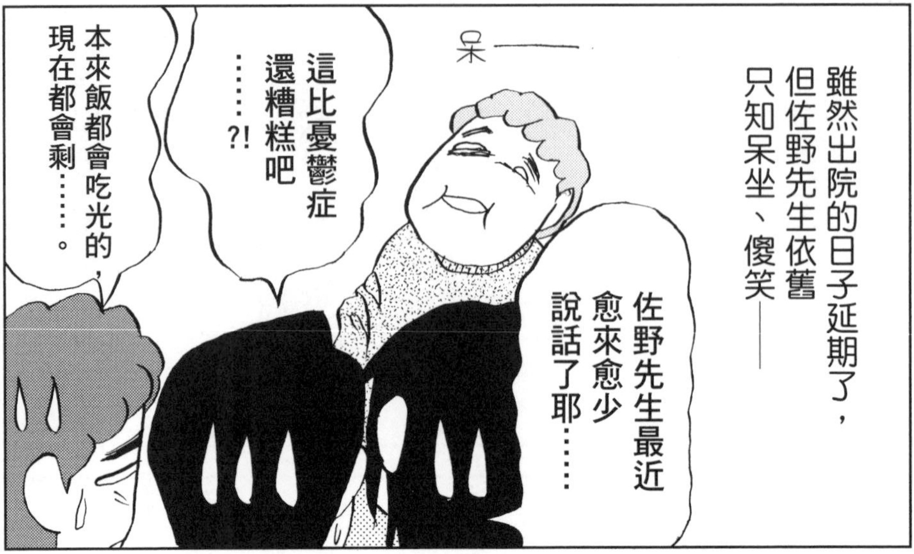
雖然出院的日子延期了，
但佐野先生依舊
只知呆坐、傻笑——
呆——
佐野先生最近
愈來愈少
說話了耶……
這比憂鬱症
還糟糕吧
……?!
本來飯都會吃光的，
現在都會剩……。

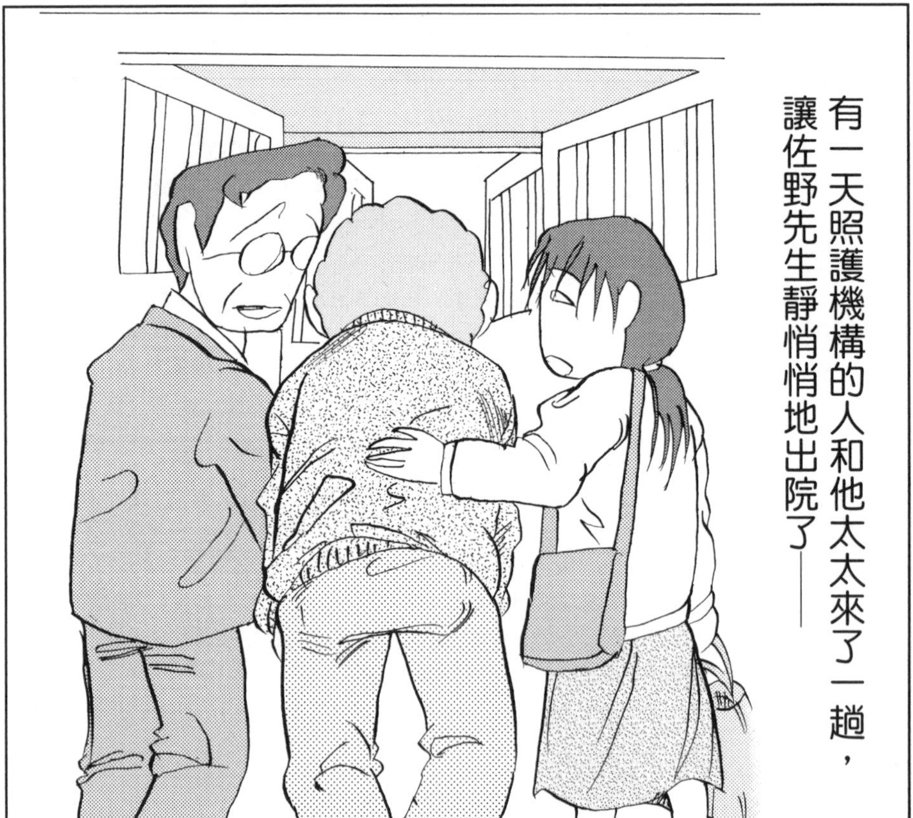
有一天照護機構的人和他太太來了一趟，
讓佐野先生靜悄悄地出院了——

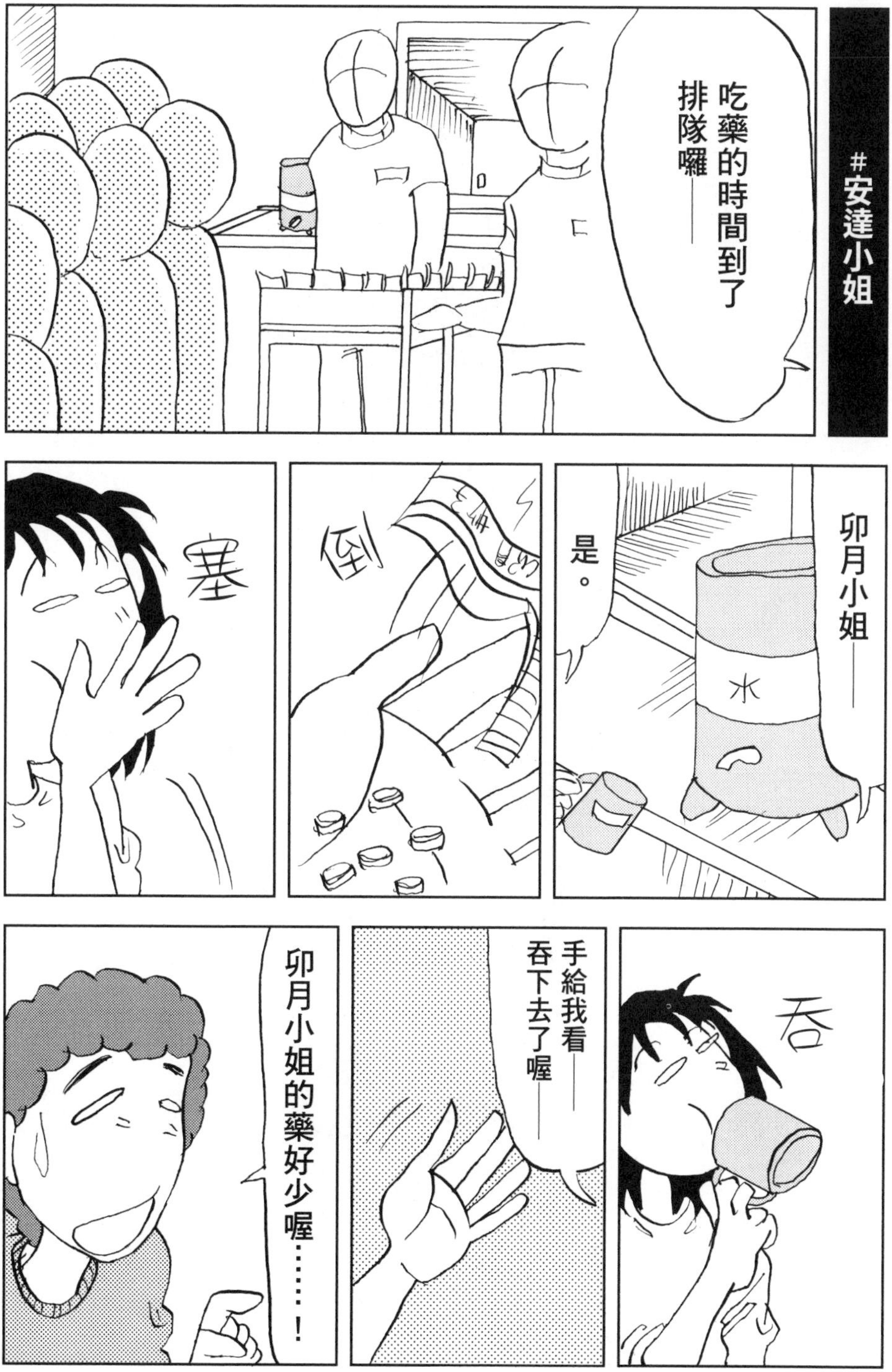
#安達小姐
吃藥的時間到了
排隊囉——
卯月小姐——
是。
倒
塞
吞
手給我看——
吞下去了喔——
卯月小姐的藥好少喔……！

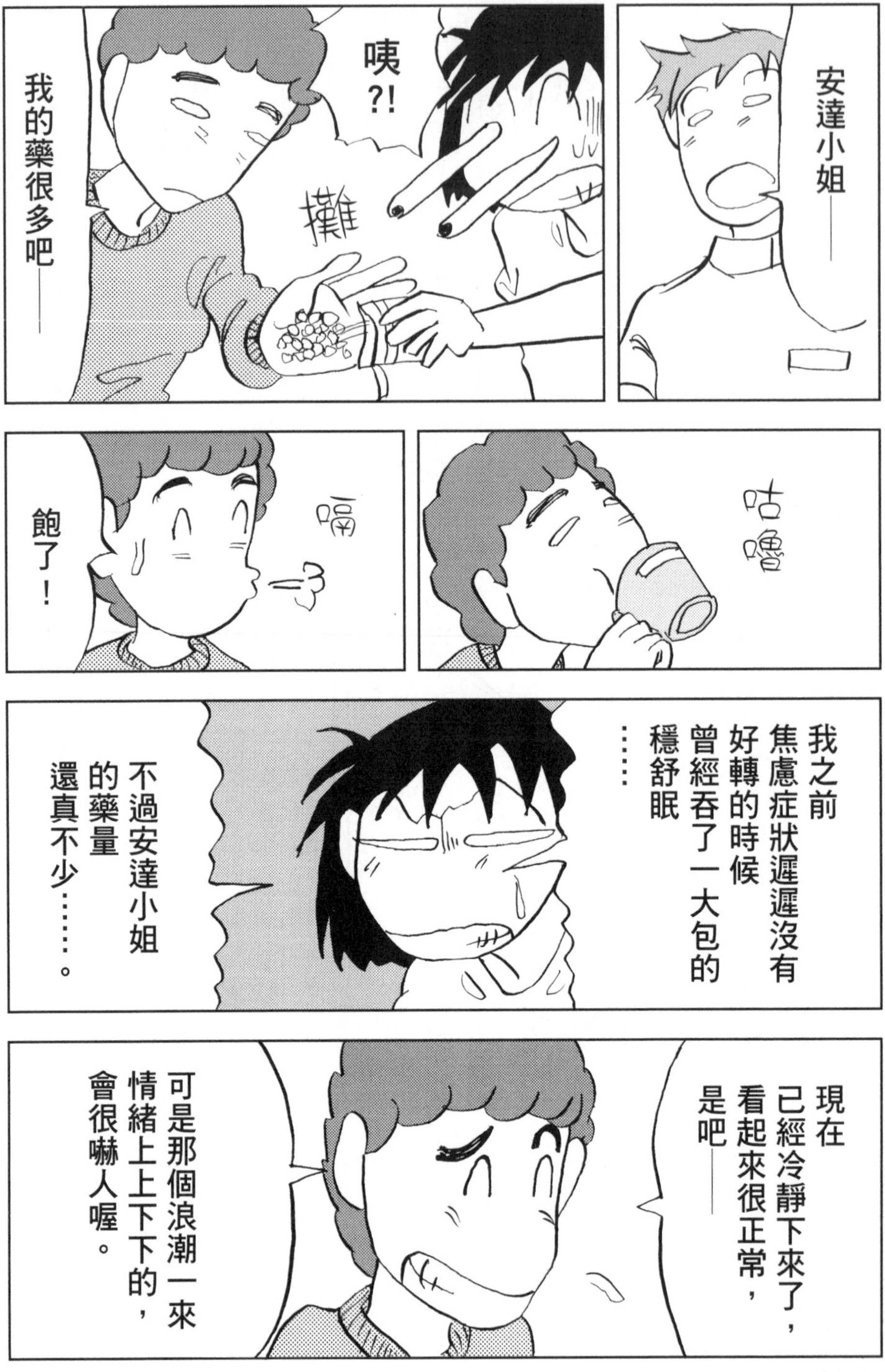
安達小姐——
咦?!
攤
我的藥很多吧——
咕嚕
嗝
飽了！
我之前焦慮症狀遲遲沒有好轉的時候曾經吞了一大包的穩舒眠……
不過安達小姐的藥量還真不少……。
現在已經冷靜下來了，看起來很正常，是吧——
可是那個浪潮一來情緒上上下下的，會很嚇人喔。

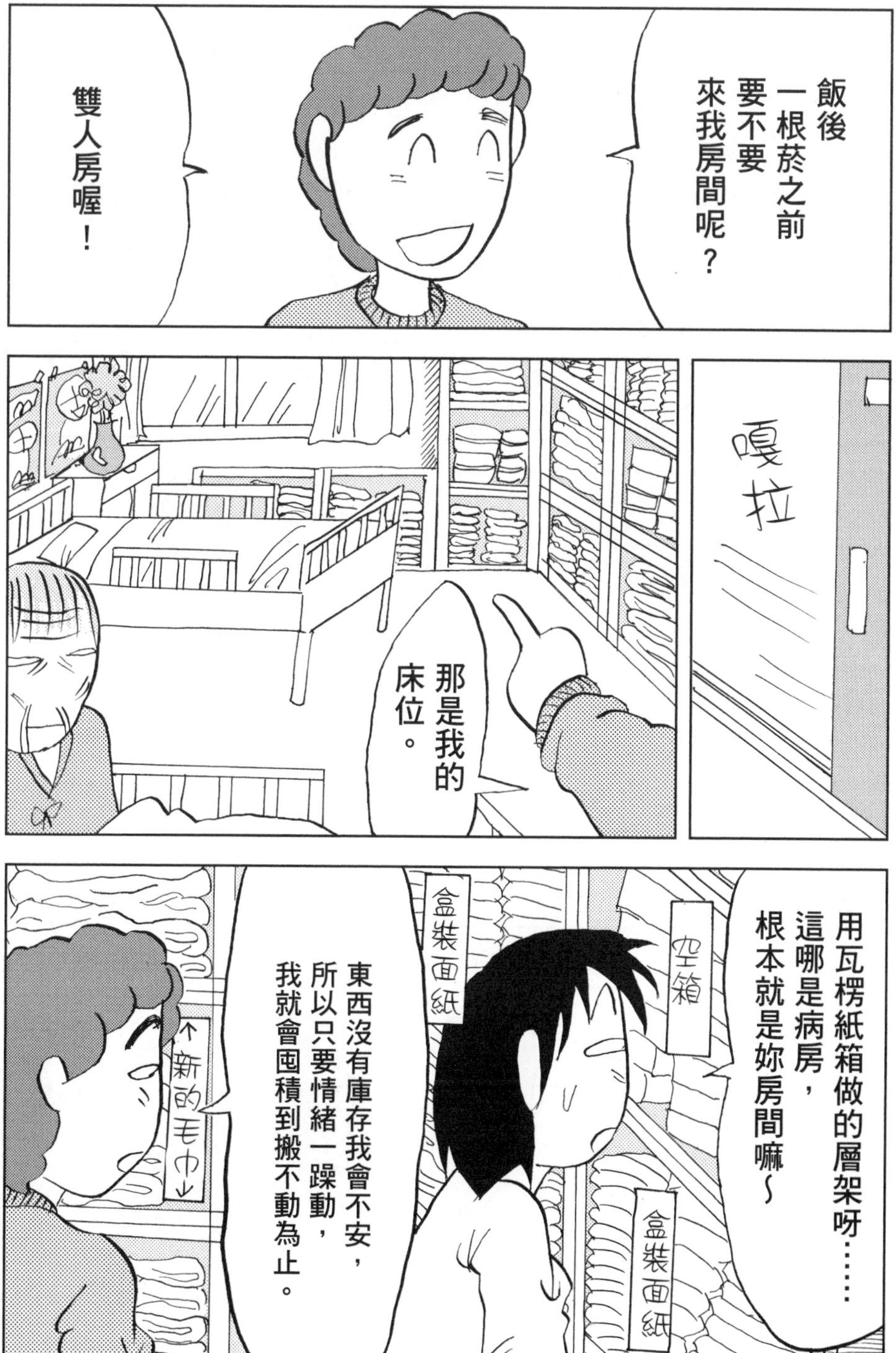
飯後
一根菸之前
要不要
來我房間呢？
雙人房喔！
嘎拉
那是我的
床位。
用瓦楞紙箱做的層架呀……
這哪是病房，
根本就是妳房間嘛～
空箱
盒裝面紙
盒裝面紙
東西沒有庫存我會不安，
所以只要情緒一躁動，
我就會囤積到搬不動為止。
↑新的毛巾↓
盒裝面紙

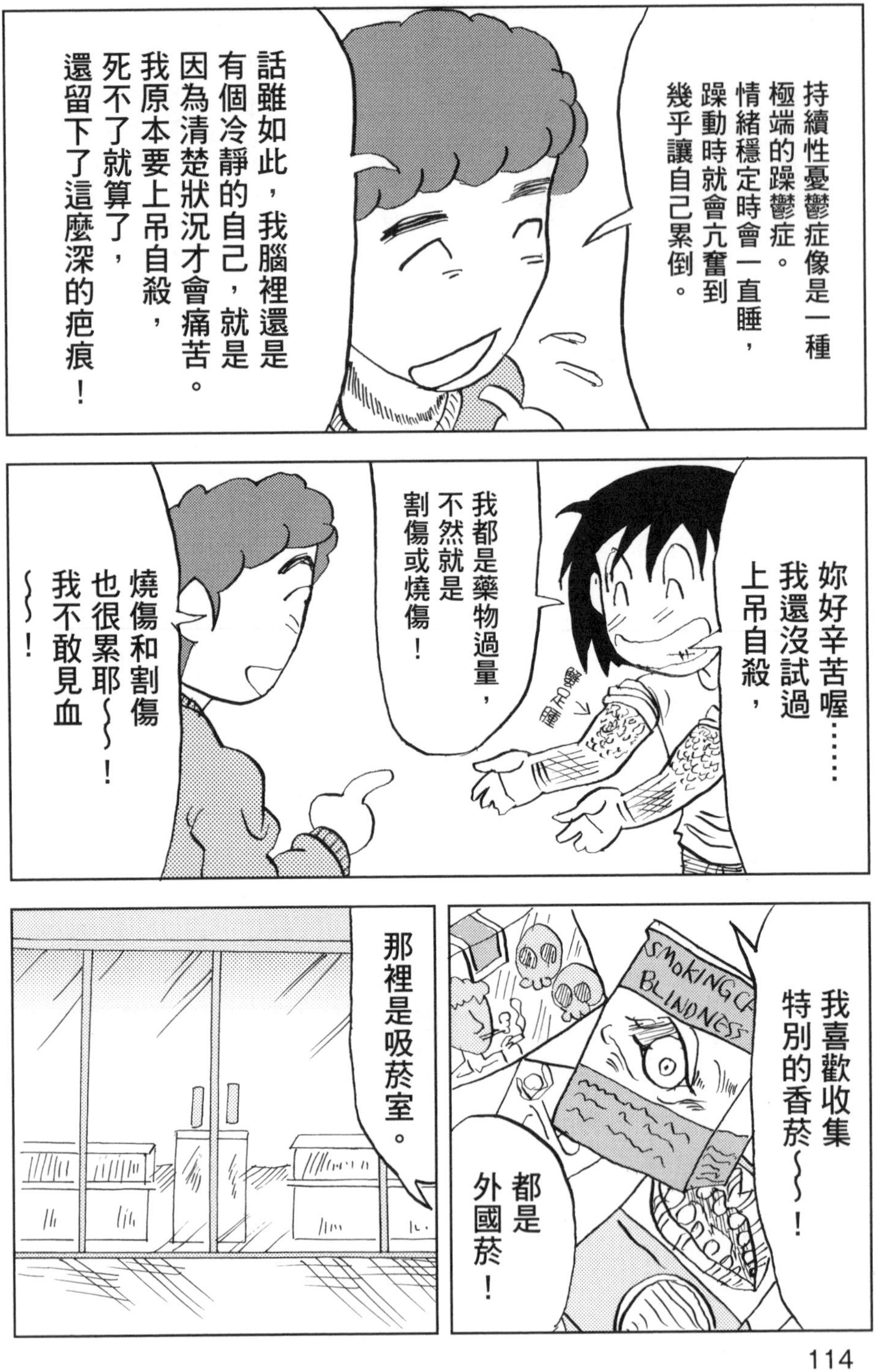
持續性憂鬱症像是一種極端的躁鬱症。情緒穩定時會一直睡，躁動時就會亢奮到幾乎讓自己累倒。
話雖如此，我腦裡還是有個冷靜的自己，就是因為清楚狀況才會痛苦。我原本要上吊自殺，死不了就算了，還留下了這麼深的疤痕！
妳好辛苦喔……我還沒試過上吊自殺，
我都是藥物過量，不然就是割傷或燒傷！
燒傷和割傷也很累耶～～！我不敢見血～～！
我喜歡收集特別的香菸～～！
BLINDNESS
都是外國菸！
那裡是吸菸室。

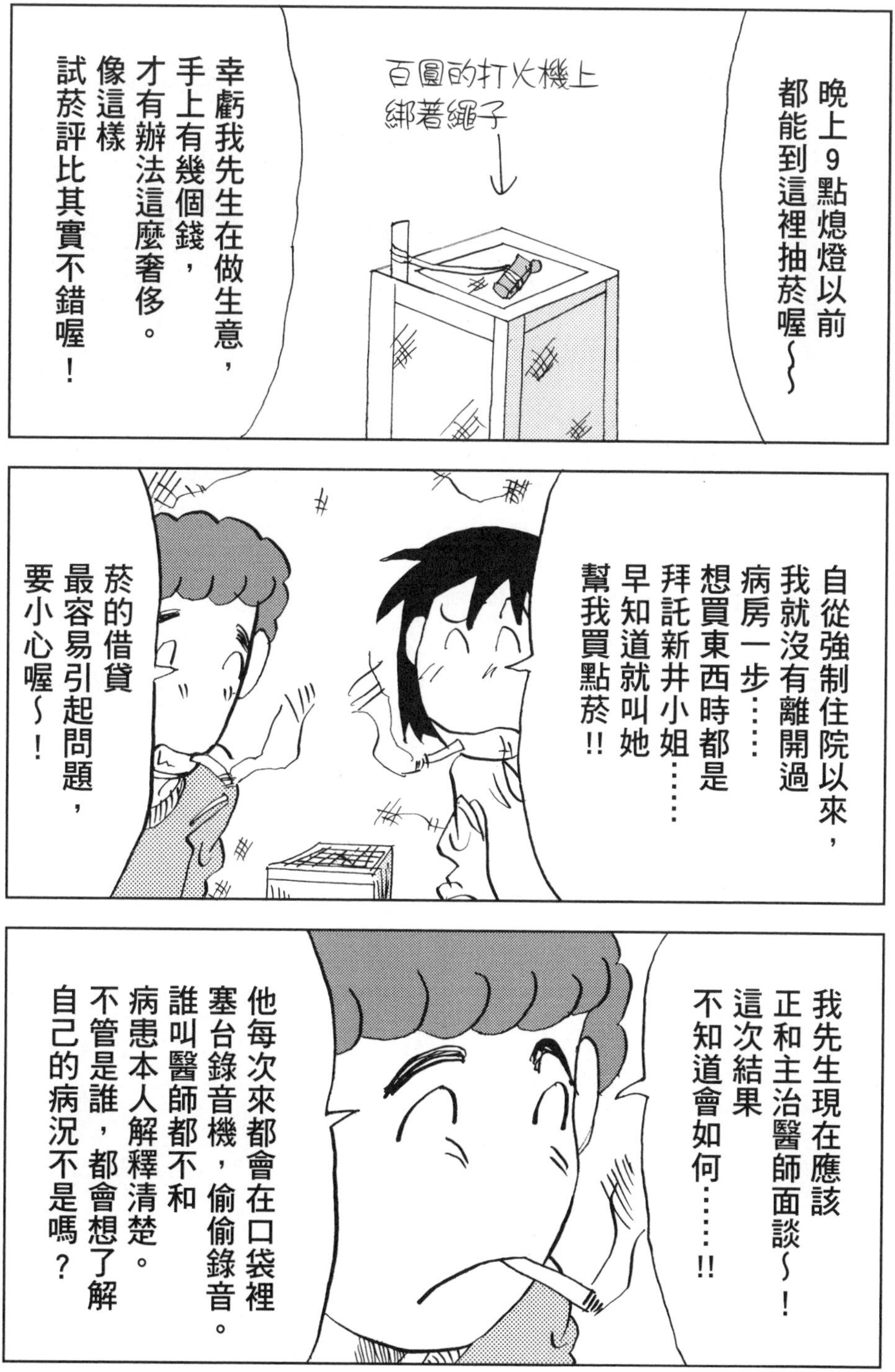

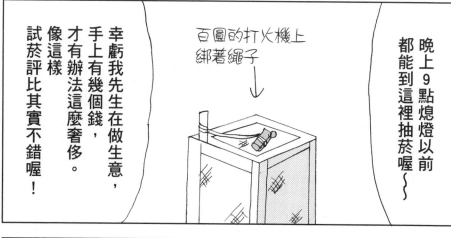

晚上9點熄燈以前 都能到這裡抽菸喔～
百圓的打火機上 綁著繩子
幸虧我先生在做生意，手上有幾個錢，才有辦法這麼奢侈。像這樣 試菸評比其實不錯喔！
自從強制住院以來，我就沒有離開過 病房一步…… 想買東西時都是 拜託新井小姐…… 早知道就叫她 幫我買點菸!!
菸的借貸 最容易引起問題，要小心喔～！
我先生現在應該 正和主治醫師面談～！ 這次結果 不知道會如何……!!
他每次來都會在口袋裡 塞台錄音機，偷偷錄音。誰叫醫師都不和 病患本人解釋清楚。不管是誰，都會想了解 自己的病況不是嗎？

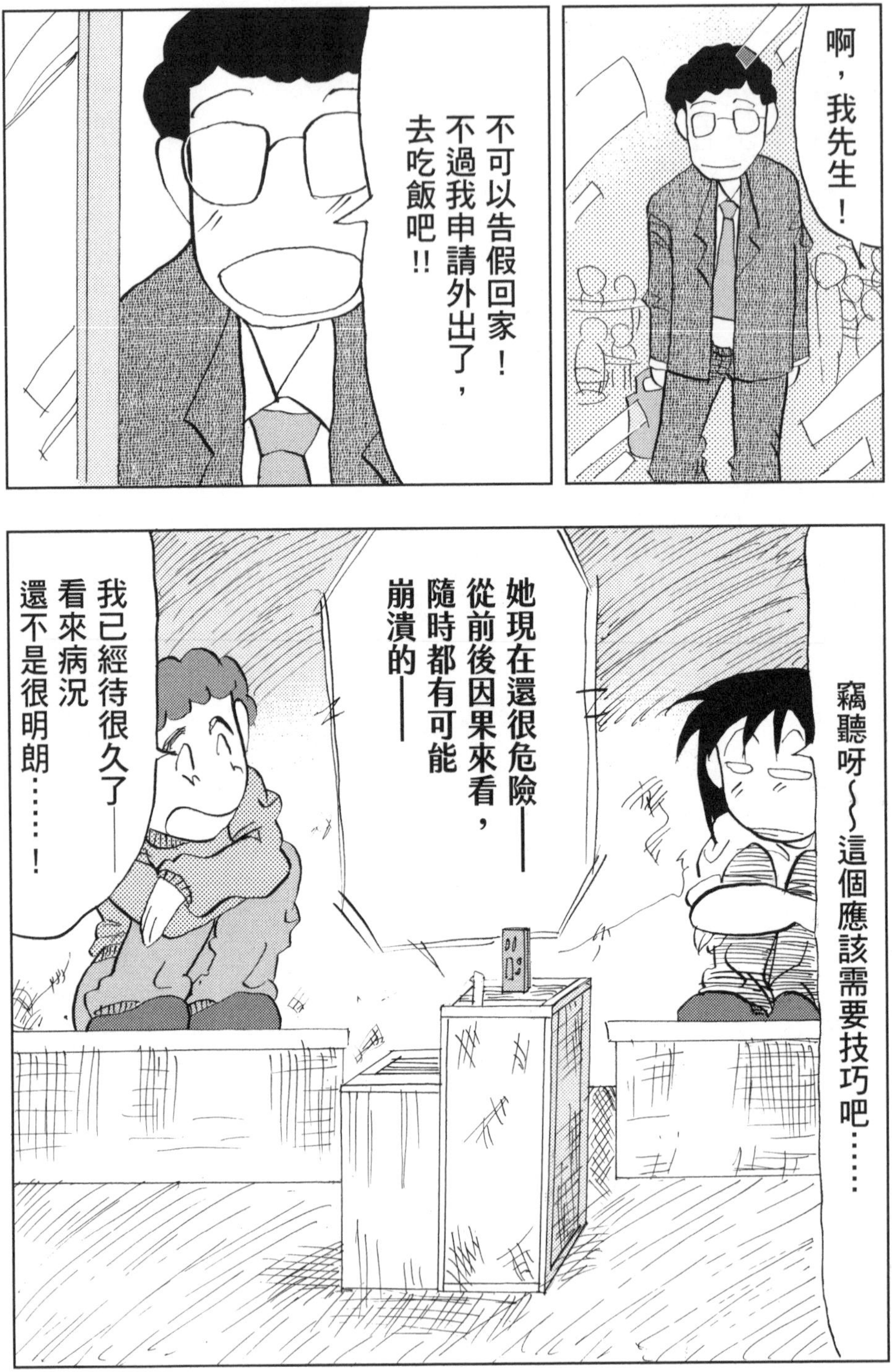
啊，我先生！
不可以告假回家！
不過我申請外出了，
去吃飯吧!!
竊聽呀～～這個應該需要技巧吧……
她現在還很危險——
從前後因果來看，
隨時都有可能
崩潰的——
我已經待很久了——
看來病況
還不是很明朗……！

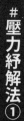

#壓力紓解法①

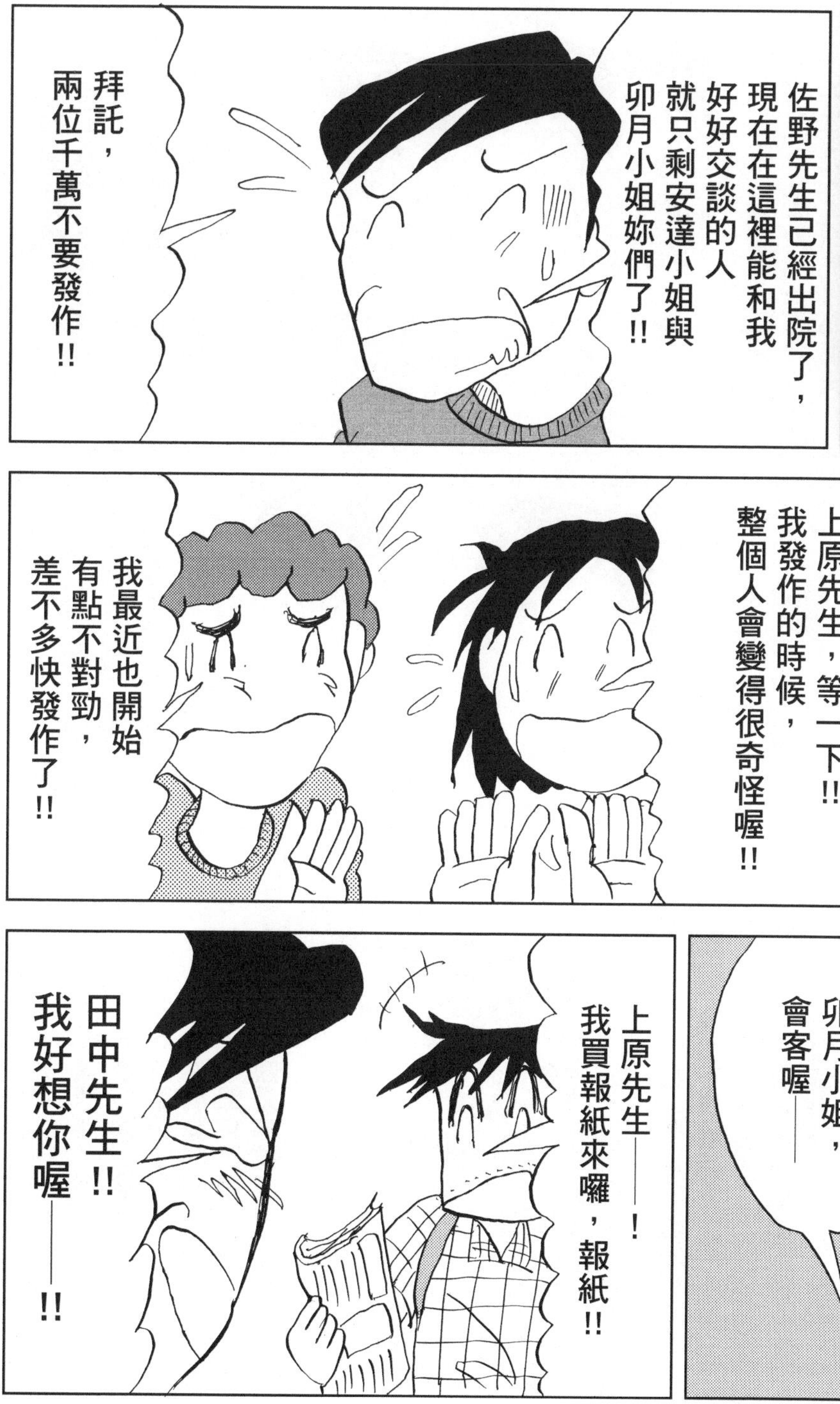
佐野先生已經出院了，現在在這裡能和我好好交談的人就只剩安達小姐與卯月小姐妳們了!!
拜託，兩位千萬不要發作!!
上原先生，等一下!! 我發作的時候，整個人會變得很奇怪喔!!
我最近也開始有點不對勁，差不多快發作了!!
卯月小姐，會客喔——
上原先生——! 我買報紙來囉，報紙!!
田中先生!! 我好想你喔——!!

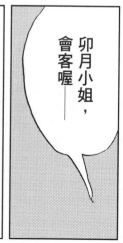

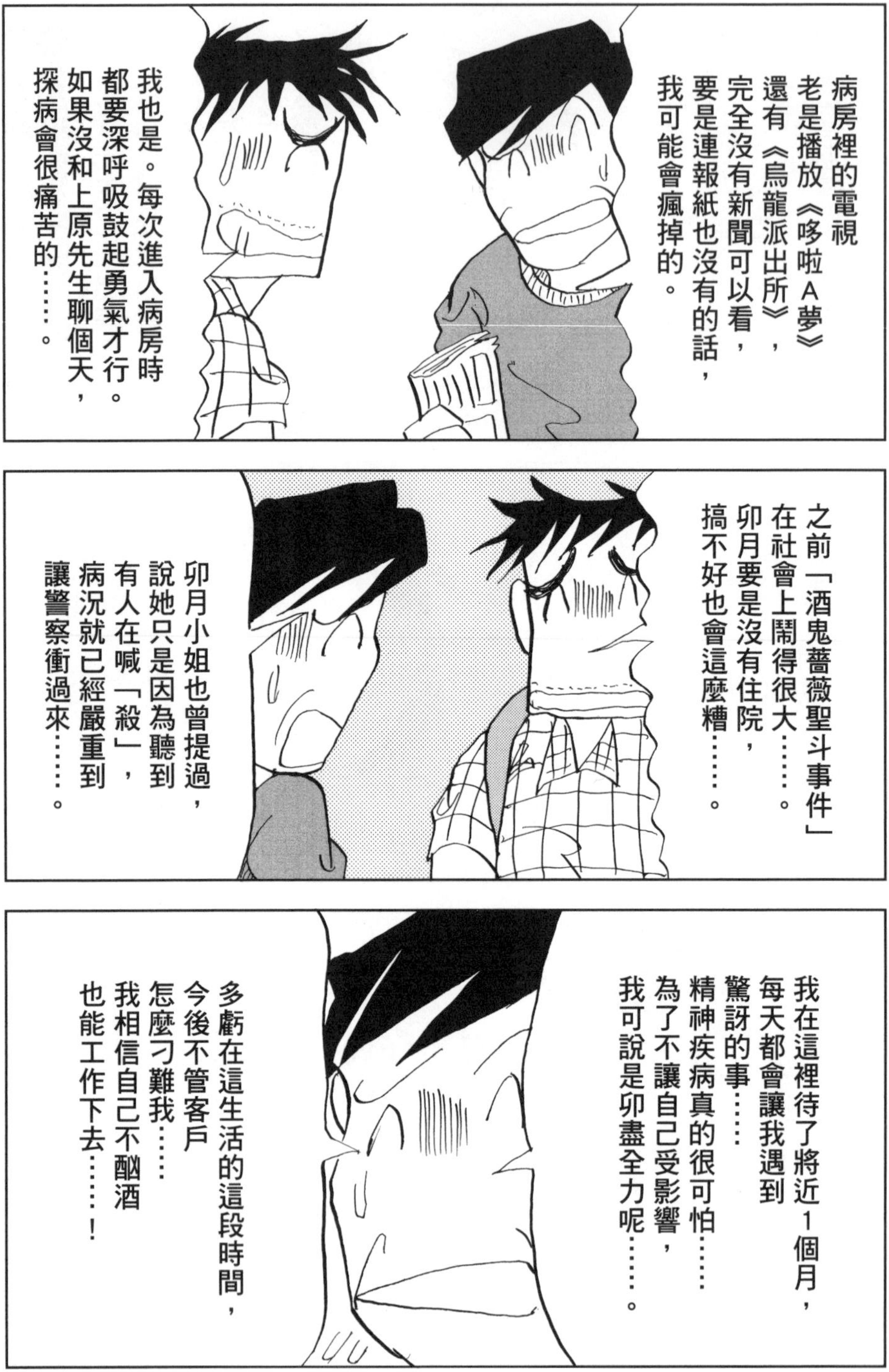
病房裡的電視
老是播放《哆啦A夢》
還有《烏龍派出所》，
完全沒有新聞可以看，
要是連報紙也沒有的話，
我可能會瘋掉的。
我也是。每次進入病房時
都要深呼吸鼓起勇氣才行。
如果沒和上原先生聊個天，
探病會很痛苦的……。
之前「酒鬼薔薇聖斗事件」
在社會上鬧得很大……。
卯月要是沒有住院，
搞不好也會這麼糟……。
卯月小姐也曾提過，
說她只是因為聽到
有人在喊「殺」，
病況就已經嚴重到
讓警察衝過來……。
我在這裡待了將近1個月，
每天都會讓我遇到
驚訝的事……
精神疾病真的很可怕……
為了不讓自己受影響，
我可說是卯盡全力呢……。
多虧在這生活的這段時間，
今後不管客戶
怎麼刁難我……
我相信自己不酗酒
也能工作下去……！

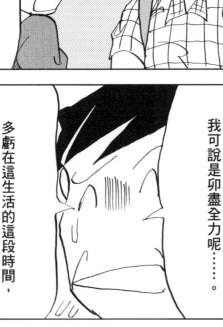

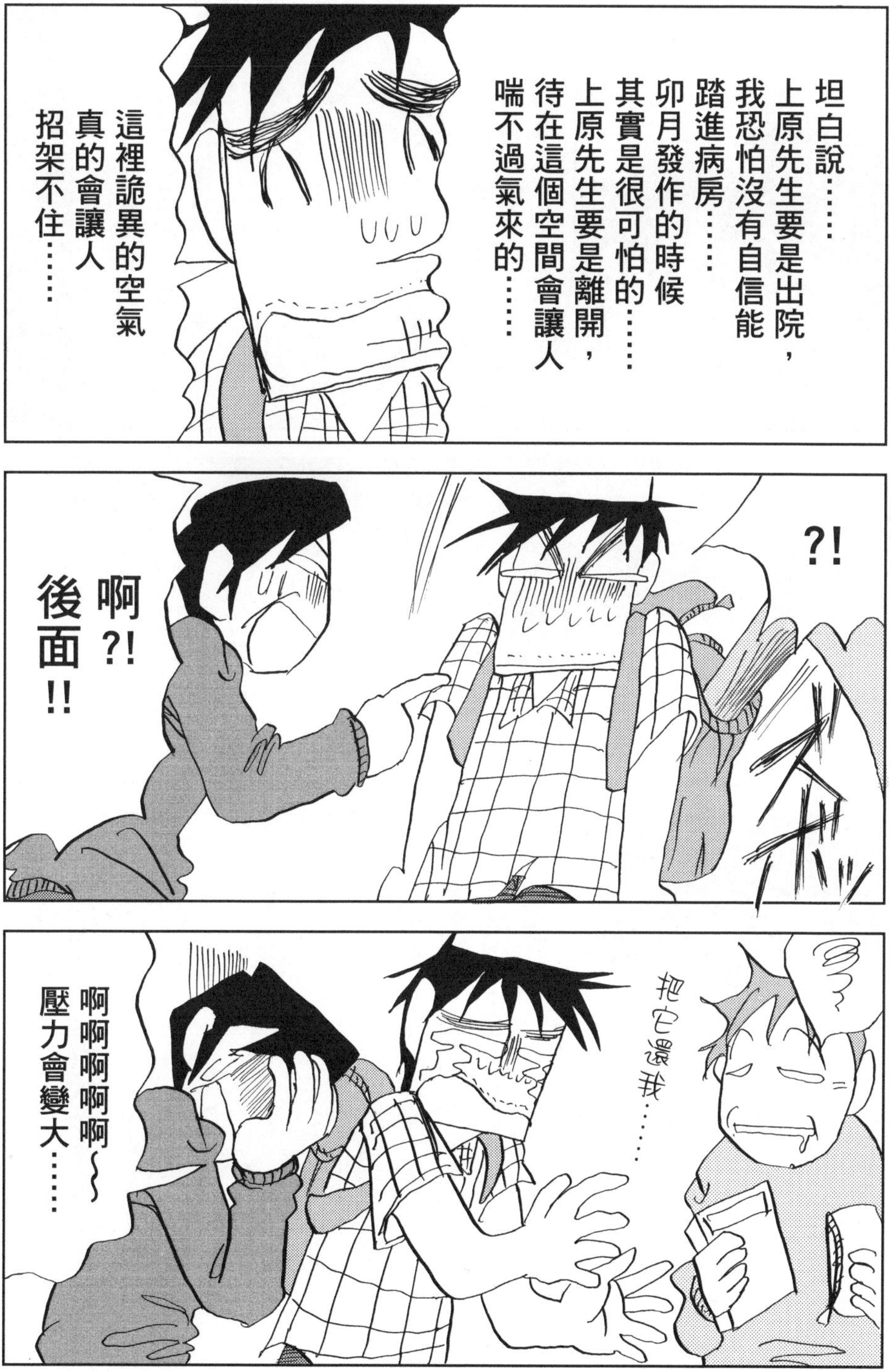
坦白說……
上原先生要是出院，
我恐怕沒有自信能
踏進病房……
卯月發作的時候
其實是很可怕的……
上原先生要是離開，
待在這個空間會讓人
喘不過氣來的……
這裡詭異的空氣
真的會讓人
招架不住……
※突然伸入
?!
啊?!
後面!!
把它還我……
啊啊啊啊啊~
壓力會變大……

#壓力紓解法②

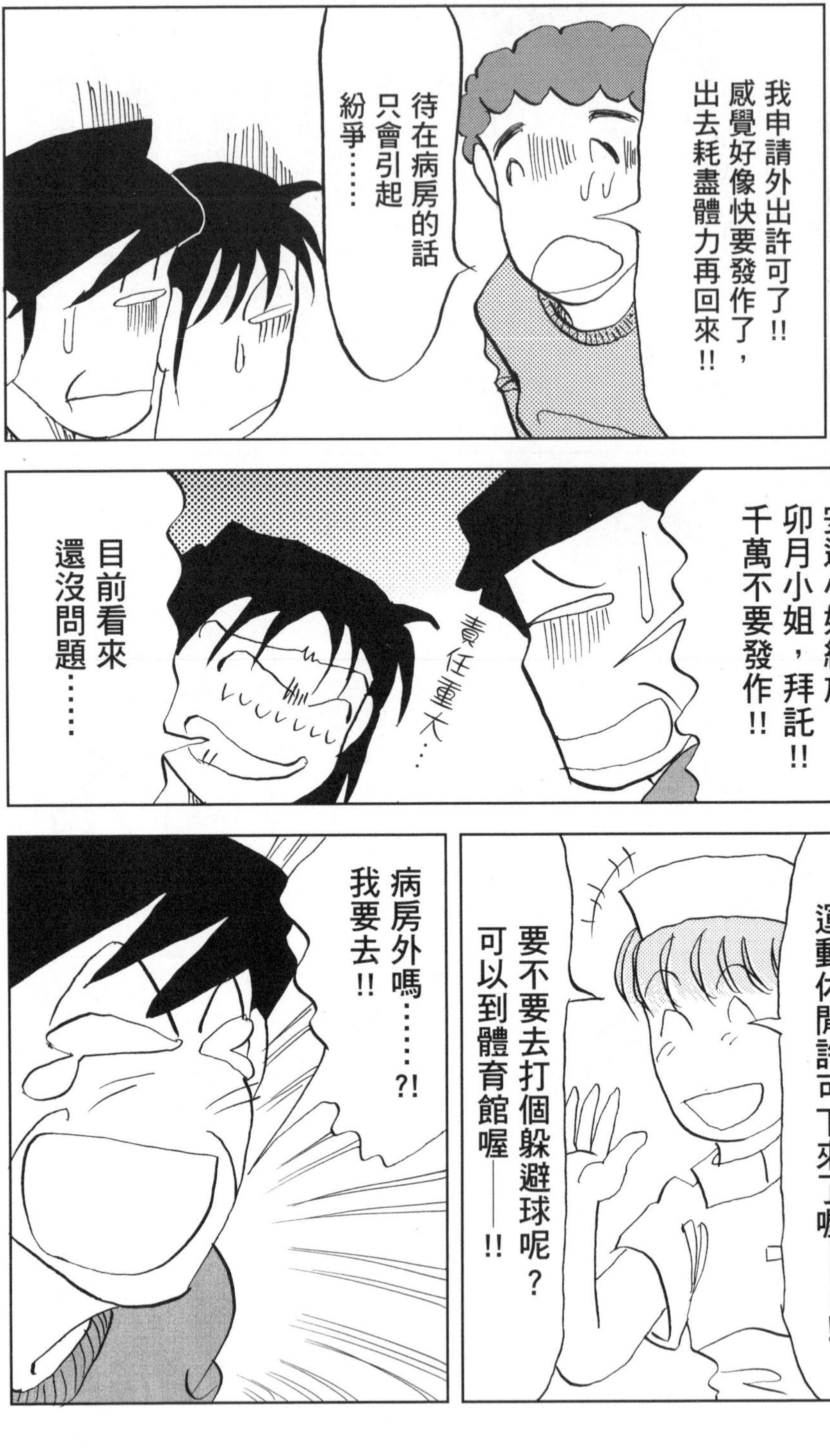
我申請外出許可了!!
感覺好像快要發作了，出去耗盡體力再回來!!
待在病房的話只會引起紛爭……
安達小姐終於……卯月小姐，拜託!!千萬不要發作!!
責任重大……
目前看來還沒問題……
上原先生——!運動休閒許可下來了喔——!
要不要去打個躲避球呢？可以到體育館喔——!!
病房外嗎……?!我要去!!

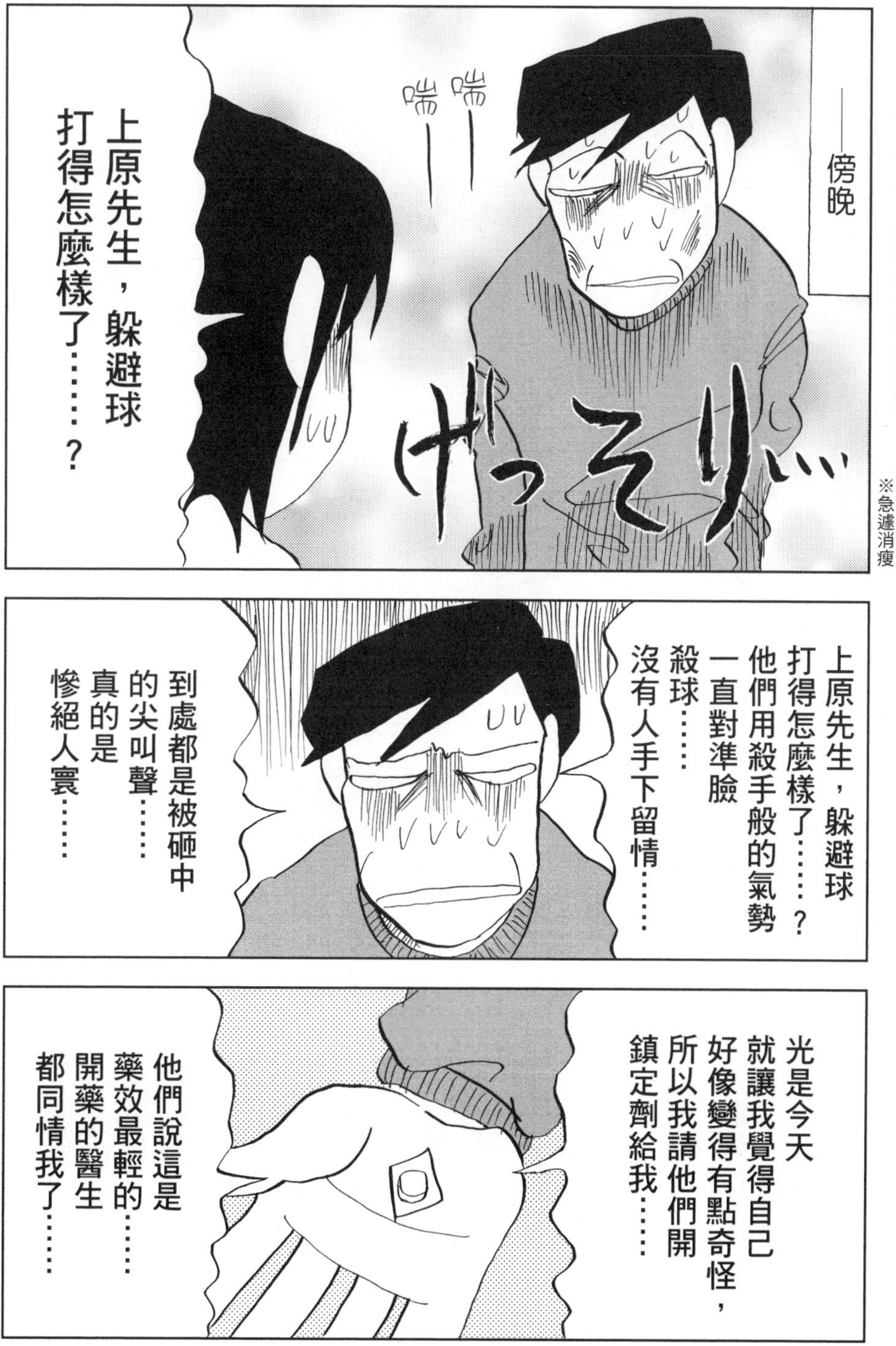
——傍晚
喘喘——
げっそり
※急遽消瘦
上原先生，躲避球打得怎麼樣了……？
上原先生，躲避球打得怎麼樣了……？
他們用殺手般的氣勢一直對準臉殺球……
沒有人手下留情……
到處都是被砸中的尖叫聲……
真的是慘絕人寰……
光是今天就讓我覺得自己好像變得有點奇怪，所以我請他們開鎮定劑給我……
他們說這是藥效最輕的……
開藥的醫生都同情我了……

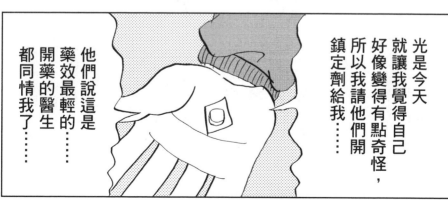

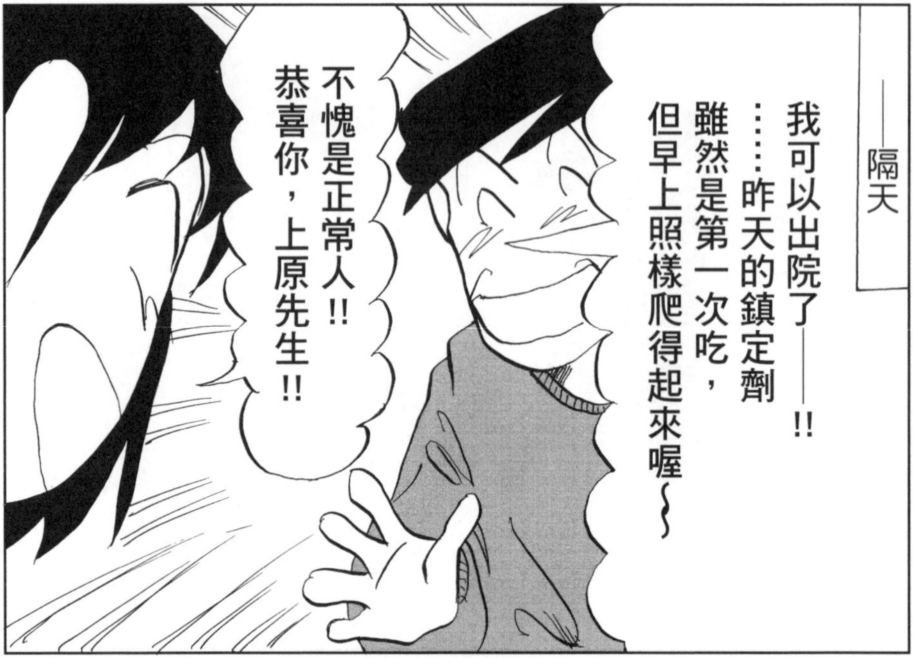
——隔天
我可以出院了——!!
……昨天的鎮定劑
雖然是第一次吃，
但早上照樣爬得起來喔~
不愧是正常人!!
恭喜你，上原先生!!

致電上原先生徵詢能不能把他的故事畫進漫畫時——

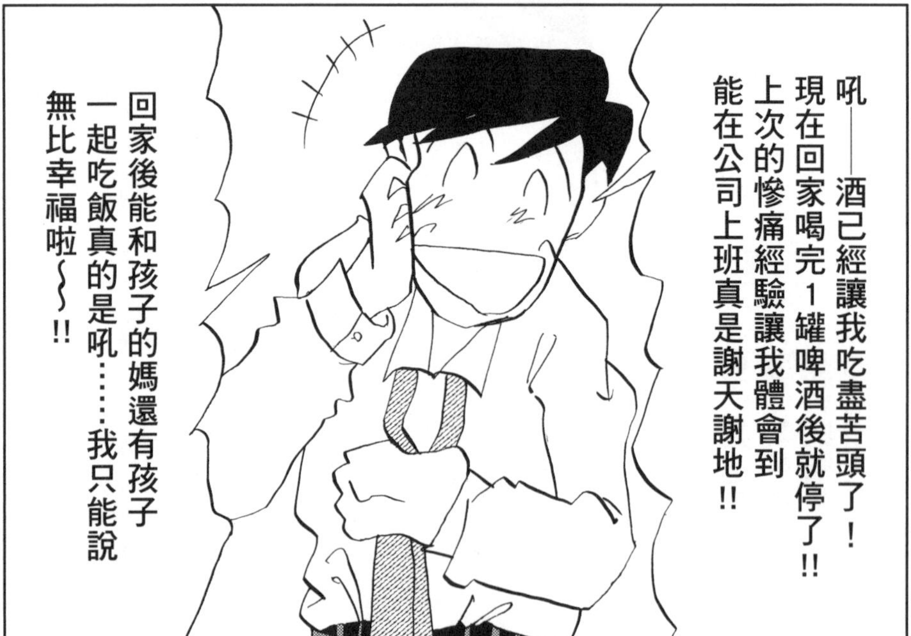
吼——酒已經讓我吃盡苦頭了！
現在回家喝完1罐啤酒後就停了!!
上次的慘痛經驗讓我體會到
能在公司上班真是謝天謝地!!
回家後能和孩子的媽還有孩子
一起吃飯真的是吼……我只能說
無比幸福啦~~!!

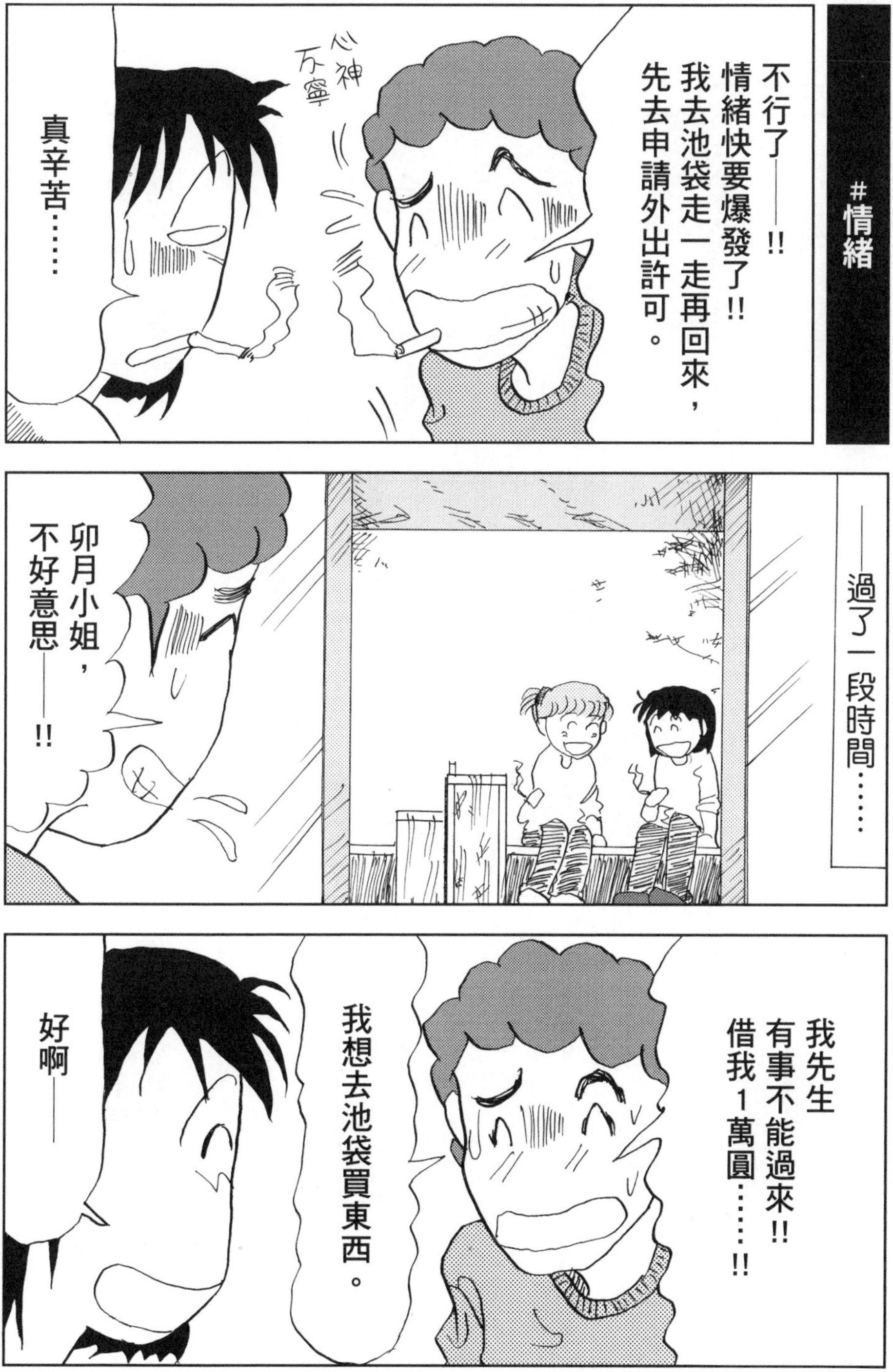
#情緒
不行了——!!
情緒快要爆發了!!
我去池袋走一走再回來，
先去申請外出許可。
心神不寧
真辛苦……
——過了一段時間……
卯月小姐，
不好意思——!!
我先生
有事不能過來!!
借我1萬圓……!!
我想去池袋買東西。
好啊——

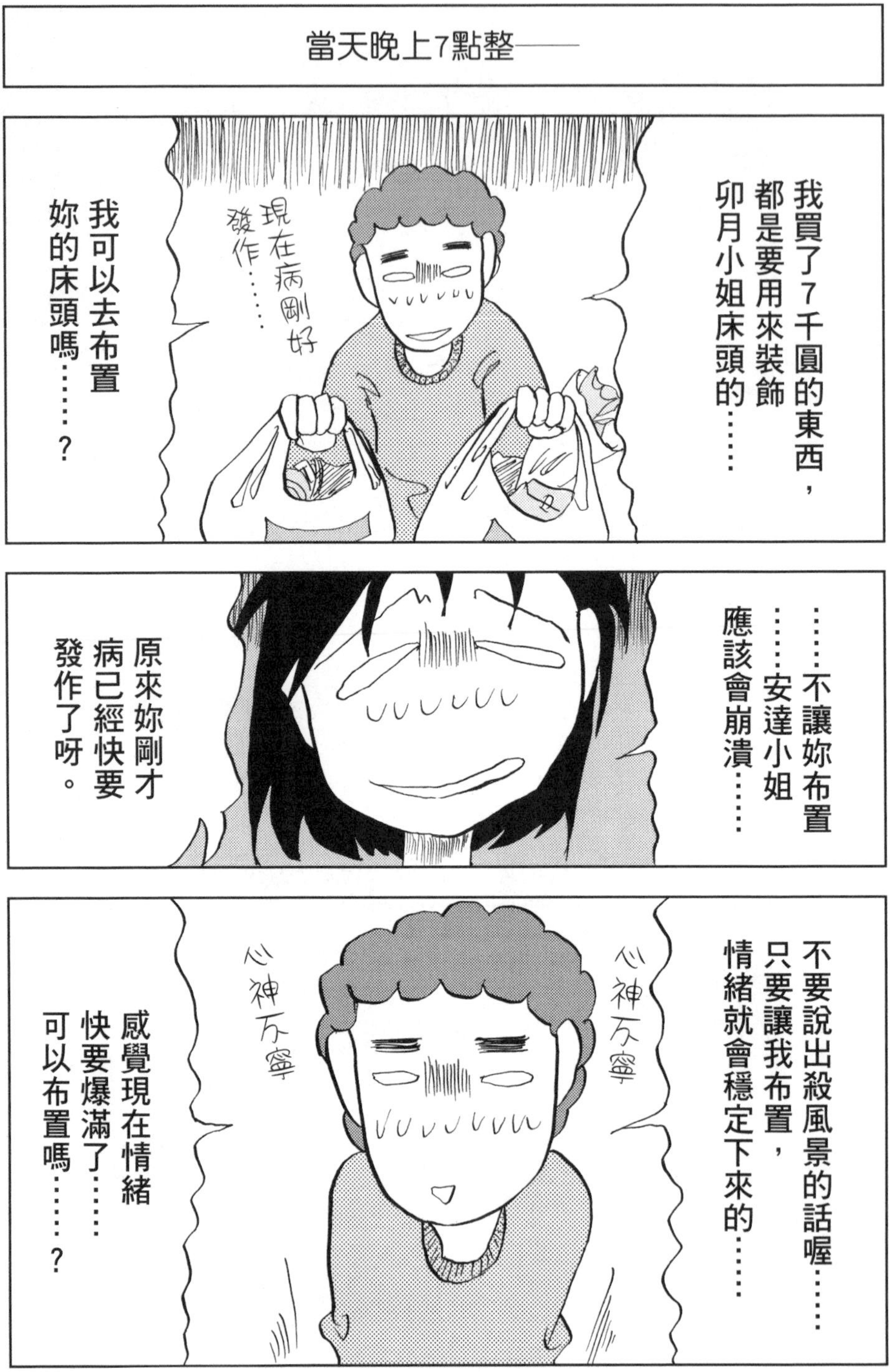
當天晚上7點整——
我買了7千圓的東西，都是要用來裝飾卯月小姐床頭的……
現在病剛好發作……
我可以去布置妳的床頭嗎……？
……不讓妳布置……安達小姐應該會崩潰……
原來妳剛才病已經快要發作了呀。
不要說出殺風景的話喔……只要讓我布置，情緒就會穩定下來的……
心神不寧
心神不寧
感覺現在情緒快要爆滿了……可以布置嗎……？

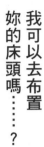

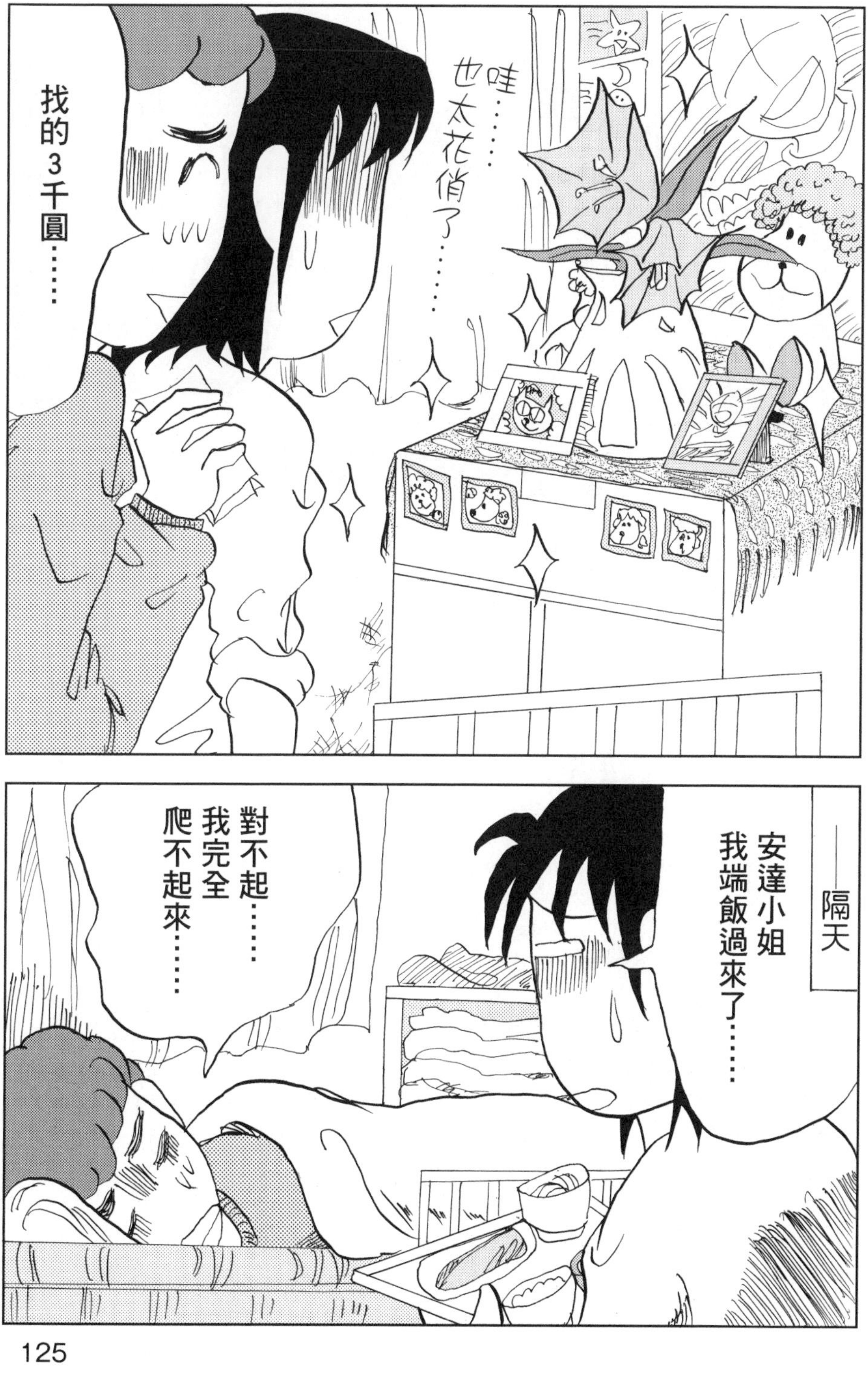
哇……
也太花俏了……
找的3千圓……
隔天
安達小姐
我端飯過來了……
對不起……
我完全
爬不起來……

#岩崎先生

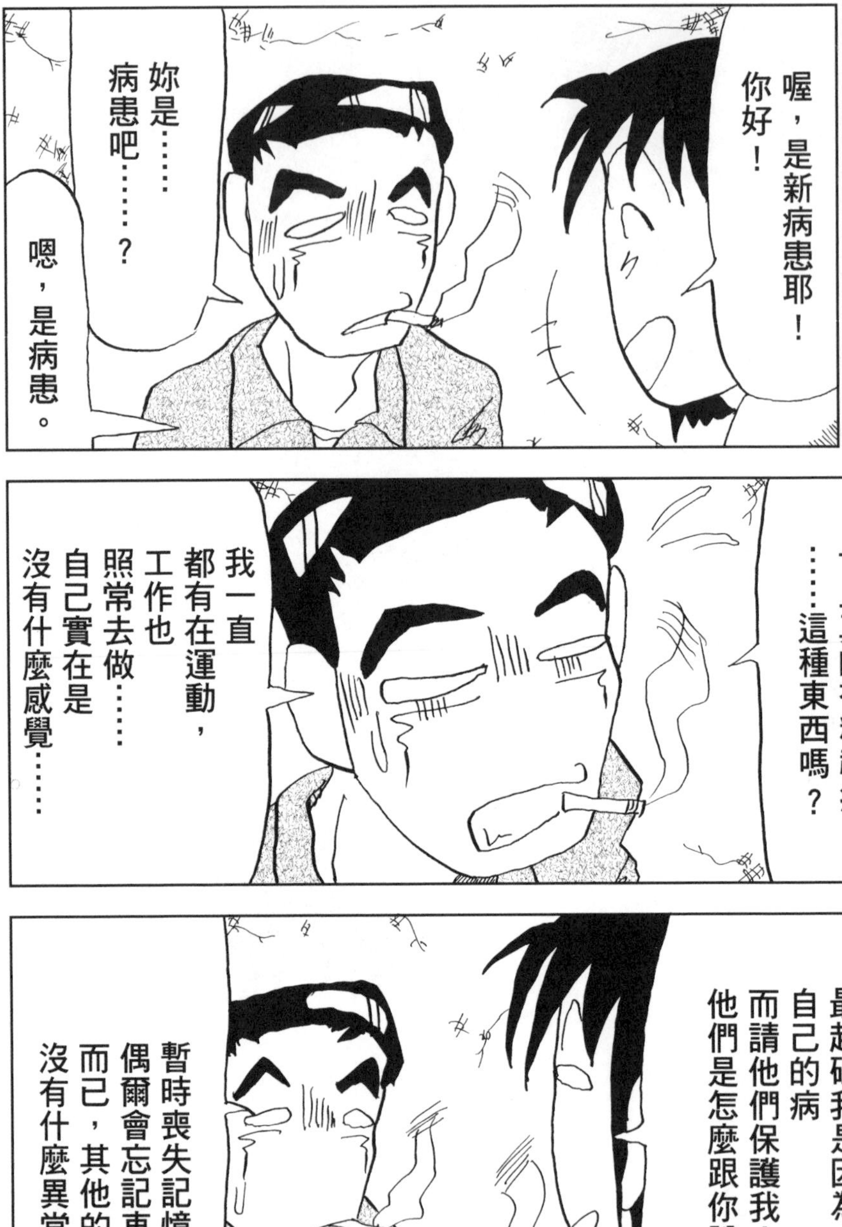
喔，是新病患耶！你好！
妳是……病患吧……？
嗯，是病患。
世上真的有精神病……這種東西嗎？
我一直都有在運動，工作也照常去做……自己實在是沒有什麼感覺……
最起碼我是因為自己的病而請他們保護我……他們是怎麼跟你說的？
暫時喪失記憶，偶爾會忘記東西而已，其他的沒有什麼異常。

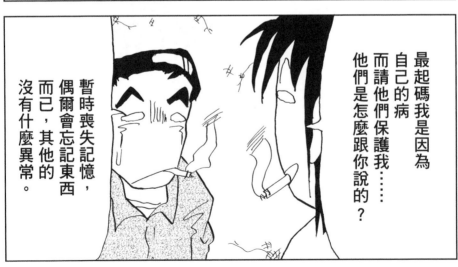

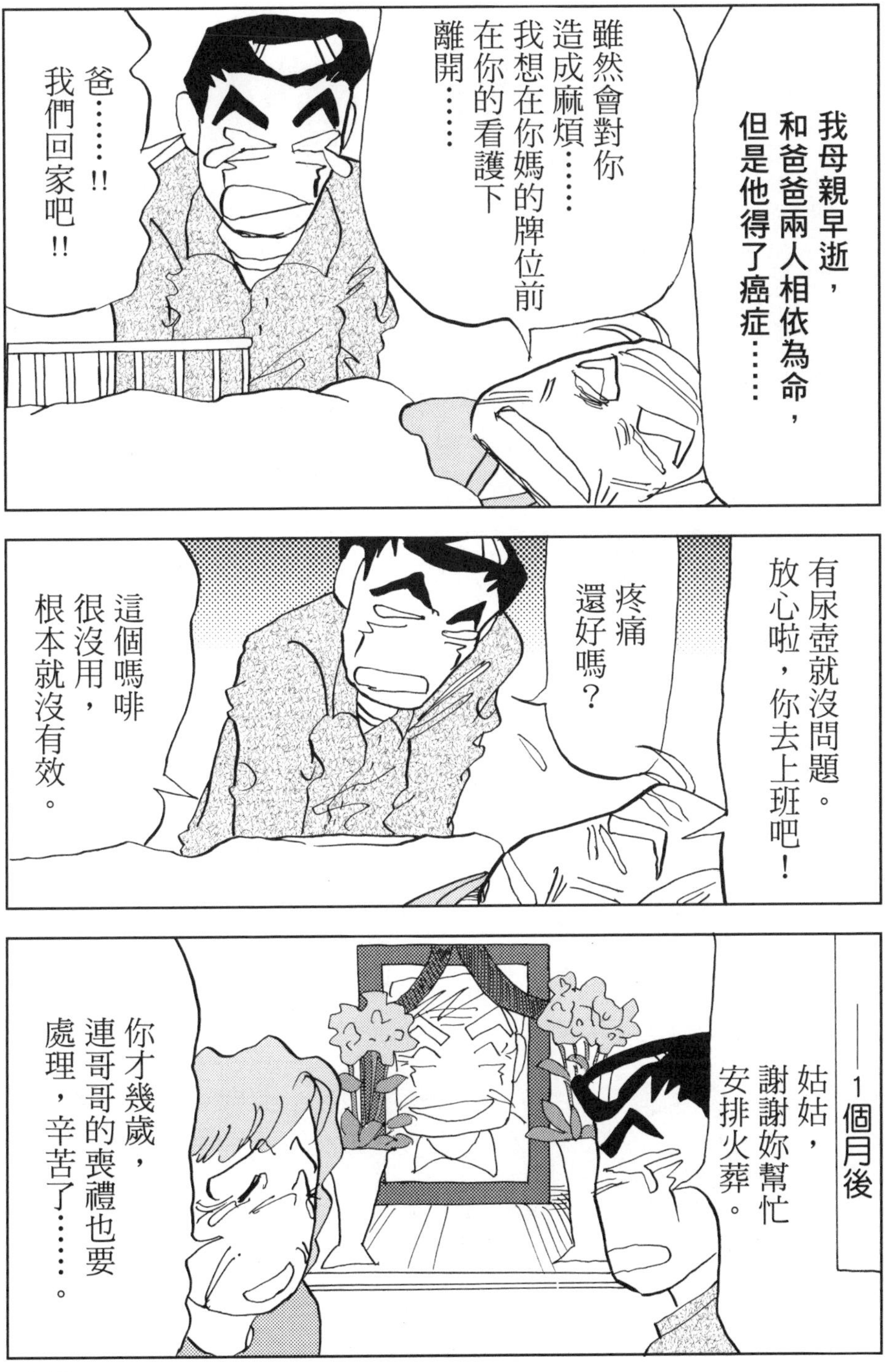
我母親早逝，
和爸爸兩人相依為命，
但是他得了癌症……
雖然會對你
造成麻煩……
我想在你媽的牌位前
在你的看護下
離開……
爸……!!
我們回家吧!!
有尿壺就沒問題。
放心啦，你去上班吧！
疼痛
還好嗎？
這個嗎啡
很沒用，
根本就沒有效。
——1個月後
姑姑，
謝謝妳幫忙
安排火葬。
你才幾歲，
連哥哥的喪禮也要
處理，辛苦了……。

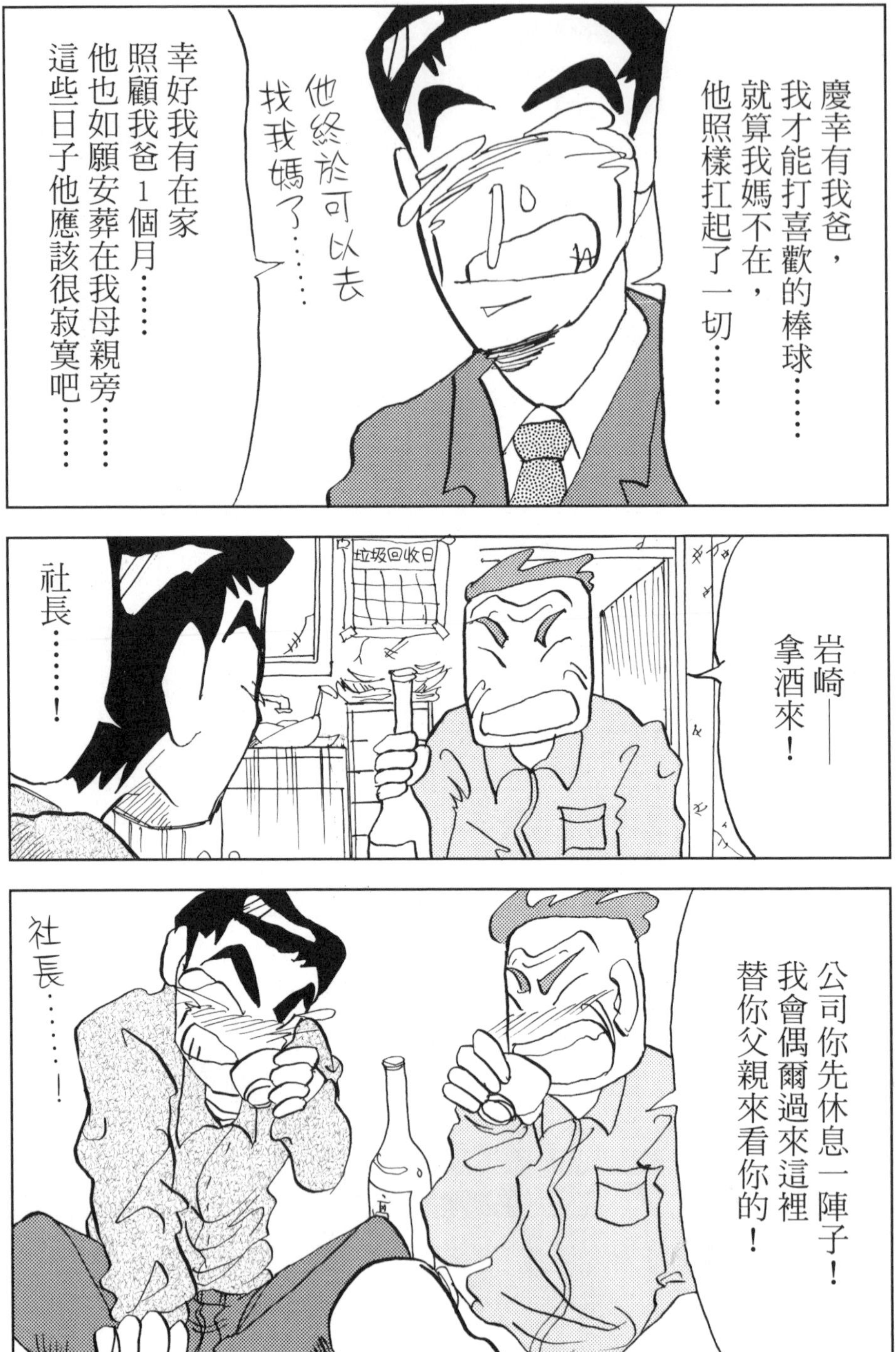
慶幸有我爸，
我才能打喜歡的棒球……
就算我媽不在，
他照樣扛起了一切……
他終於可以去
找我媽了……
幸好我有在家
照顧我爸1個月……
他也如願安葬在我母親旁……
這些日子他應該很寂寞吧……
垃圾回收日
岩崎——
拿酒來！
社長……！
公司你先休息一陣子！
我會偶爾過來這裡
替你父親來看你的！
社長……！

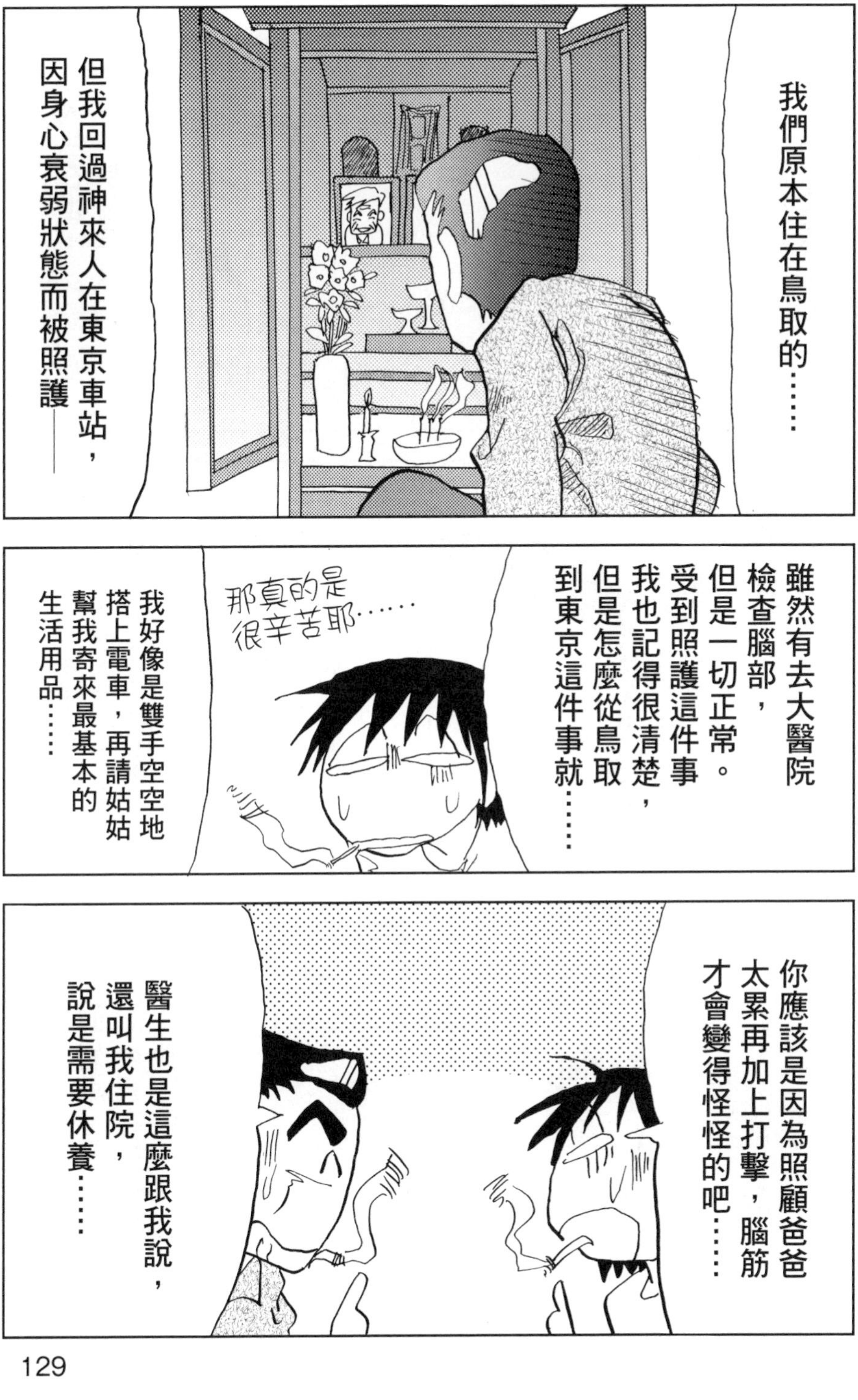
我們原本住在鳥取的……
但我回過神來人在東京車站，
因身心衰弱狀態而被照護——
雖然有去大醫院
檢查腦部，
但是一切正常。
受到照護這件事
我也記得很清楚，
但是怎麼從鳥取
到東京這件事就……
那真的是
很辛苦耶……
我好像是雙手空空地
搭上電車，再請姑姑
幫我寄來最基本的
生活用品……
你應該是因為照顧爸爸
太累再加上打擊，腦筋
才會變得怪怪的吧……
醫生也是這麼跟我說，
還叫我住院，
說是需要休養……

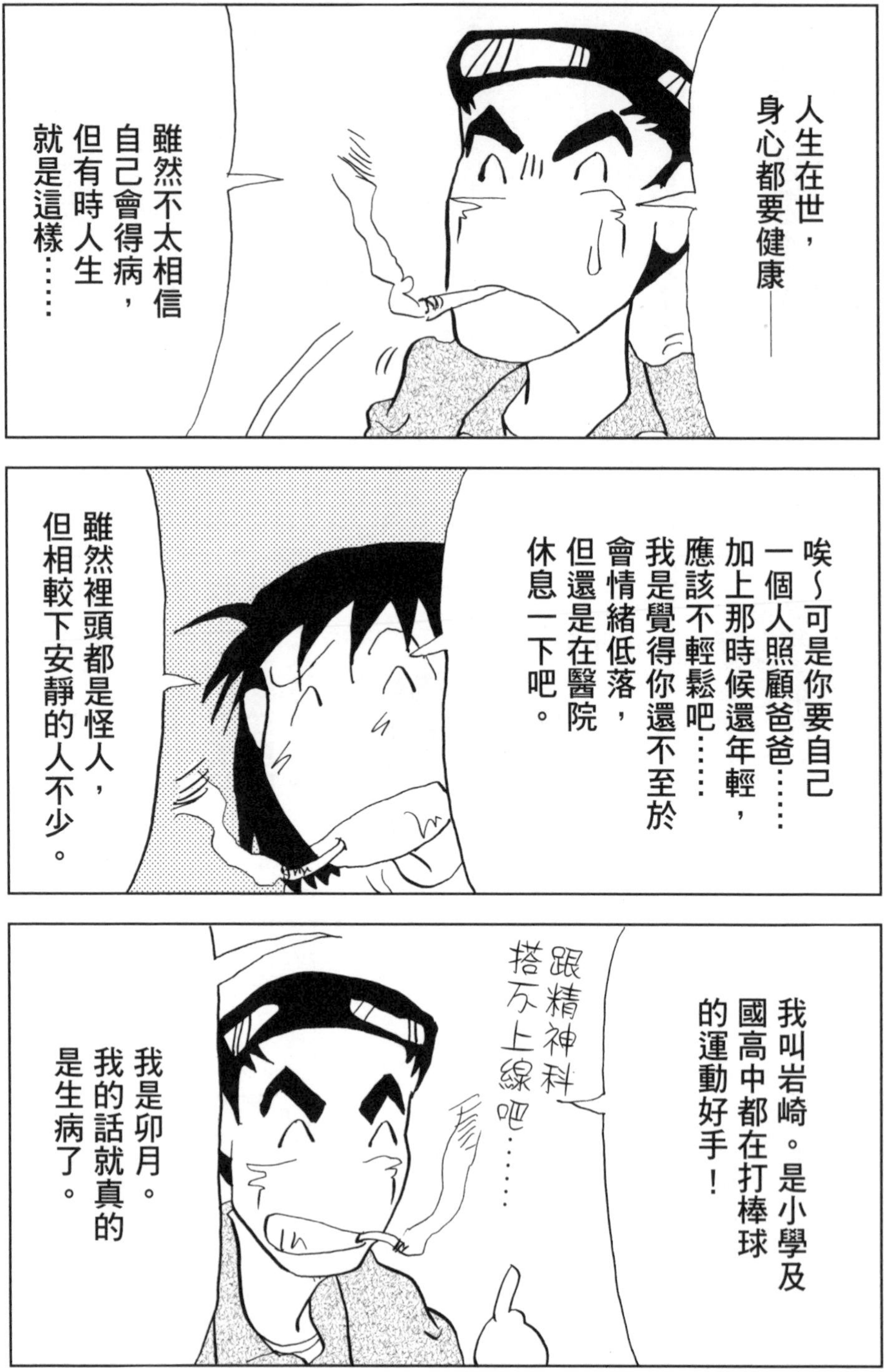
人生在世，身心都要健康——
雖然不太相信自己會得病，但有時人生就是這樣……
唉～可是你要自己一個人照顧爸爸……加上那時候還年輕，應該不輕鬆吧……我是覺得你還不至於會情緒低落，但還是在醫院休息一下吧。
雖然裡頭都是怪人，但相較下安靜的人不少。
我叫岩崎。是小學及國高中都在打棒球的運動好手！
跟精神科搭不上線吧……
我是卯月。我的話就真的是生病了。

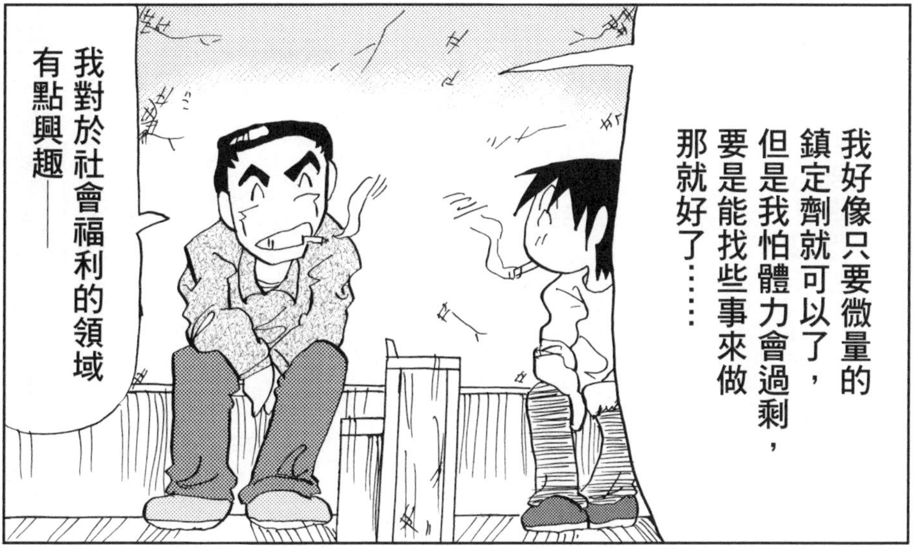
我好像只要微量的鎮定劑就可以了，但是我怕體力會過剩，要是能找些事來做那就好了……
我對於社會福利的領域有點興趣——

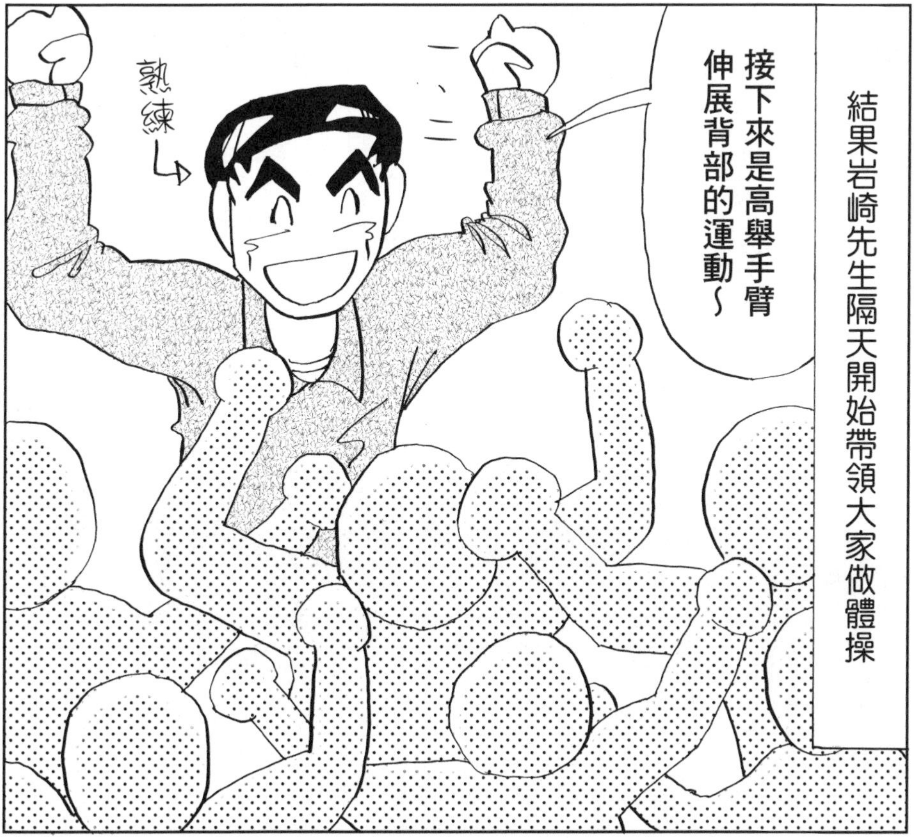
結果岩崎先生隔天開始帶領大家做體操
接下來是高舉手臂伸展背部的運動～
熟練

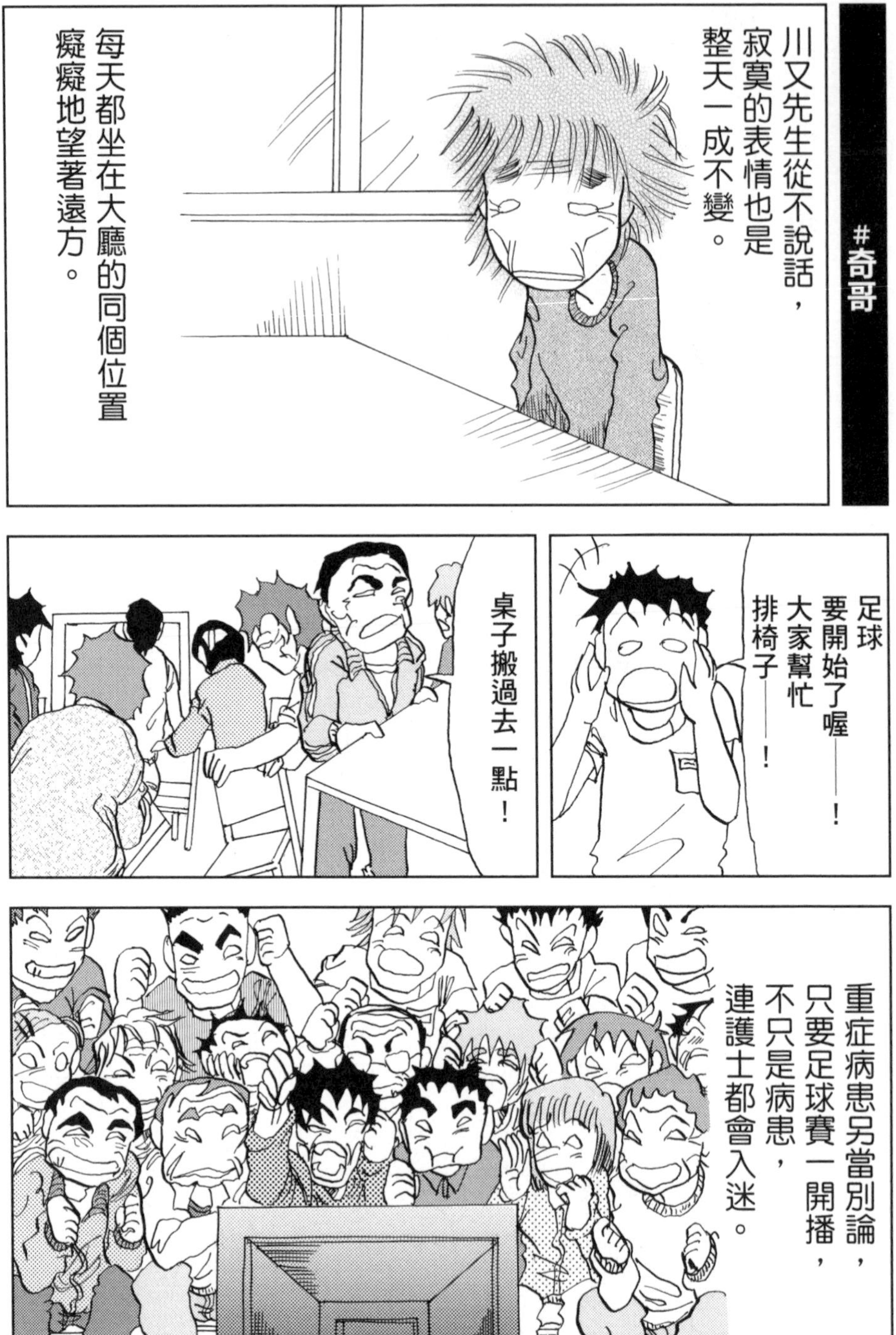
#奇哥
川又先生從不說話，
寂寞的表情也是
整天一成不變。
每天都坐在大廳的同個位置
癡癡地望著遠方。
足球
要開始了喔——！
大家幫忙
排椅子——！
桌子搬過去一點！
重症病患另當別論，
只要足球賽一開播，
不只是病患，
連護士都會入迷。

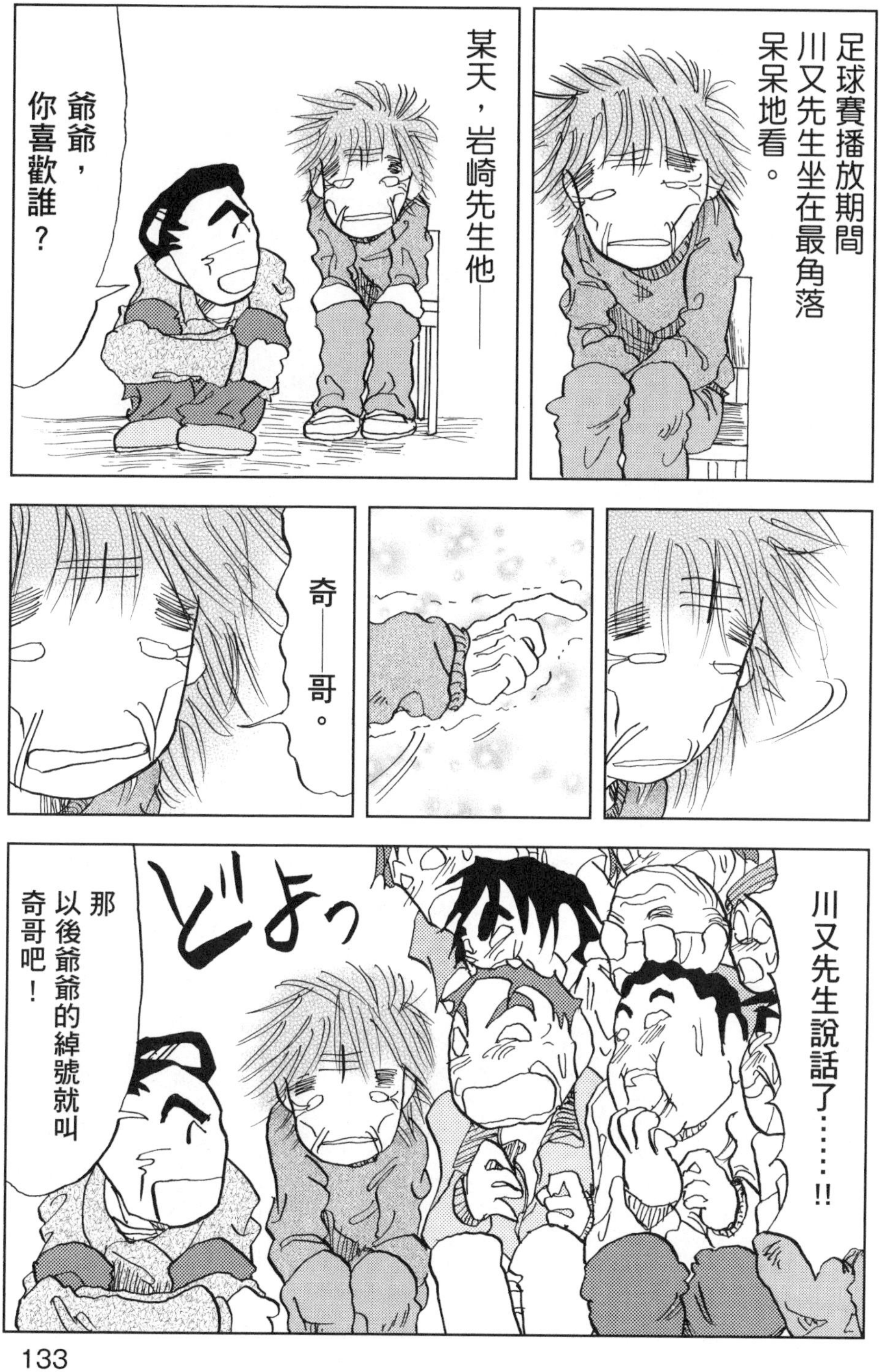
足球賽播放期間川又先生坐在最角落呆呆地看。
某天，岩崎先生他——
爺爺，你喜歡誰？
奇——哥。
川又先生說話了……!!
どよっ
那以後爺爺的綽號就叫奇哥吧！

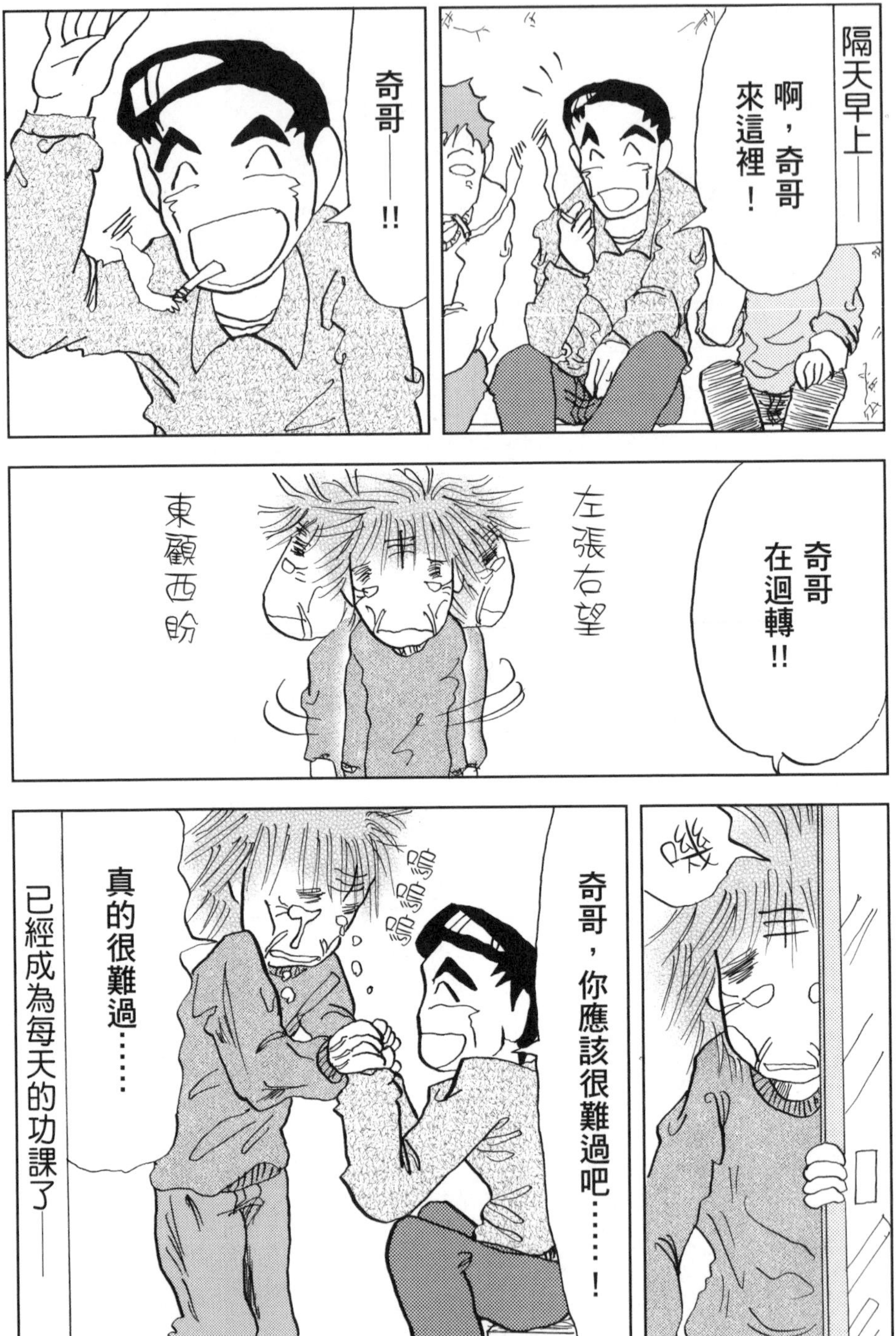
隔天早上——
啊，奇哥來這裡！
奇哥——!!
奇哥在迴轉!!
左張右望
東顧西盼
嘰
奇哥，你應該很難過吧……！
嗚嗚嗚
真的很難過……
已經成為每天的功課了——

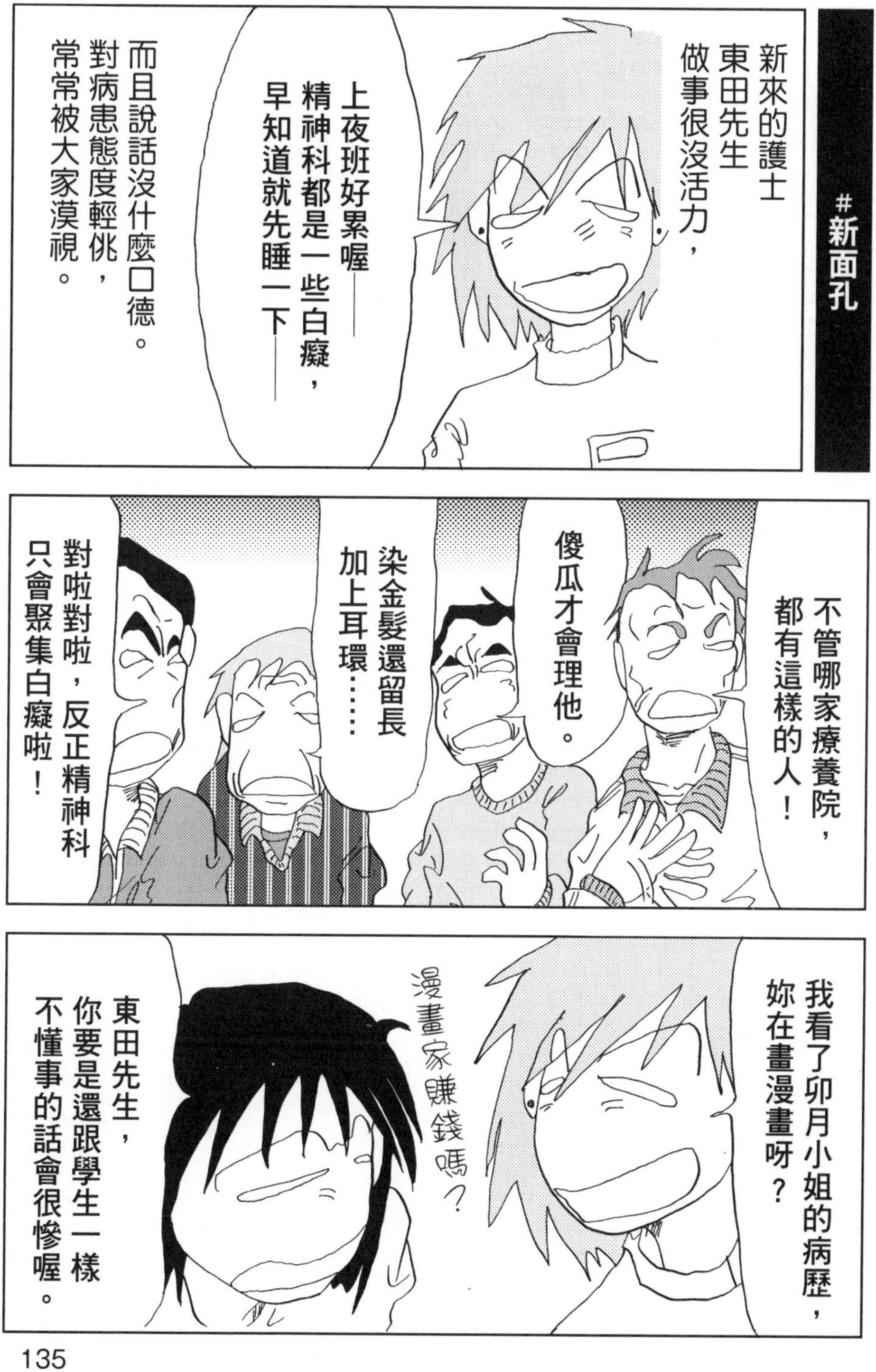
#新面孔
新來的護士東田先生做事很沒活力，
上夜班好累喔——精神科都是一些白癡，早知道就先睡一下——
而且說話沒什麼口德。對病患態度輕佻，常常被大家漠視。
不管哪家療養院，都有這樣的人！
傻瓜才會理他。
染金髮還留長加上耳環……
對啦對啦，反正精神科只會聚集白癡啦！
我看了卯月小姐的病歷，妳在畫漫畫呀？
漫畫家賺錢嗎？
東田先生，你要是還跟學生一樣不懂事的話會很慘喔。

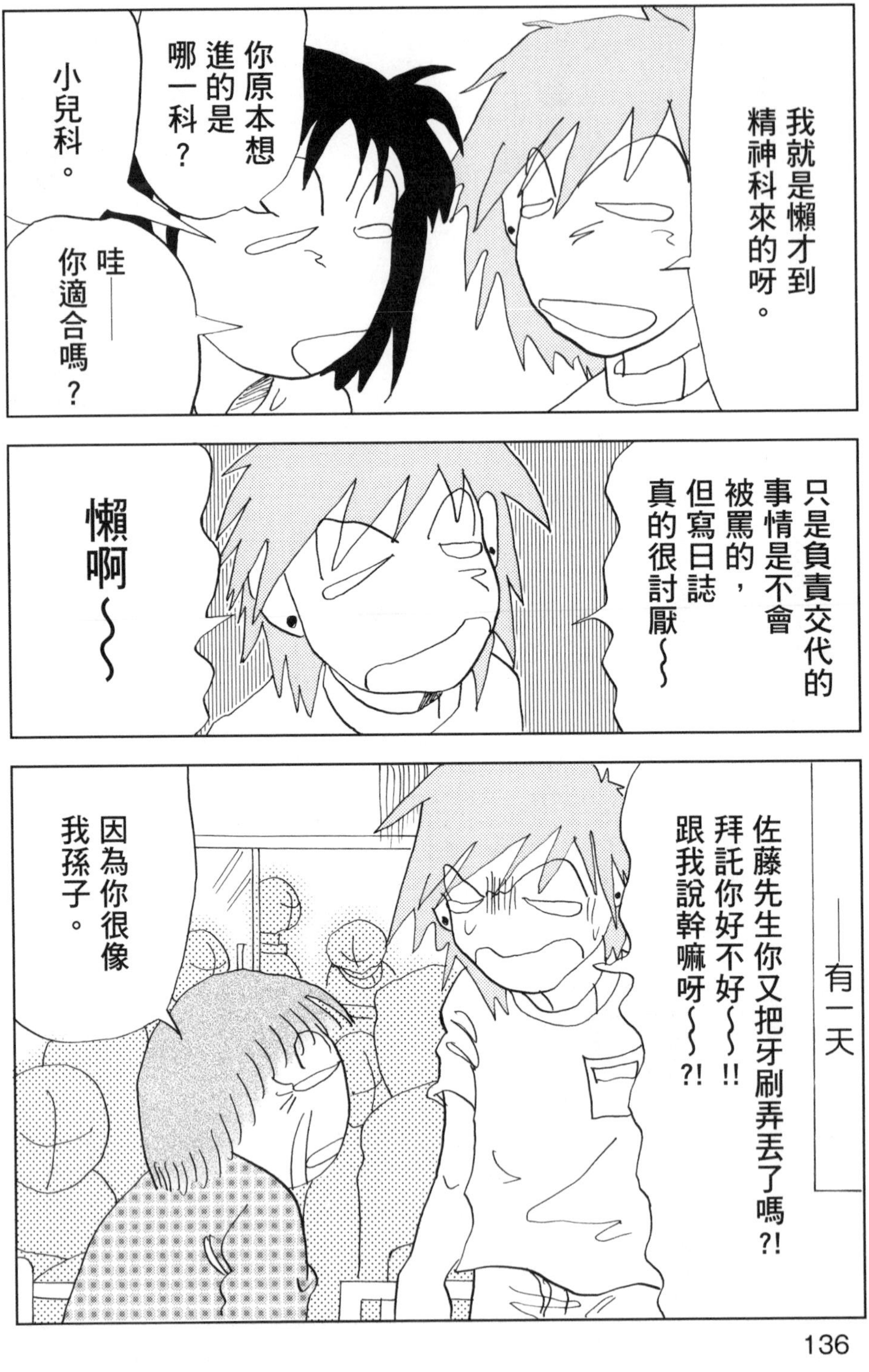
我就是懶才到精神科來的呀。
你原本想進的是哪一科？
小兒科。
哇——你適合嗎？
只是負責交代的事情是不會被罵的，但寫日誌真的很討厭～
懶啊～
——有一天
佐藤先生你又把牙刷弄丟了嗎?!
拜託你好不好～!!
跟我說幹嘛呀～?!
因為你很像我孫子。

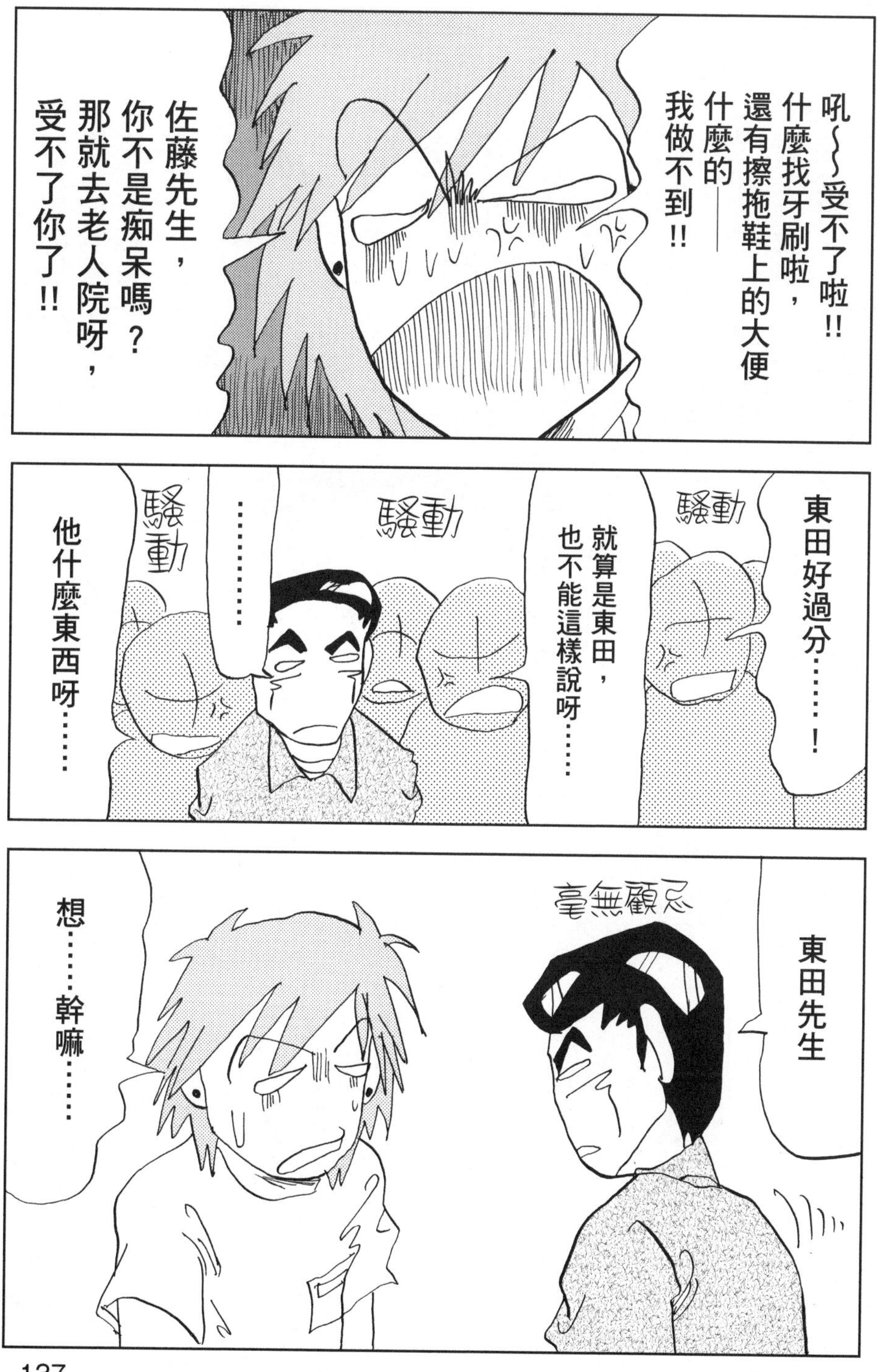
吼～～受不了啦!!
什麼找牙刷啦，還有擦拖鞋上的大便什麼的——我做不到!!
佐藤先生，你不是痴呆嗎？那就去老人院呀，受不了你了!!
東田好過分……！
騷動
就算是東田，也不能這樣說呀……
騷動
……
騷動
他什麼東西呀……
東田先生
毫無顧忌
想……幹嘛……

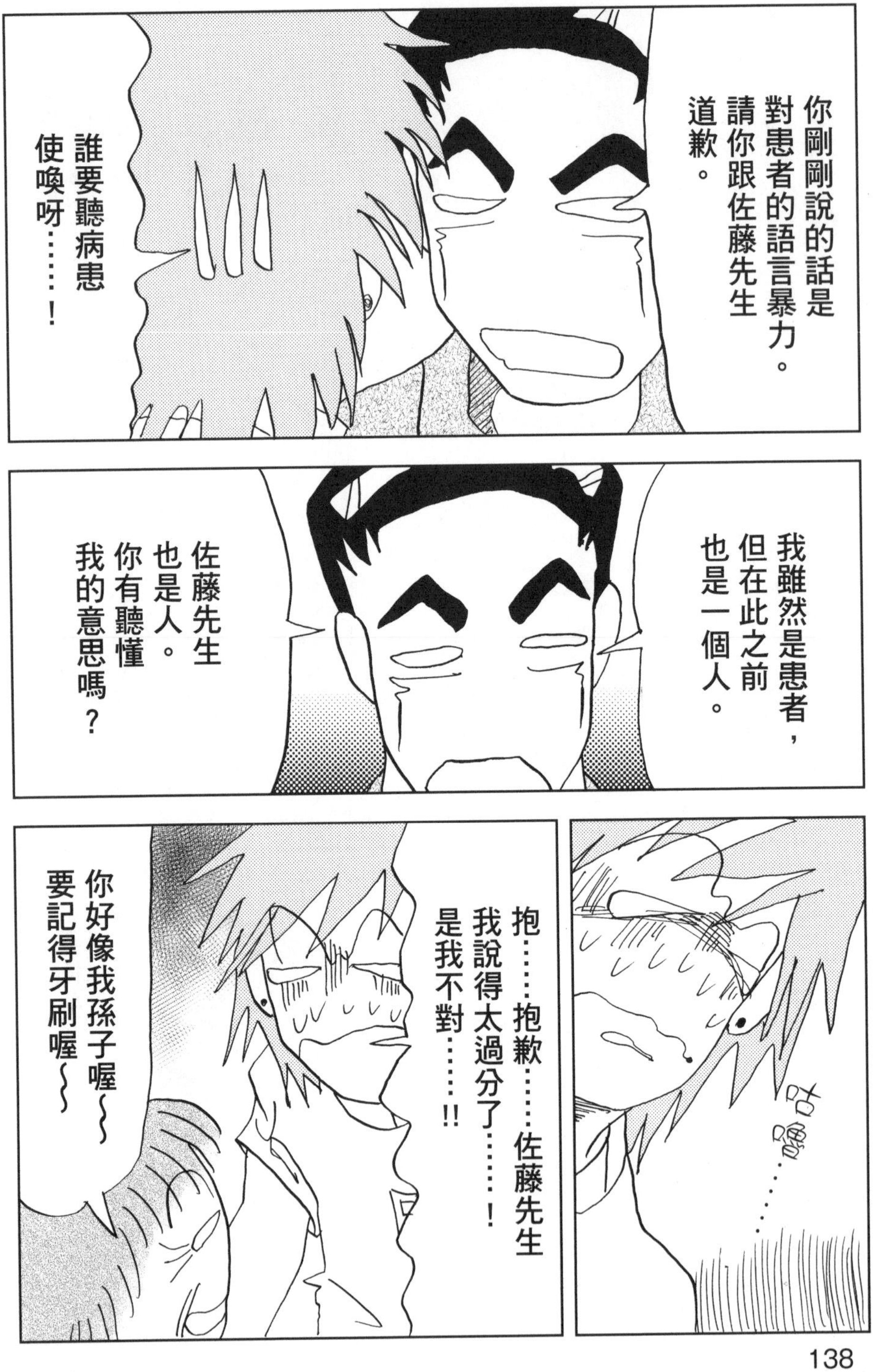
你剛剛說的話是對患者的語言暴力。請你跟佐藤先生道歉。
誰要聽病患使喚呀……！
我雖然是患者，但在此之前也是一個人。
佐藤先生也是人。你有聽懂我的意思嗎？
咕嚕……
抱……抱歉……佐藤先生
我說得太過分了……！
是我不對……!!
你好像我孫子喔～～
要記得牙刷喔～～

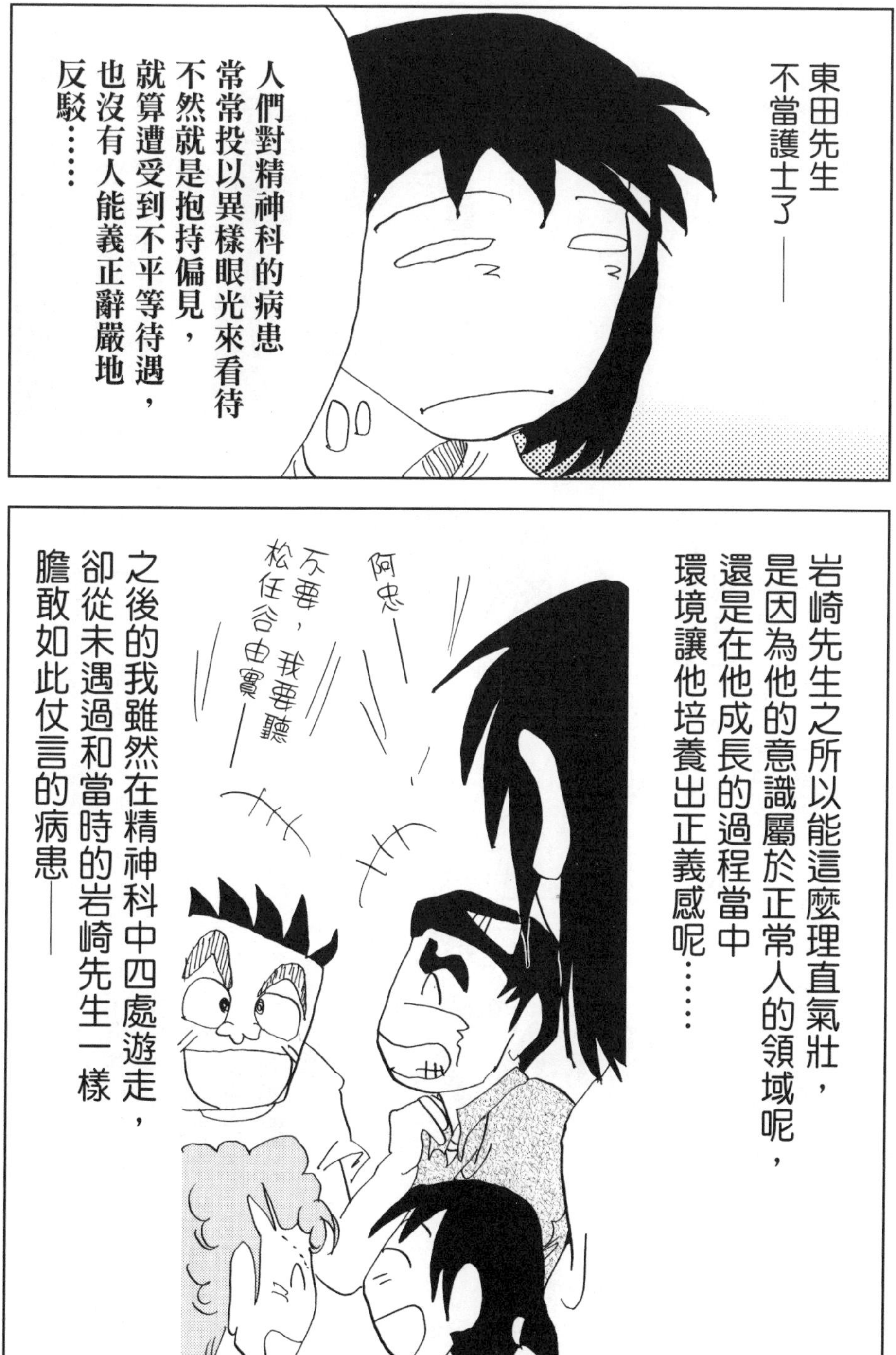
東田先生
不當護士了——
人們對精神科的病患
常常投以異樣眼光來看待
不然就是抱持偏見，
就算遭受到不平等待遇，
也沒有人能義正辭嚴地
反駁……
岩崎先生之所以能這麼理直氣壯，
是因為他的意識屬於正常人的領域呢，
還是在他成長的過程當中
環境讓他培養出正義感呢……
阿忠
不要，我要聽
松任谷由實
之後的我雖然在精神科中四處遊走，
卻從未遇過和當時的岩崎先生一樣
膽敢如此仗言的病患——

#野上先生

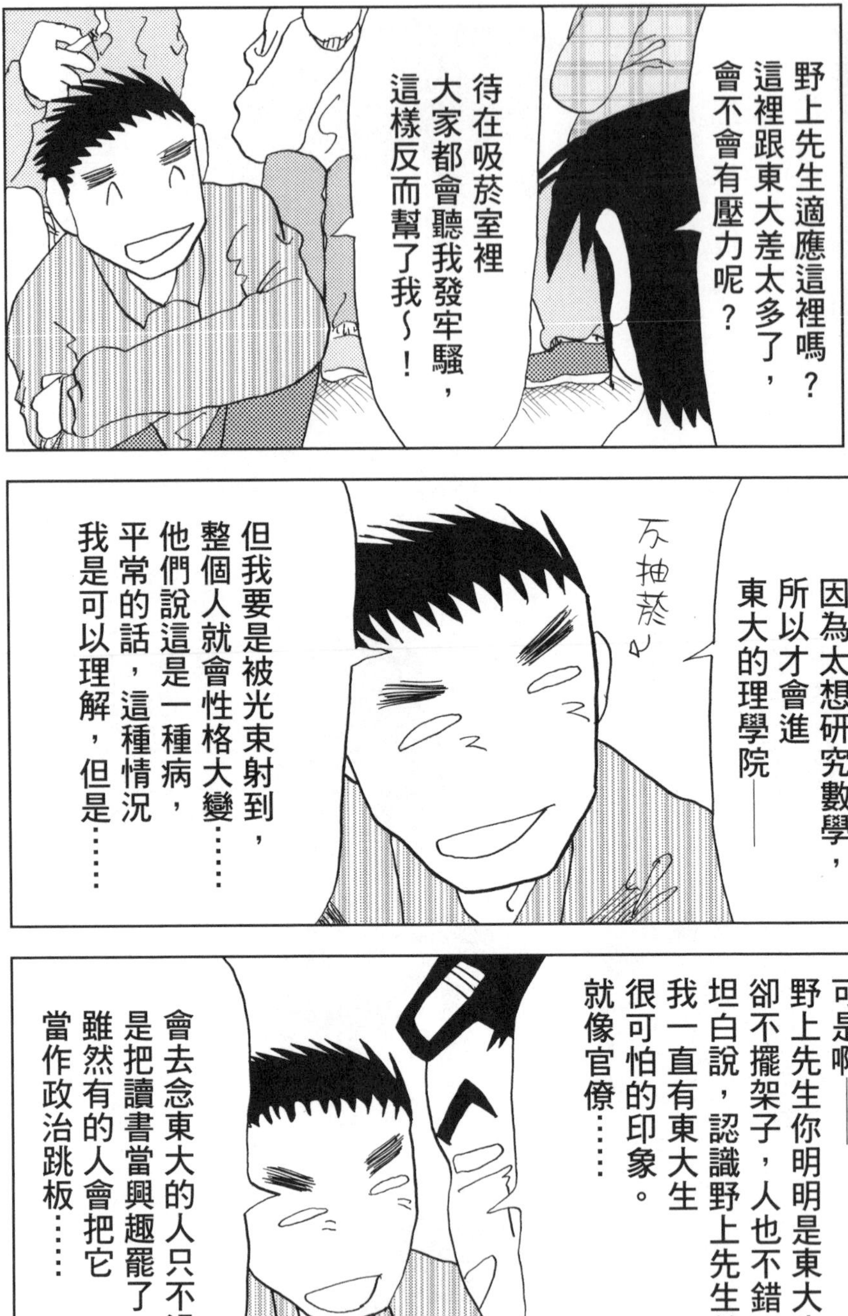

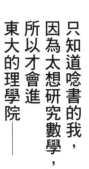

野上先生適應這裡嗎？
這裡跟東大差太多了，
會不會有壓力呢？
待在吸菸室裡
大家都會聽我發牢騷，
這樣反而幫了我～！
只知道唸書的我，
因為太想研究數學，
所以才會進
東大的理學院——
不抽菸
但我要是被光束射到，
整個人就會性格大變……
他們說這是一種病，
平常的話，這種情況
我是可以理解，但是……
可是啊——
野上先生你明明是東大生，
卻不擺架子，人也不錯……
坦白說，認識野上先生前，
我一直有東大生
很可怕的印象。
就像官僚……
會去念東大的人只不過
是把讀書當興趣罷了，
雖然有的人會把它
當作政治跳板……

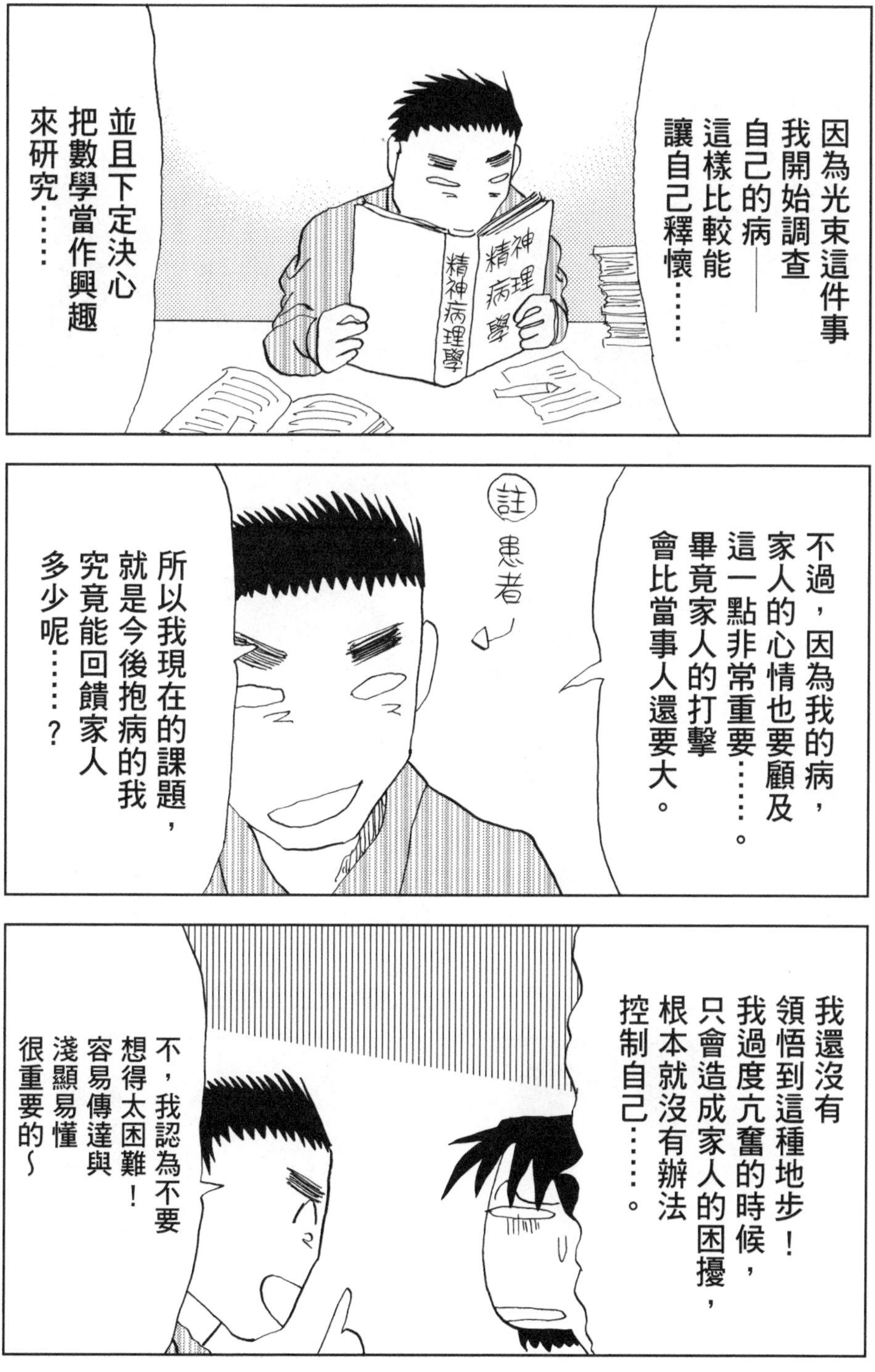
因為光束這件事
我開始調查
自己的病——
這樣比較能
讓自己釋懷……
精神病理學
精神病理學
並且下定決心
把數學當作興趣
來研究……
不過，因為我的病，
家人的心情也要顧及
這一點非常重要……。
畢竟家人的打擊
會比當事人還要大。
註 患者
所以我現在的課題，
就是今後抱病的我
究竟能回饋家人
多少呢……？
我還沒有
領悟到這種地步！
我過度亢奮的時候，
只會造成家人的困擾，
根本就沒有辦法
控制自己……。
不，我認為不要
想得太困難！
容易傳達與
淺顯易懂
很重要的～

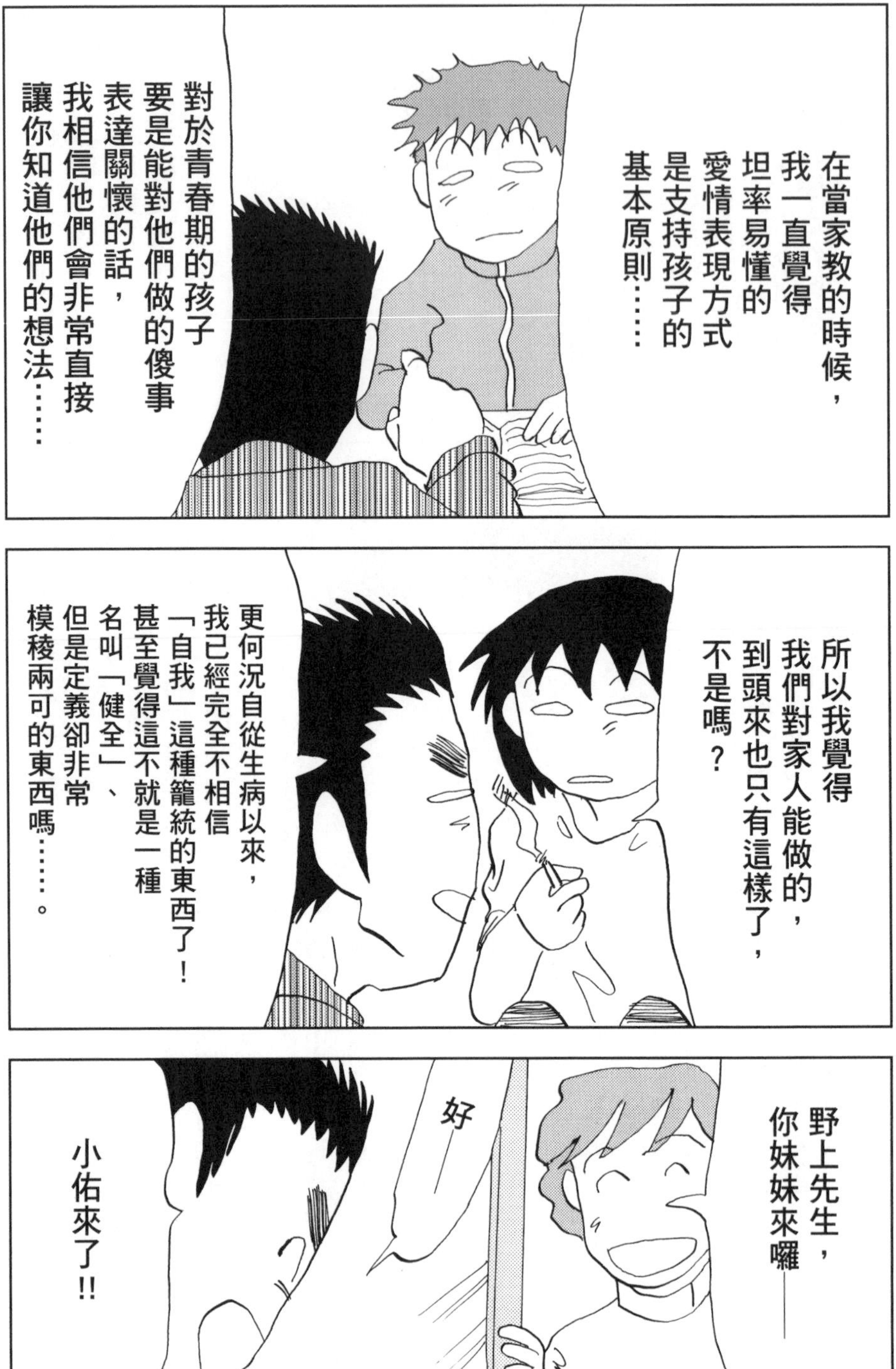
在當家教的時候，我一直覺得坦率易懂的愛情表現方式是支持孩子的基本原則……
對於青春期的孩子要是能對他們做的傻事表達關懷的話，我相信他們會非常直接讓你知道他們的想法……
所以我覺得我們對家人能做的，到頭來也只有這樣了，不是嗎？
更何況自從生病以來，我已經完全不相信「自我」這種籠統的東西了！甚至覺得這不就是一種名叫「健全」、但是定義卻非常模稜兩可的東西嗎……。
野上先生，你妹妹來囉——
好—
小佑來了!!

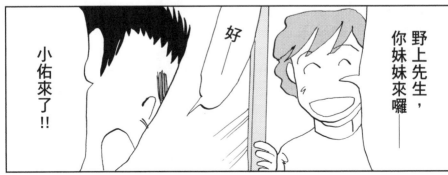

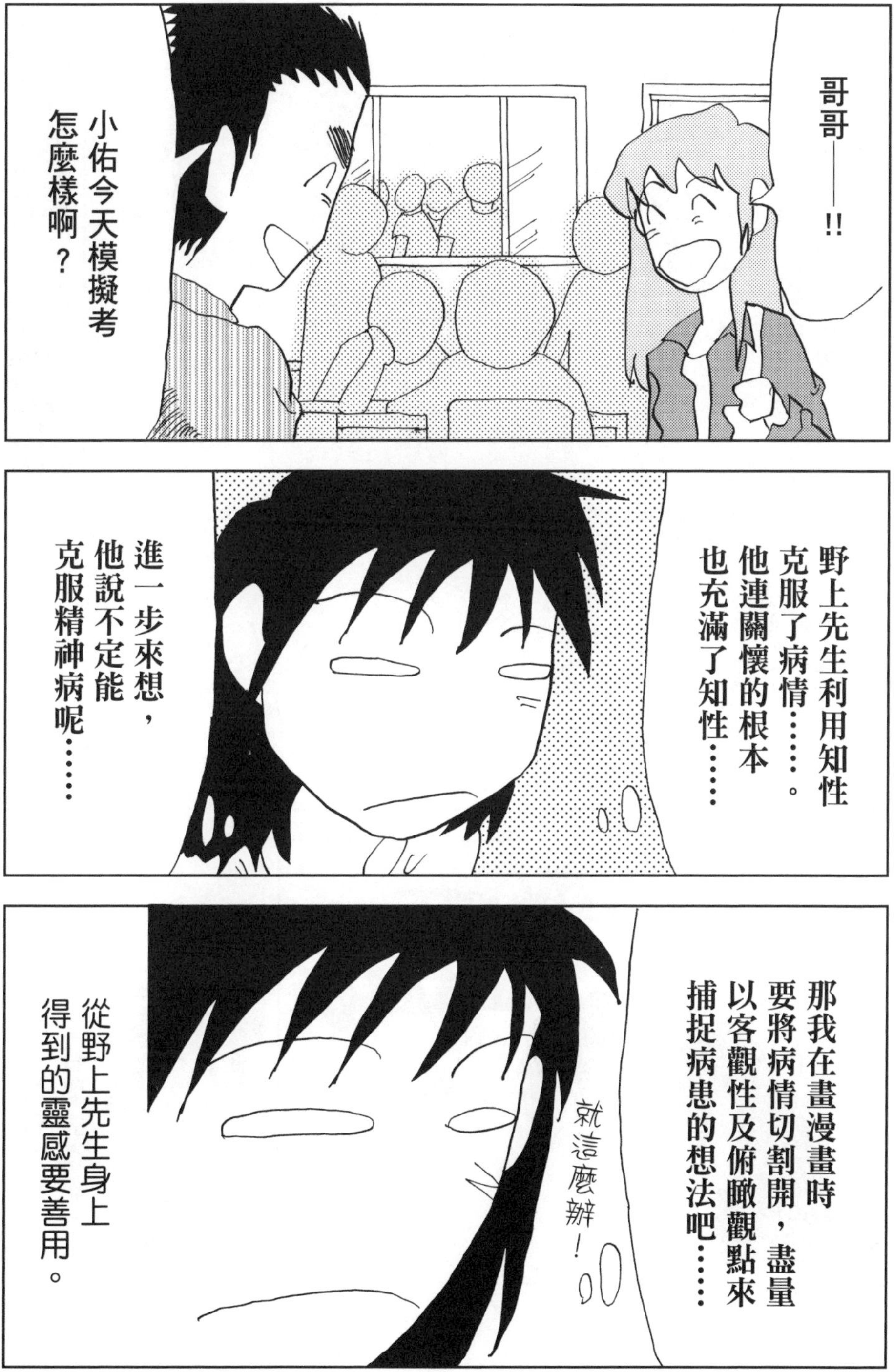
哥哥——!!
小佑今天模擬考怎麼樣啊？
野上先生利用知性克服了病情……。他連關懷的根本也充滿了知性……
進一步來想，他說不定能克服精神病呢……
那我在畫漫畫時要將病情切割開，盡量以客觀性及俯瞰觀點來捕捉病患的想法吧……
就這麼辦！
從野上先生身上得到的靈感要善用。

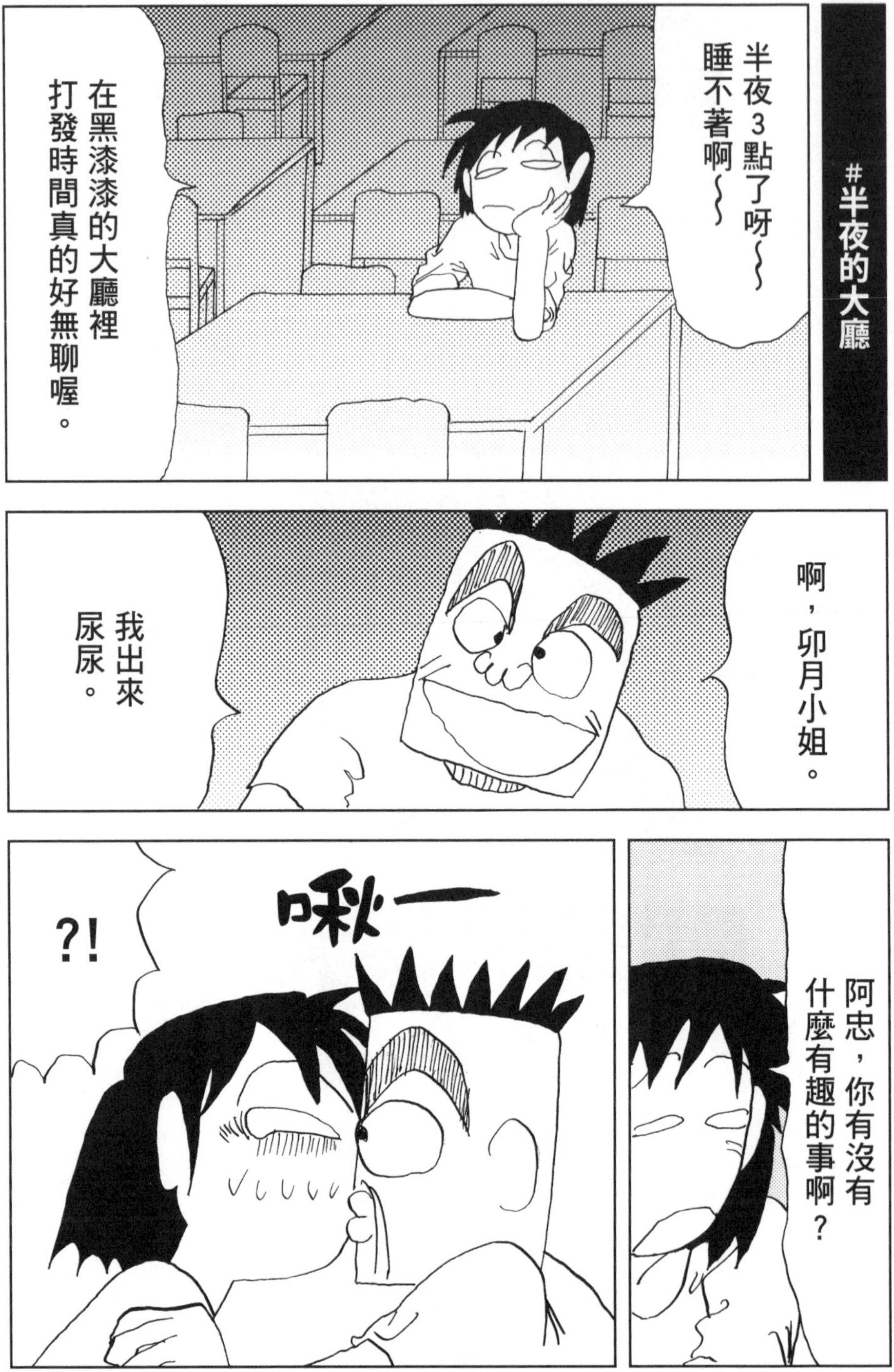
#半夜的大廳
半夜3點了呀～～
睡不著啊～～
在黑漆漆的大廳裡
打發時間真的好無聊喔。
啊，卯月小姐。
我出來
尿尿。
阿忠，你有沒有
什麼有趣的事啊？
啾一
?!

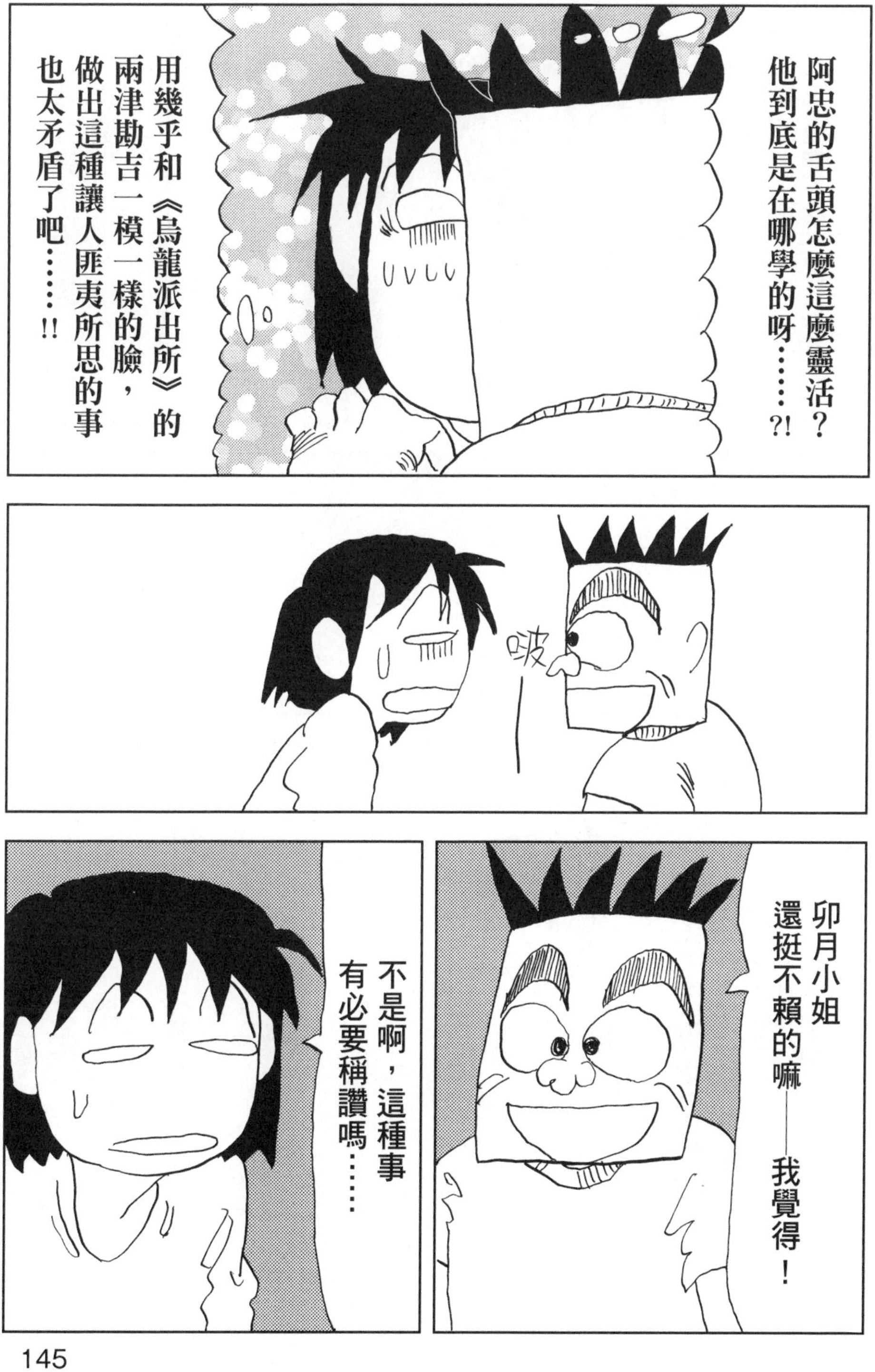
阿忠的舌頭怎麼這麼靈活？
他到底是在哪學的呀……?!
用幾乎和《烏龍派出所》的兩津勘吉一模一樣的臉，做出這種讓人匪夷所思的事也太矛盾了吧……!!
啵
卯月小姐還挺不賴的嘛——我覺得！
不是啊，這種事有必要稱讚嗎……

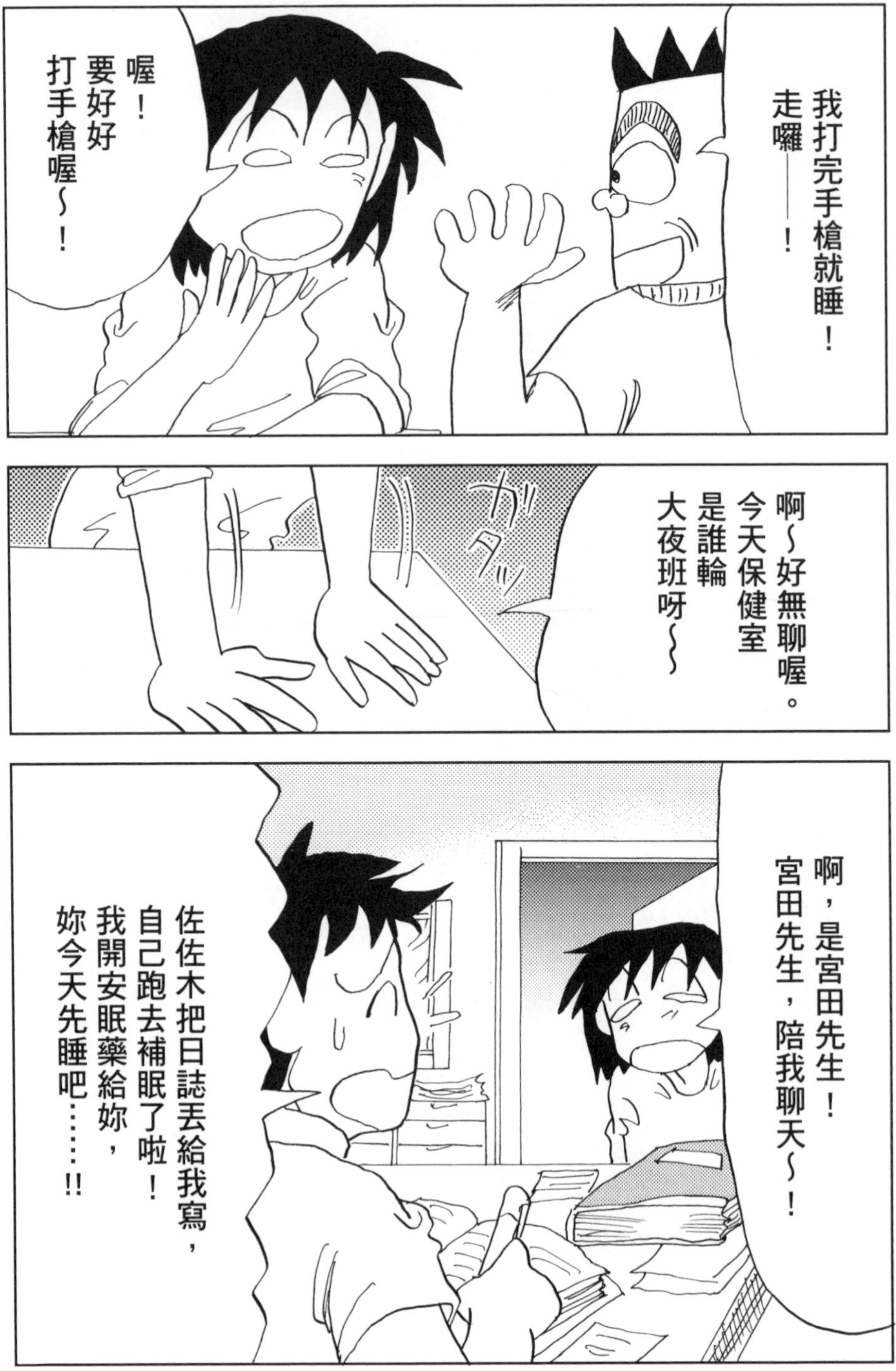
我打完手槍就睡！
走囉——！
喔！
要好好
打手槍喔～！
ガタッ
啊～好無聊喔。
今天保健室
是誰輪
大夜班呀～～
啊，是宮田先生！
宮田先生，陪我聊天～！
佐佐木把日誌丟給我寫，
自己跑去補眠了啦！
我開安眠藥給妳，
妳今天先睡吧……!!

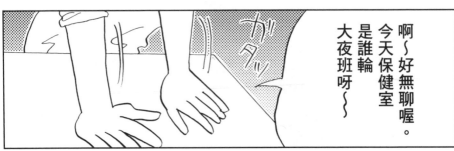

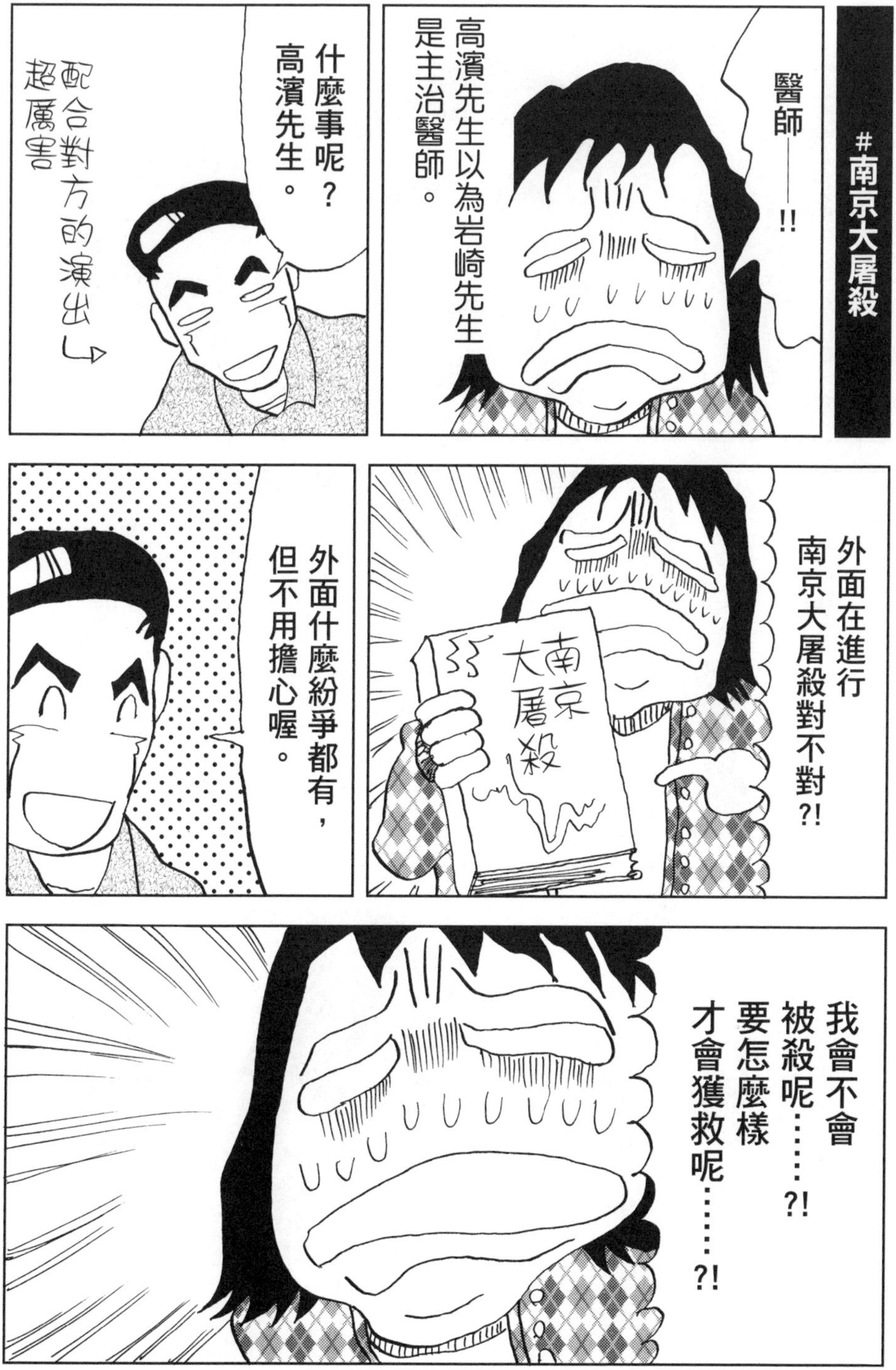
#南京大屠殺
醫師——!!
高濱先生以為岩崎先生是主治醫師。
什麼事呢？高濱先生。
配合對方的演出超厲害
外面在進行南京大屠殺對不對?!
南京大屠殺
外面什麼紛爭都有，但不用擔心喔。
我會不會被殺呢……?!
要怎麼樣才會獲救呢……?!

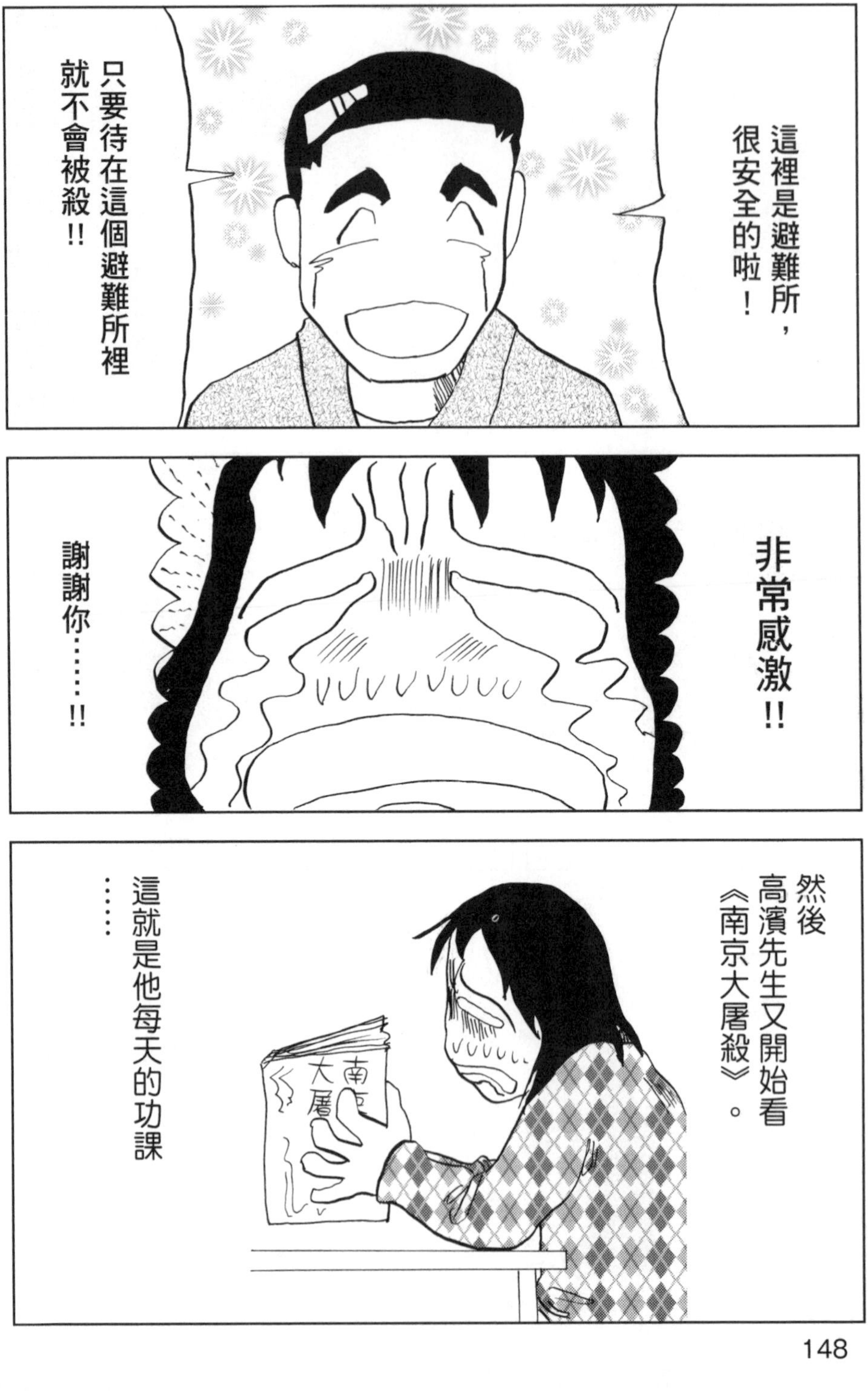
這裡是避難所，
很安全的啦！
只要待在這個避難所裡
就不會被殺!!
非常感激!!
謝謝你……!!
然後
高濱先生又開始看
《南京大屠殺》。
這就是他每天的功課
……

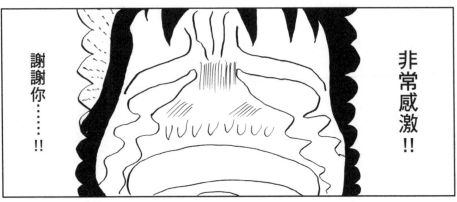

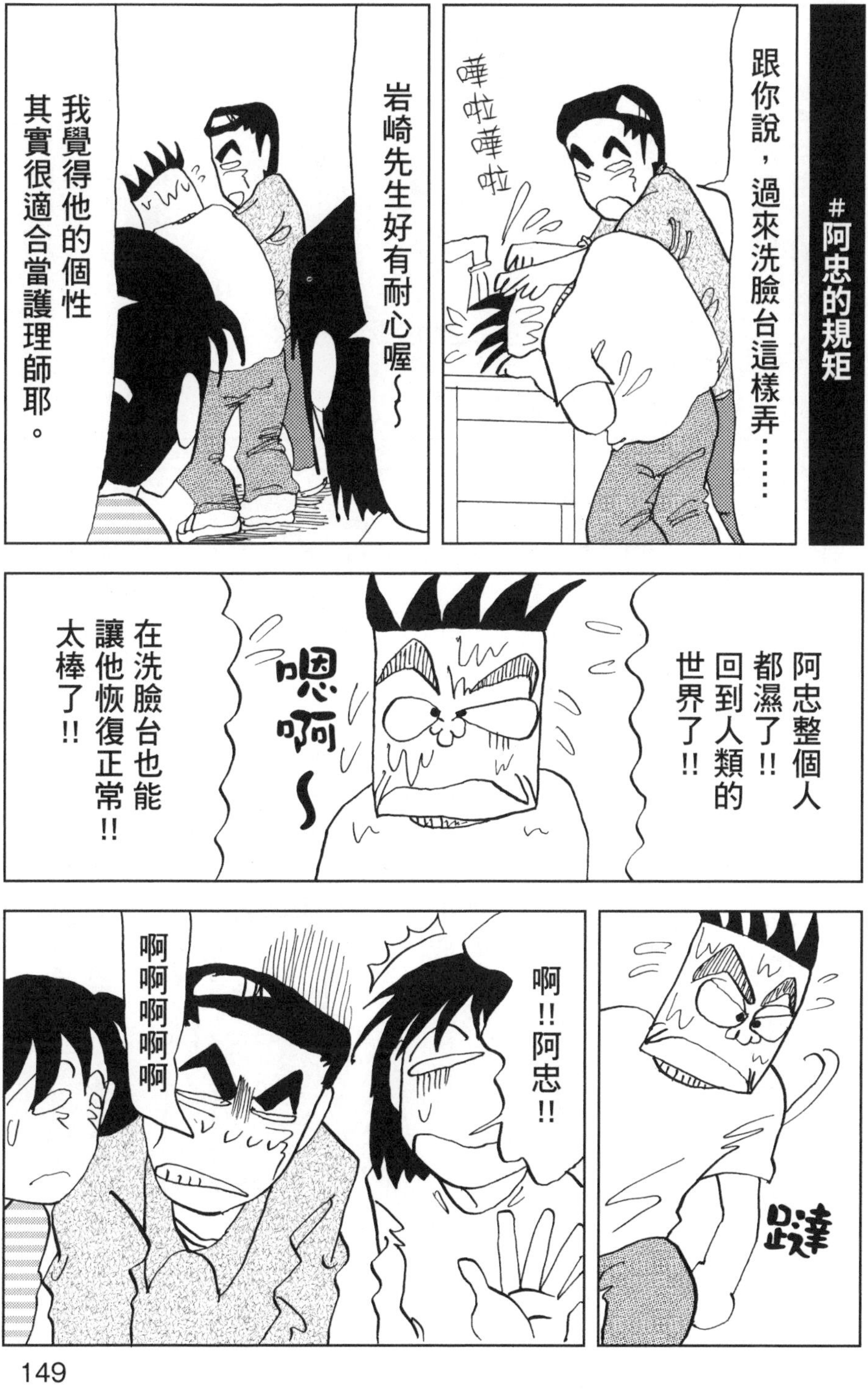
#阿忠的規矩
跟你說，過來洗臉台這樣弄……
嘩啦嘩啦
岩崎先生好有耐心喔～
我覺得他的個性其實很適合當護理師耶。
阿忠整個人都濕了!!回到人類的世界了!!
嗯啊～
在洗臉台也能讓他恢復正常!!太棒了!!
躂
啊!!阿忠!!
啊啊啊啊啊

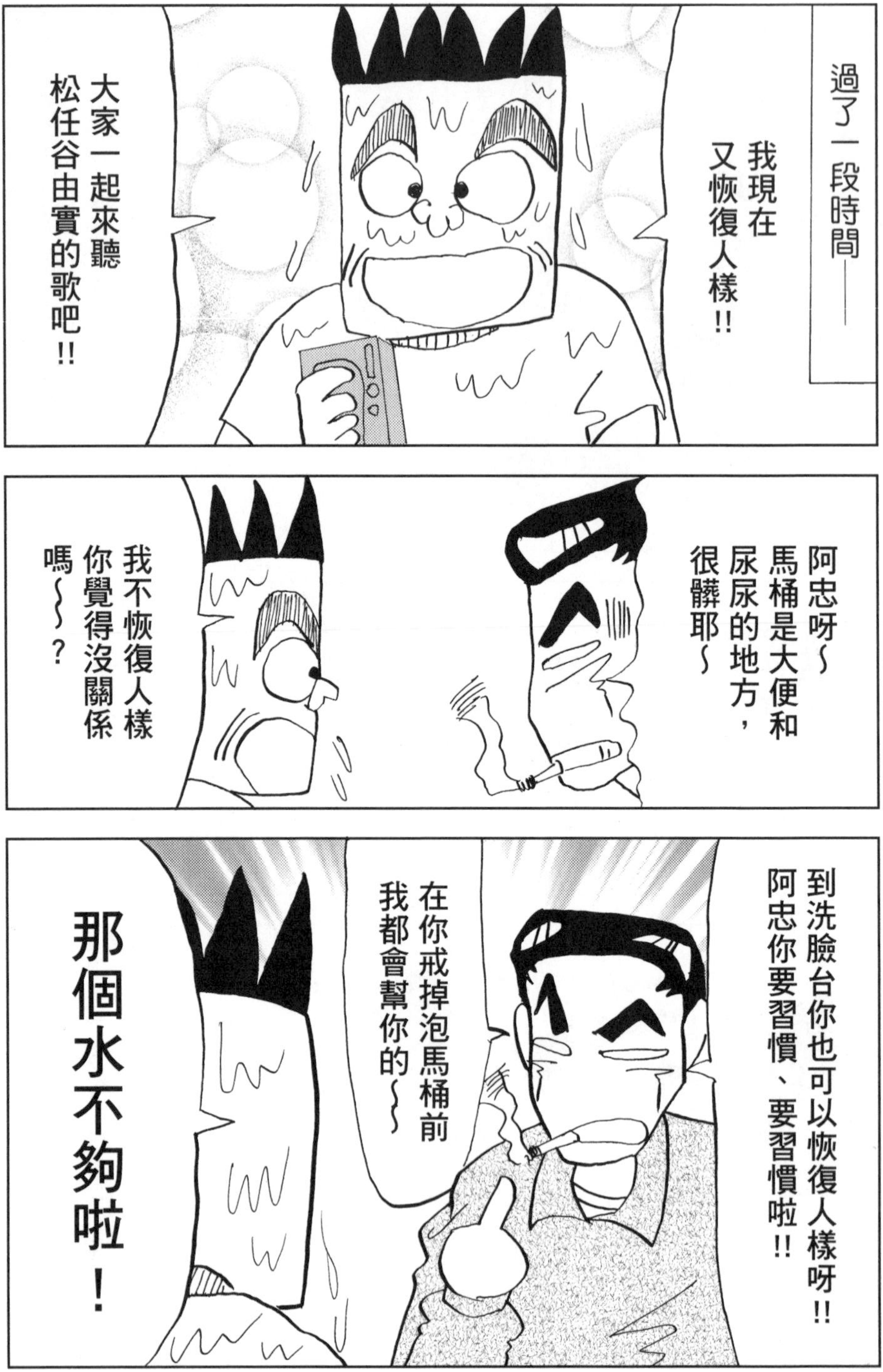
過了一段時間——
我現在又恢復人樣!!
大家一起來聽松任谷由實的歌吧!!
阿忠呀～馬桶是大便和尿尿的地方，很髒耶～
我不恢復人樣你覺得沒關係嗎～～？
到洗臉台你也可以恢復人樣呀!!阿忠你要習慣、要習慣啦!!
在你戒掉泡馬桶前我都會幫你的～～
那個水不夠啦！

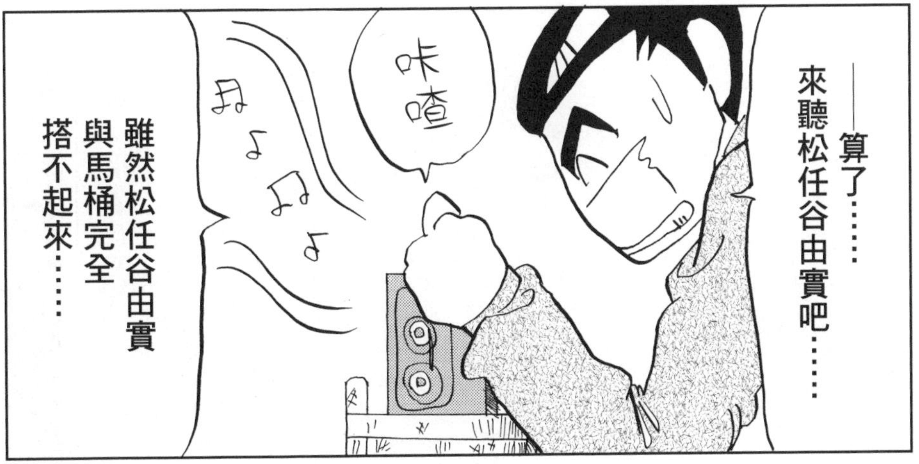
——算了……
來聽松任谷由實吧……
咔喳
雖然松任谷由實
與馬桶完全
搭不起來……
※泡

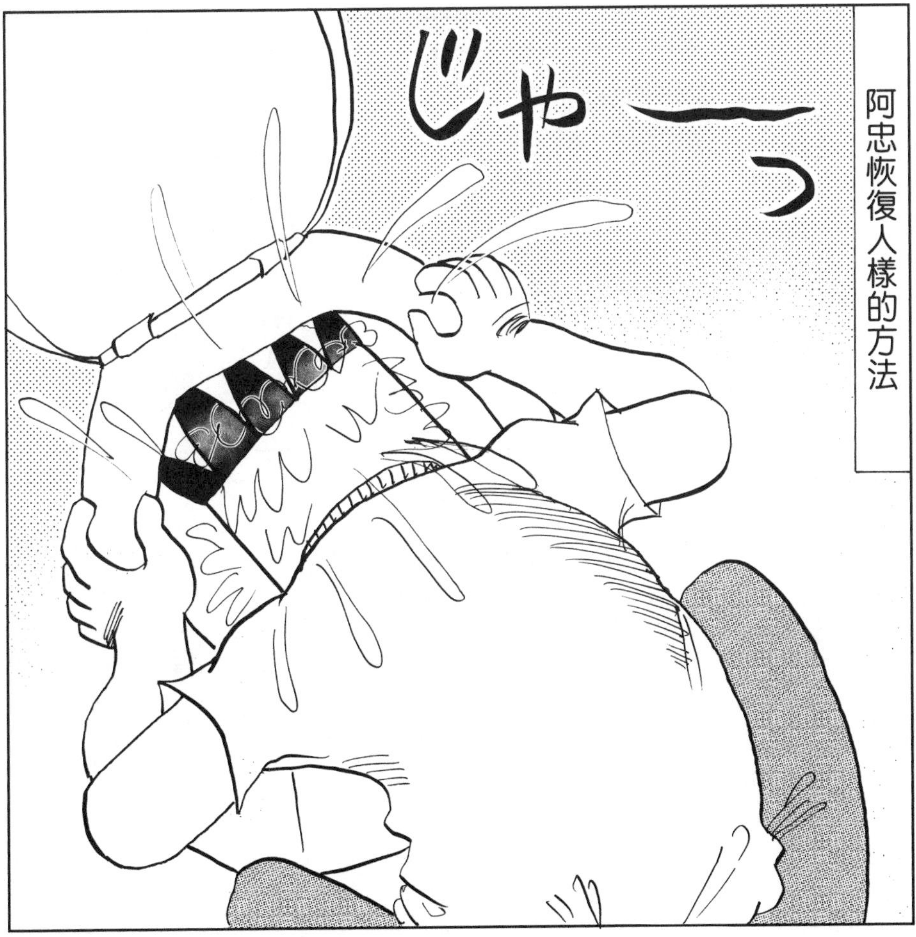
阿忠恢復人樣的方法
じゃーっ

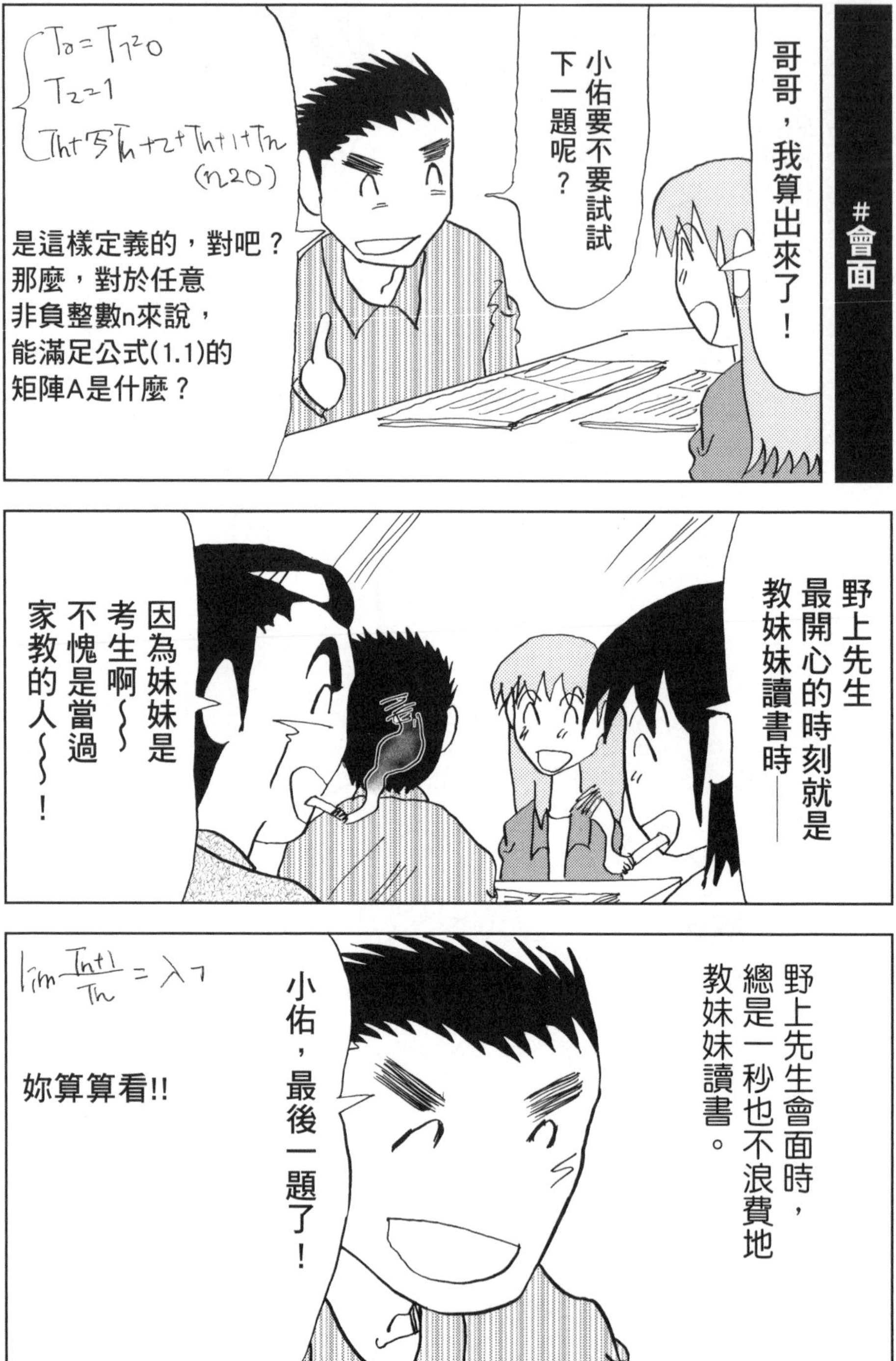
#會面
哥哥，我算出來了！
小佑要不要試試下一題呢？
是這樣定義的，對吧？那麼，對於任意非負整數n來說，能滿足公式(1.1)的矩陣A是什麼？
野上先生最開心的時刻就是教妹妹讀書時——
因為妹妹是考生啊~~不愧是當過家教的人~~！
野上先生會面時，總是一秒也不浪費地教妹妹讀書。
小佑，最後一題了！
妳算算看!!

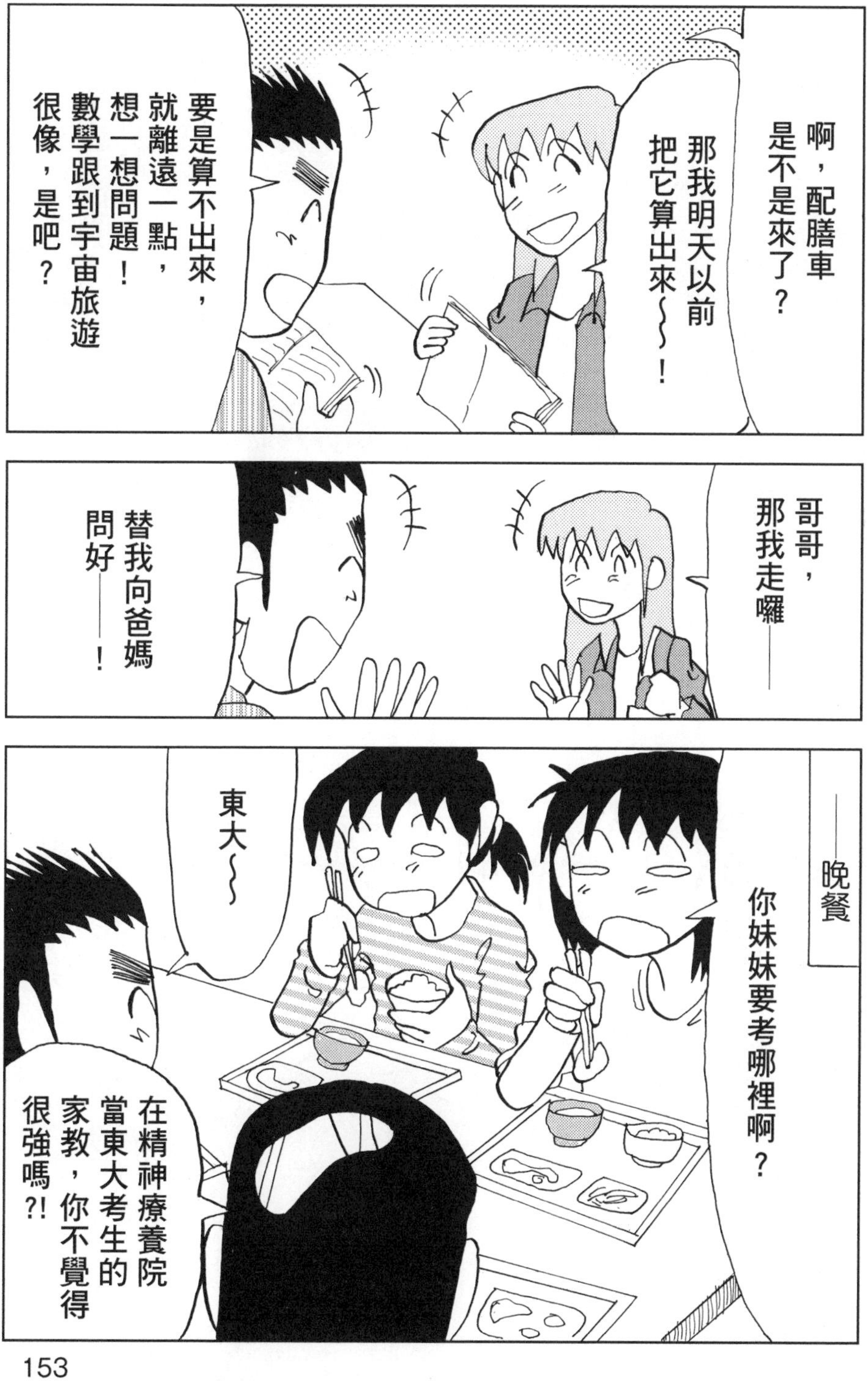
啊，配膳車是不是來了？
那我明天以前把它算出來～～！
要是算不出來，就離遠一點，想一想問題！數學跟到宇宙旅遊很像，是吧？
哥哥，那我走囉——
替我向爸媽問好——！
——晚餐
你妹妹要考哪裡啊？
東大～～
在精神療養院當東大考生的家教，你不覺得很強嗎?!

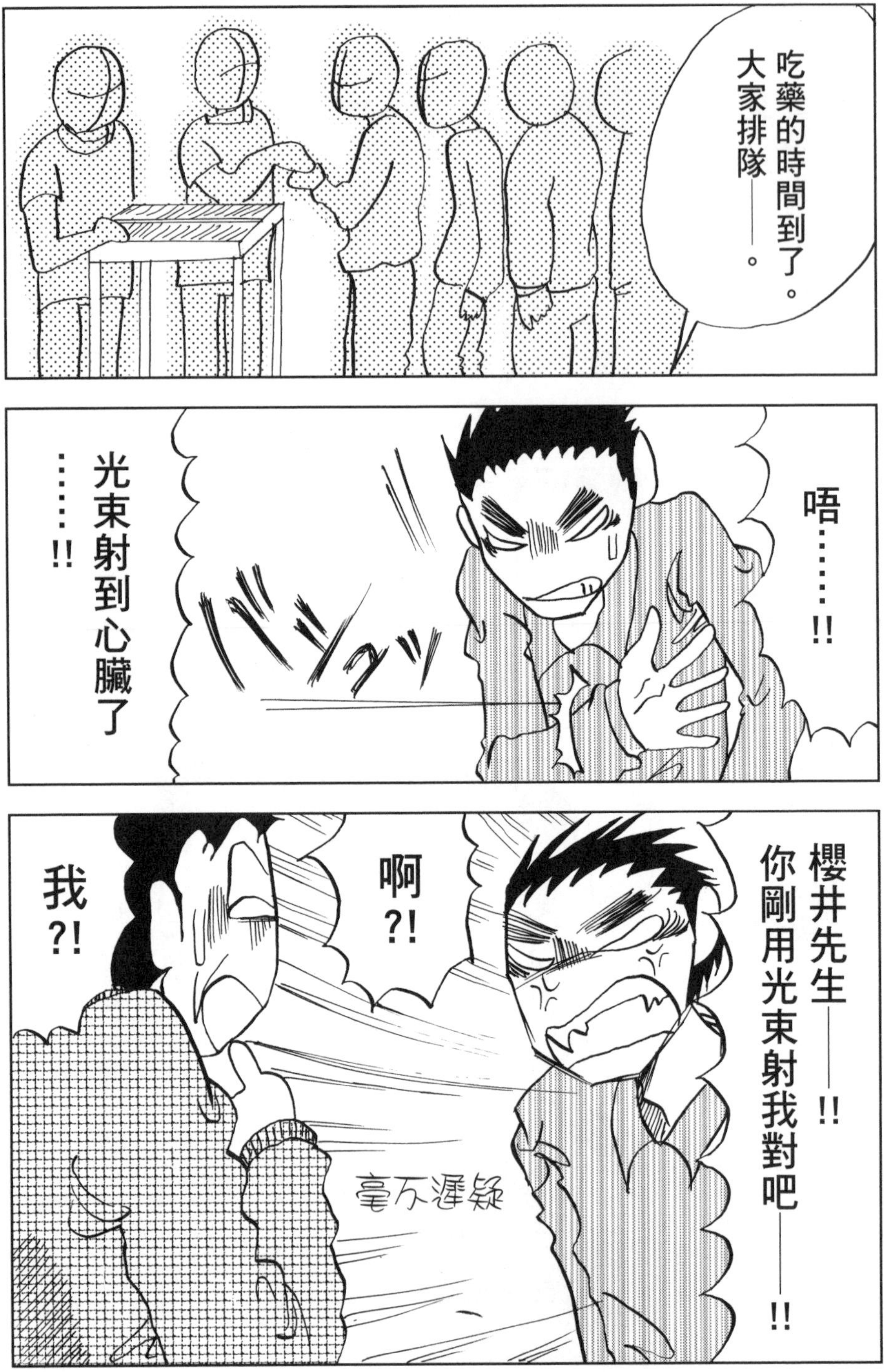

吃藥的時間到了。大家排隊——。
唔……!!
光束射到心臟了……!!
櫻井先生——!! 你剛用光束射我對吧——!!
啊?!
我?!
毫不遲疑

※咻

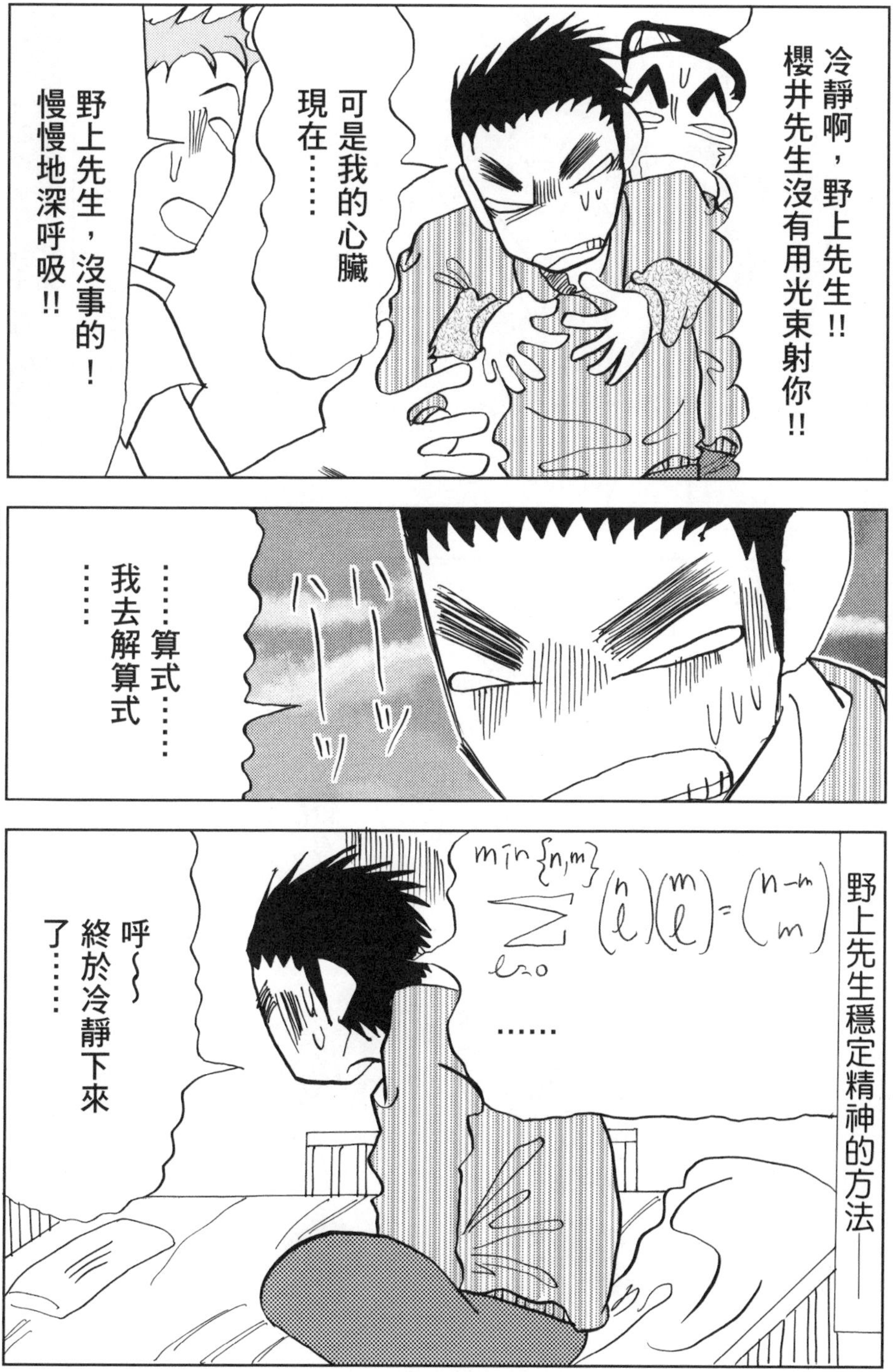
冷靜啊，野上先生!!
櫻井先生沒有用光束射你!!
可是我的心臟現在……
野上先生，沒事的！慢慢地深呼吸!!
ハーッ
ハーッ
……算式……
我去解算式……
野上先生穩定精神的方法——
$\sum_{l=0}^{\min\{n,m\}} \binom{n}{l}\binom{m}{l} = \binom{n-m}{m}$
……
呼～終於冷靜下來了……

※喘氣

#加奈小姐

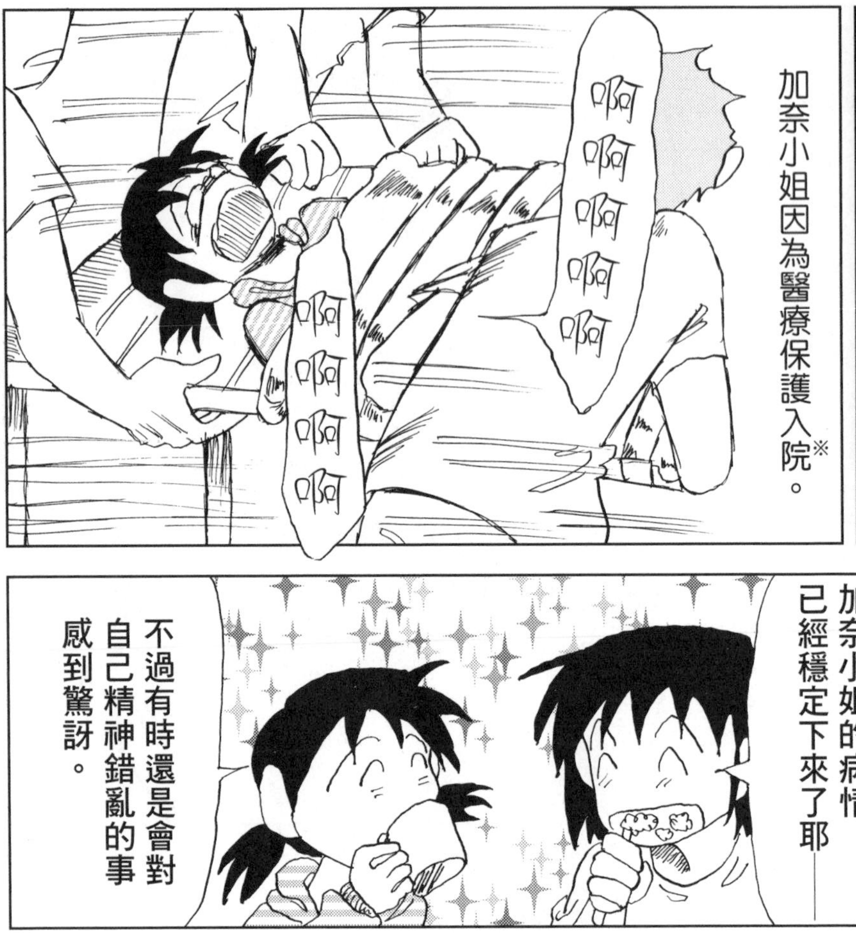

加奈小姐因為醫療保護入院※。
啊啊啊啊啊
啊啊啊啊啊
加奈小姐的病情已經穩定下來了耶——
不過有時還是會對自己精神錯亂的事感到驚訝。
爸爸媽媽也嚇了一跳。
大家的妹妹
天真無邪
應該是考試念書的壓力造成的吧。

※對象為無自傷傷人之虞，需住院治療卻無法自行入院者。

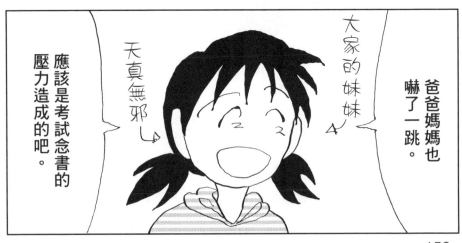

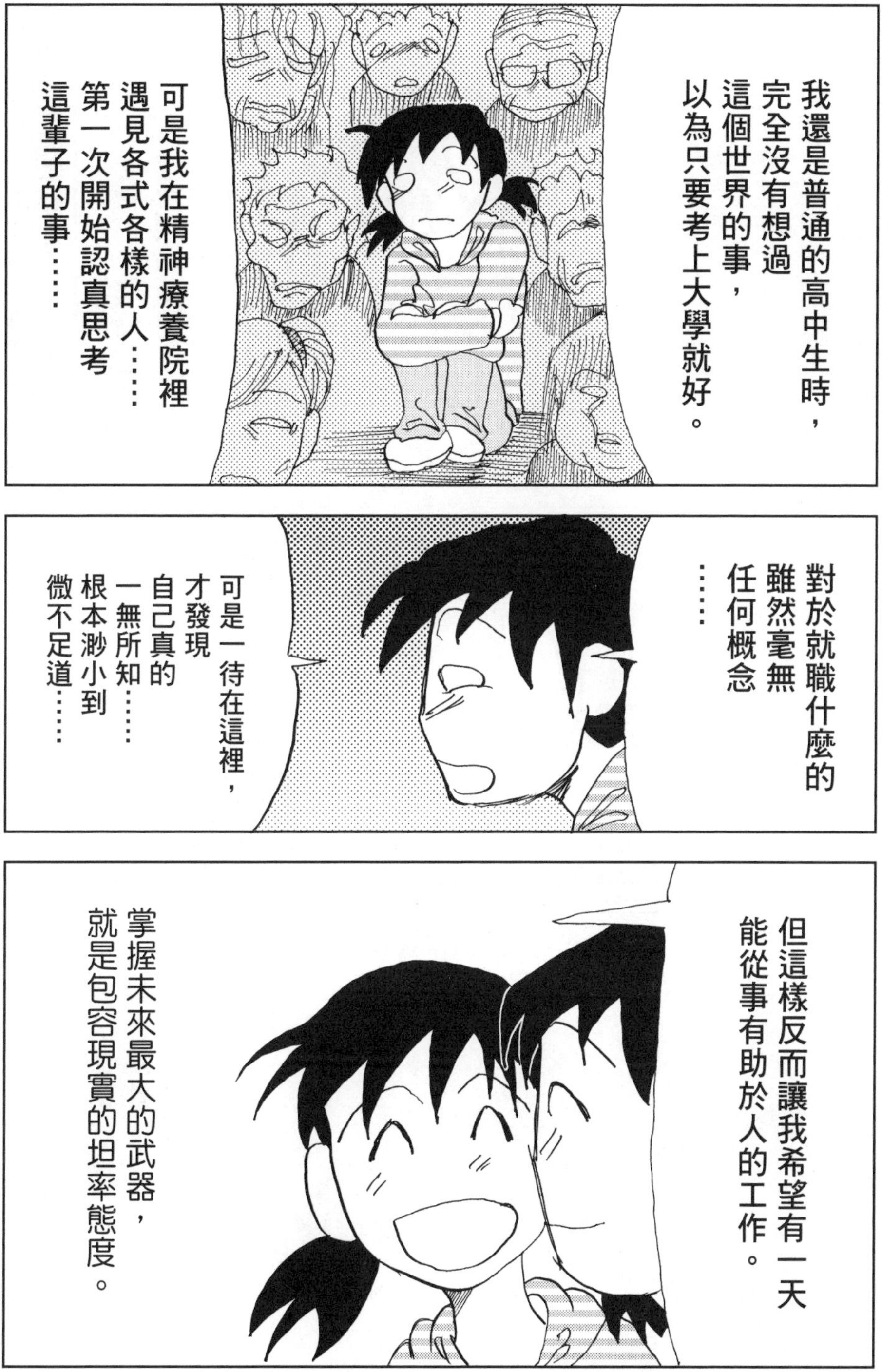
我還是普通的高中生時，
完全沒有想過
這個世界的事，
以為只要考上大學就好。
可是我在精神療養院裡
遇見各式各樣的人……
第一次開始認真思考
這輩子的事……
對於就職什麼的
雖然毫無
任何概念
……
可是一待在這裡，
才發現
自己真的
一無所知……
根本渺小到
微不足道……
但這樣反而讓我希望有一天
能從事有助於人的工作。
掌握未來最大的武器，
就是包容現實的坦率態度。

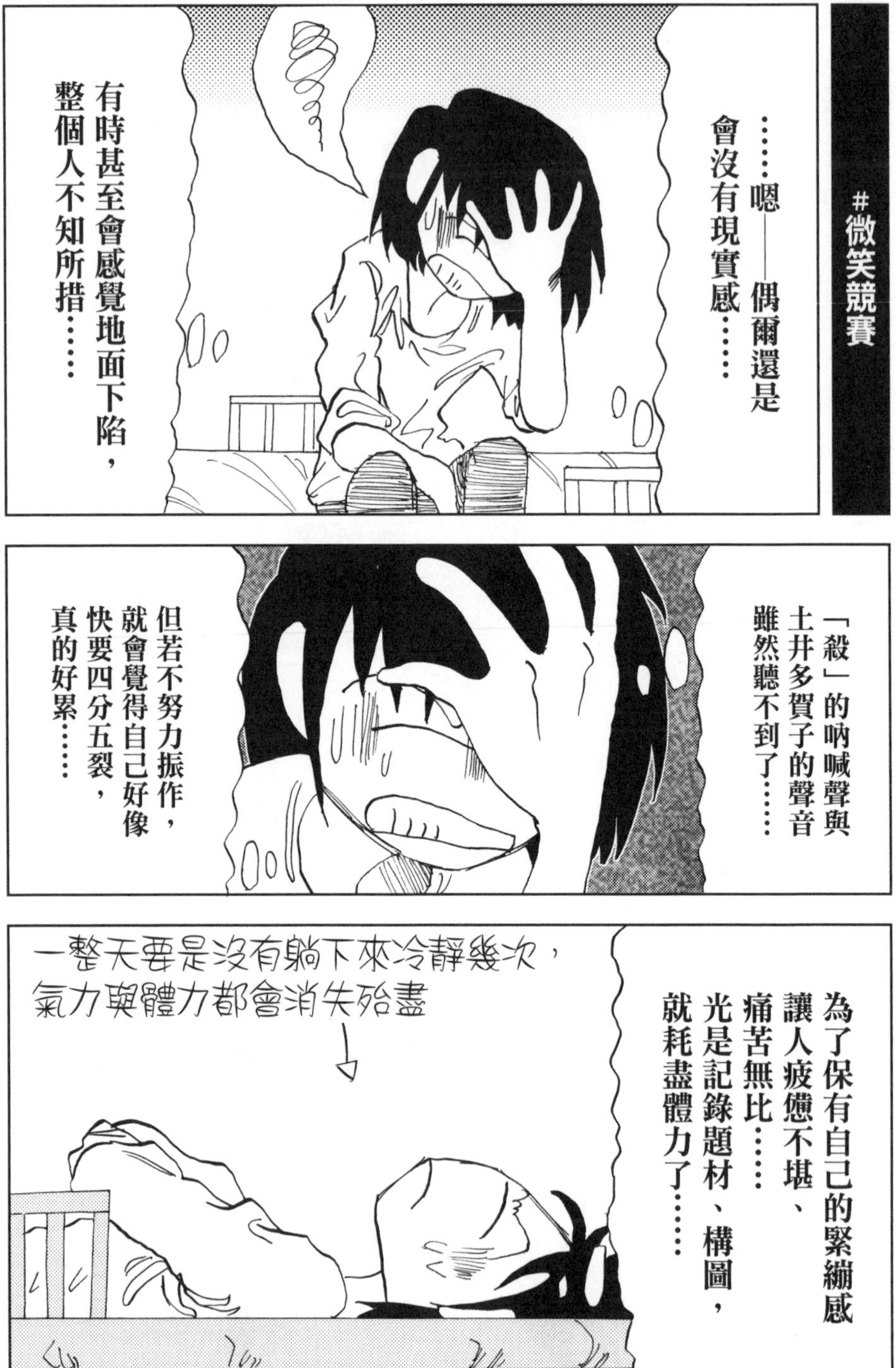

#微笑競賽
……嗯——偶爾還是
會沒有現實感……
有時甚至會感覺地面下陷，
整個人不知所措……
「殺」的吶喊聲與
土井多賀子的聲音
雖然聽不到了……
但若不努力振作，
就會覺得自己好像
快要四分五裂，
真的好累……
為了保有自己的緊繃感
讓人疲憊不堪、
痛苦無比……
光是記錄題材、構圖，
就耗盡體力了……
一整天要是沒有躺下來冷靜幾次，
氣力與體力都會消失殆盡

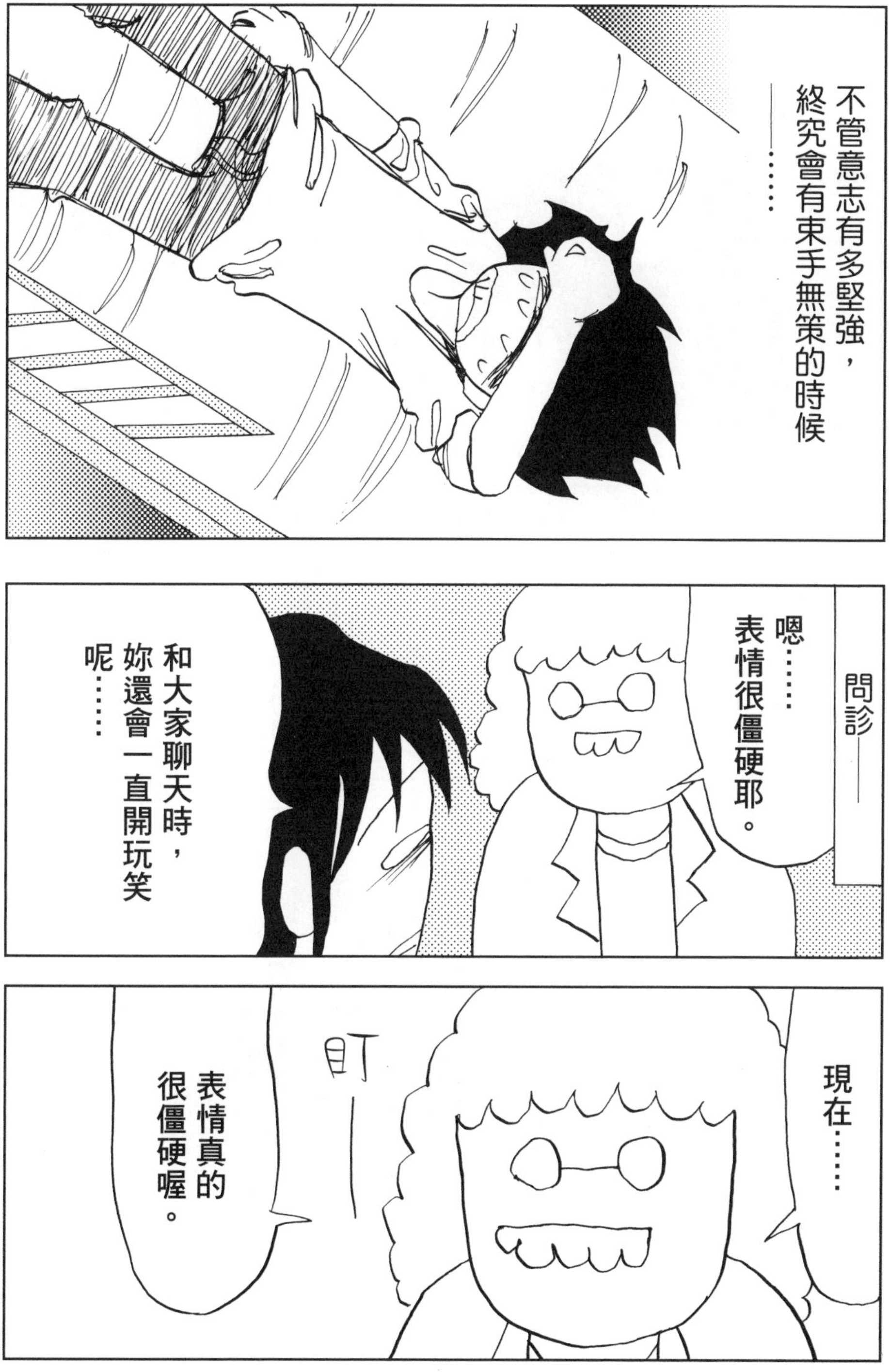

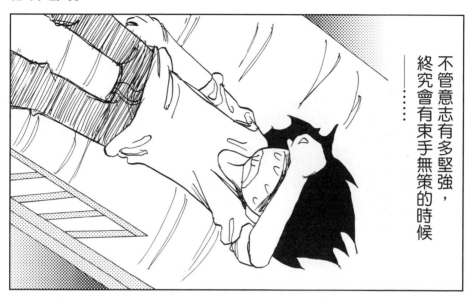

不管意志有多堅強，
終究會有束手無策的時候
——……
問診——
嗯……
表情很僵硬耶。
和大家聊天時，
妳還會一直開玩笑
呢……
現在……
盯——
表情真的
很僵硬喔。

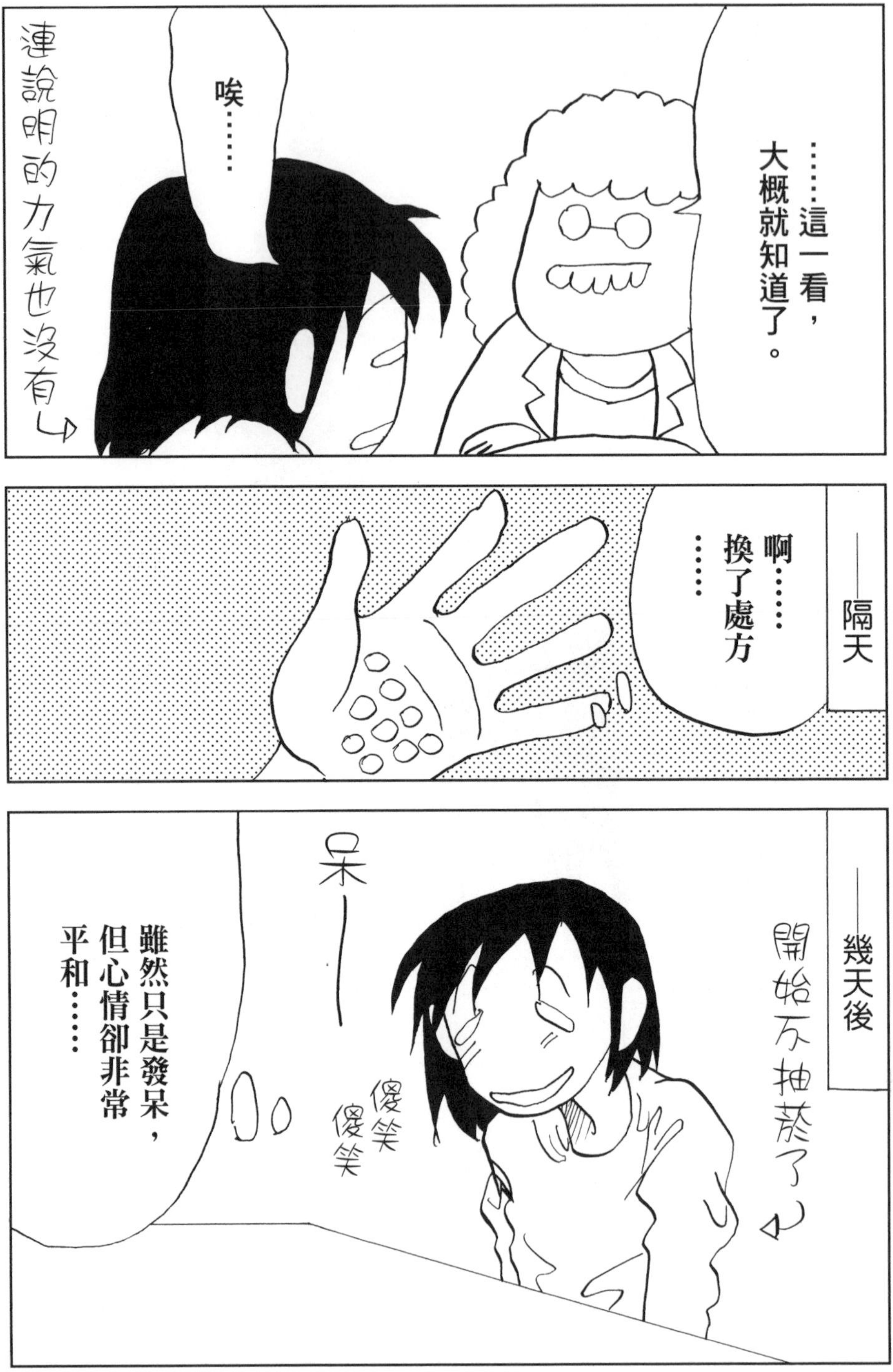
……這一看，大概就知道了。
唉……
連說明的力氣也沒有↓
——隔天
啊……換了處方……
——幾天後
開始不抽菸了↓
呆——
傻笑
傻笑
雖然只是發呆，但心情卻非常平和……

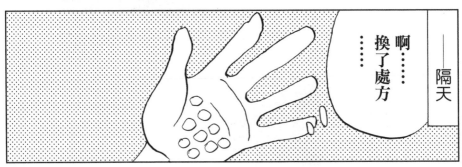

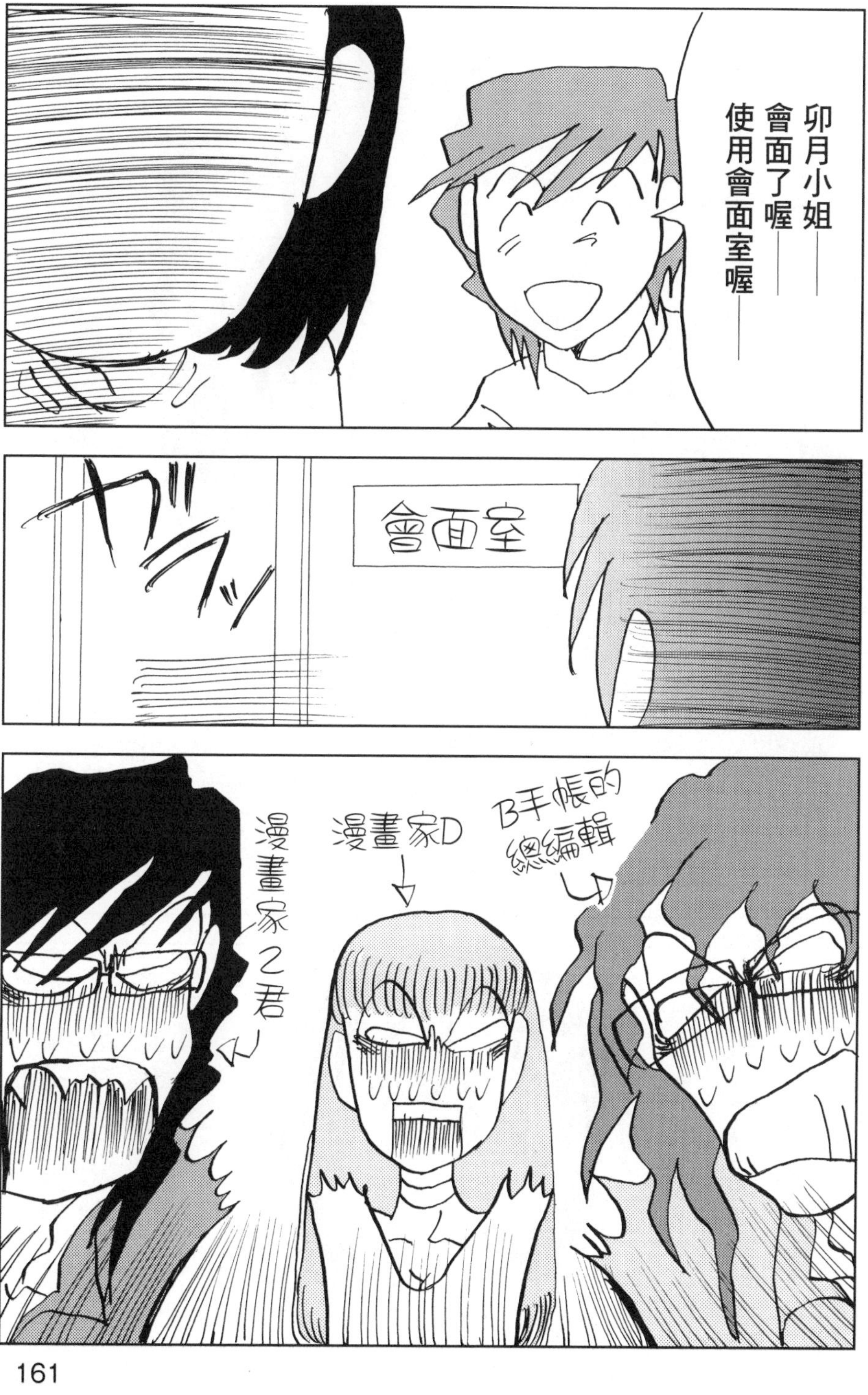

※嘎啦

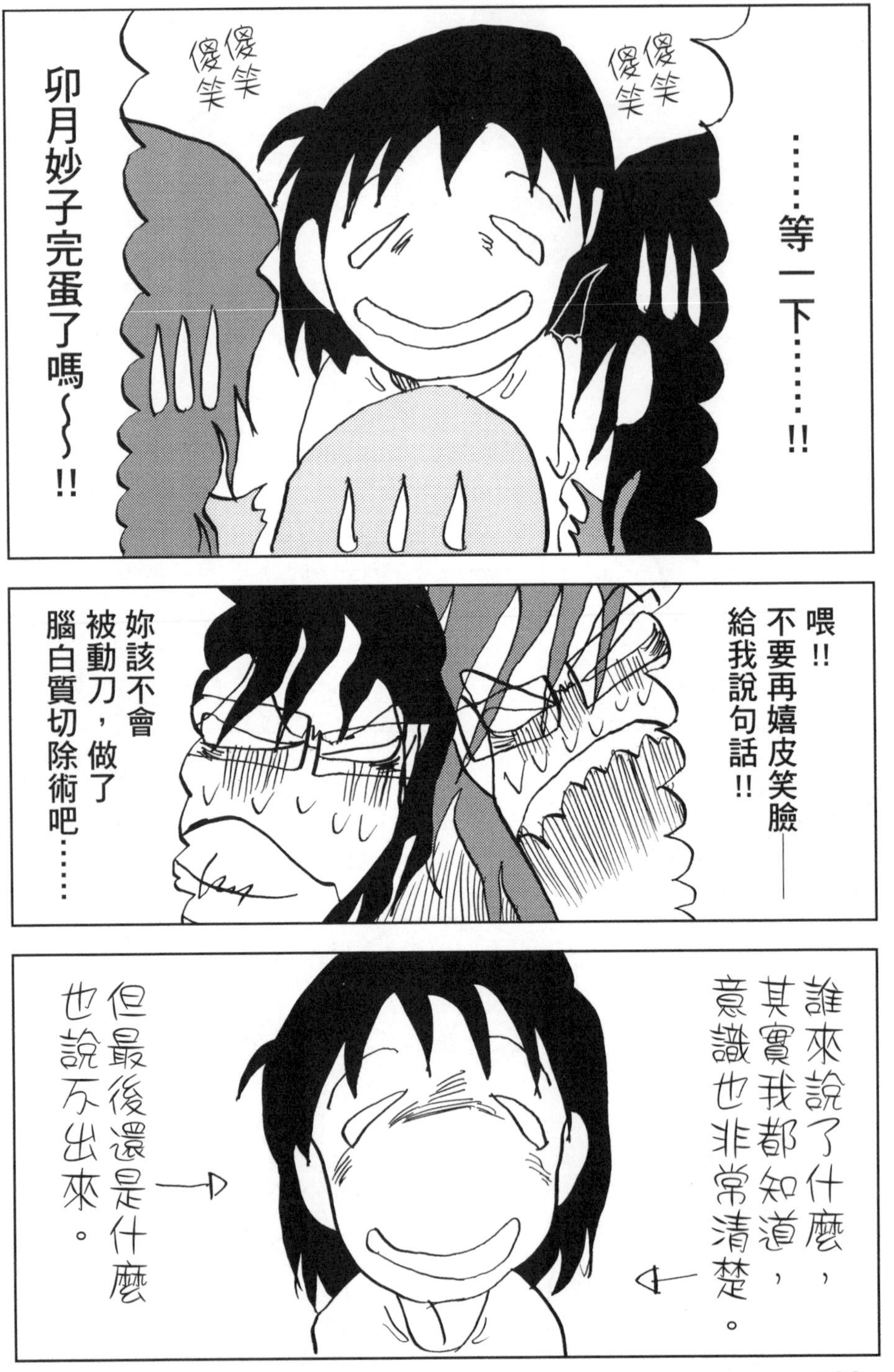
傻笑傻笑
傻笑傻笑
……等一下……!!
卯月妙子完蛋了嗎~~!!
喂!!不要再嬉皮笑臉——給我說句話!!
妳該不會被動刀,做了腦白質切除術吧……
誰來說了什麼,其實我都知道,意識也非常清楚。
但最後還是什麼也說不出來。

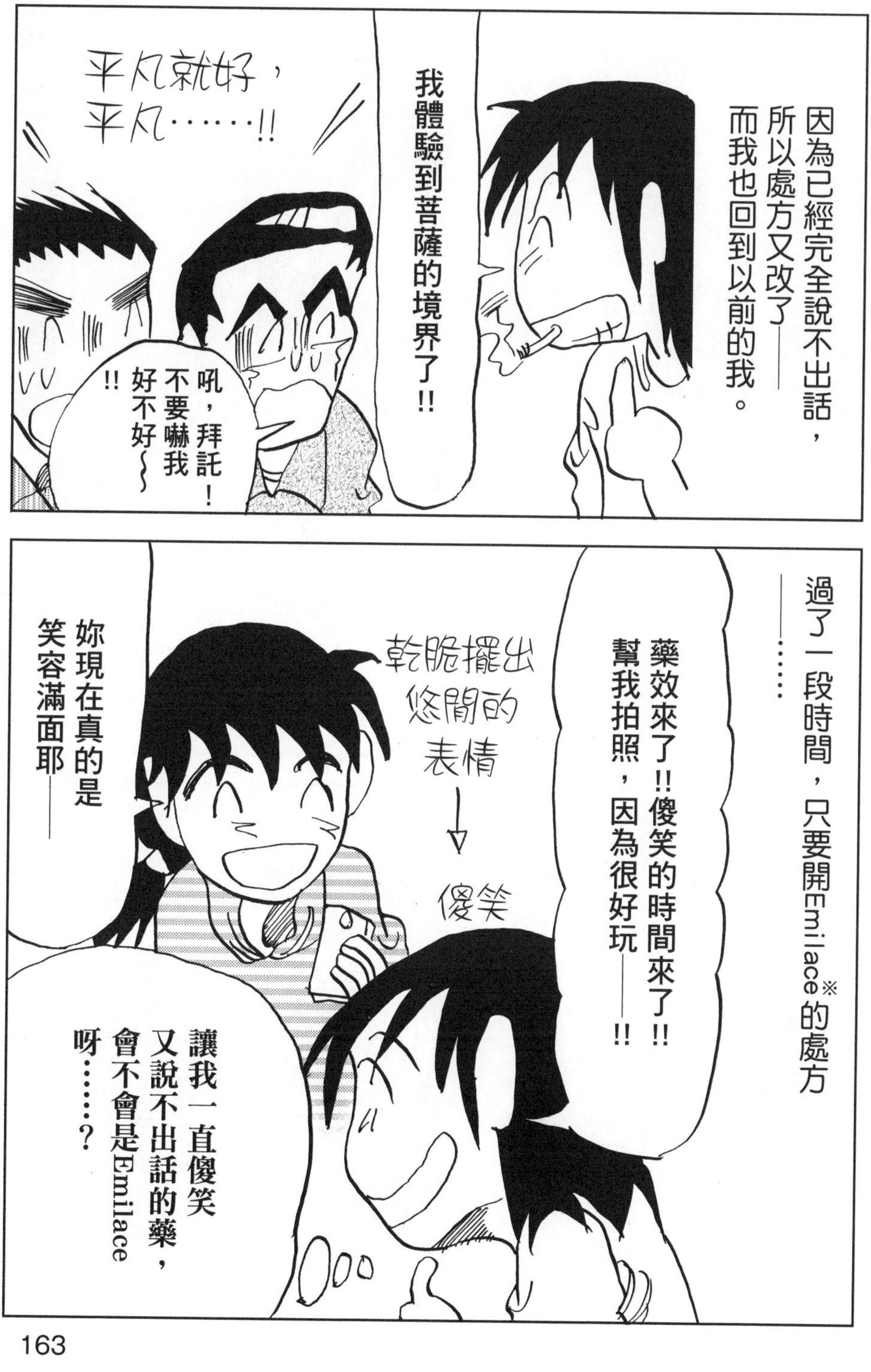
因為已經完全說不出話，所以處方又改了——而我也回到以前的我。
我體驗到菩薩的境界了!!
平凡就好，平凡……!!
吼，拜託！不要嚇我好不好~~!!
過了一段時間，只要開Emilace※的處方——……
藥效來了!!傻笑的時間來了!!幫我拍照，因為很好玩——!!
乾脆擺出悠閒的表情
傻笑
妳現在真的是笑容滿面耶——
讓我一直傻笑又說不出話的藥，會不會是Emilace呀……？

※Emilace為商品名，成分為Nemonaprid。

#慰勞品

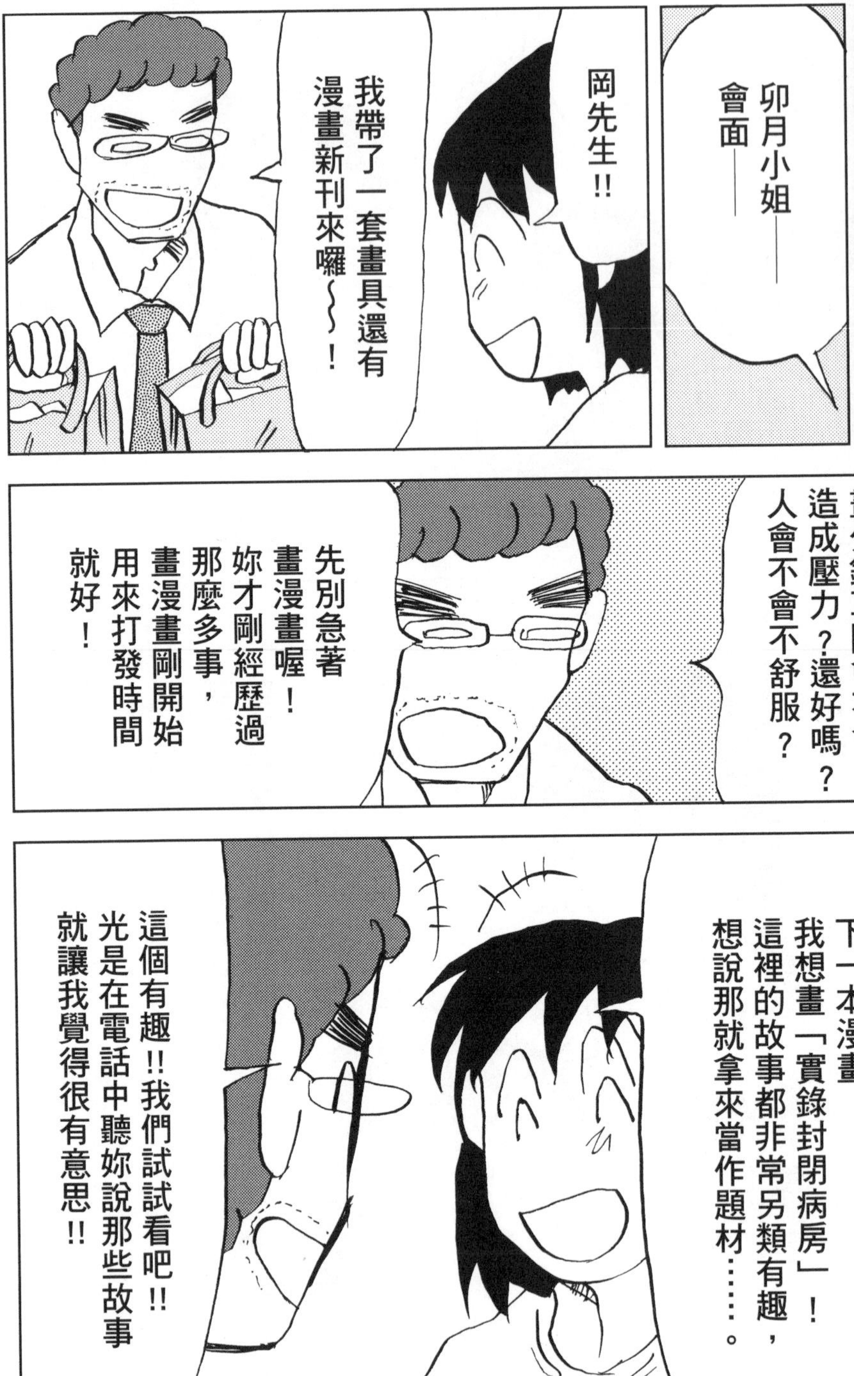
卯月小姐——會面——
岡先生!!
我帶了一套畫具還有漫畫新刊來囉~~~!
畫分鏡草圖會不會造成壓力?還好嗎?人會不會不舒服?
先別急著畫漫畫喔!妳才剛經歷過那麼多事,畫漫畫剛開始用來打發時間就好!
下一本漫畫我想畫「實錄封閉病房」!這裡的故事都非常另類有趣,想說那就拿來當作題材……。
這個有趣!!我們試試看吧!!光是在電話中聽妳說那些故事就讓我覺得很有意思!!

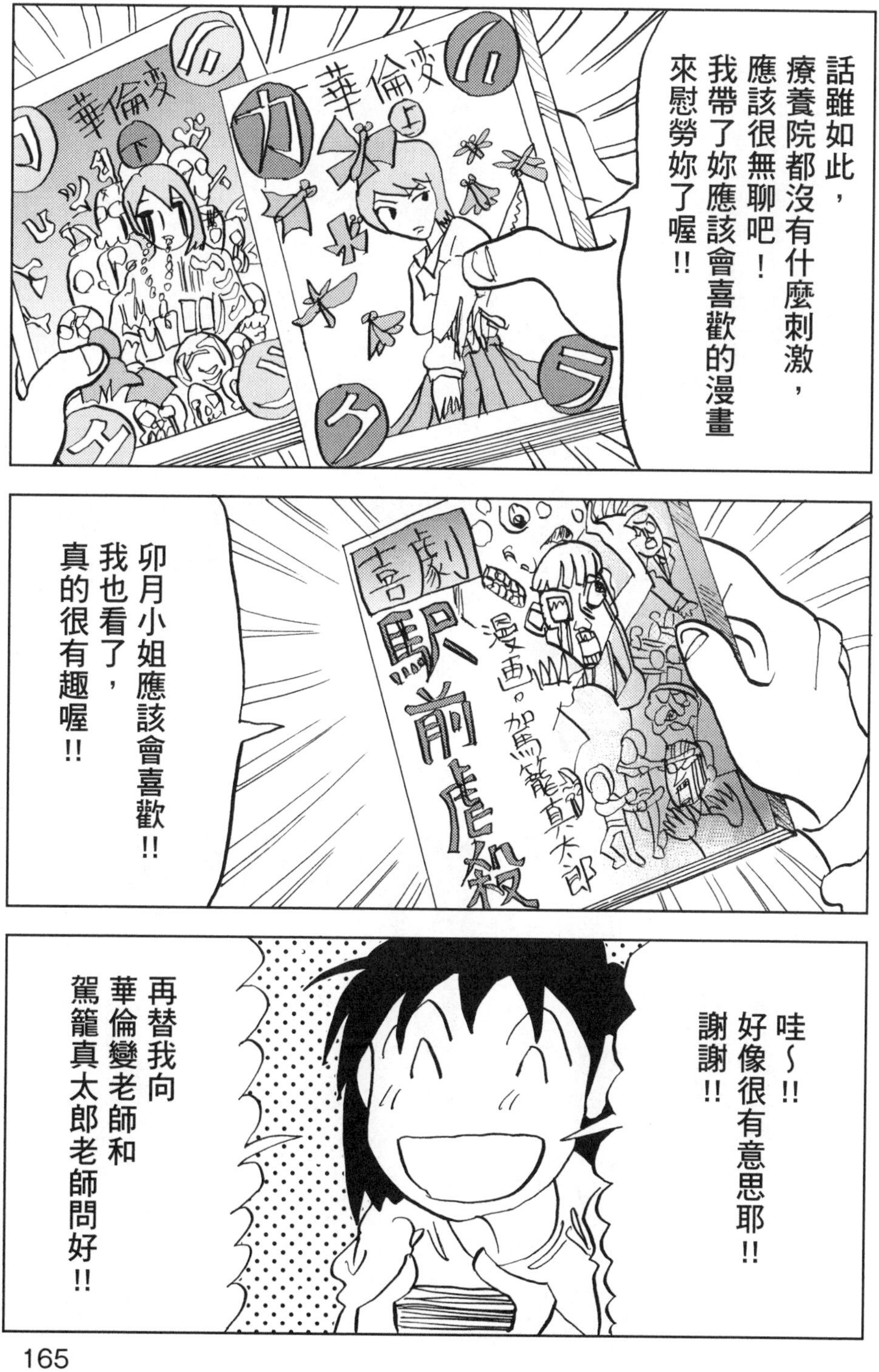
話雖如此，療養院都沒有什麼刺激，應該很無聊吧！我帶了妳應該會喜歡的漫畫來慰勞妳了喔!!
卯月小姐應該會喜歡!! 我也看了，真的很有趣喔!!
哇～!! 好像很有意思耶!! 謝謝!!
再替我向華倫變老師和駕籠真太郎老師問好!!

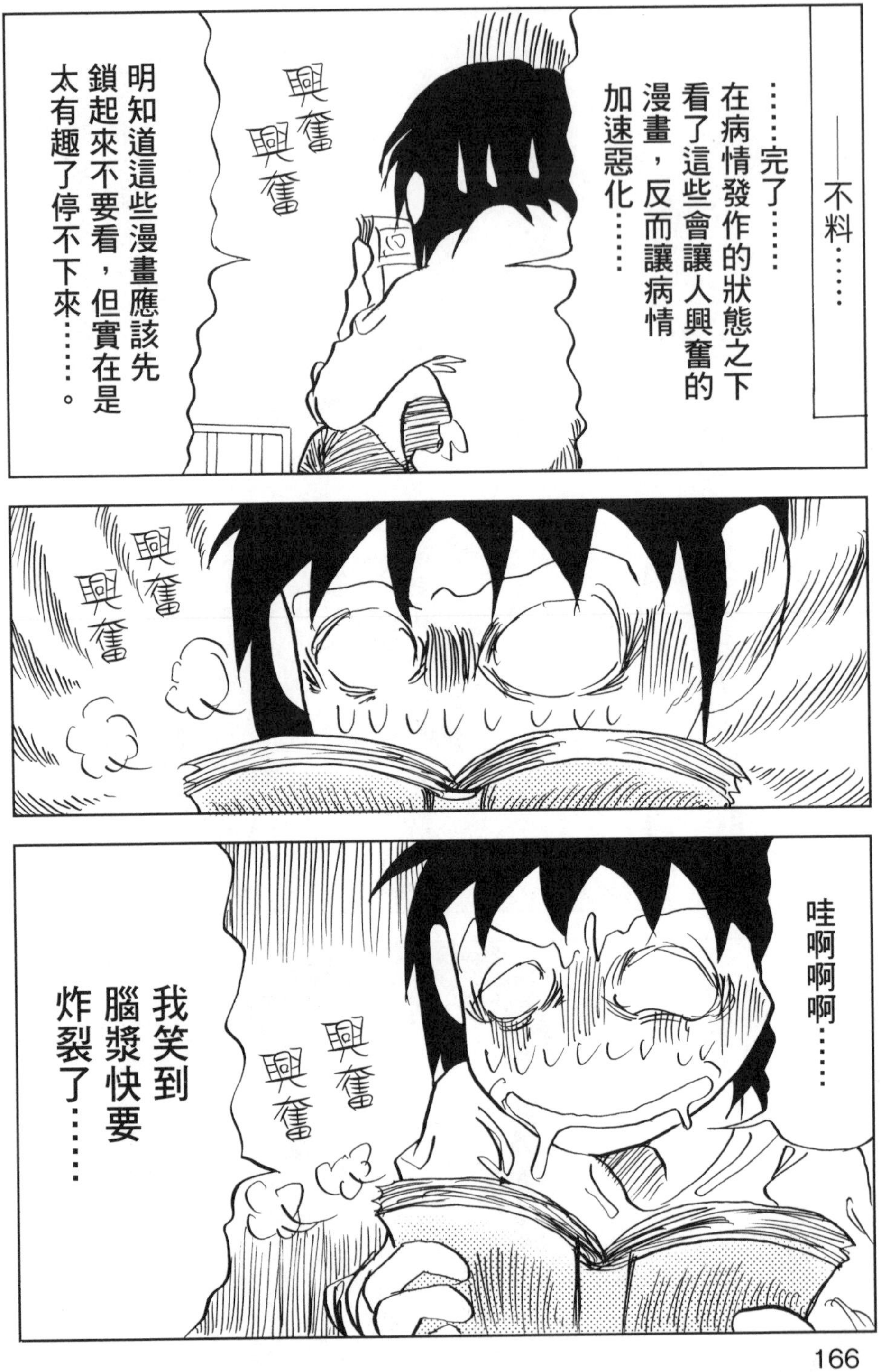
——不料……
……完了……在病情發作的狀態之下看了這些會讓人興奮的漫畫，反而讓病情加速惡化……
興奮興奮
明知道這些漫畫應該先鎖起來不要看，但實在是太有趣了停不下來……。
興奮興奮
哇啊啊啊……
興奮興奮
我笑到腦漿快要炸裂了……

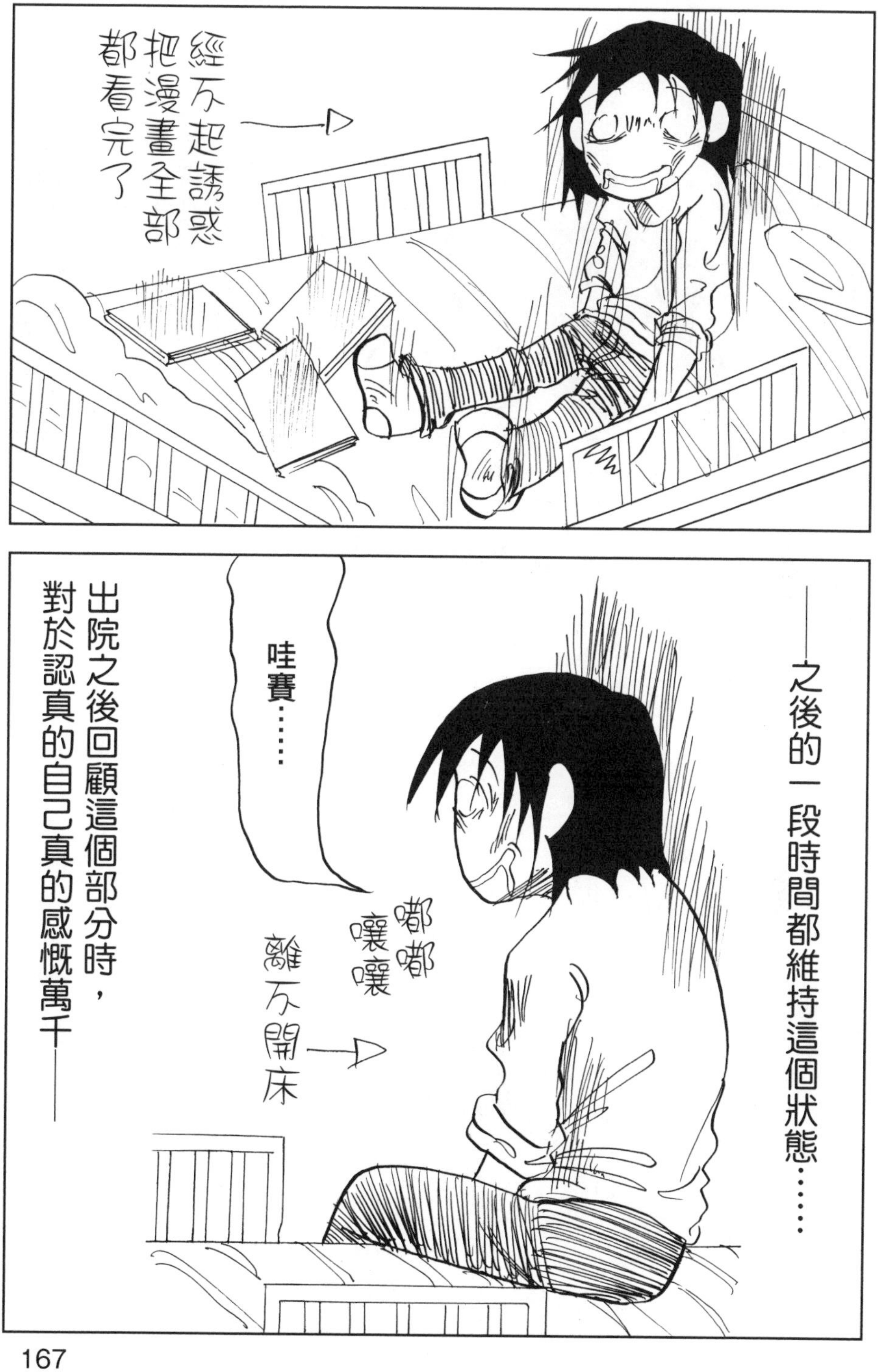
經不起誘惑把漫畫全部都看完了
之後的一段時間都維持這個狀態……
哇賽……
嘟嘟嚷嚷
離不開床
出院之後回顧這個部分時，對於認真的自己真的感慨萬千——

#小雞隊

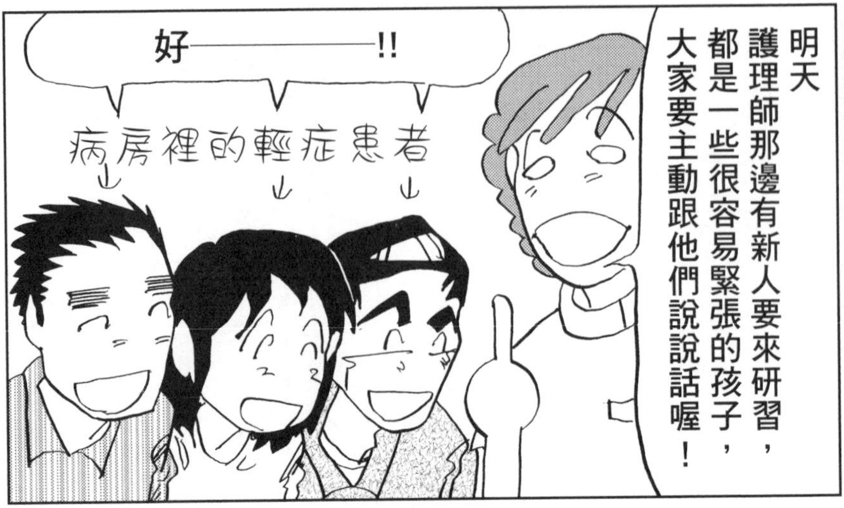
明天護理師那邊有新人要來研習，都是一些很容易緊張的孩子，大家要主動跟他們說說話喔！
好———!!
病房裡的輕症患者

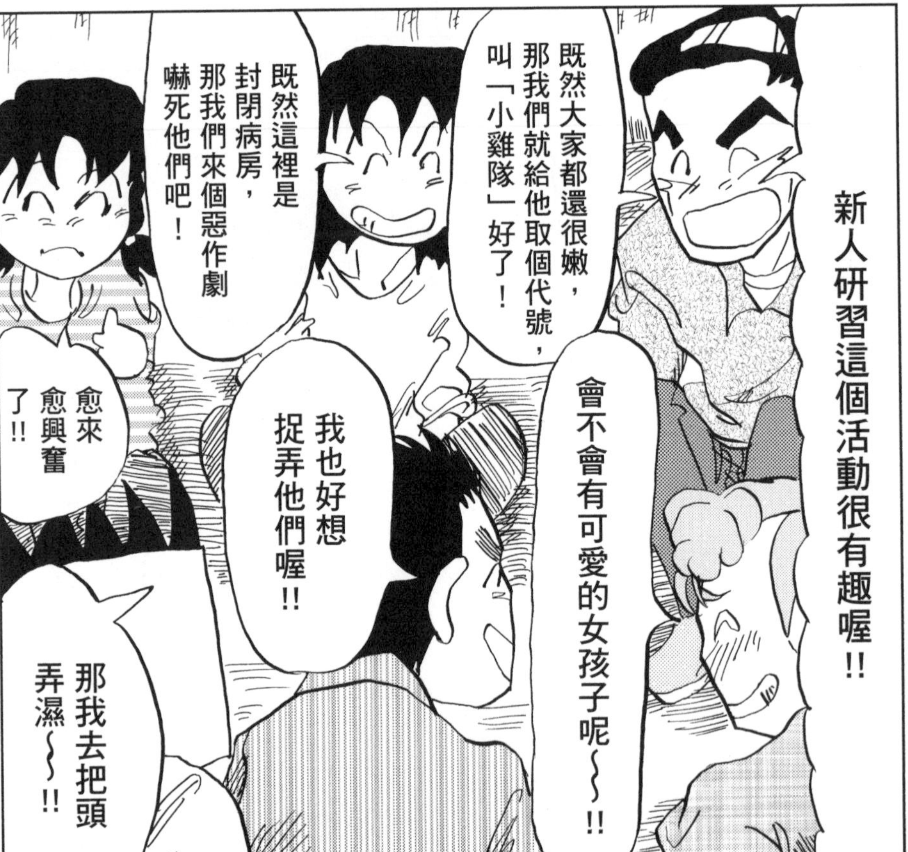
新人研習這個活動很有趣喔!!
既然大家都還很嫩，那我們就給他取個代號，叫「小雞隊」好了！
會不會有可愛的女孩子呢～～!!
既然這裡是封閉病房，那我們來個惡作劇嚇死他們吧！
我也好想捉弄他們喔!!
愈來愈興奮了!!
那我去把頭弄濕～～!!

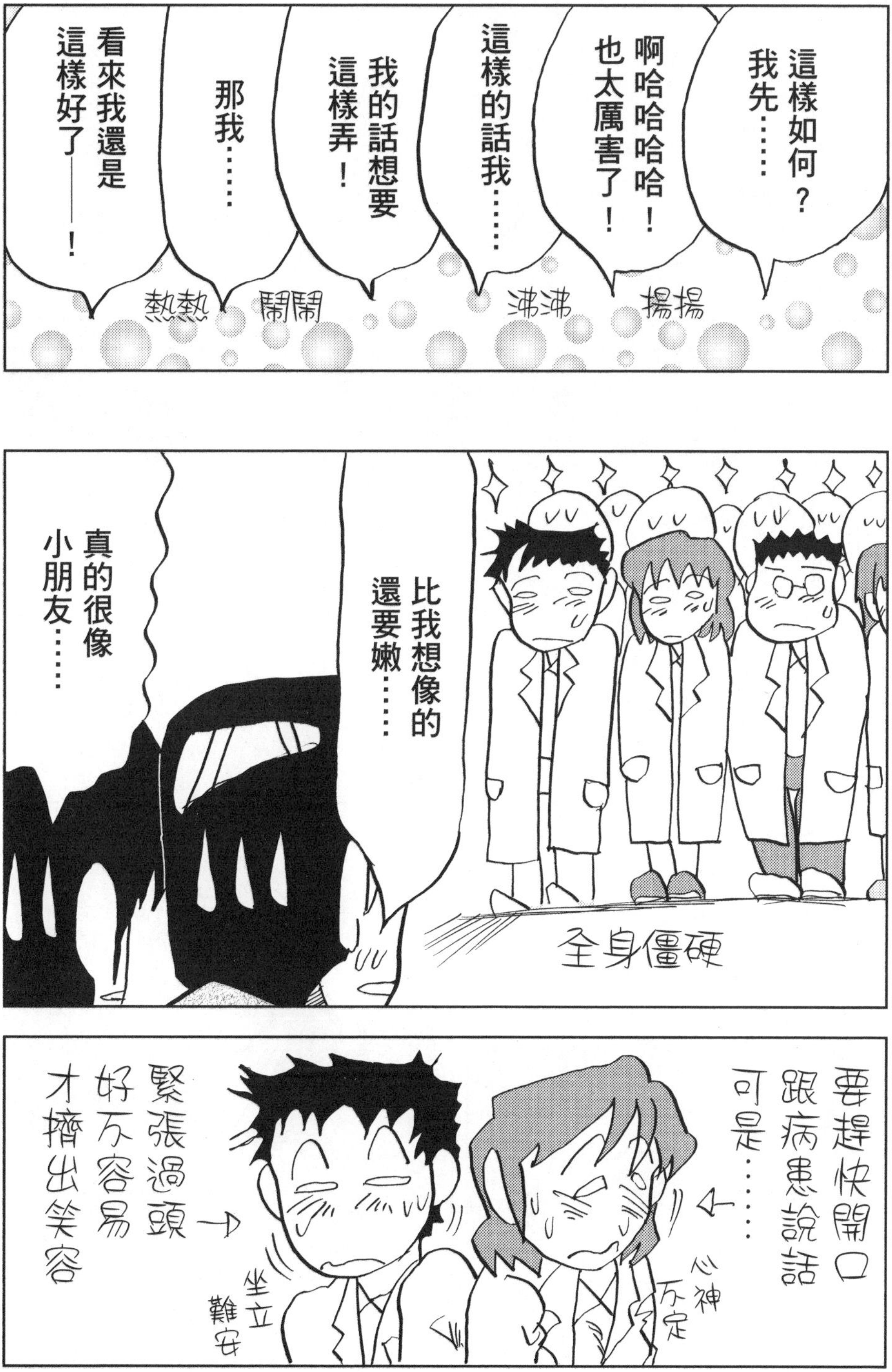
這樣如何？我先……
啊哈哈哈哈！也太厲害了！
這樣的話我……
我的話想要這樣弄！
那我……
看來我還是這樣好了──！
揚揚
沸沸
鬧鬧
熱熱
比我想像的還要嫩……
真的很像小朋友……
全身僵硬
要趕快開口跟病患說話可是……
心神不定
緊張過頭好不容易才擠出笑容
坐立難安

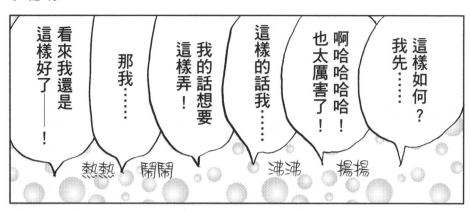

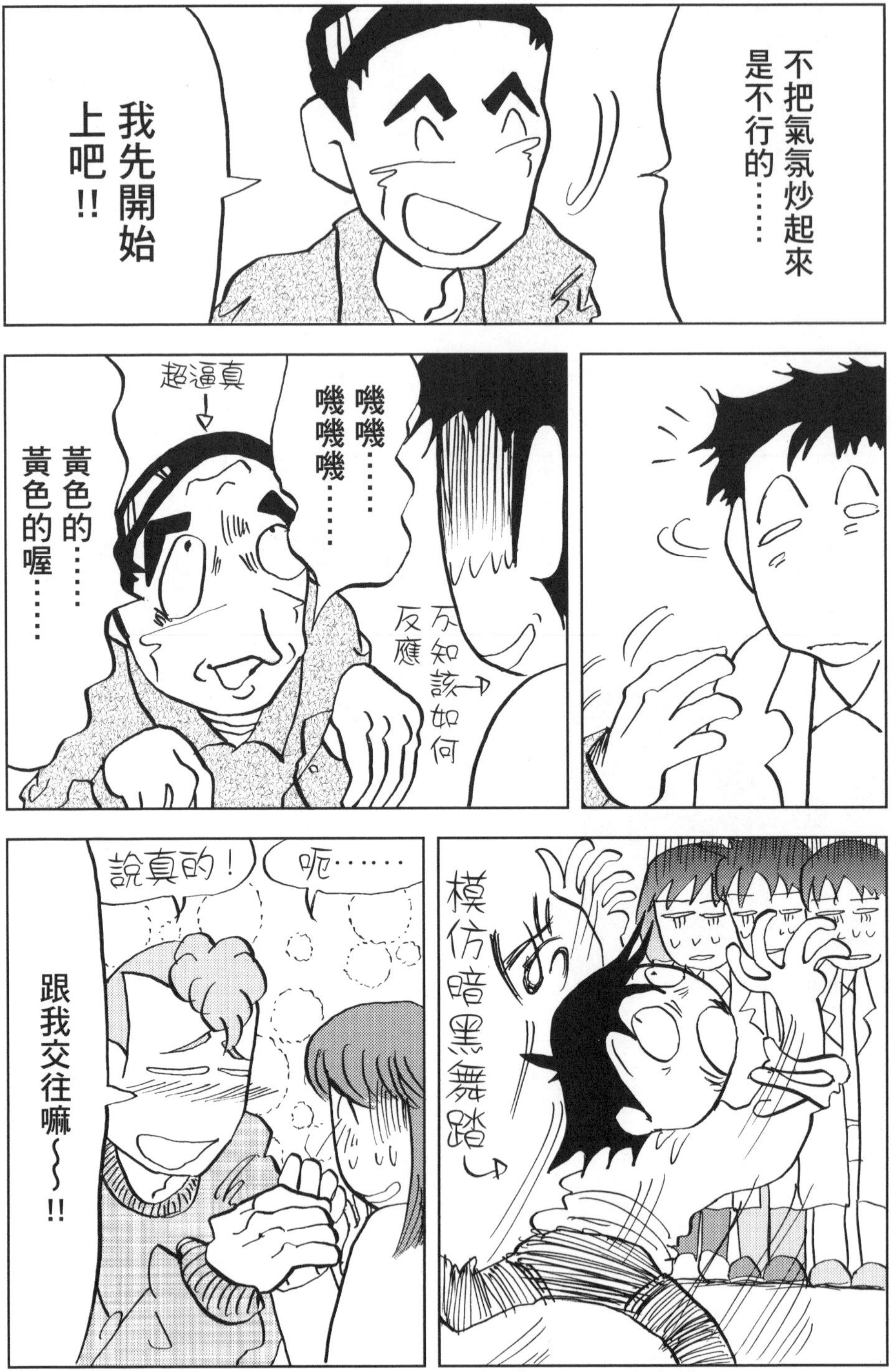
不把氣氛炒起來是不行的……
我先開始上吧!!
嘰嘰……嘰嘰嘰……
不知該如何反應
超逼真
黃色的……黃色的喔……
模仿暗黑舞踏
呃……
說真的！
跟我交往嘛~~!!

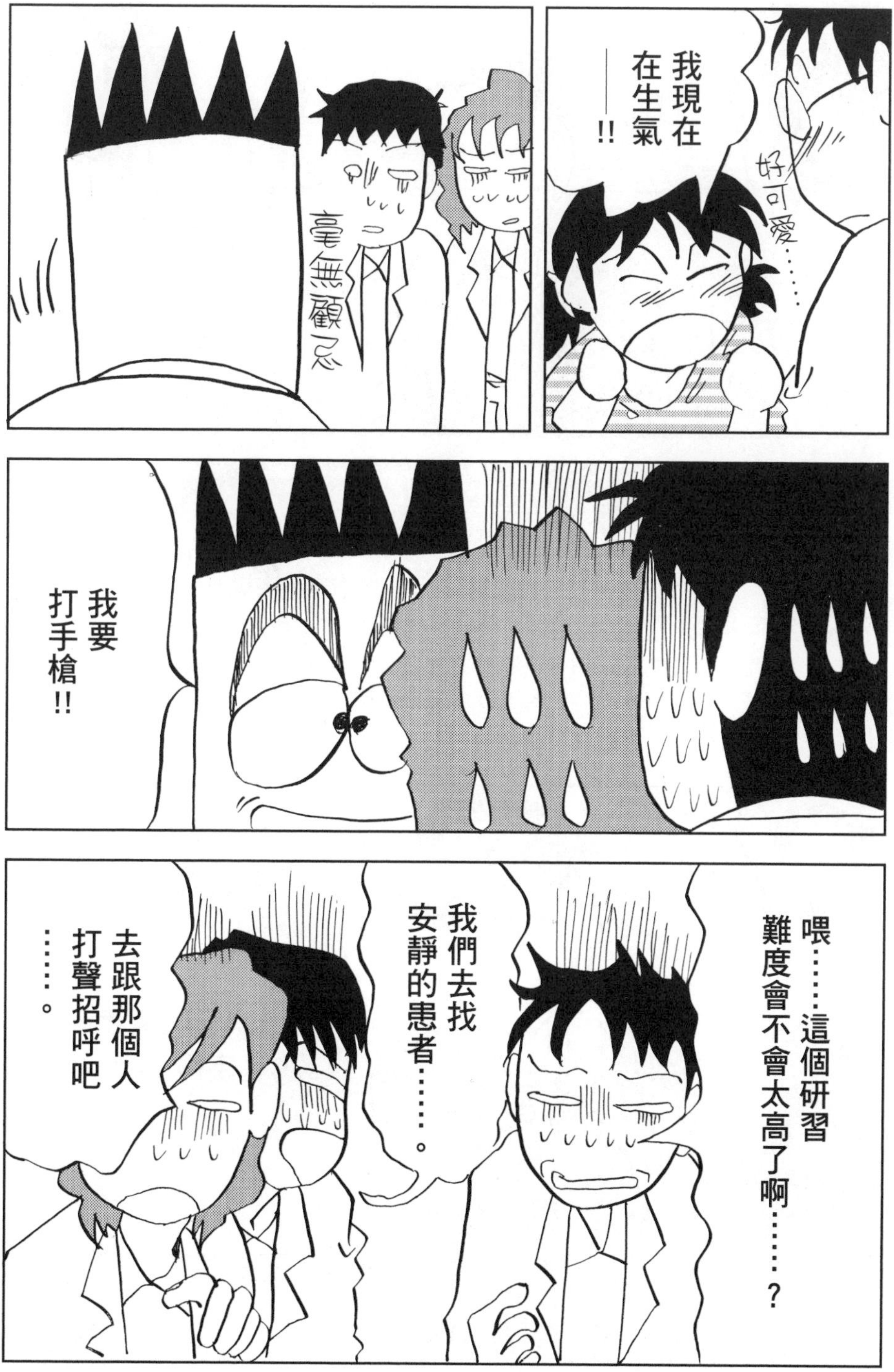
我現在
在生氣
——!!
好可愛……
毫無顧忌
我要
打手槍!!
喂……這個研習
難度會不會太高了啊……?
我們去找
安靜的患者……。
去跟那個人
打聲招呼吧
……。

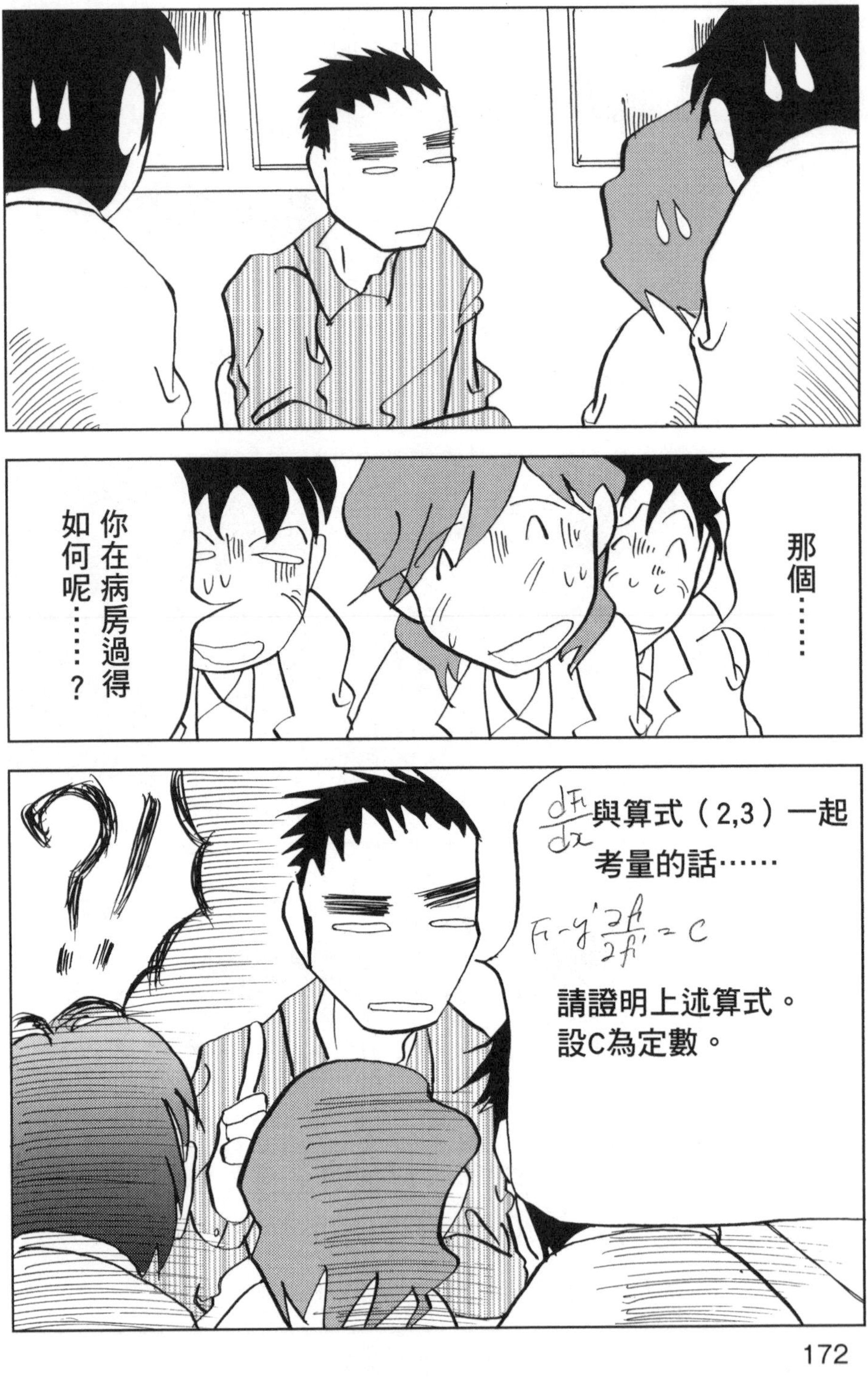
那個……
你在病房過得如何呢……？
$\frac{dF}{dx}$與算式（2,3）一起考量的話……
$F - y'\frac{\partial F}{\partial f'} = C$
請證明上述算式。設C為定數。
?!

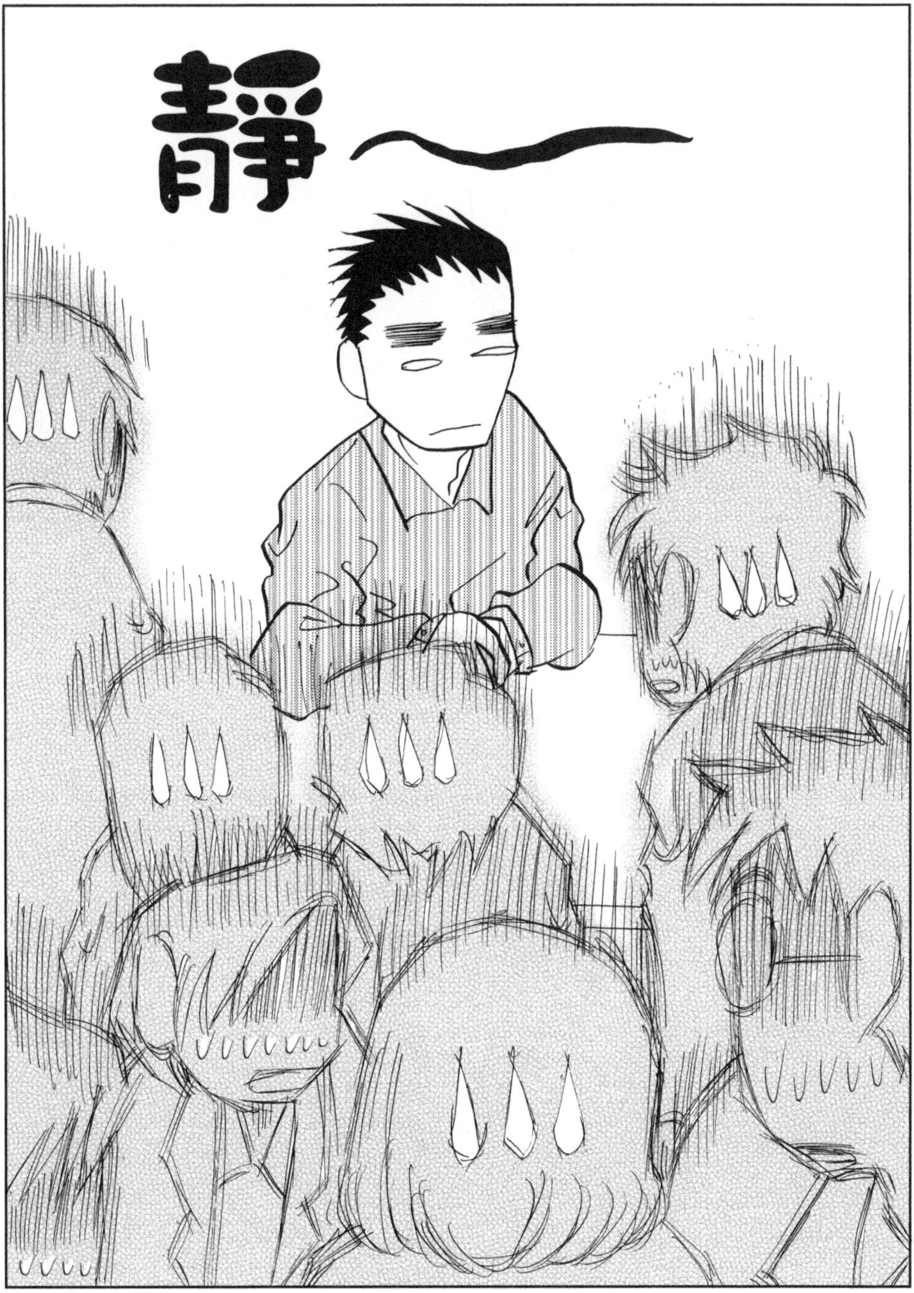

野上先生的衝擊獲得最高分……

#派遣

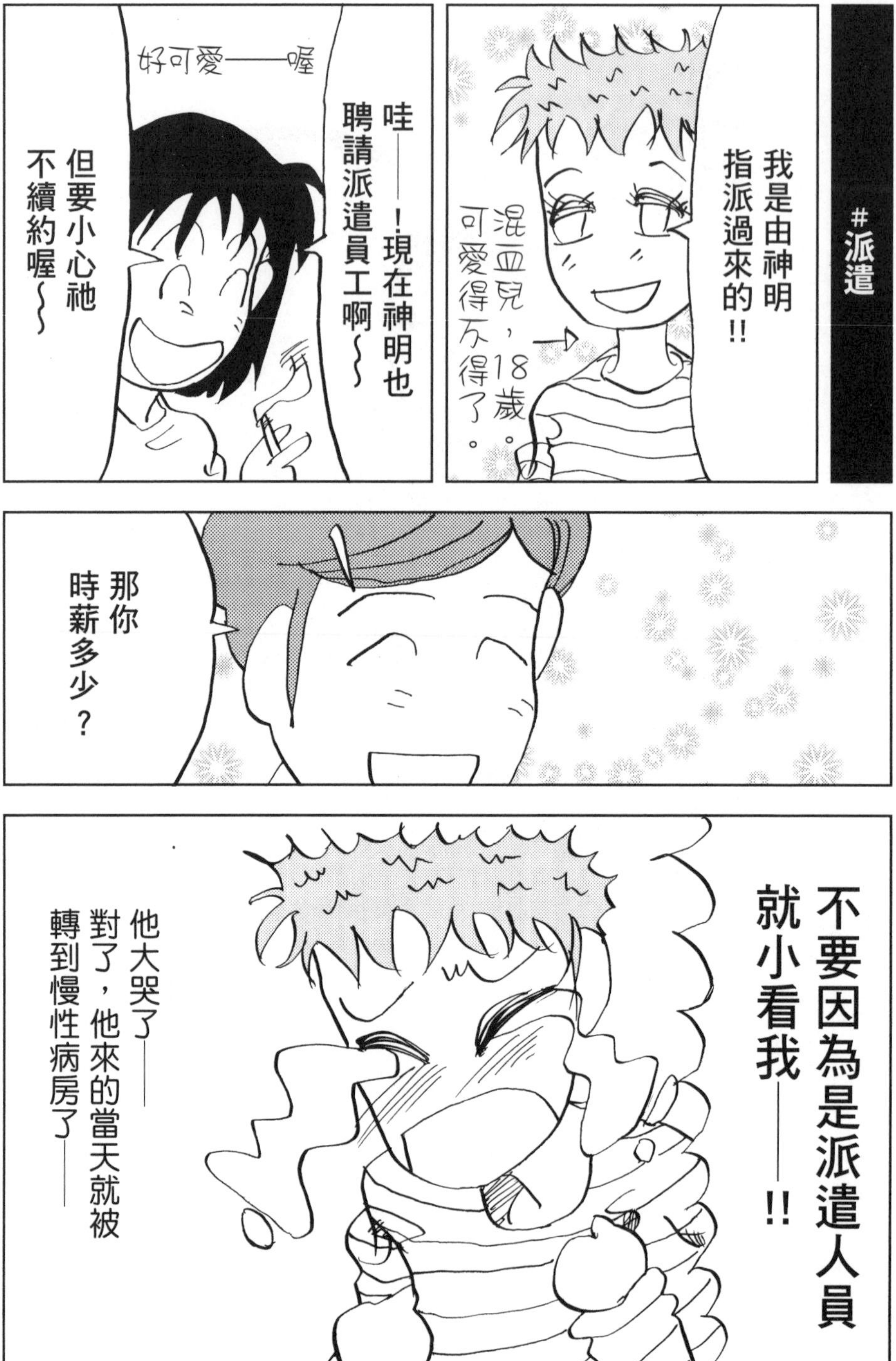
我是由神明
指派過來的!!
混血兒，18歲
可愛得不得了。
哇——!現在神明也
聘請派遣員工啊~~
好可愛——喔
但要小心祂
不續約喔~~
那你
時薪多少？
不要因為是派遣人員
就小看我——!!
他大哭了——
對了，他來的當天就被
轉到慢性病房了——

#稻村先生

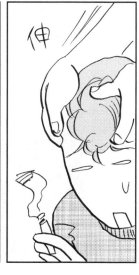

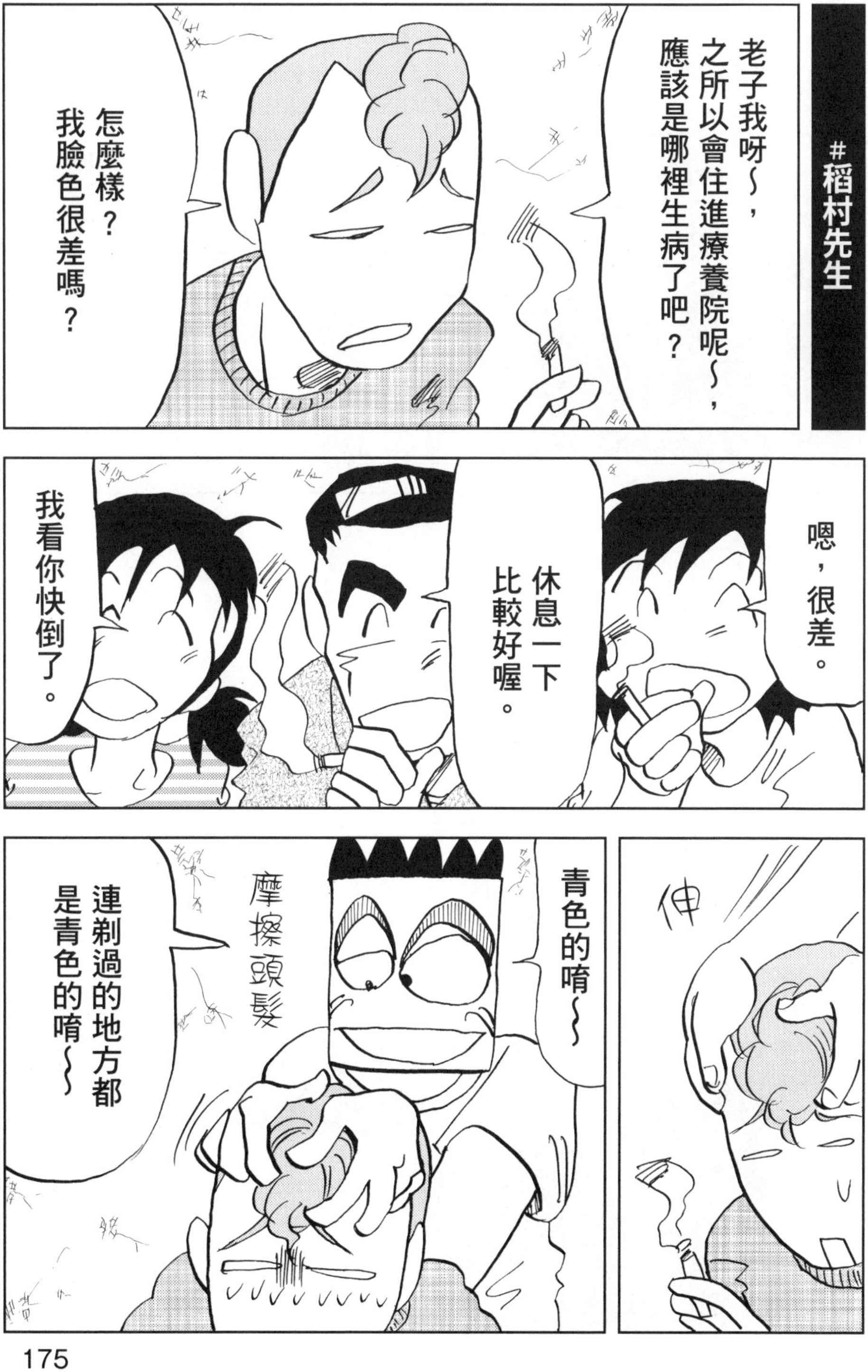
老子我呀～，之所以會住進療養院呢～，應該是哪裡生病了吧？
怎麼樣？我臉色很差嗎？
嗯，很差。
休息一下比較好喔。
我看你快倒了。
伸
青色的唷～～
摩擦頭髮
連剃過的地方都是青色的唷～～

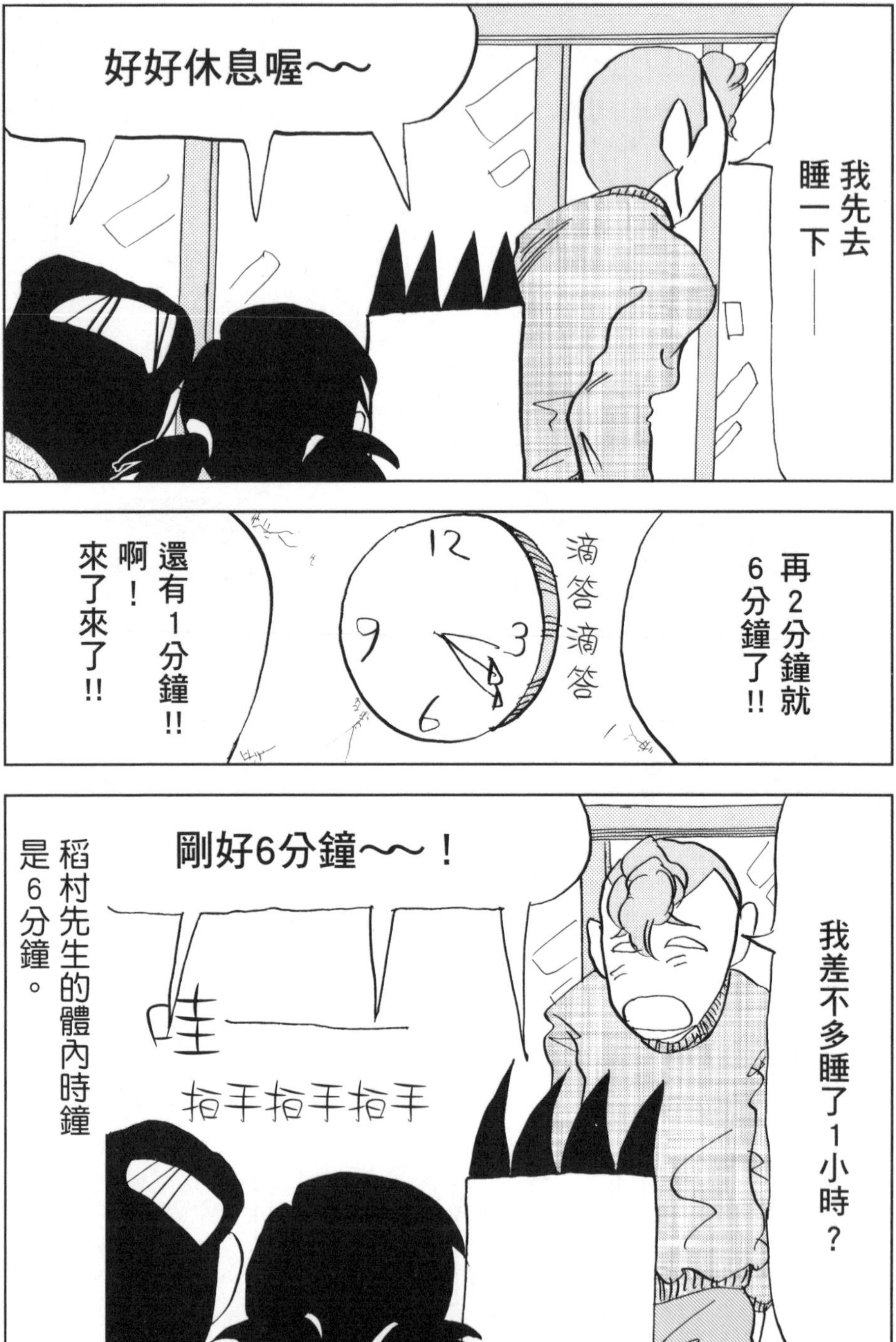
我先去睡一下——
好好休息喔~~
再2分鐘就6分鐘了!!
滴答滴答
還有1分鐘!!
啊!來了來了!!
我差不多睡了1小時?
剛好6分鐘~~!
哇——
拍手拍手拍手
稻村先生的體內時鐘是6分鐘。

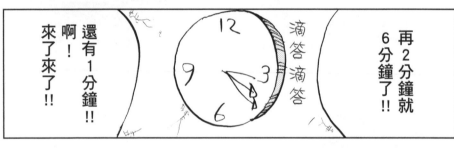

#田渡先生①

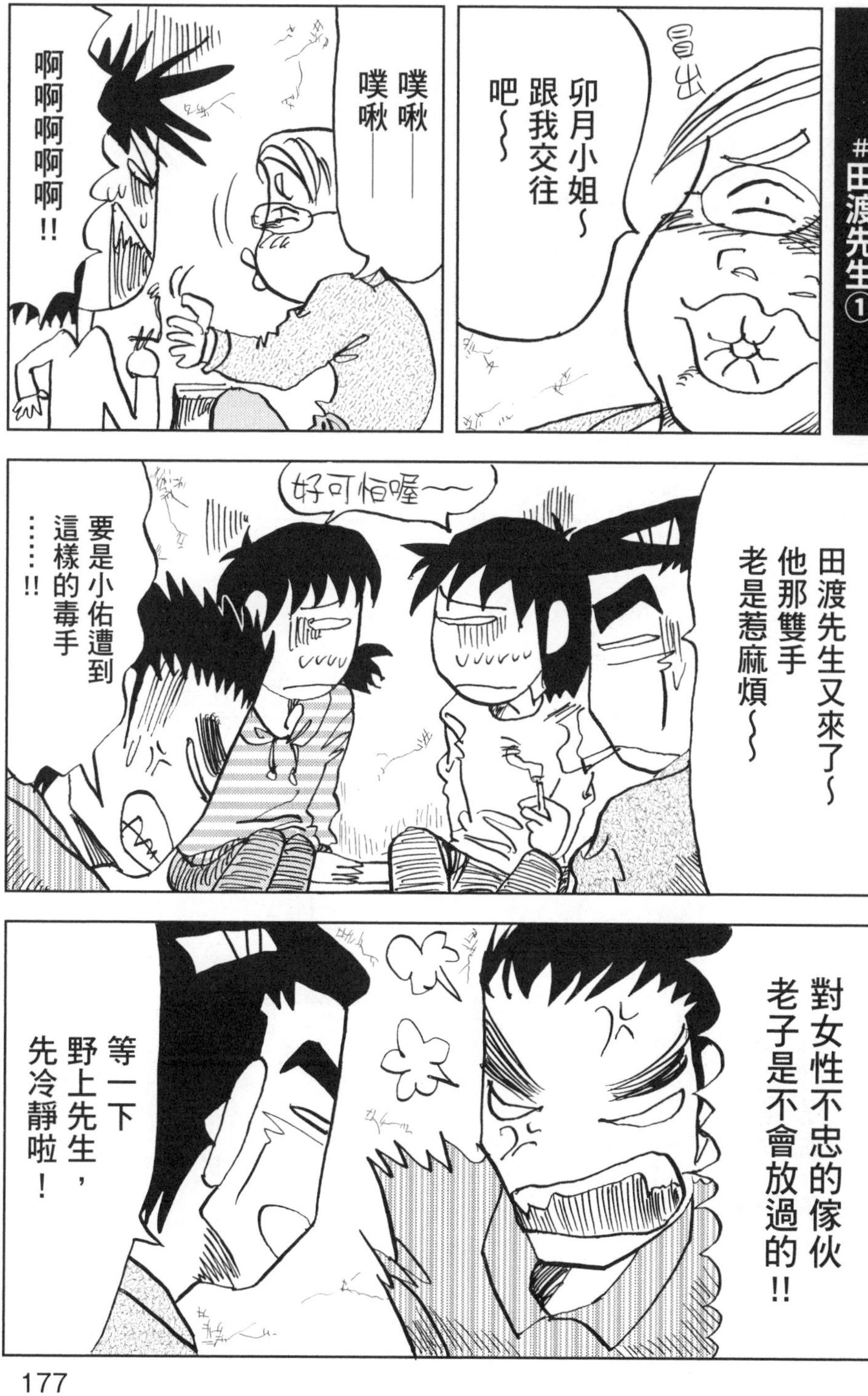

冒出
卯月小姐～跟我交往吧～～
噗啾——噗啾——
啊啊啊啊啊!!
田渡先生又來了～他那雙手老是惹麻煩～～
好可怕喔～～
要是小佑遭到這樣的毒手……!!
對女性不忠的傢伙老子是不會放過的!!
等一下野上先生，先冷靜啦！

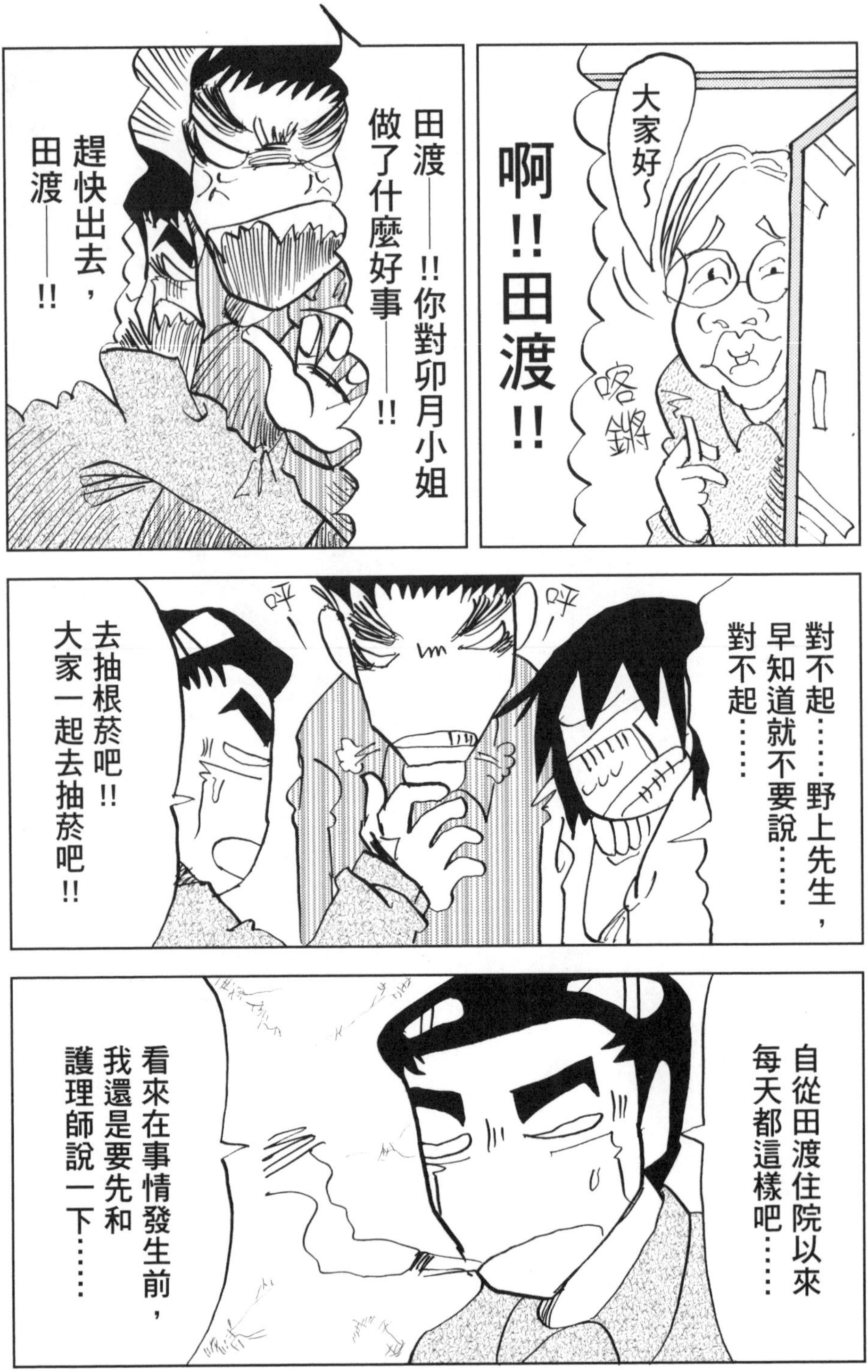
大家好~
啊!!田渡!!
喀鏘
田渡——!!你對卯月小姐做了什麼好事——!!
趕快出去，田渡——!!
對不起……野上先生，早知道就不要說……對不起……
呼—
呼—
去抽根菸吧!!大家一起去抽菸吧!!
自從田渡住院以來每天都這樣吧……
看來在事情發生前，我還是要先和護理師說一下……

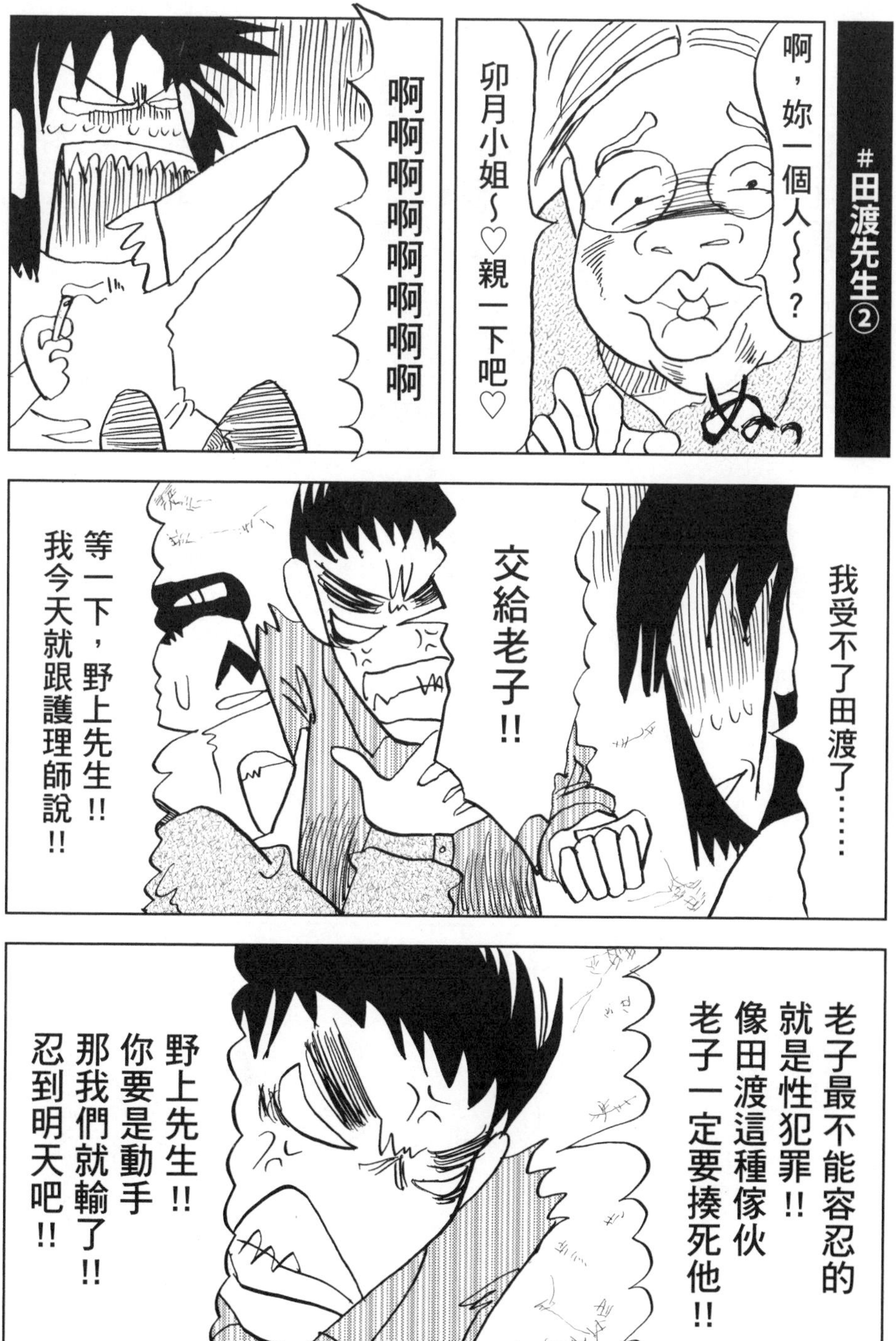
#田渡先生②
啊，妳一個人～～？
卯月小姐～♡親一下吧♡
ぬっ
啊啊啊啊啊啊啊啊啊
我受不了田渡了……
交給老子!!
等一下，野上先生!!
我今天就跟護理師說!!
老子最不能容忍的
就是性犯罪!!
像田渡這種傢伙
老子一定要揍死他!!
野上先生!!
你要是動手
那我們就輸了!!
忍到明天吧!!

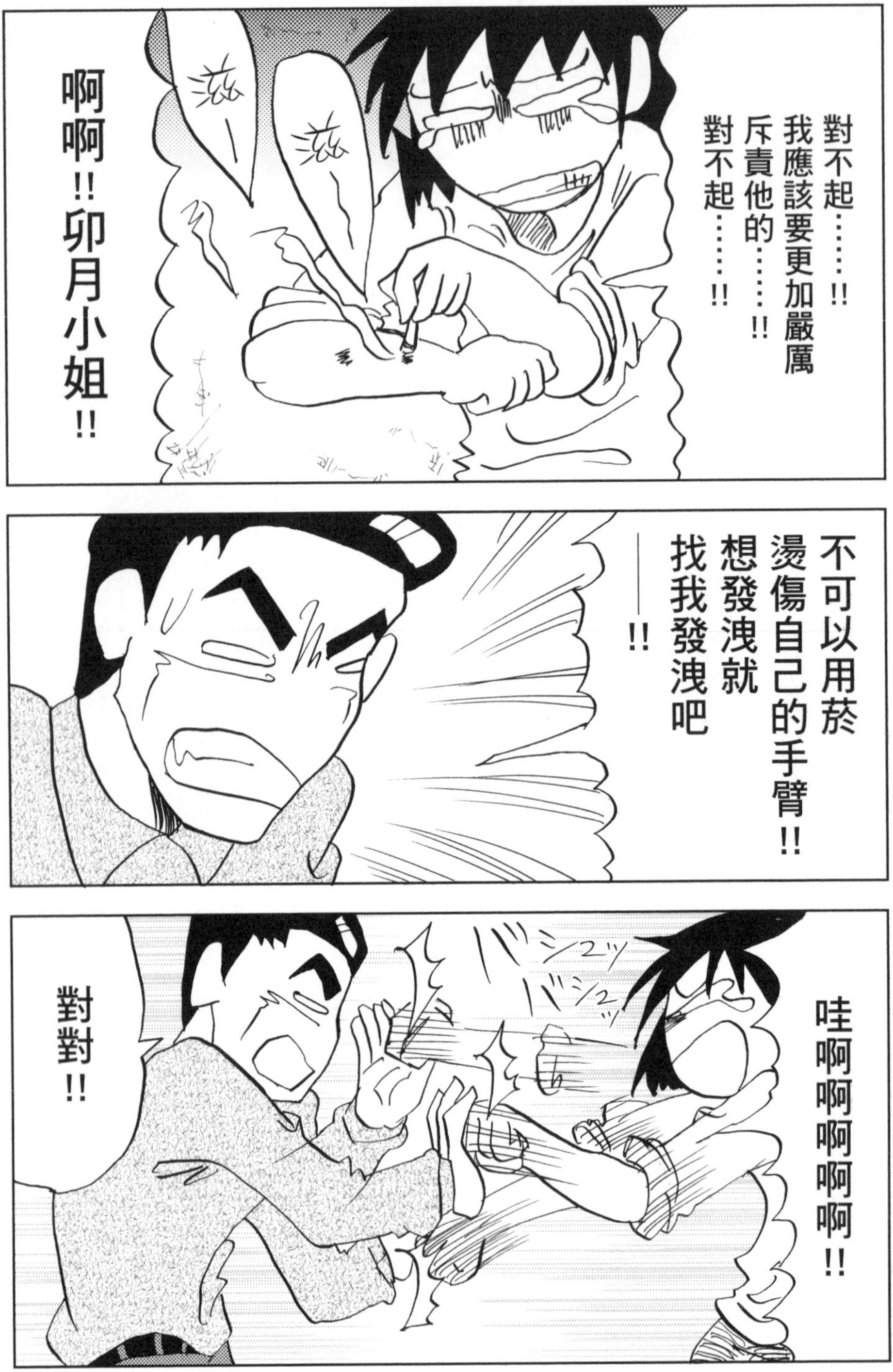
對不起……!!
我應該要更加嚴厲斥責他的……!!
對不起……!!
滋
滋
啊啊!!卯月小姐!!
不可以用菸燙傷自己的手臂!!
想發洩就找我發洩吧——!!
哇啊啊啊啊啊!!
對對!!

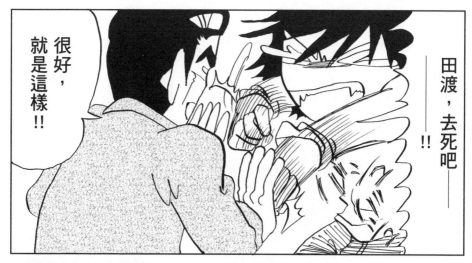

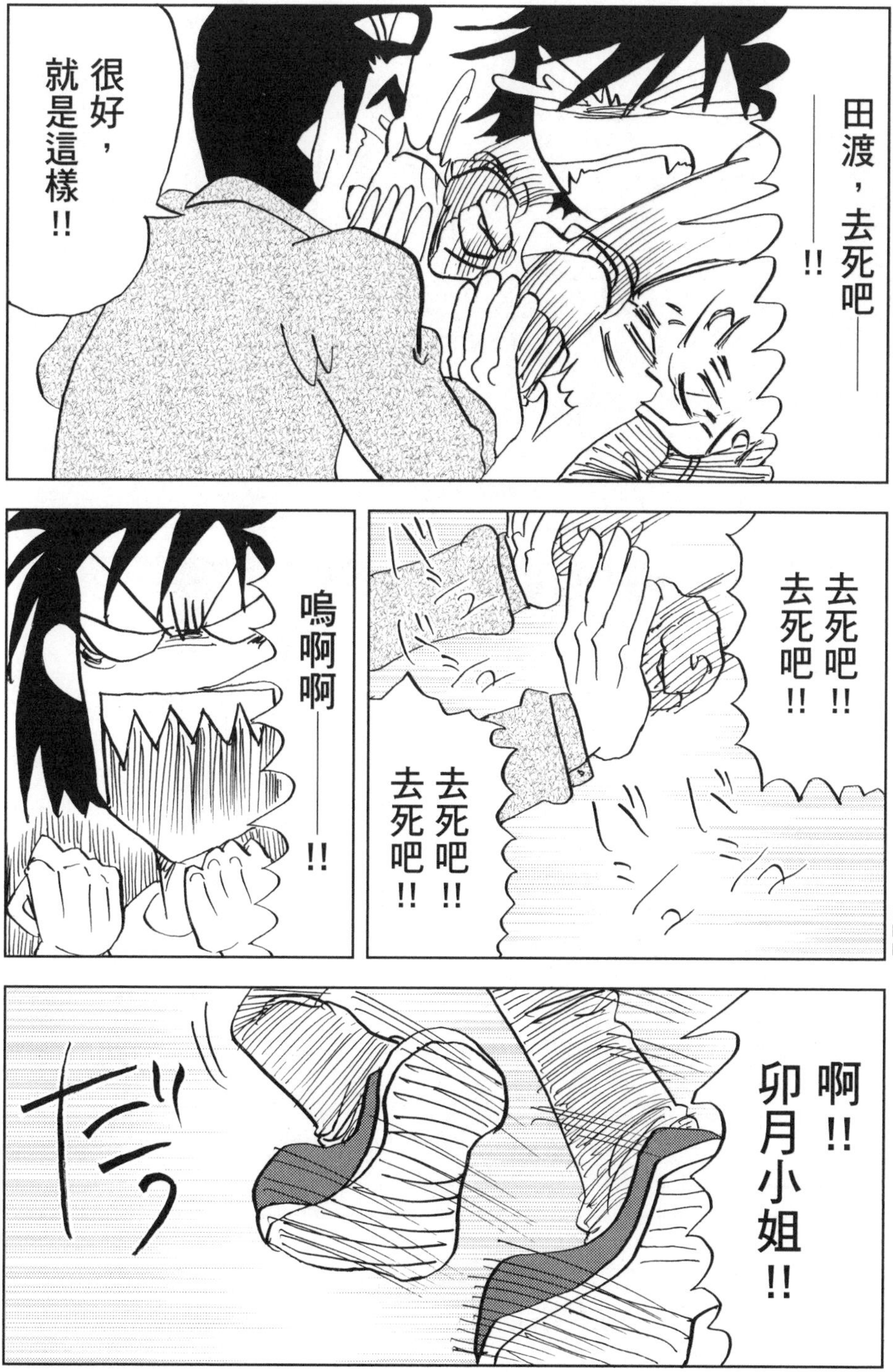

※啪啪

※躂

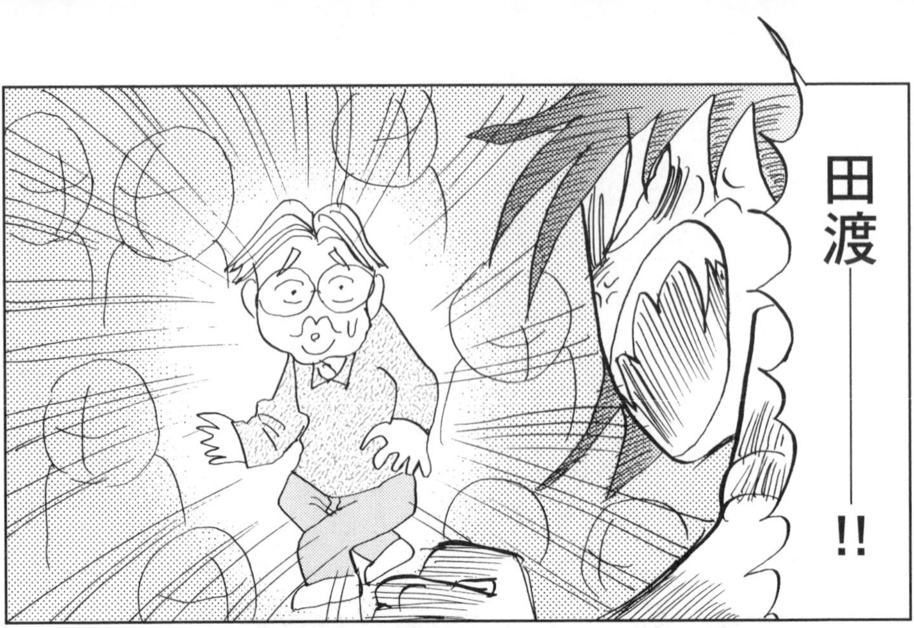

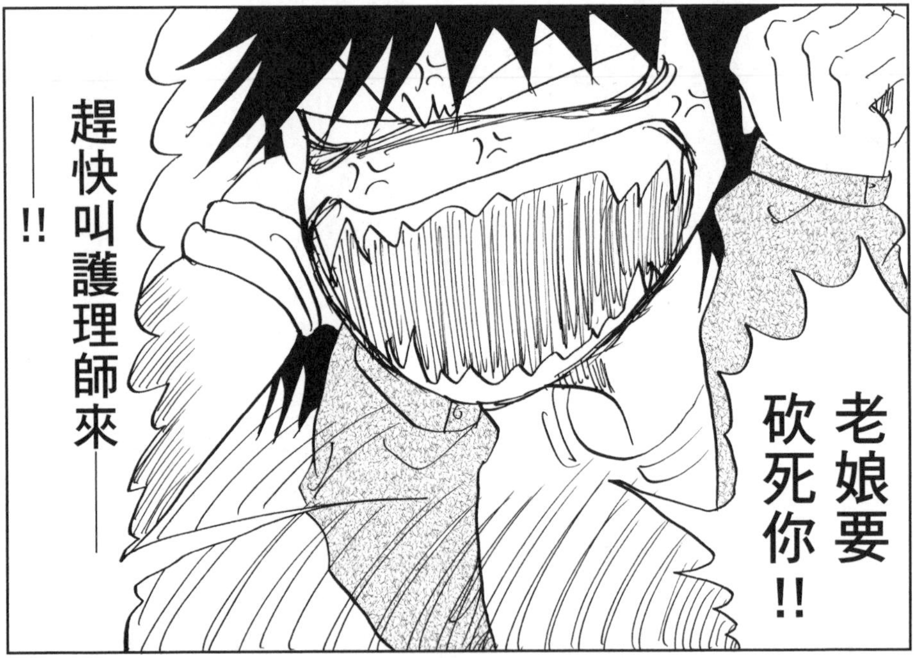

——結果田渡先生隔天
被轉到其他病房——

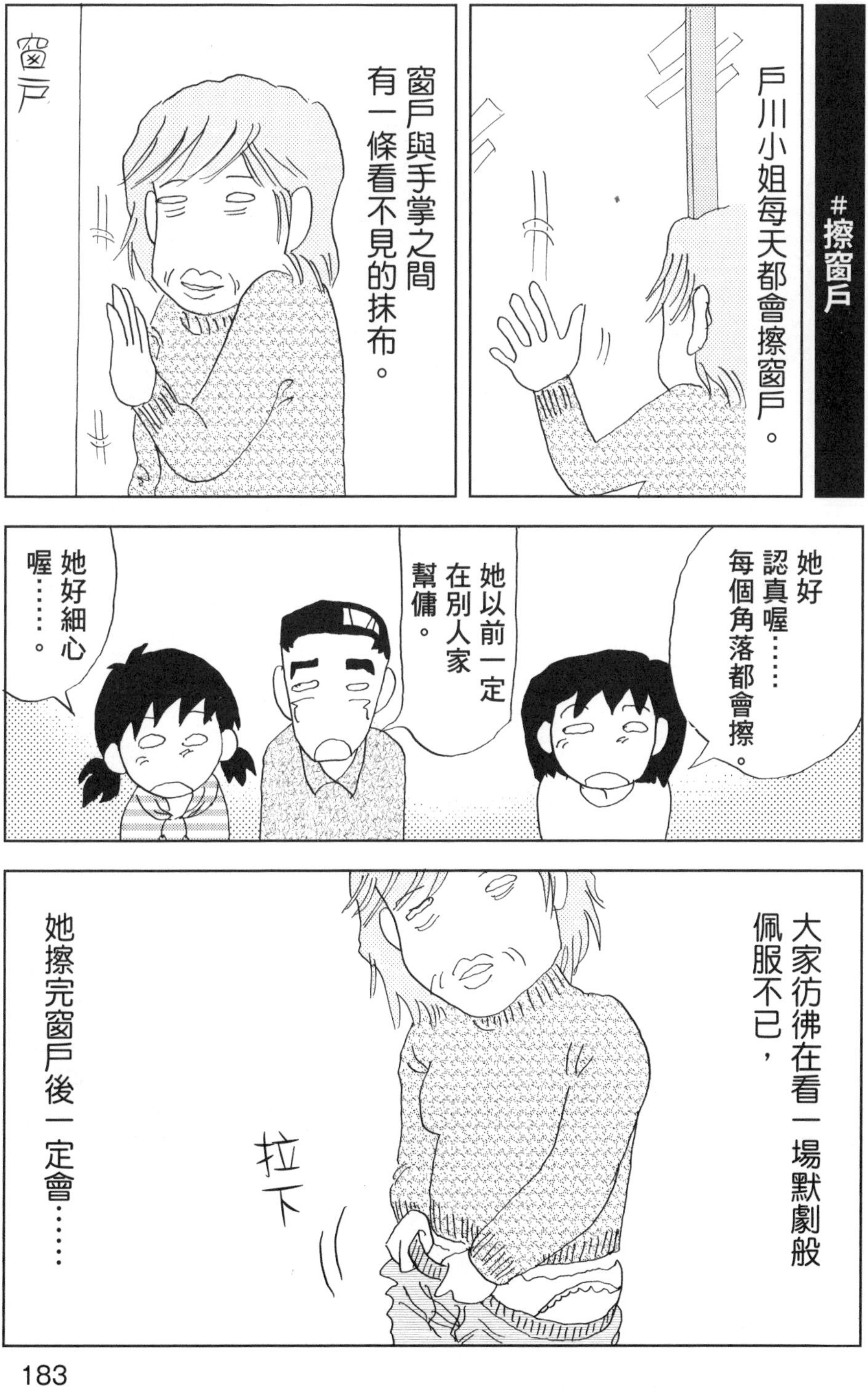

#擦窗戶
戶川小姐每天都會擦窗戶。
窗戶與手掌之間有一條看不見的抹布。
窗戶
她好認真喔……每個角落都會擦。
她以前一定在別人家幫傭。
她好細心喔……。
大家彷彿在看一場默劇般佩服不已，
她擦完窗戶後一定會……
拉下

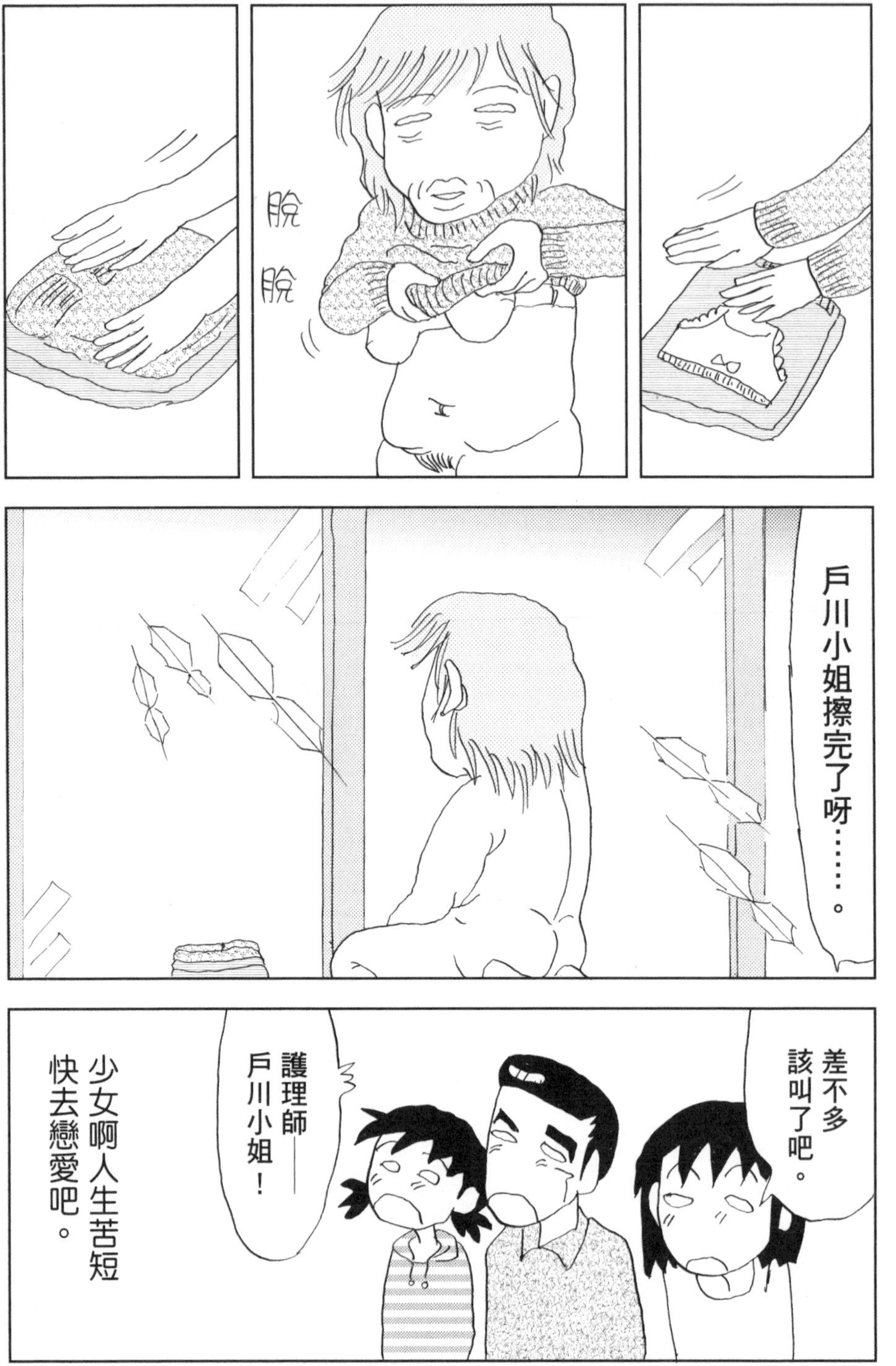

脫
脫
戶川小姐擦完了呀……。
差不多
該叫了吧。
護理師
戶川小姐！
少女啊人生苦短
快去戀愛吧。

#去旅行的少女

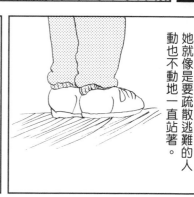

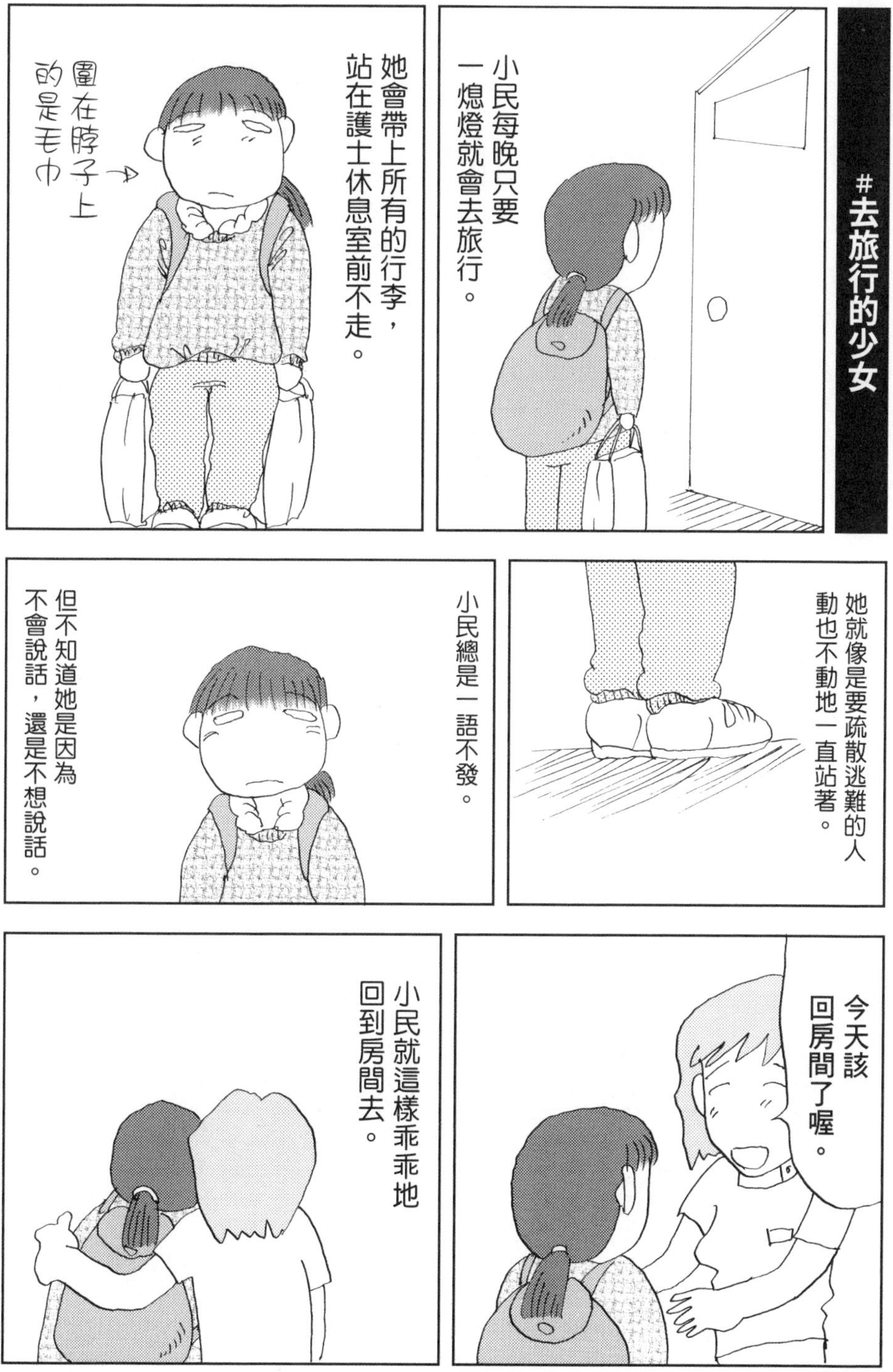
小民每晚只要
一熄燈就會去旅行。
她會帶上所有的行李，
站在護士休息室前不走。
圍在脖子上
的是毛巾
她就像是要疏散逃難的人
動也不動地一直站著。
小民總是一語不發。
但不知道她是因為
不會說話，還是不想說話。
今天該
回房間了喔。
小民就這樣乖乖地
回到房間去。

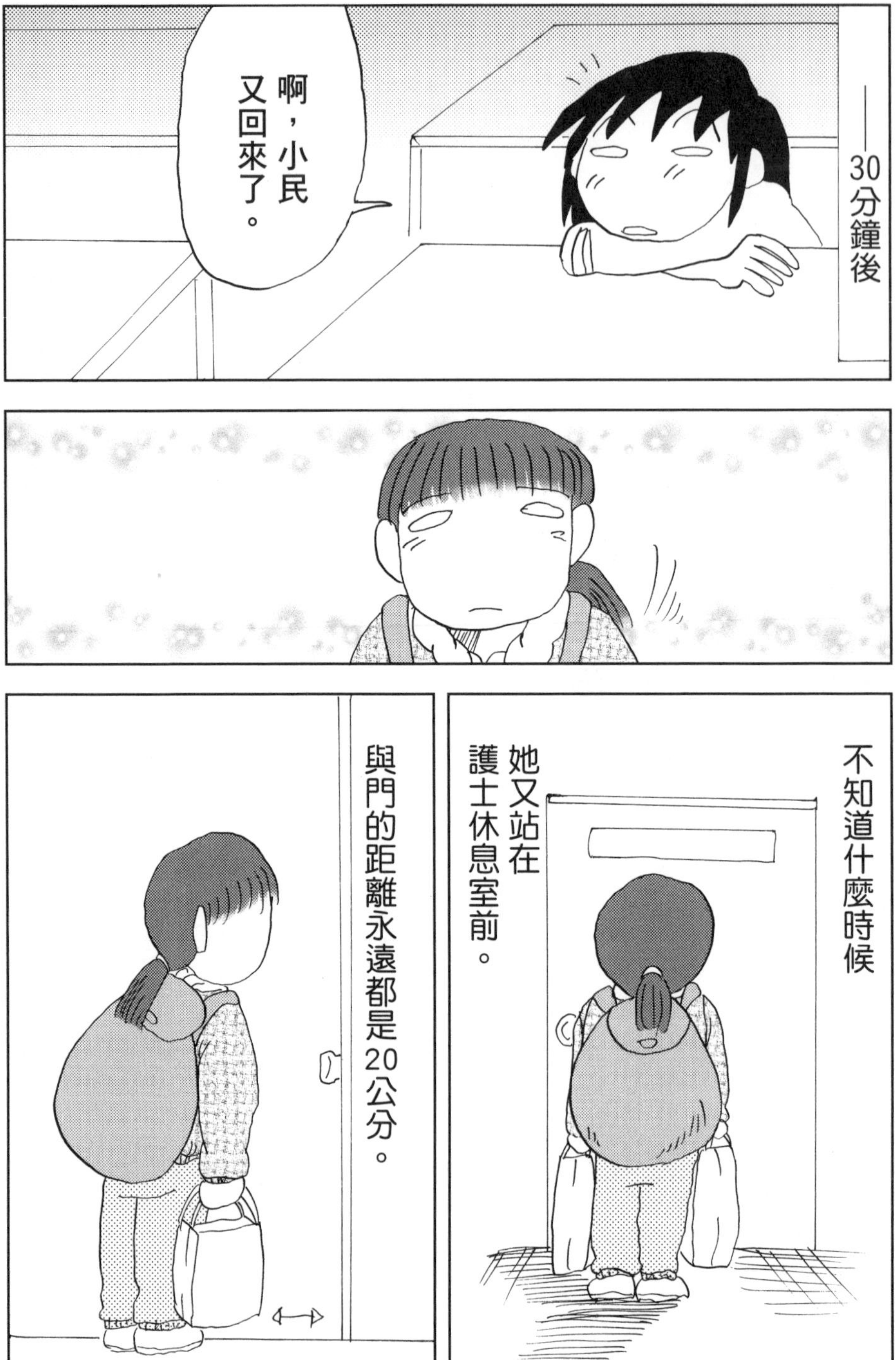
——30分鐘後
啊，小民又回來了。
不知道什麼時候
她又站在護士休息室前。
與門的距離永遠都是20公分。

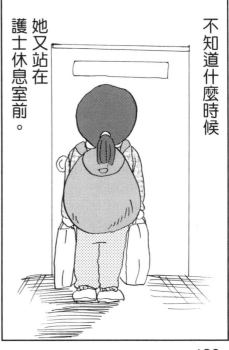

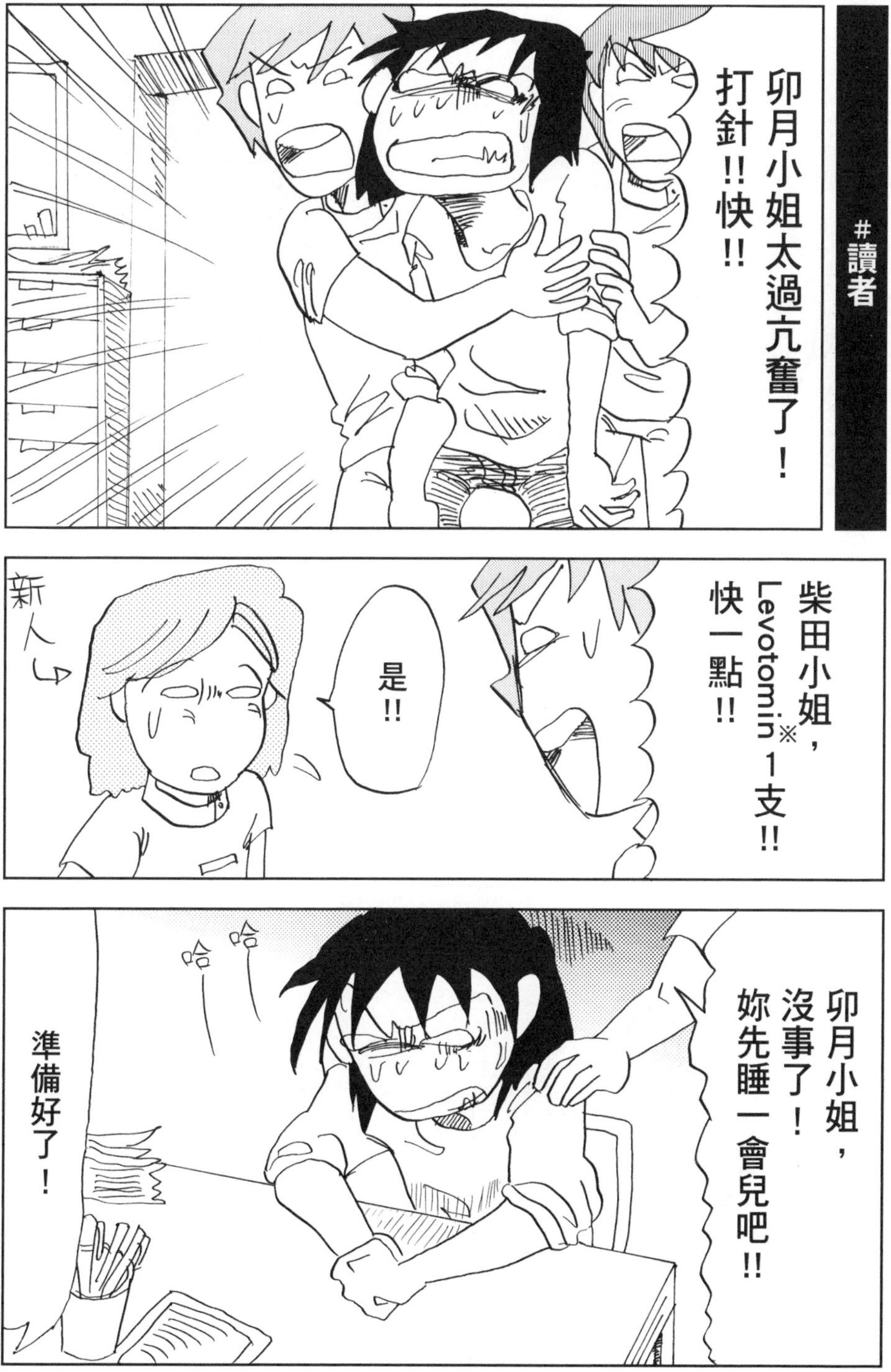
#讀者
卯月小姐太過亢奮了！
打針!!快!!
柴田小姐，
Levotomin※1支!!
快一點!!
是!!
新人
卯月小姐，
沒事了！
妳先睡一會兒吧!!
哈－
哈－
準備好了！

※：Levotomin為商品名，成分為Levomepromazine。

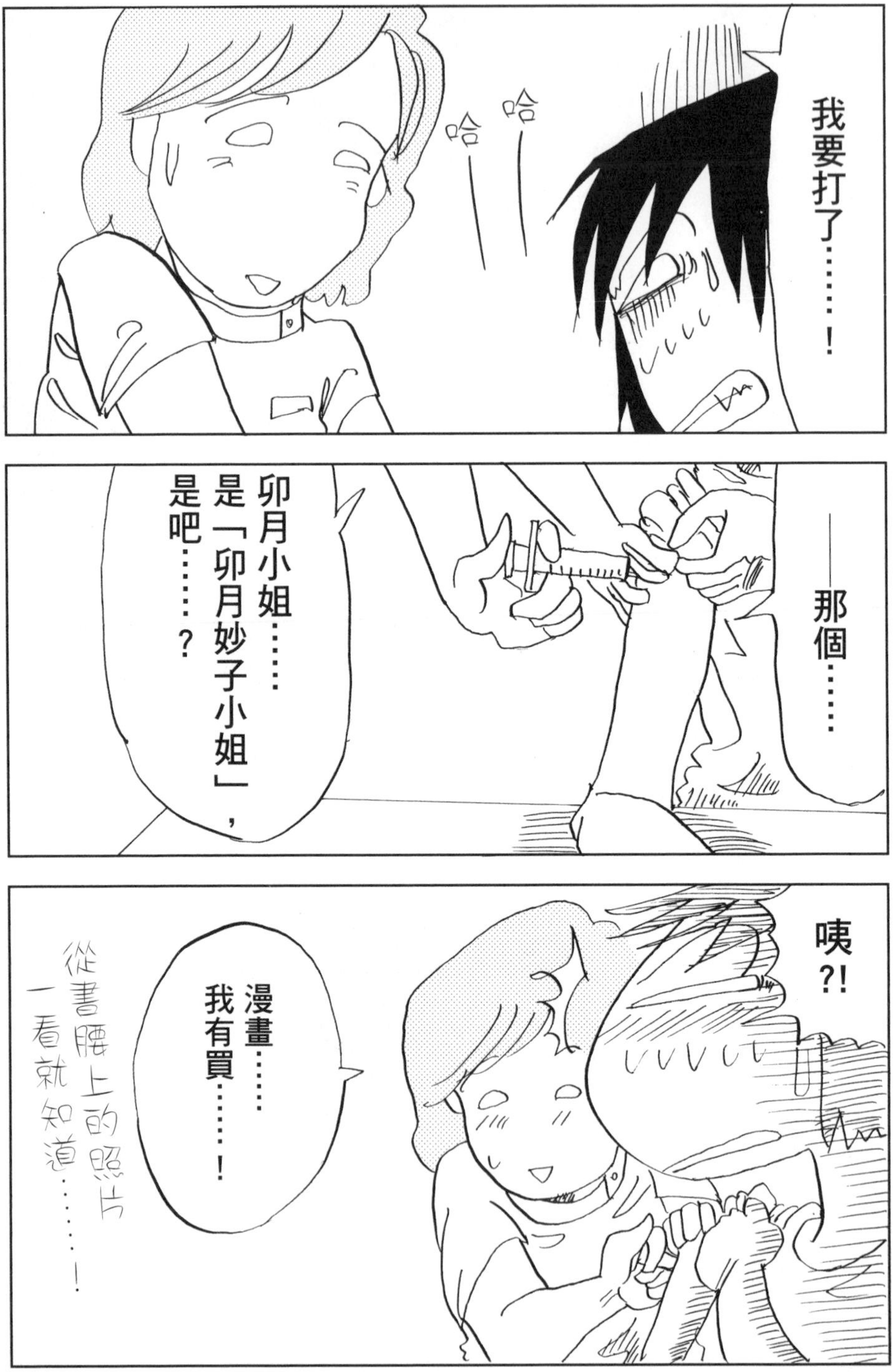
我要打了……！
哈
哈
——那個……
卯月小姐……
是「卯月妙子小姐」，
是吧……？
咦?!
漫畫……
我有買……！
從書腰上的照片
一看就知道……！

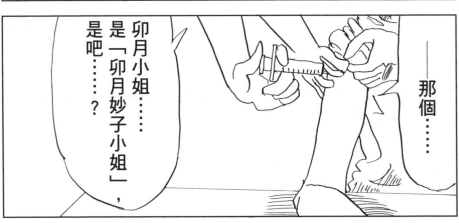

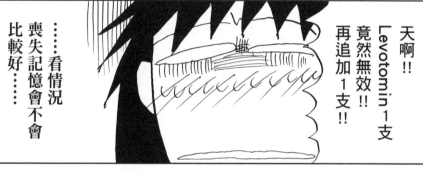

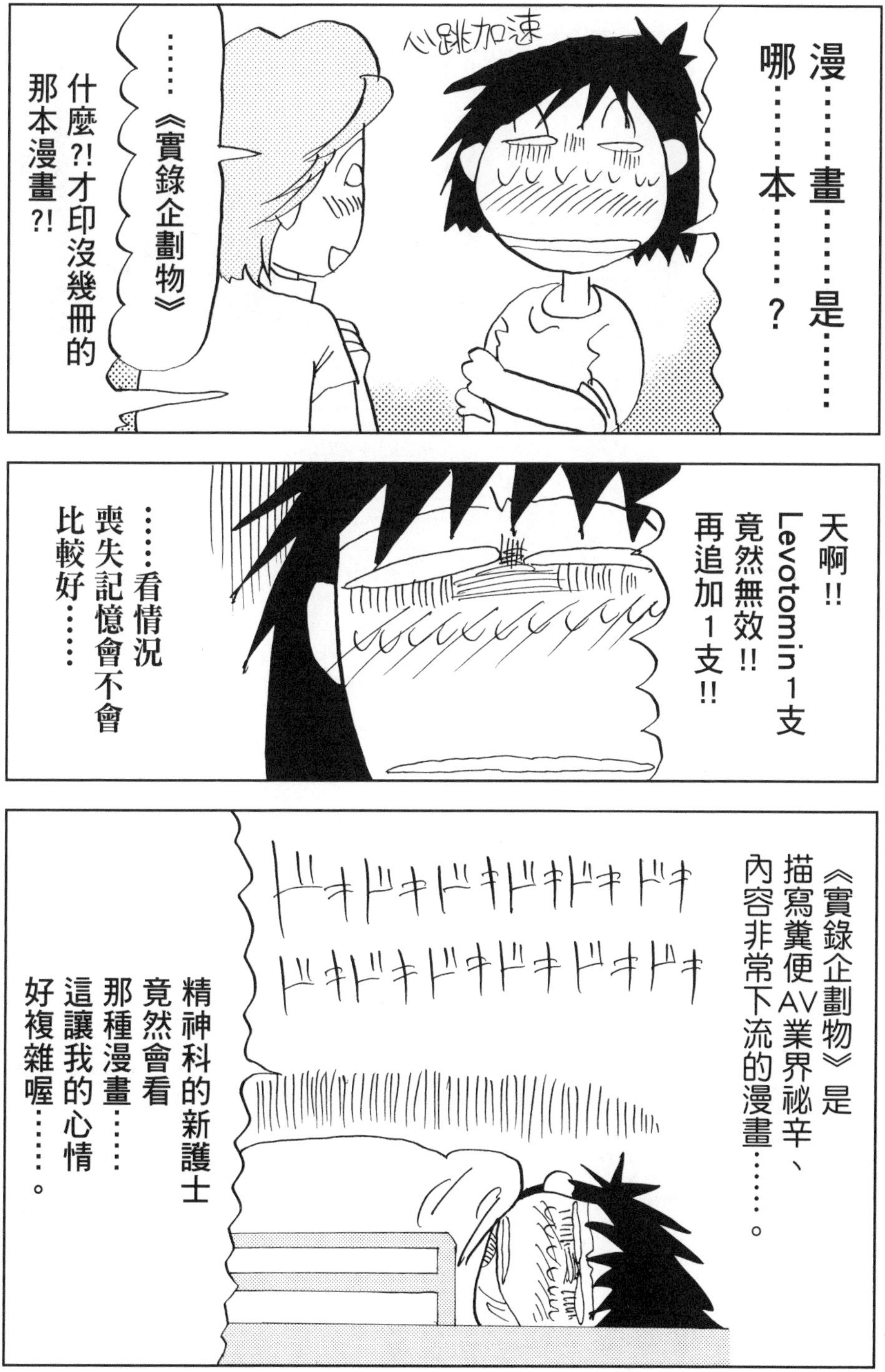
漫畫……是哪……本……?
心跳加速
……《實錄企劃物》
什麼?!才印沒幾冊的那本漫畫?!
天啊!!
Levotomin１支竟然無效!!
再追加１支!!
……看情況喪失記憶會不會比較好……
《實錄企劃物》是描寫糞便AV業界祕辛、內容非常下流的漫畫……。
ドキドキドキドキドキドキドキ
ドキドキドキドキドキドキ
精神科的新護士竟然會看那種漫畫……這讓我的心情好複雜喔……。

※心跳加速

#健康風俗小步

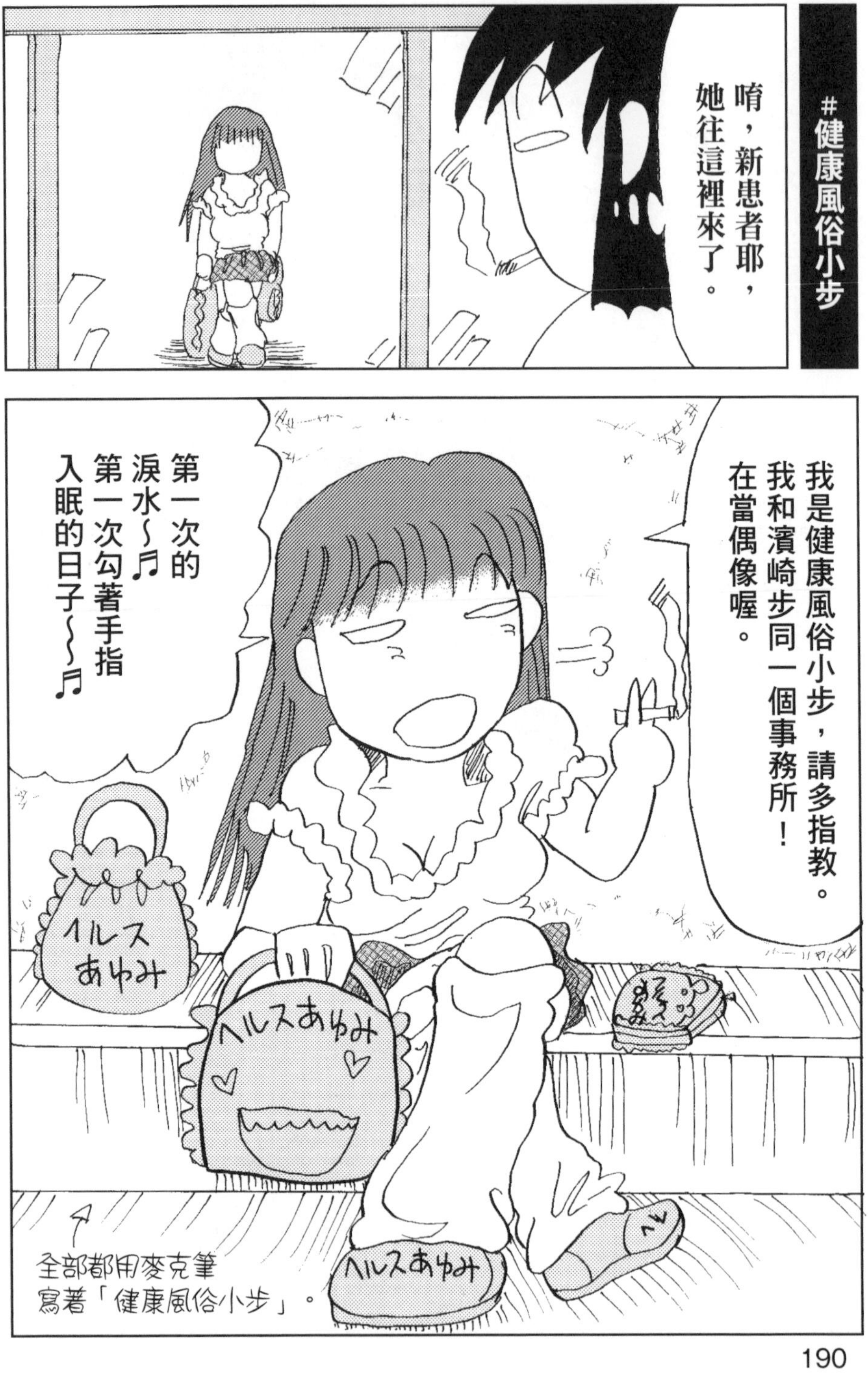
唷，新患者耶，她往這裡來了。
我是健康風俗小步，請多指教。我和濱崎步同一個事務所！在當偶像喔。
第一次的淚水～♬第一次勾著手指入眠的日子～～♬
ヘルスあゆみ
ヘルスあゆみ
全部都用麥克筆寫著「健康風俗小步」。

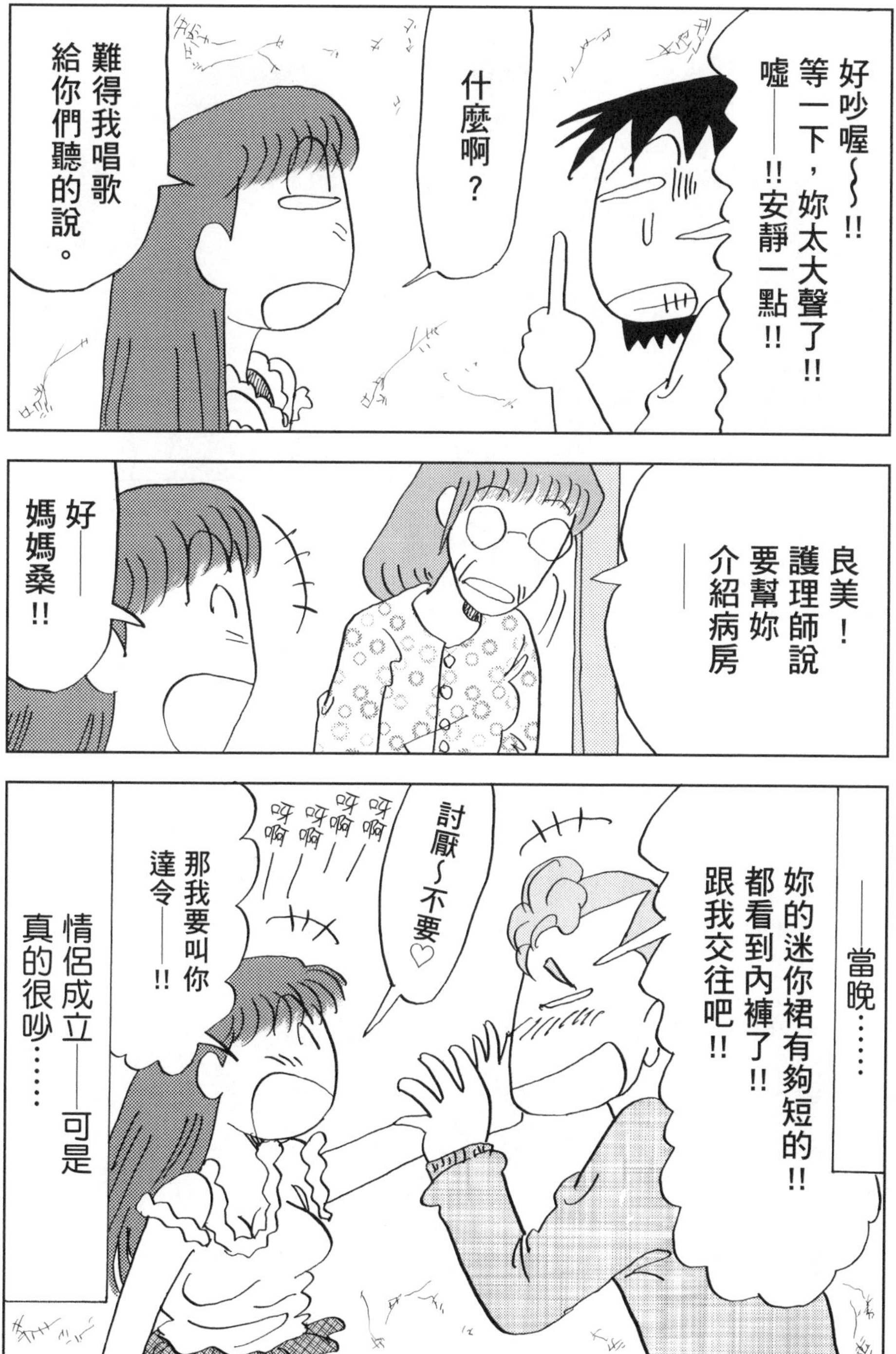
好吵喔～～!!
等一下，妳太大聲了!!
噓——!!安靜一點!!
什麼啊？
難得我唱歌給你們聽的說。
良美！護理師說要幫妳介紹病房——
好——媽媽桑!!
——當晚……
妳的迷你裙有夠短的!!都看到內褲了!!跟我交往吧!!
討厭～不要♡
呀啊呀啊呀啊呀啊
那我要叫你達令——!!
情侶成立——可是真的很吵……

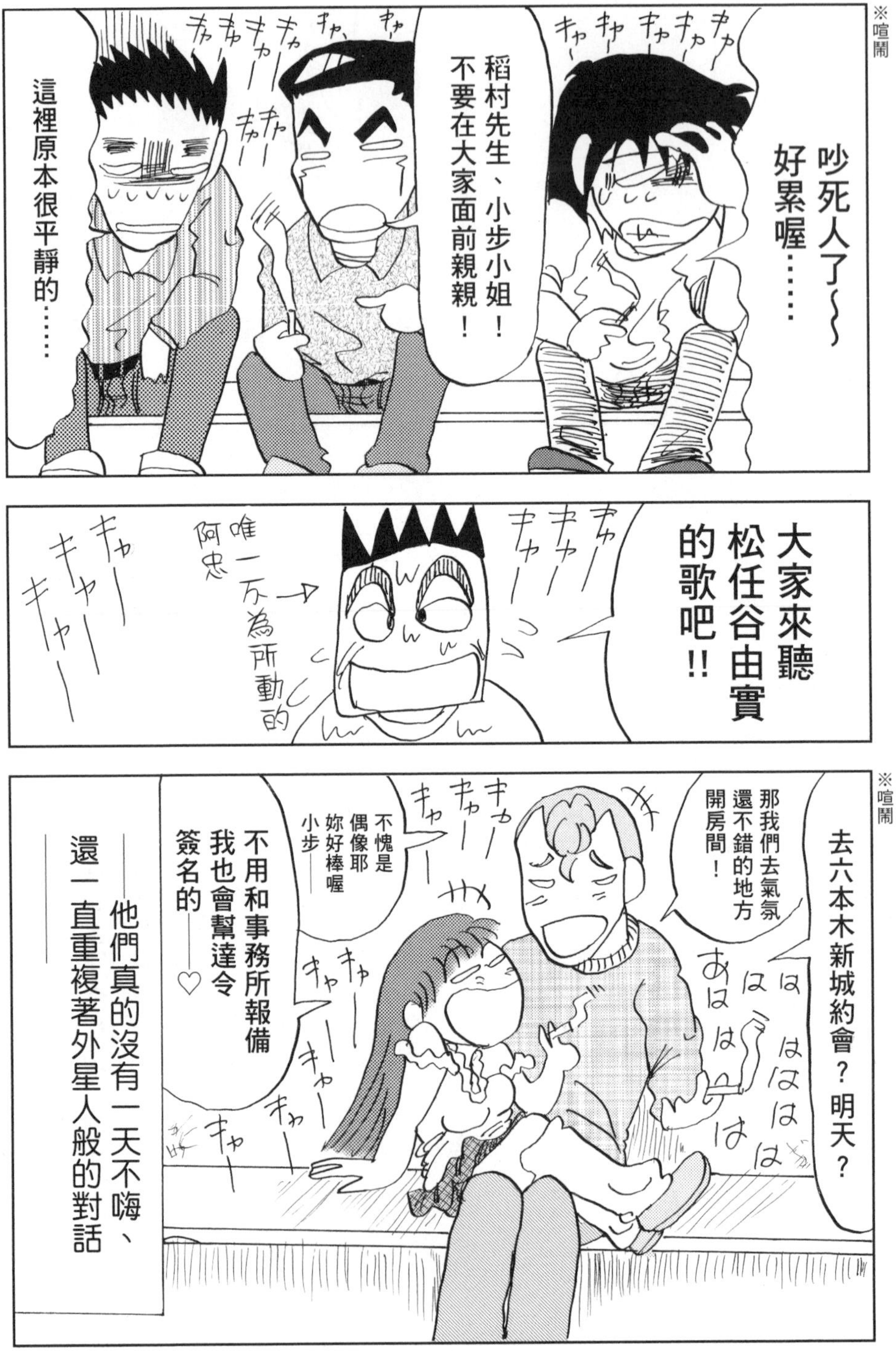
※喧鬧
吵死人了~~ 好累喔……
稻村先生、小步小姐！不要在大家面前親親！
這裡原本很平靜的……
大家來聽松任谷由實的歌吧!!
唯一不為所動的阿忠
※喧鬧
去六本木新城約會？明天？
那我們去氣氛還不錯的地方開房間！
不愧是偶像耶 妳好棒喔 小步——
不用和事務所報備 我也會幫達令簽名的——♡
——他們真的沒有一天不嗨、還一直重複著外星人般的對話——

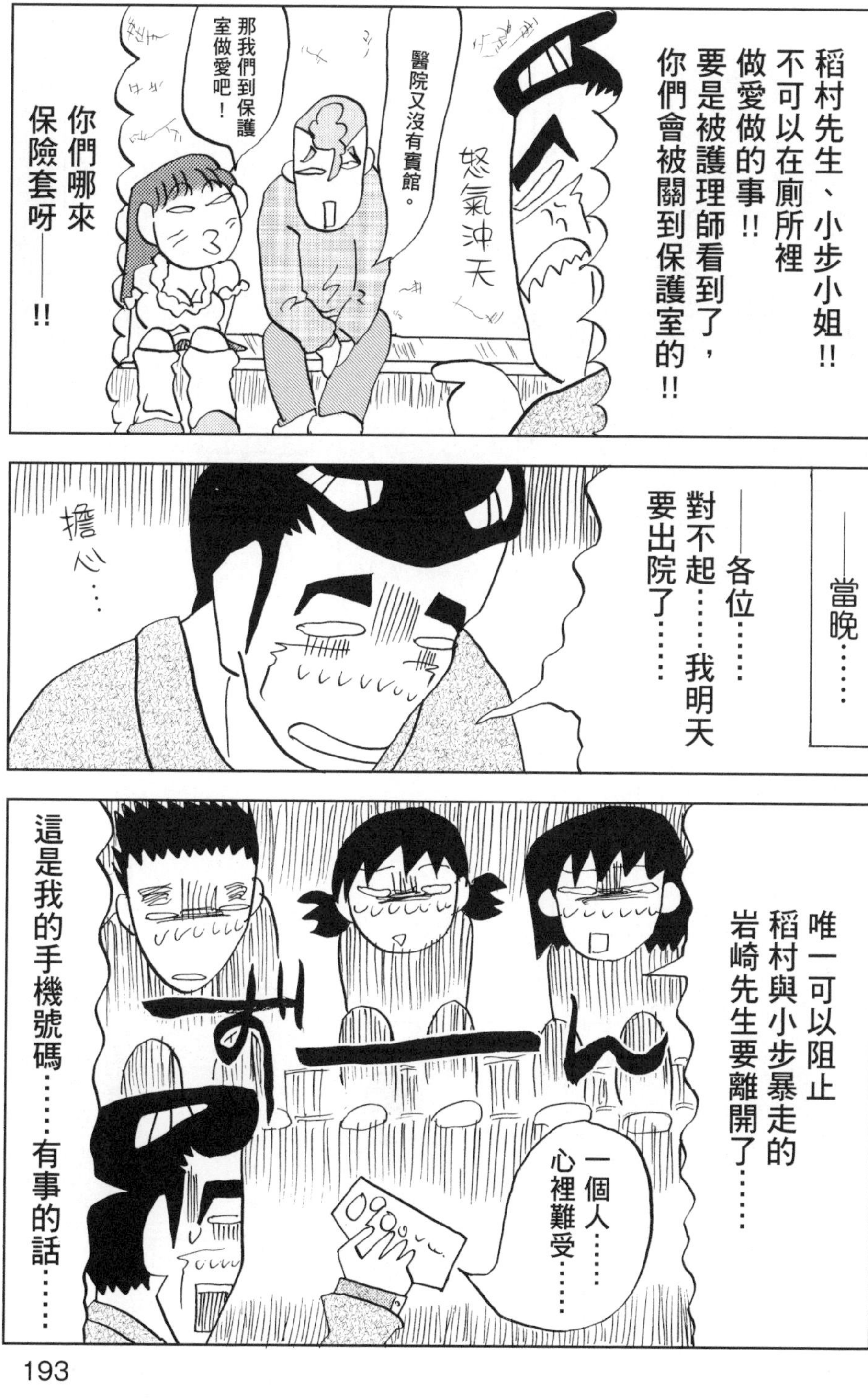
稻村先生、小步小姐!!
不可以在廁所裡做愛做的事!!
要是被護理師看到了，你們會被關到保護室的!!
怒氣沖天
醫院又沒有賓館。
那我們到保護室做愛吧!
你們哪來保險套呀——!!
當晚……
——各位……對不起……我明天要出院了……
擔心……
唯一可以阻止稻村與小步暴走的岩崎先生要離開了……
一個人……心裡難受……
這是我的手機號碼……有事的話……

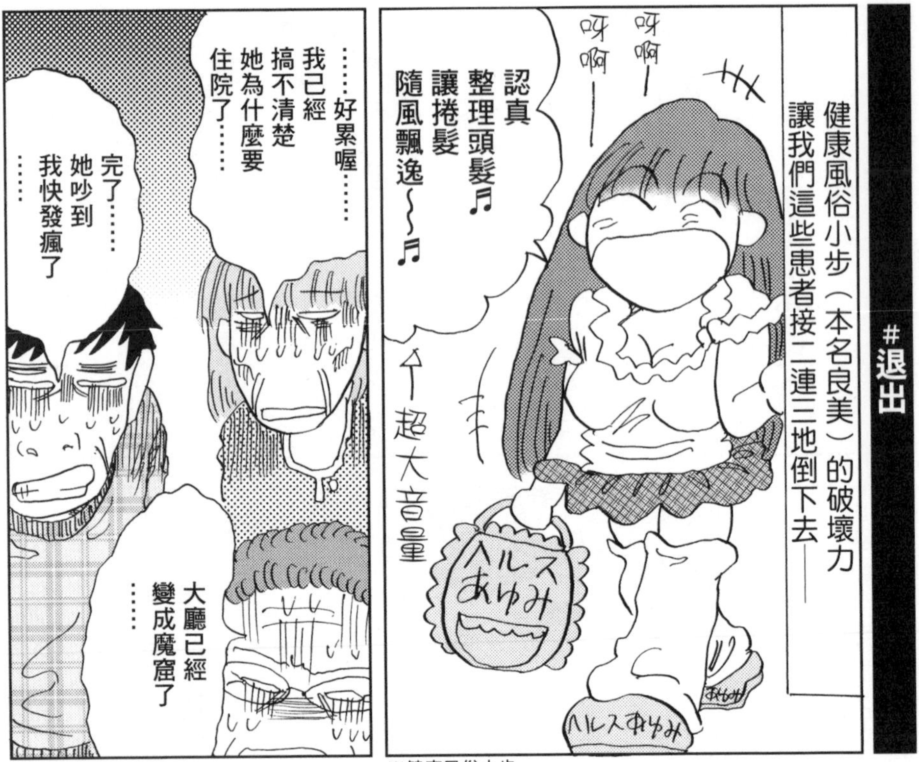
#退出
健康風俗小步（本名良美）的破壞力
讓我們這些患者接二連三地倒下去——
呀啊——
呀啊——
認真
整理頭髮♬
讓捲髮
隨風飄逸~~♬
↑超大音量
ヘルスあゆみ
ヘルスあゆみ
……好累喔……
我已經
搞不清楚
她為什麼要
住院了……
完了……
她吵到
我快發瘋了
……
大廳已經
變成魔窟了
……
※健康風俗小步
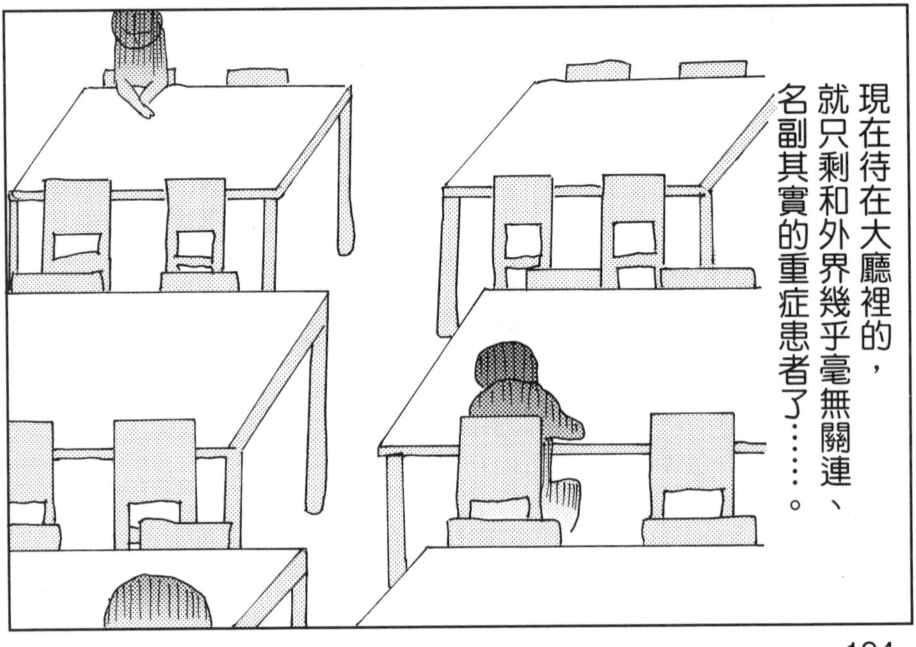
現在待在大廳裡的，
就只剩和外界幾乎毫無關連、
名副其實的重症患者了……。

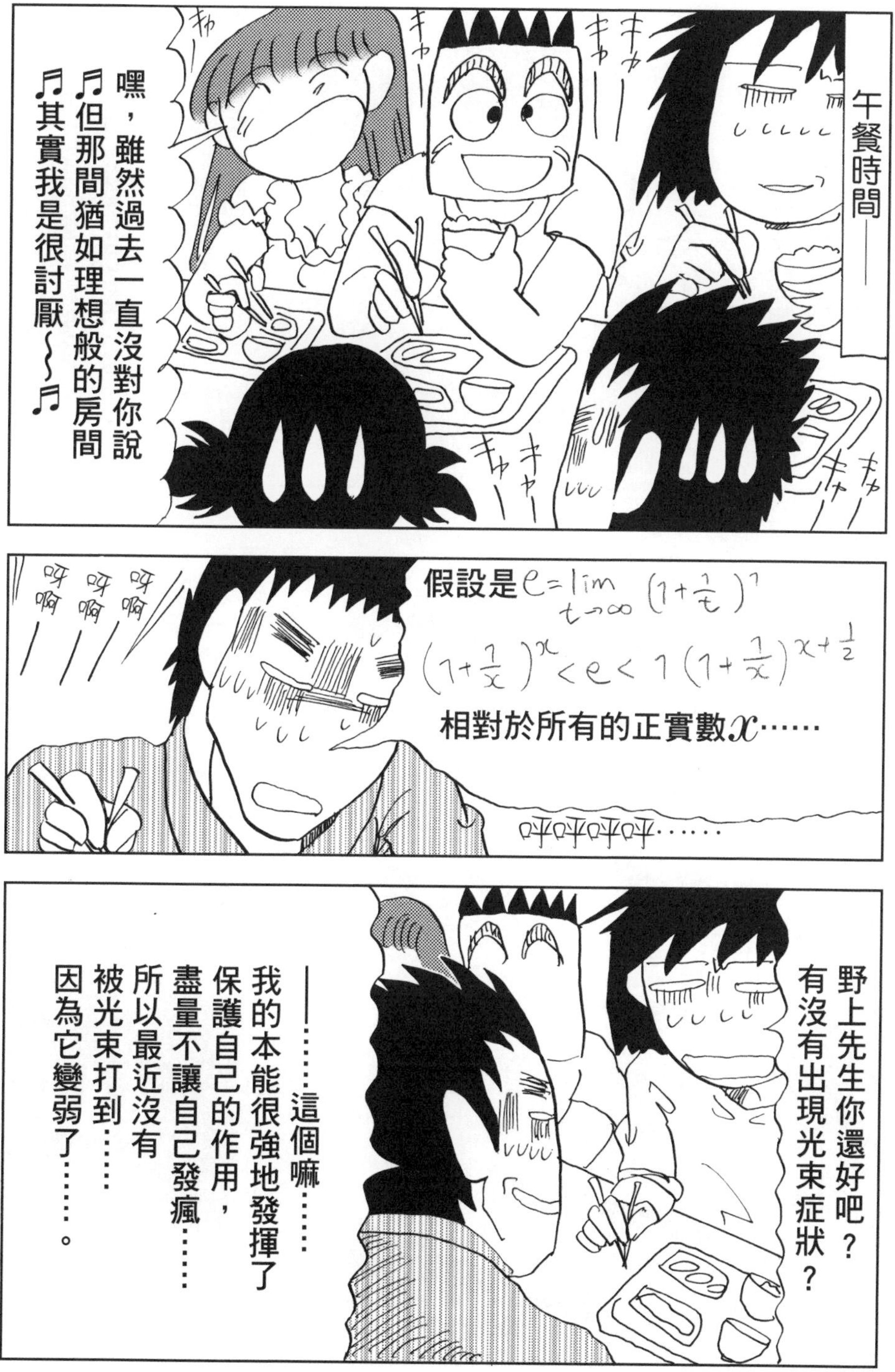
午餐時間——
嘿，雖然過去一直沒對你說
♫但那間猶如理想般的房間
♫其實我是很討厭～～♫
假設是 $e=\lim_{t\to\infty}(1+\frac{1}{t})^{t}$
$(1+\frac{1}{x})^{x} < e < 1(1+\frac{1}{x})^{x+\frac{1}{2}}$
相對於所有的正實數x……
呀啊 呀啊 呀啊
呼呼呼呼……
野上先生你還好吧？
有沒有出現光束症狀？
……這個嘛……
我的本能很強地發揮了
保護自己的作用，
盡量不讓自己發瘋……
所以最近沒有
被光束打到……
因為它變弱了……。

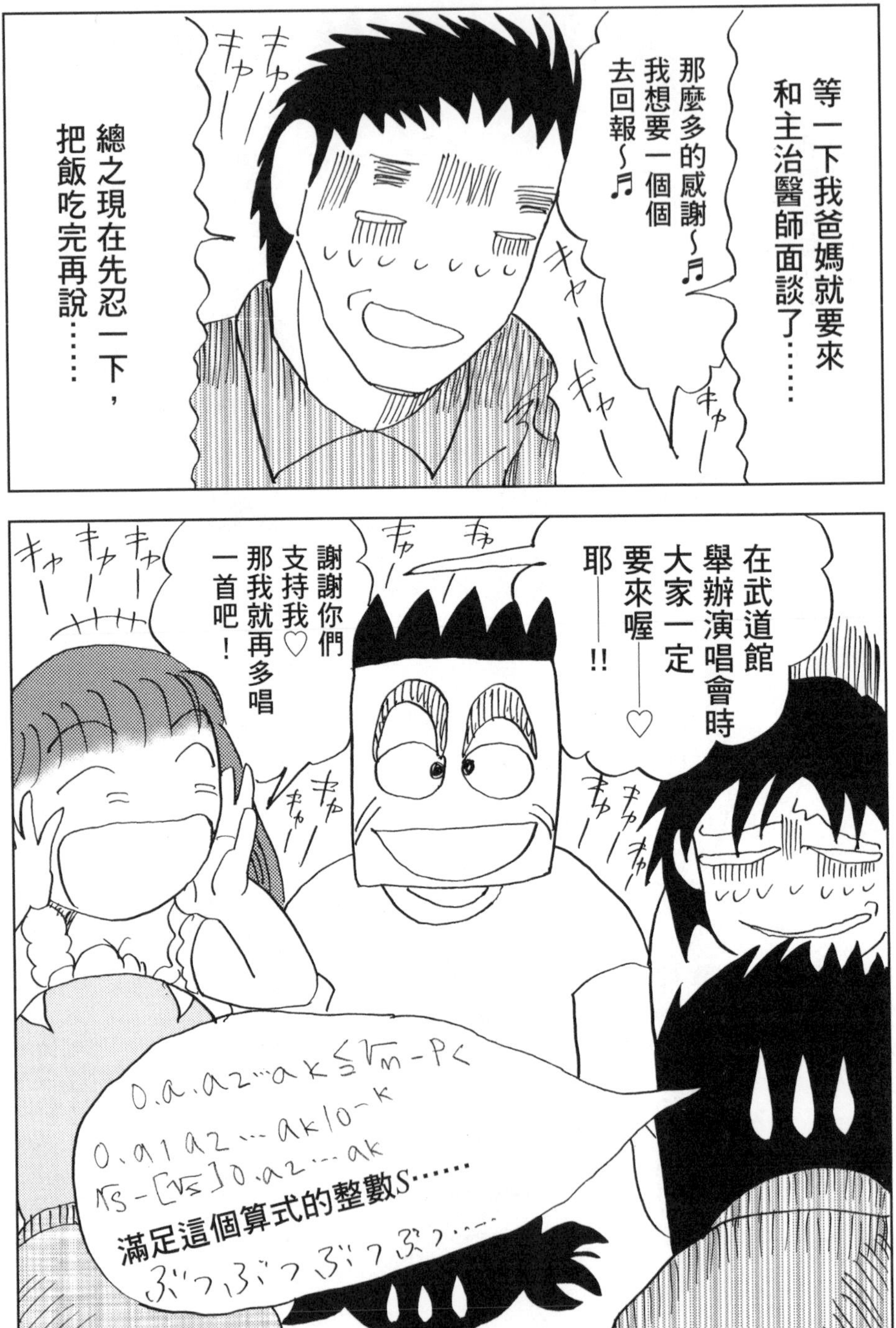

等一下我爸媽就要來和主治醫師面談了……
那麼多的感謝~♬我想要一個個去回報~♬
キャーキャー
總之現在先忍一下，把飯吃完再說……
在武道館舉辦演唱會時大家一定要來喔——♡
耶——!!
謝謝你們支持我♡那我就再多唱一首吧！
キャーキャーキャー
滿足這個算式的整數S……
ぶつぶつぶつぶつ……

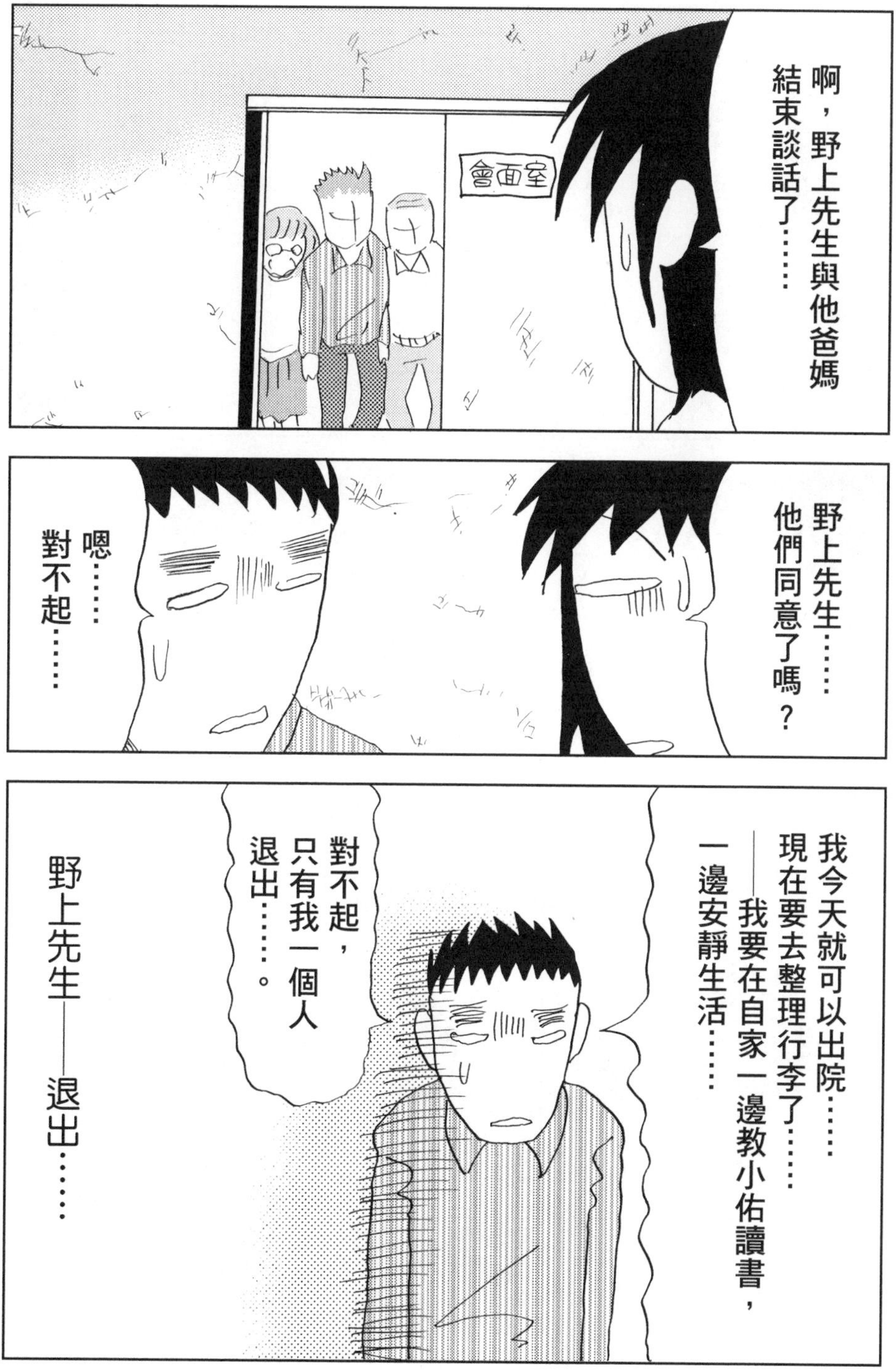
啊，野上先生與他爸媽結束談話了……
會面室
野上先生……他們同意了嗎？
嗯……對不起……
我今天就可以出院……現在要去整理行李了……——我要在自家一邊教小佑讀書，一邊安靜生活……
對不起，只有我一個人退出……。
野上先生——退出……

#矢部先生①

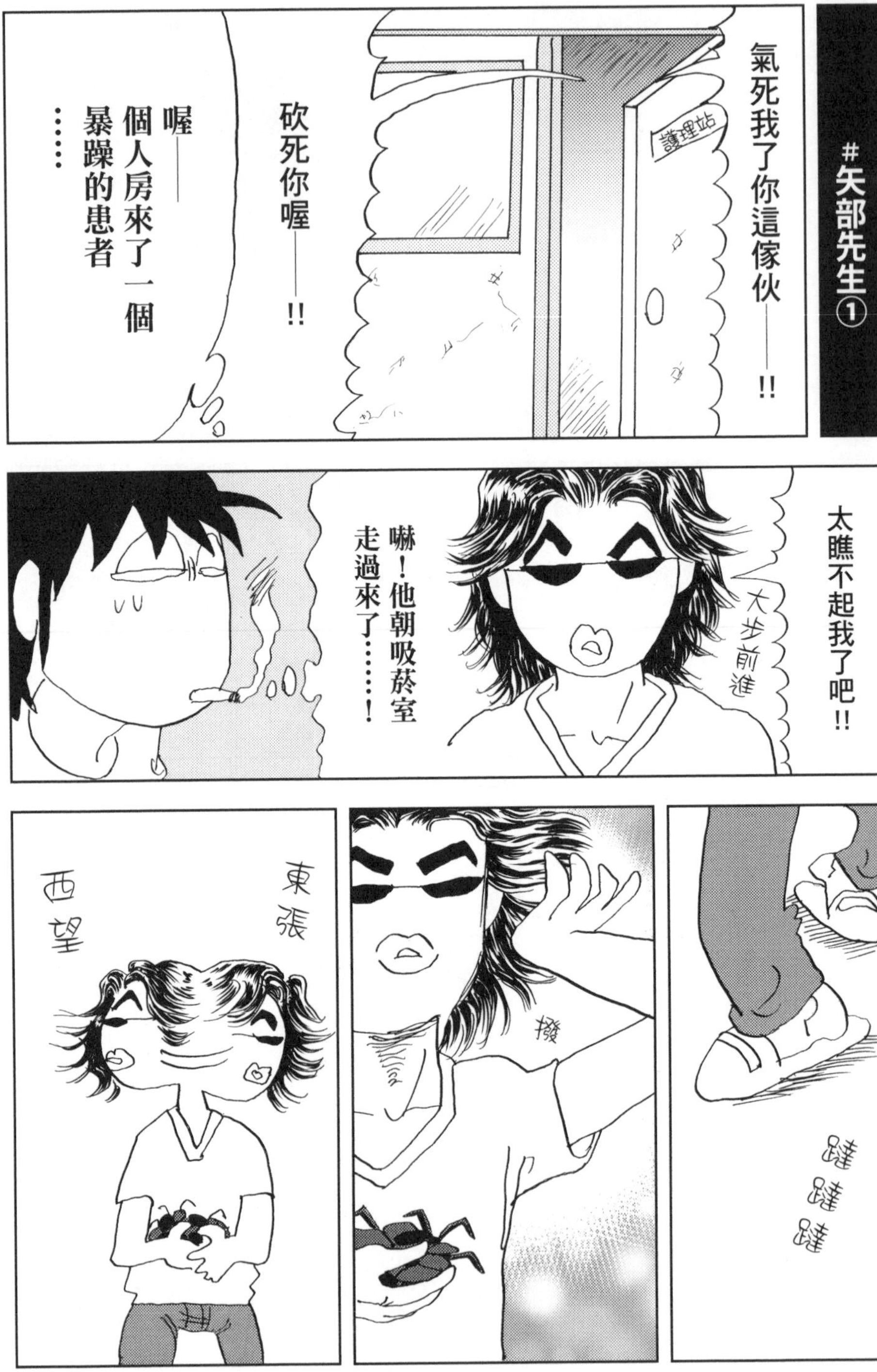

氣死我了你這傢伙——!!
護理站
砍死你喔——!!
喔——
個人房來了一個
暴躁的患者
……
太瞧不起我了吧!!
大步前進
嚇!他朝吸菸室
走過來了……!
躂躂躂
撥
東張
西望

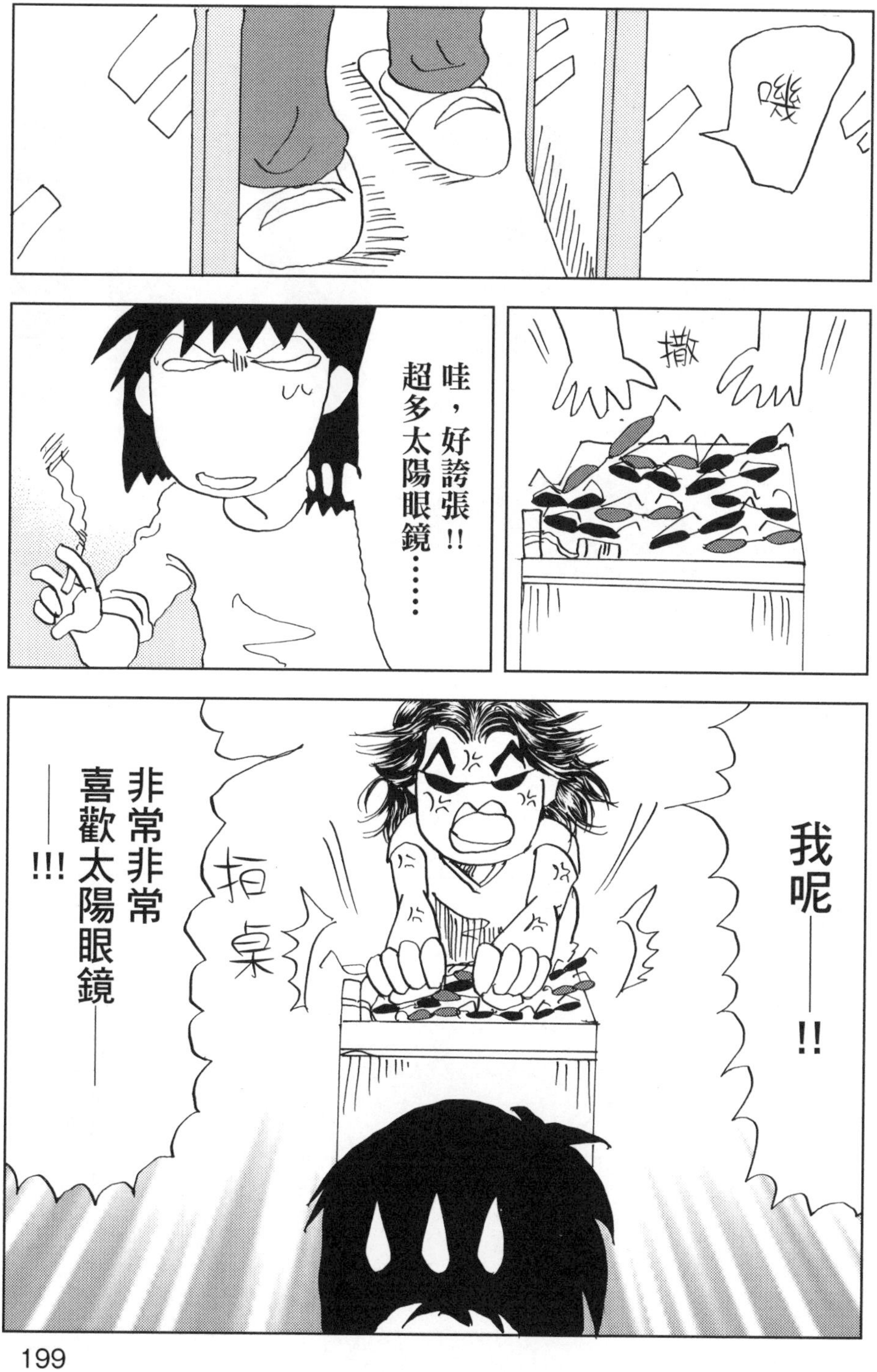
喀
撒
哇，好誇張!!
超多太陽眼鏡……
我呢——!!
拍桌
非常非常
喜歡太陽眼鏡——
——!!!

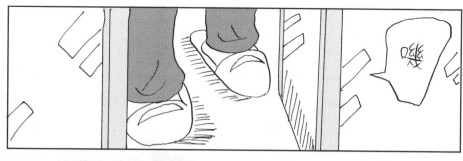

#矢部先生②

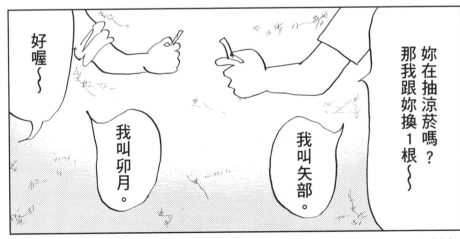

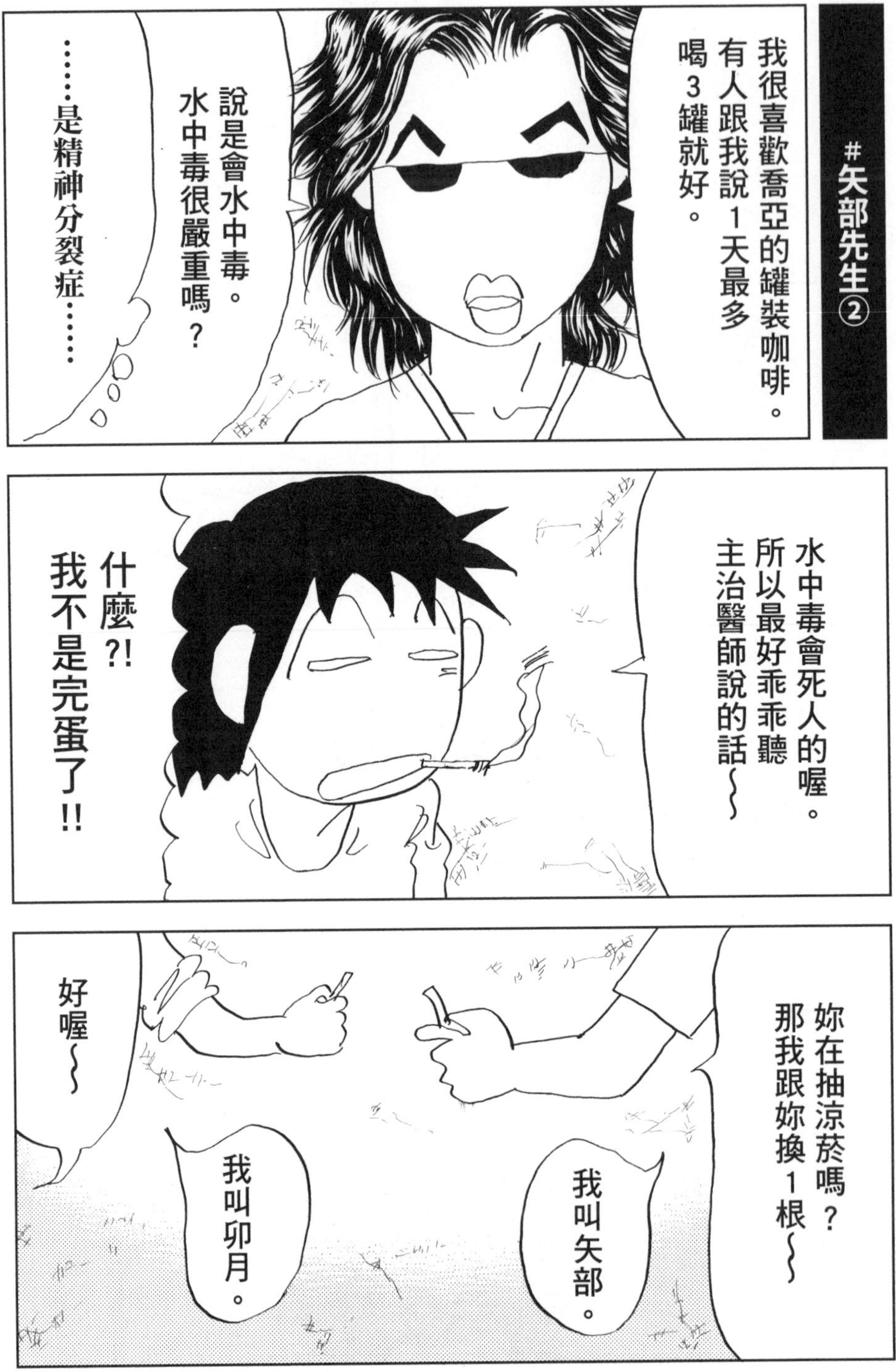
我很喜歡喬亞的罐裝咖啡。有人跟我說1天最多喝3罐就好。
說是會水中毒。水中毒很嚴重嗎？
……是精神分裂症……
水中毒會死人的喔。所以最好乖乖聽主治醫師說的話～
什麼?! 我不是完蛋了!!
妳在抽涼菸嗎？那我跟妳換1根～
好喔～
我叫矢部。
我叫卯月。

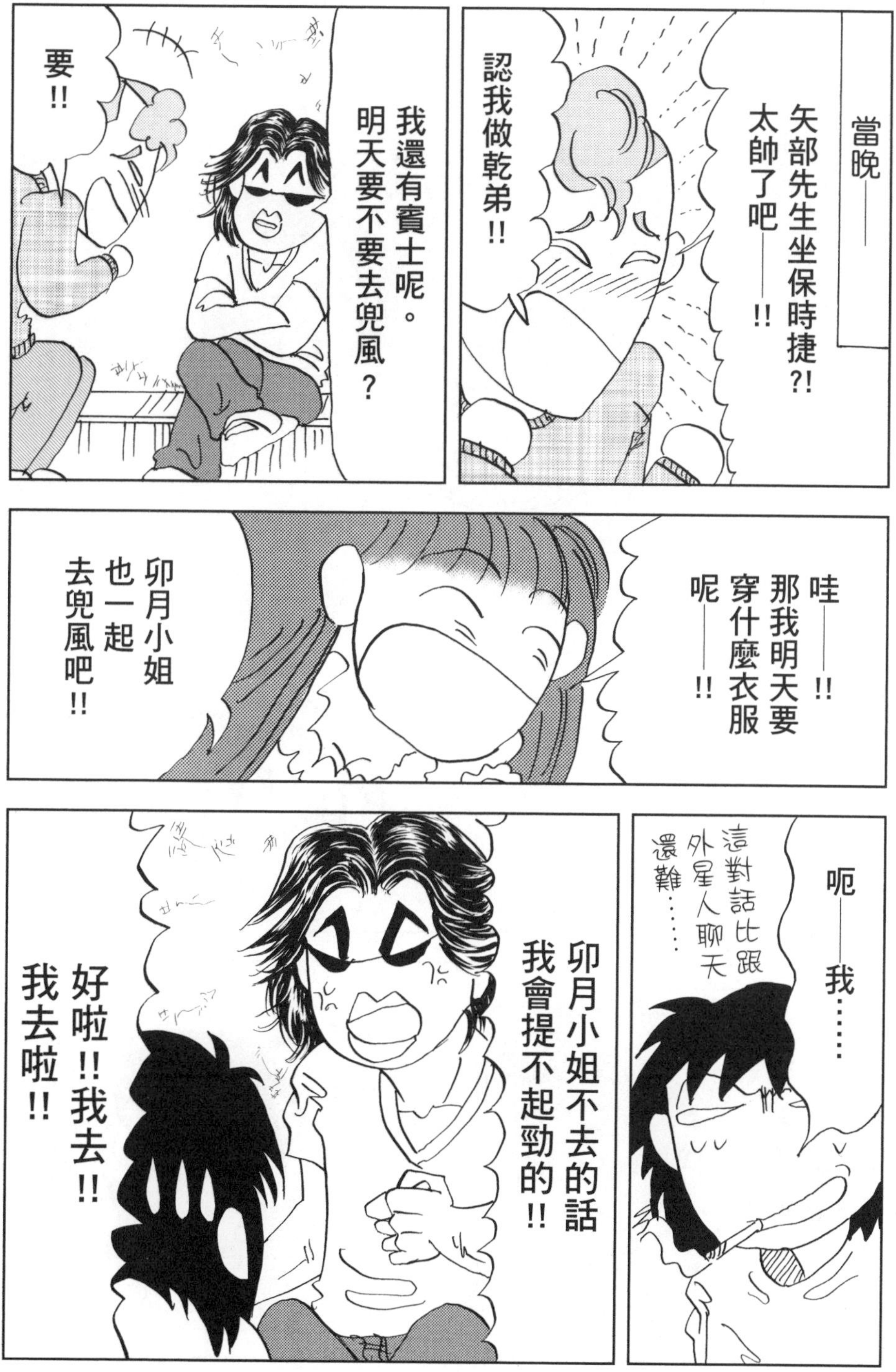
當晚——
矢部先生坐保時捷?!
太帥了吧——!!
認我做乾弟!!
我還有賓士呢。
明天要不要去兜風?
要!!
哇——!!
那我明天要
穿什麼衣服
呢——!!
卯月小姐
也一起
去兜風吧!!
呃——
我……
這對話比跟
外星人聊天
還難……
卯月小姐不去的話
我會提不起勁的!!
好啦!!我去!!
我去啦!!

#一片渾沌

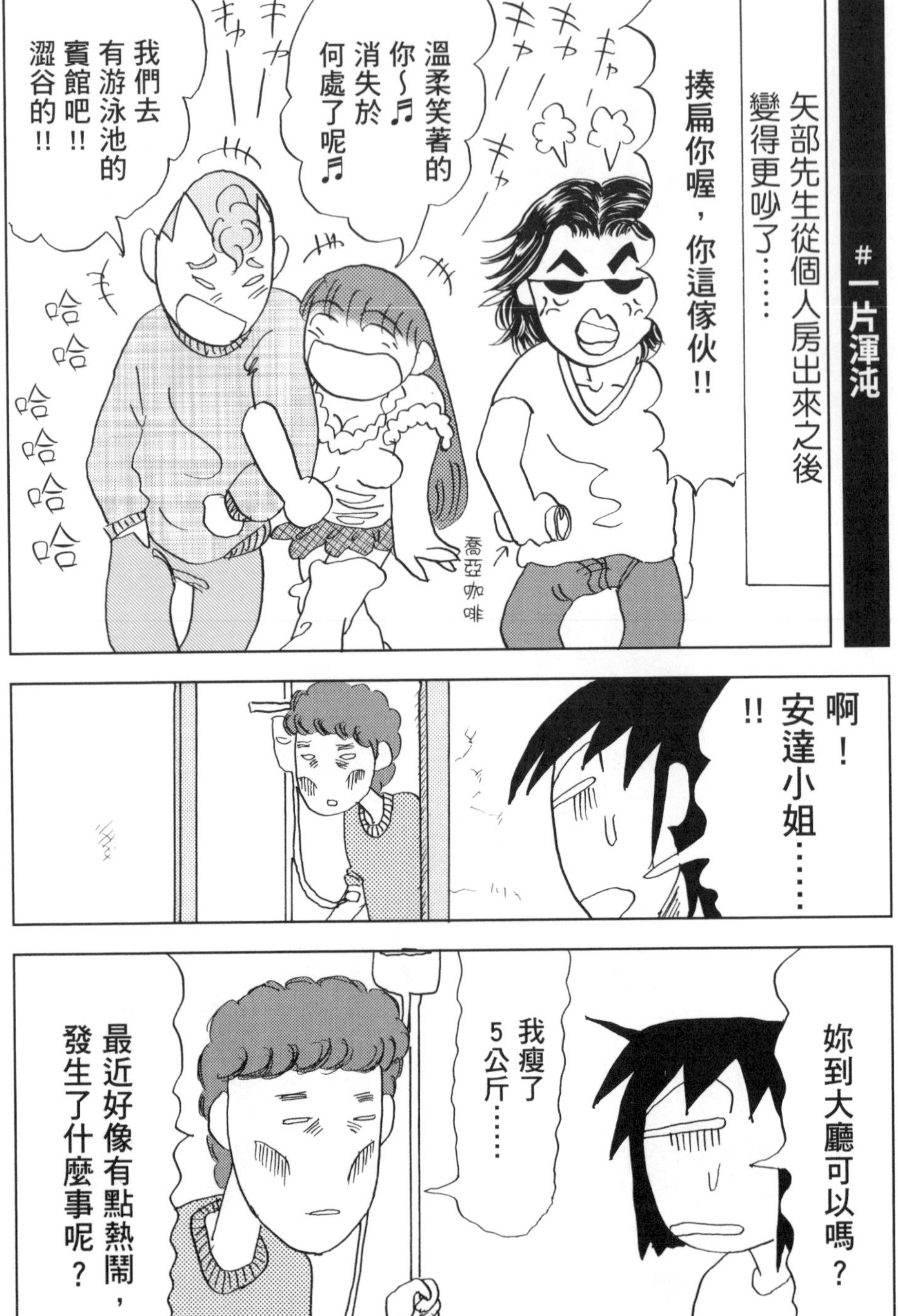
矢部先生從個人房出來之後變得更吵了……
揍扁你喔，你這傢伙!!
キャーキャー
溫柔笑著的你~♬消失於何處了呢♬
我們去有游泳池的賓館吧!!澀谷的!!
哈哈哈哈哈哈
喬亞咖啡
啊！安達小姐……!!
妳到大廳可以嗎？
我瘦了5公斤……
最近好像有點熱鬧，發生了什麼事呢？

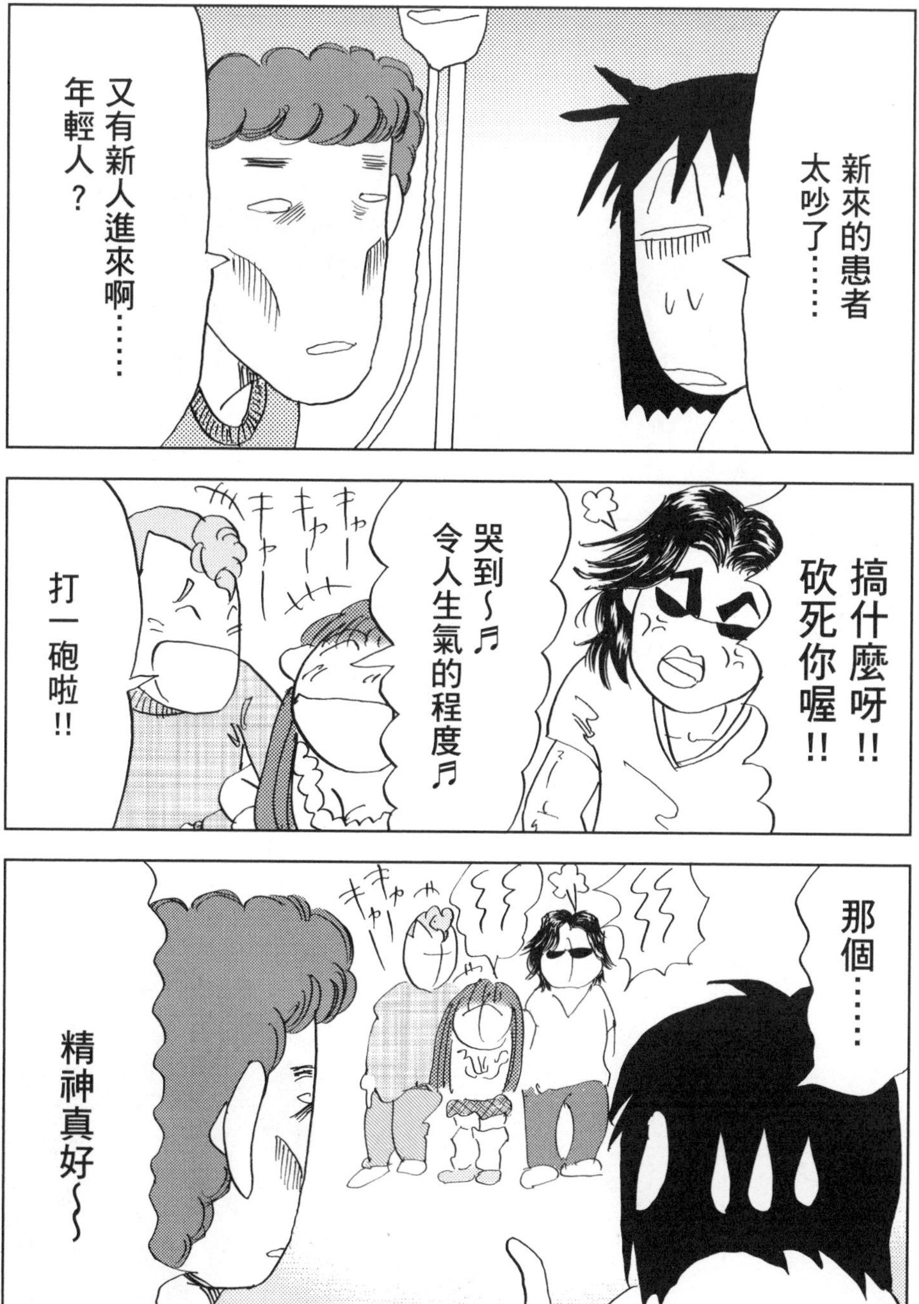
新來的患者
太吵了……
又有新人進來啊……
年輕人？
搞什麼呀!!
砍死你喔!!
哭到～♬
令人生氣的程度♬
打一砲啦!!
那個……
精神真好～～

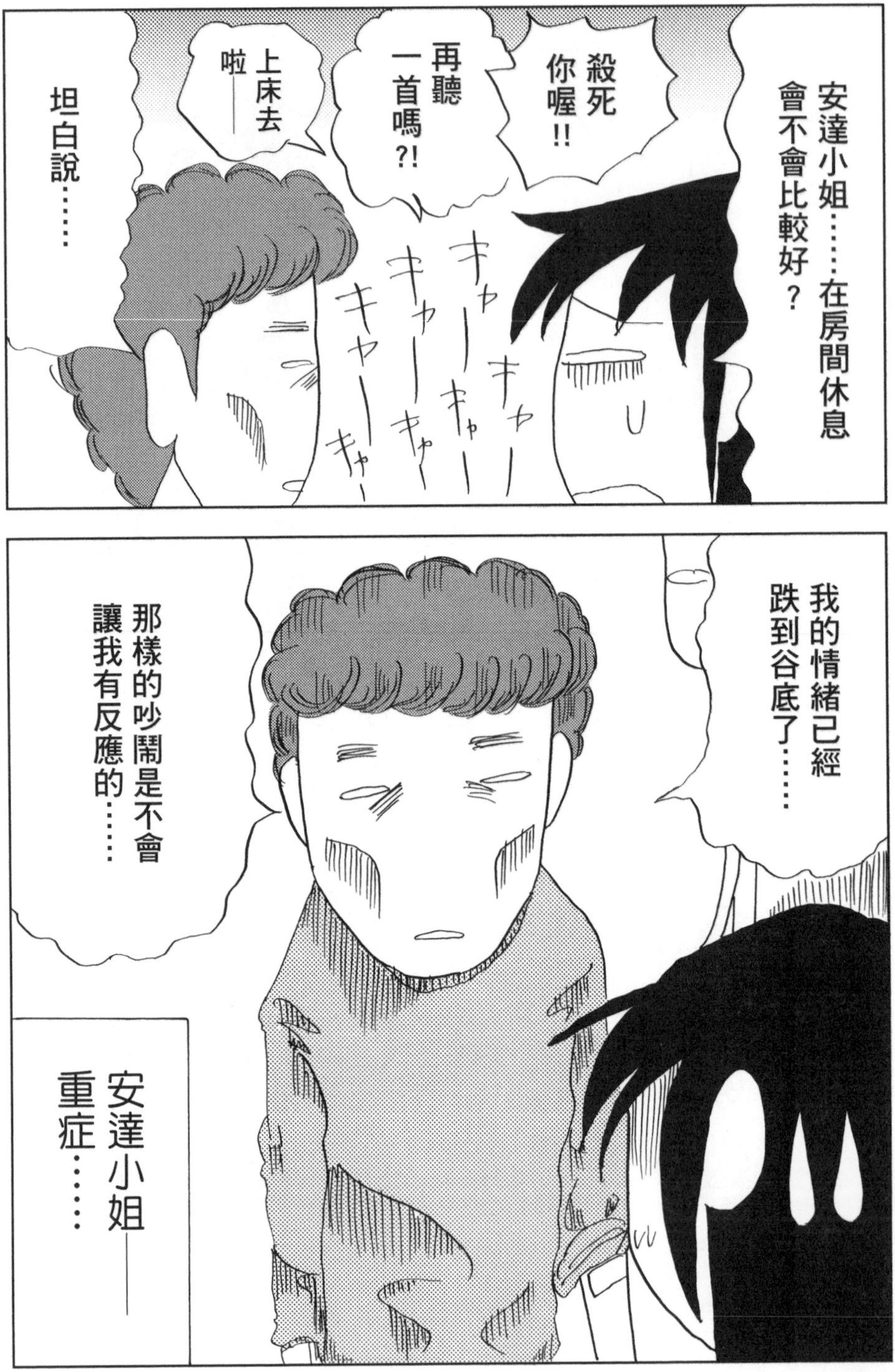
安達小姐……在房間休息會不會比較好？
殺死你喔!!
再聽一首嗎?!
上床去啦——
坦白說……
我的情緒已經跌到谷底了……
那樣的吵鬧是不會讓我有反應的……
安達小姐——重症……

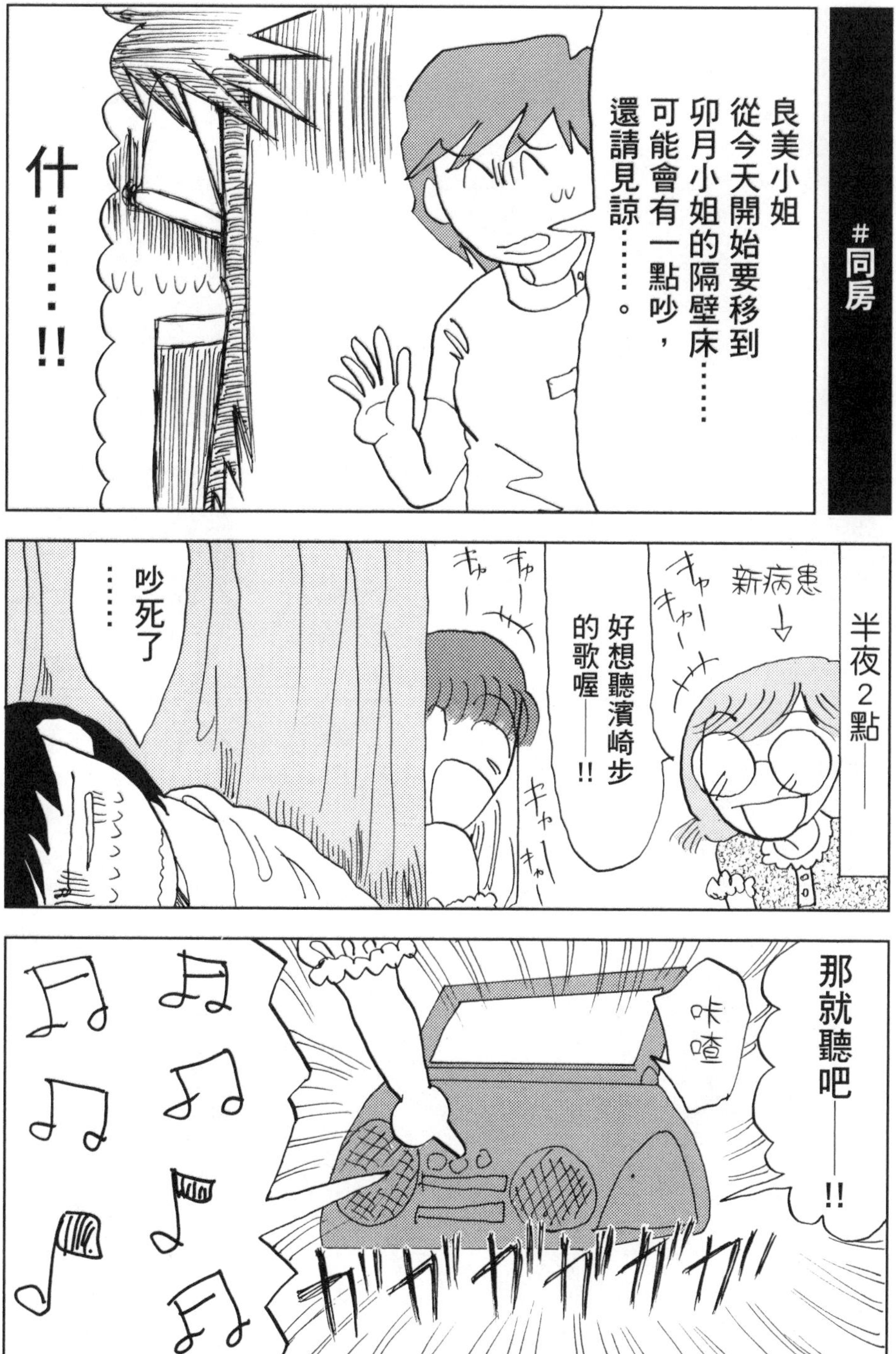
#同房
良美小姐
從今天開始要移到卯月小姐的隔壁床……
可能會有一點吵，
還請見諒……。
什……!!
半夜2點——
新病患
キャーキャー
好想聽濱崎步的歌喔——!!
キャーキャー
吵死了……
那就聽吧——!!
咔喳
ガガガガガガガガ

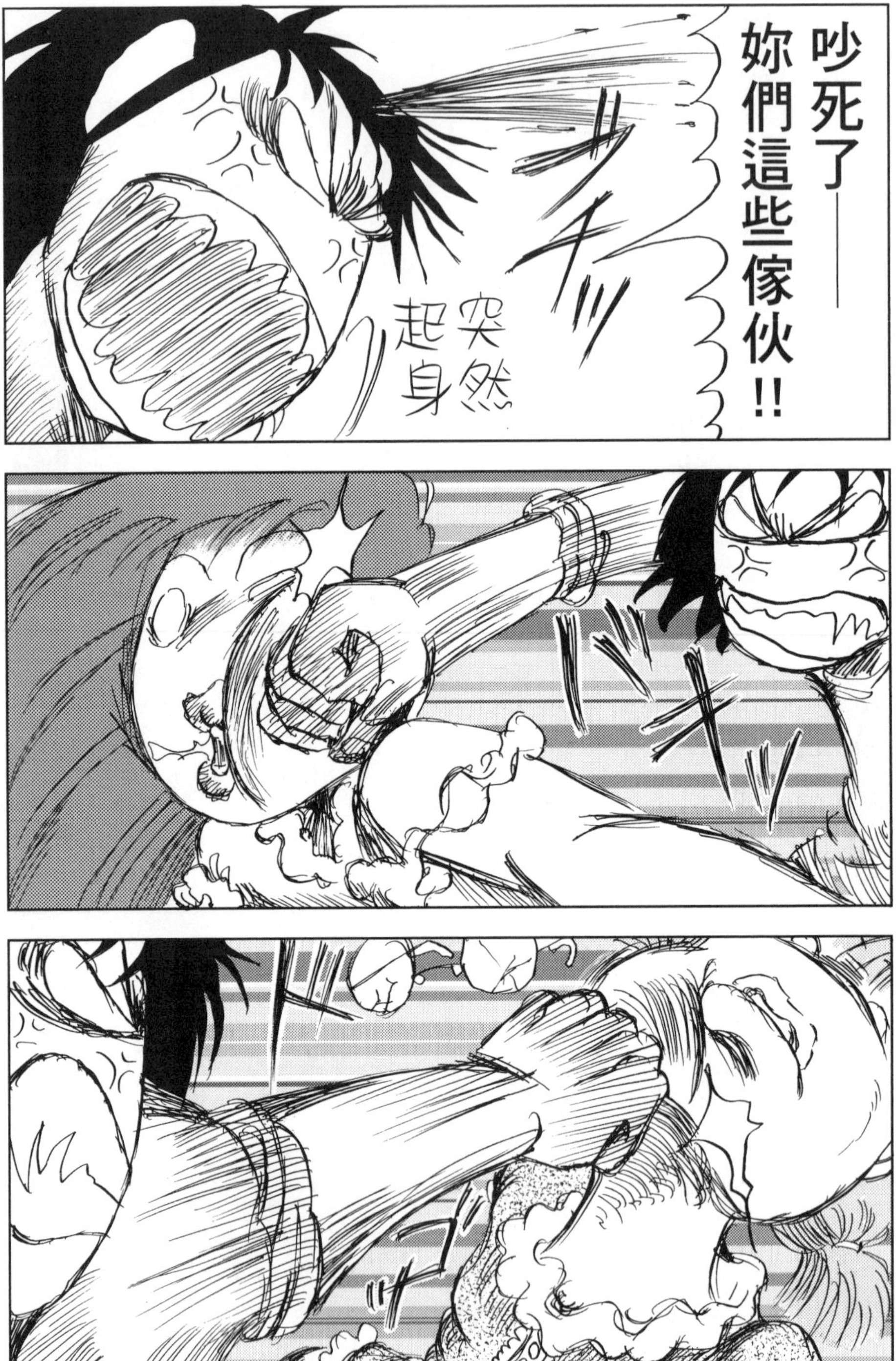
吵死了──
妳們這些傢伙!!
突然起身

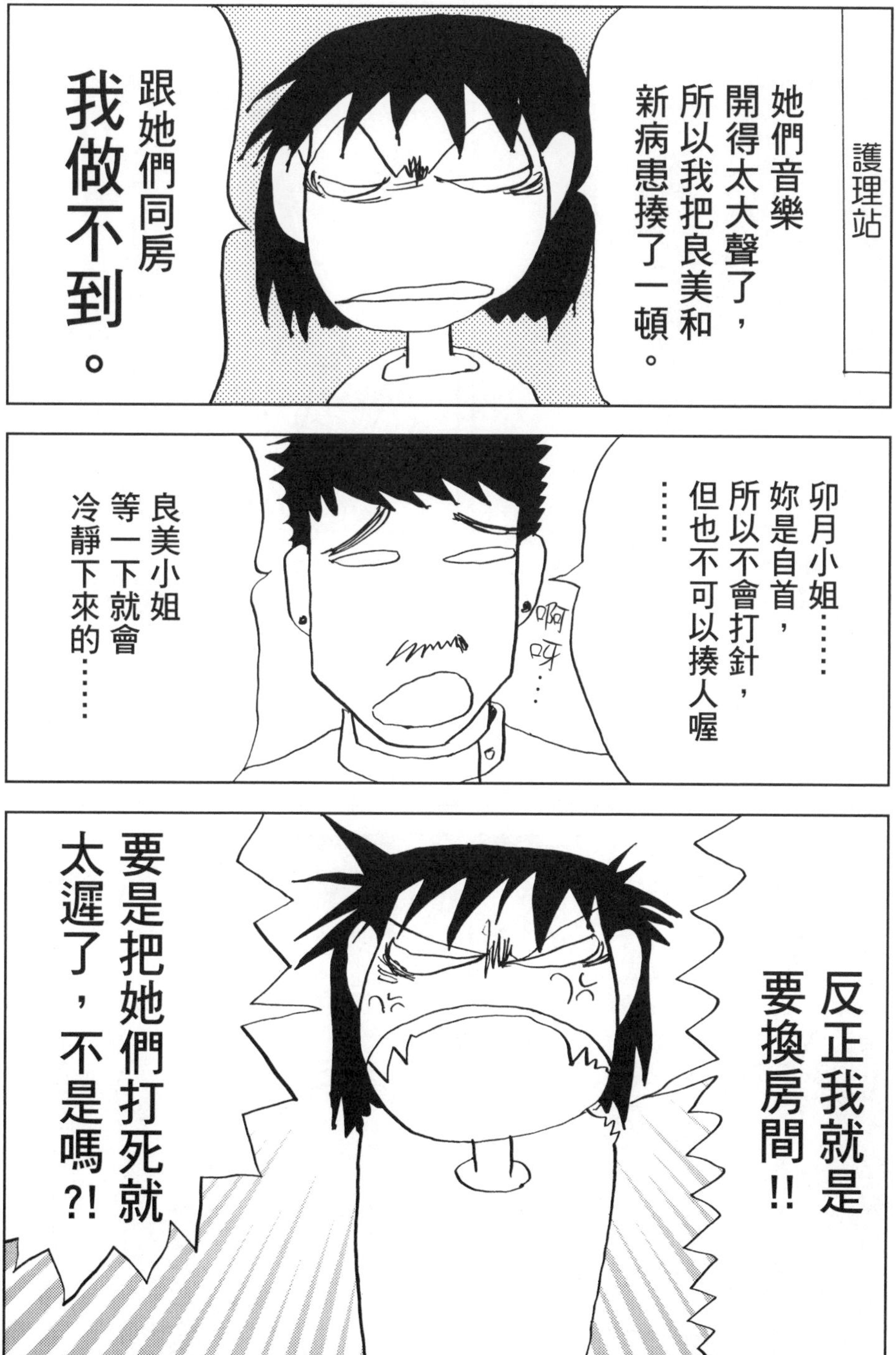
護理站
她們音樂開得太大聲了，所以我把良美和新病患揍了一頓。
跟她們同房我做不到。
卯月小姐……妳是自首，所以不會打針，但也不可以揍人喔……
啊呀……
良美小姐等一下就會冷靜下來的……
反正我就是要換房間!!
要是把她們打死就太遲了，不是嗎?!

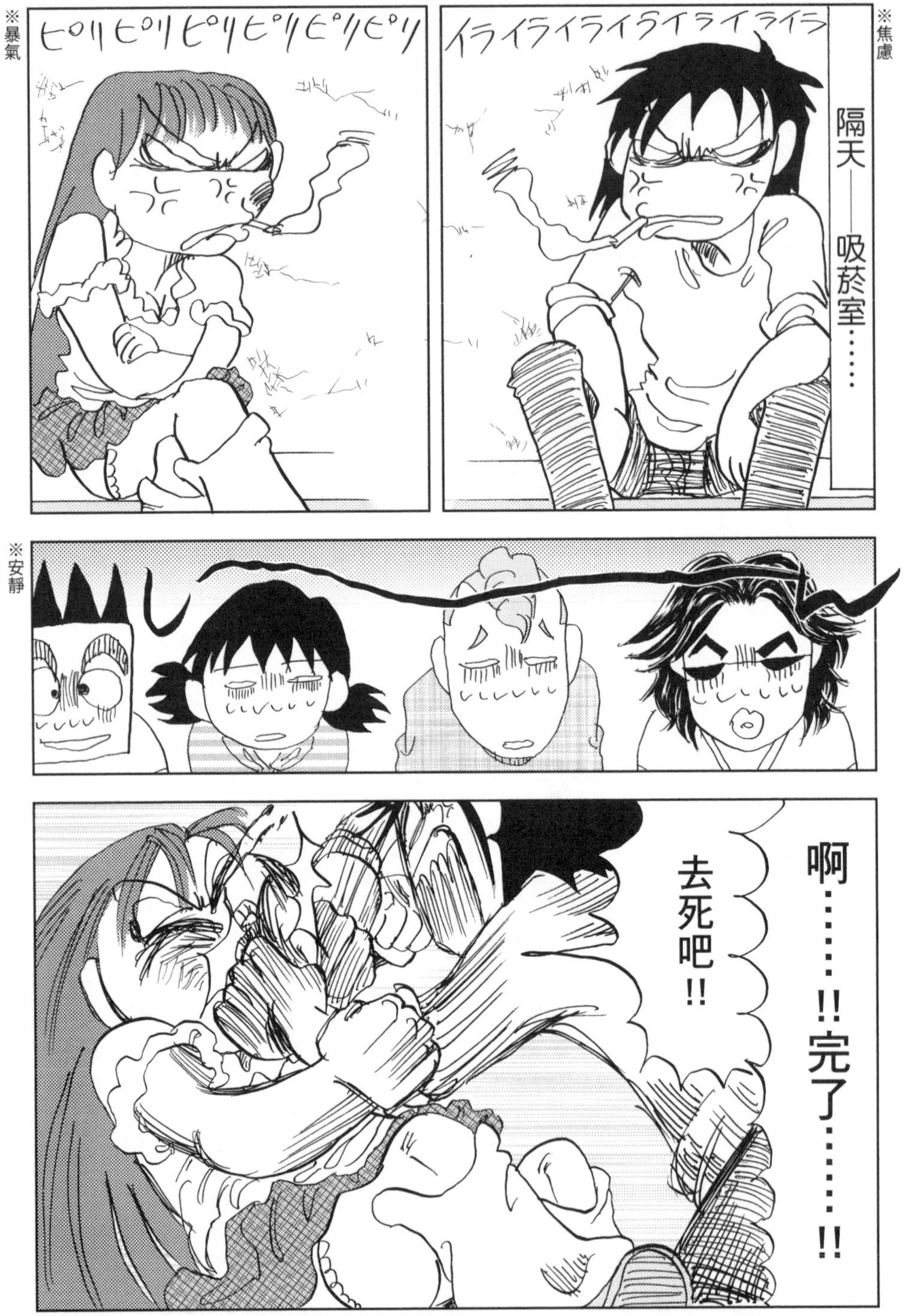

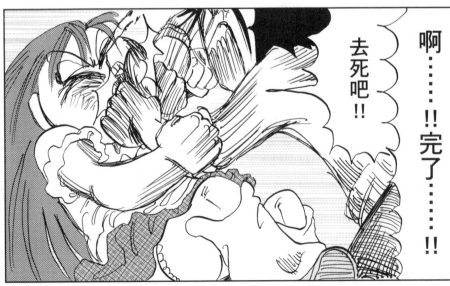

イライライライライライライラ
※焦慮
隔天——吸菸室……
ピりピりピりピりピりピり
※暴氣
※安靜
啊……!!完了……!!
去死吧!!

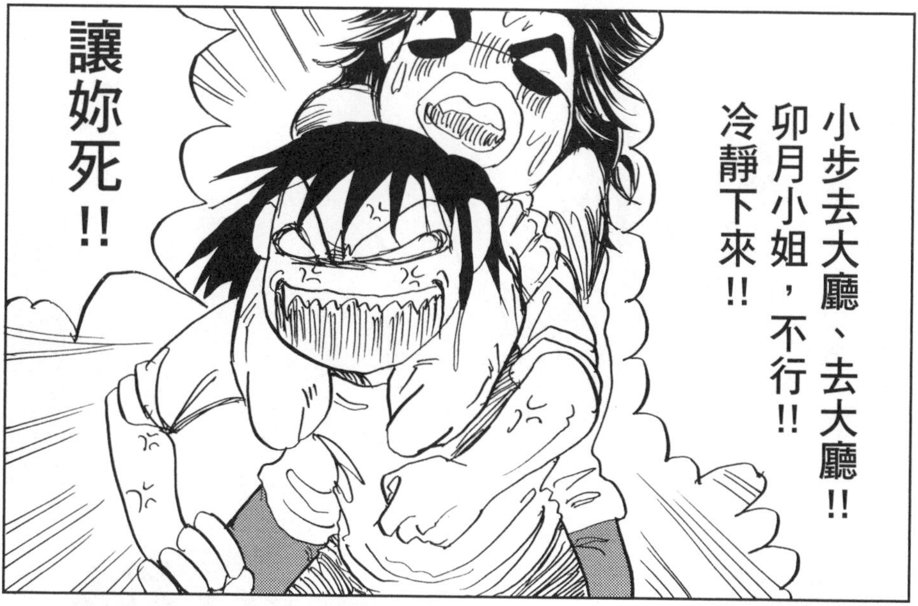
小步去大廳、去大廳!!卯月小姐，不行!!冷靜下來!!
讓妳死!!

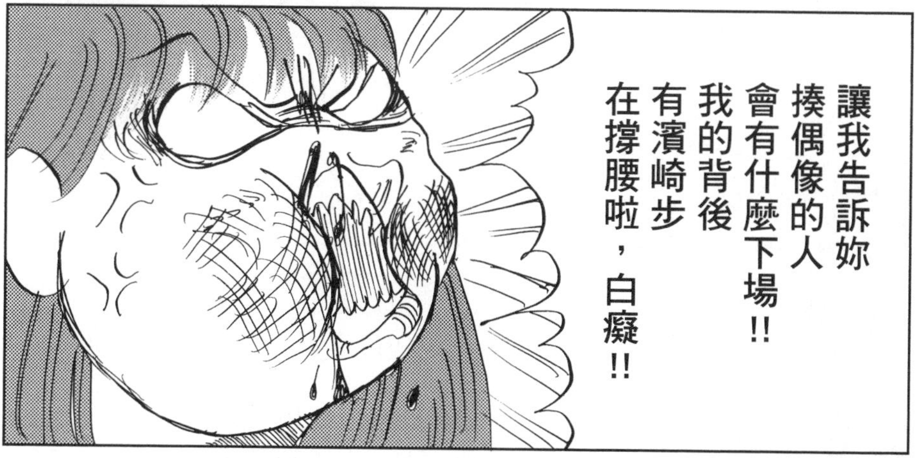
讓我告訴妳揍偶像的人會有什麼下場!!我的背後有濱崎步在撐腰啦，白癡!!

健康風俗小步與我
開啟了冷戰……

#冷戰

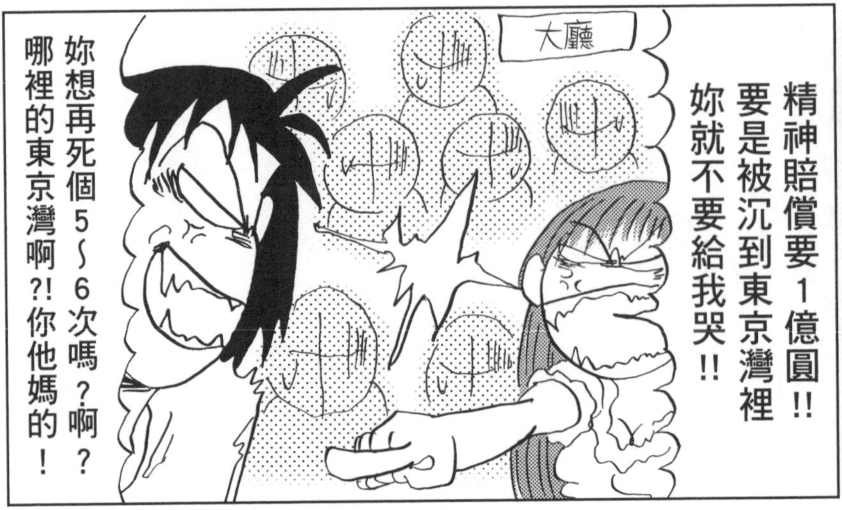
大廳
精神賠償要1億圓!!
要是被沉到東京灣裡
妳就不要給我哭!!
妳想再死個5～6次嗎？啊？
哪裡的東京灣啊?!你他媽的！

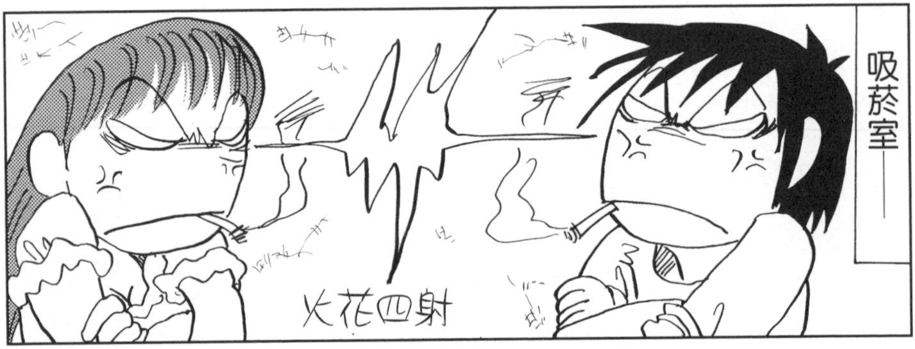
吸菸室——
火花四射

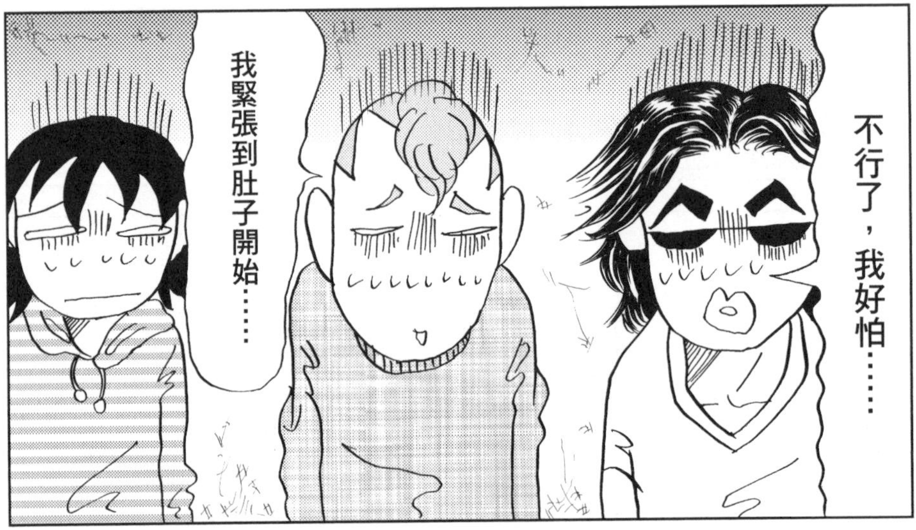
不行了，我好怕……
我緊張到肚子開始……

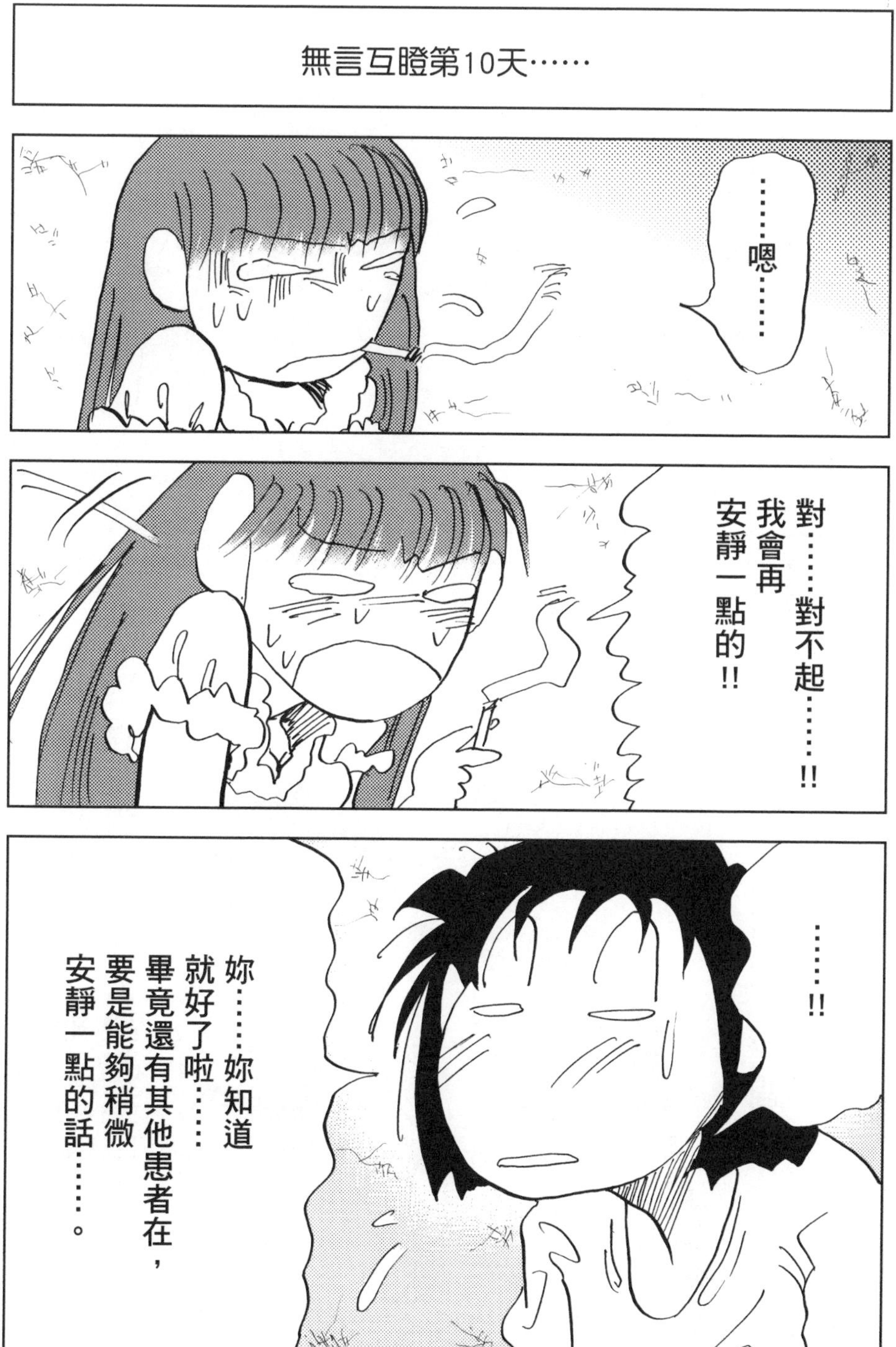
無言互瞪第10天……
……嗯……
對……對不起……!!
我會再安靜一點的!!
……!!
妳……妳知道就好了啦……
畢竟還有其他患者在，要是能夠稍微安靜一點的話……。

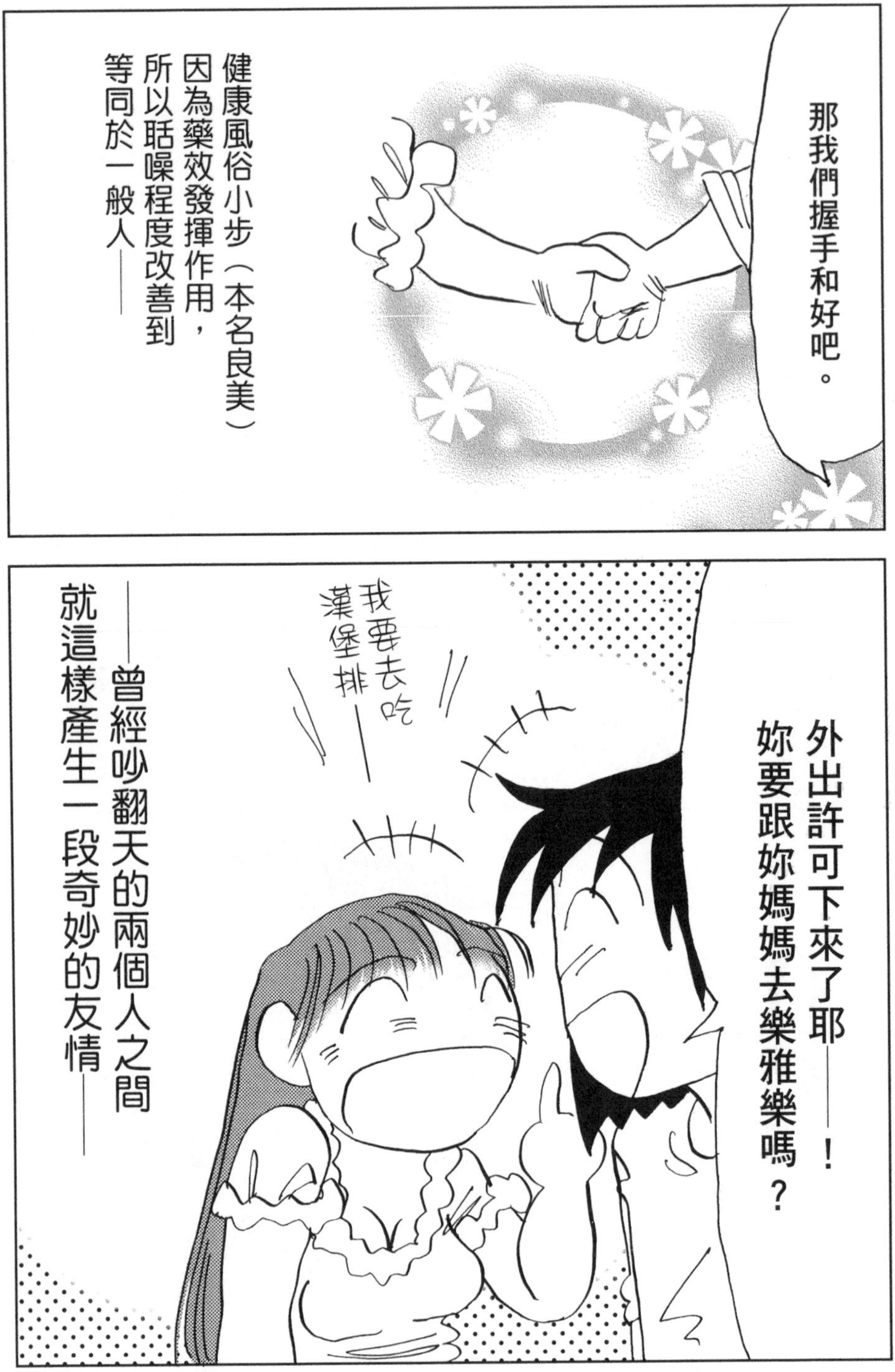
那我們握手和好吧。
健康風俗小步（本名良美）
因為藥效發揮作用，
所以聒噪程度改善到
等同於一般人——
外出許可下來了耶——！
妳要跟妳媽媽去樂雅樂嗎？
我要去吃漢堡排
——曾經吵翻天的兩個人之間
就這樣產生一段奇妙的友情——

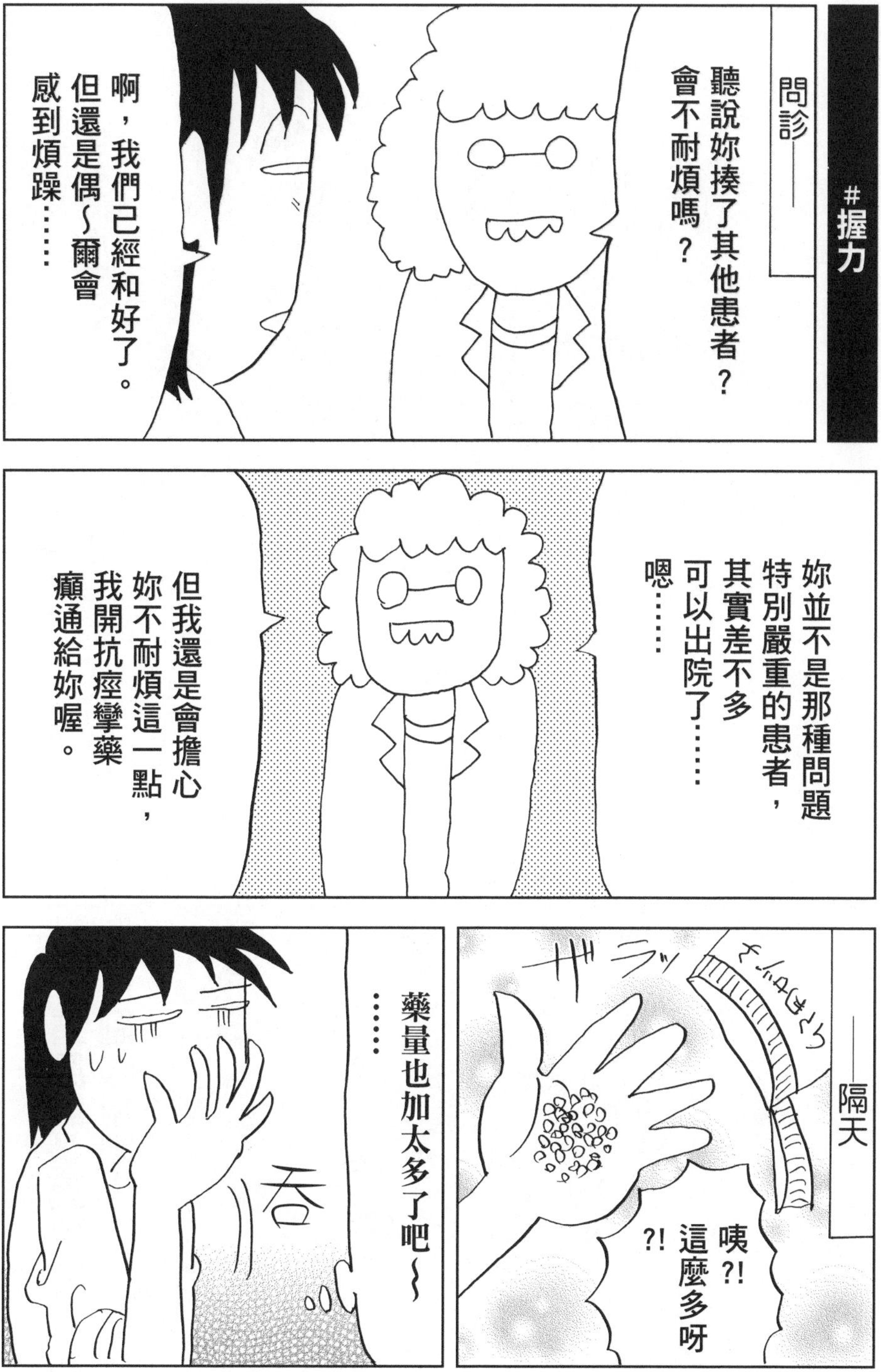
#握力
問診——
聽說妳揍了其他患者？會不耐煩嗎？
啊，我們已經和好了。但還是偶～爾會感到煩躁……
妳並不是那種問題特別嚴重的患者，其實差不多可以出院了……嗯……
但我還是會擔心妳不耐煩這一點，我開抗痙攣藥癲通給妳喔。
——隔天
ザラッ
咦?! 這麼多呀?!
吞
藥量也加太多了吧～……

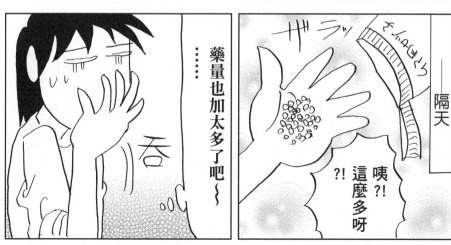

※痙攣

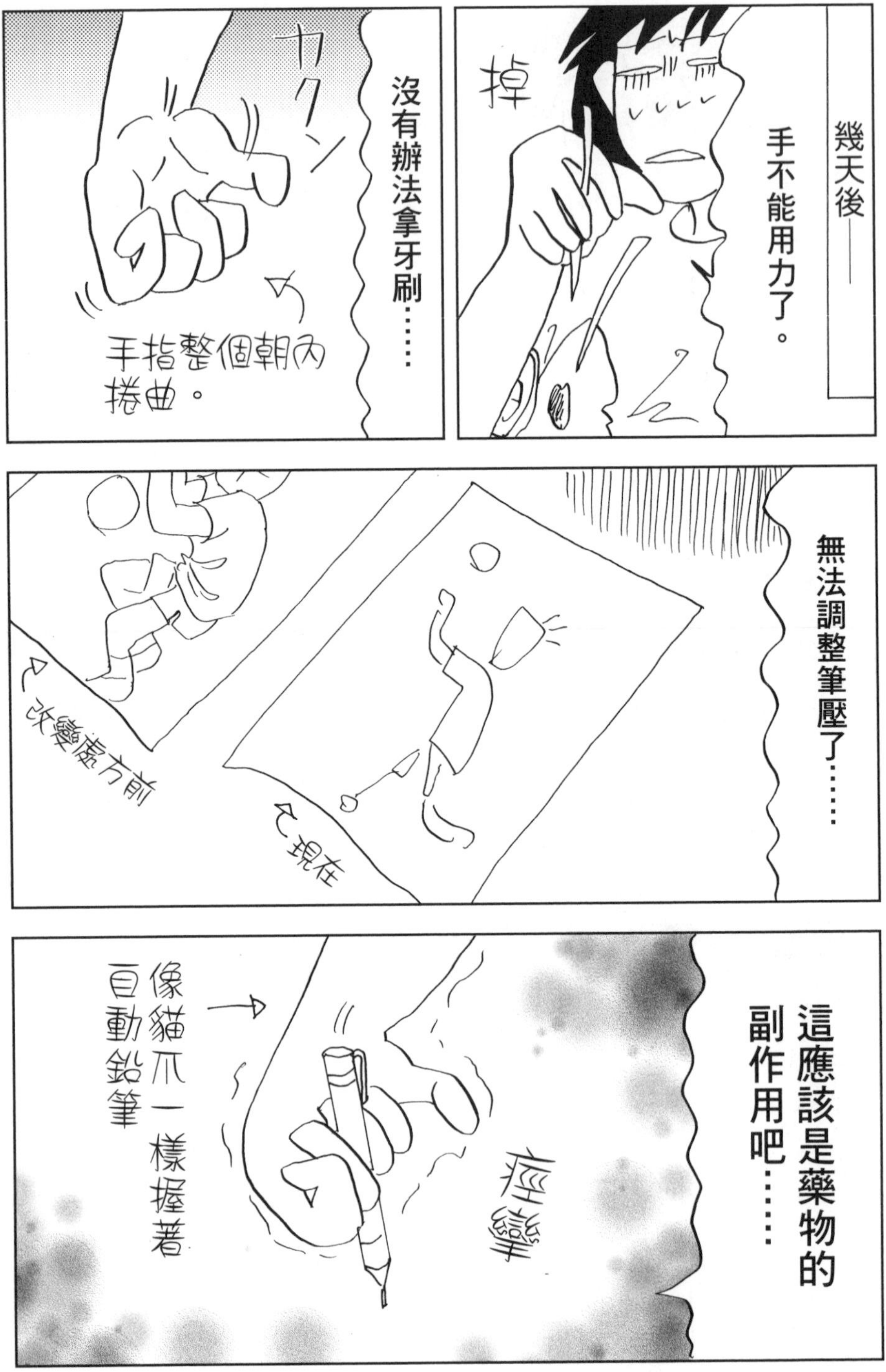

幾天後——
手不能用力了。
掉
沒有辦法拿牙刷……
カクン
手指整個朝內捲曲。
無法調整筆壓了……
改變處方前
現在
這應該是藥物的副作用吧……
痙攣
像貓爪一樣握著自動鉛筆

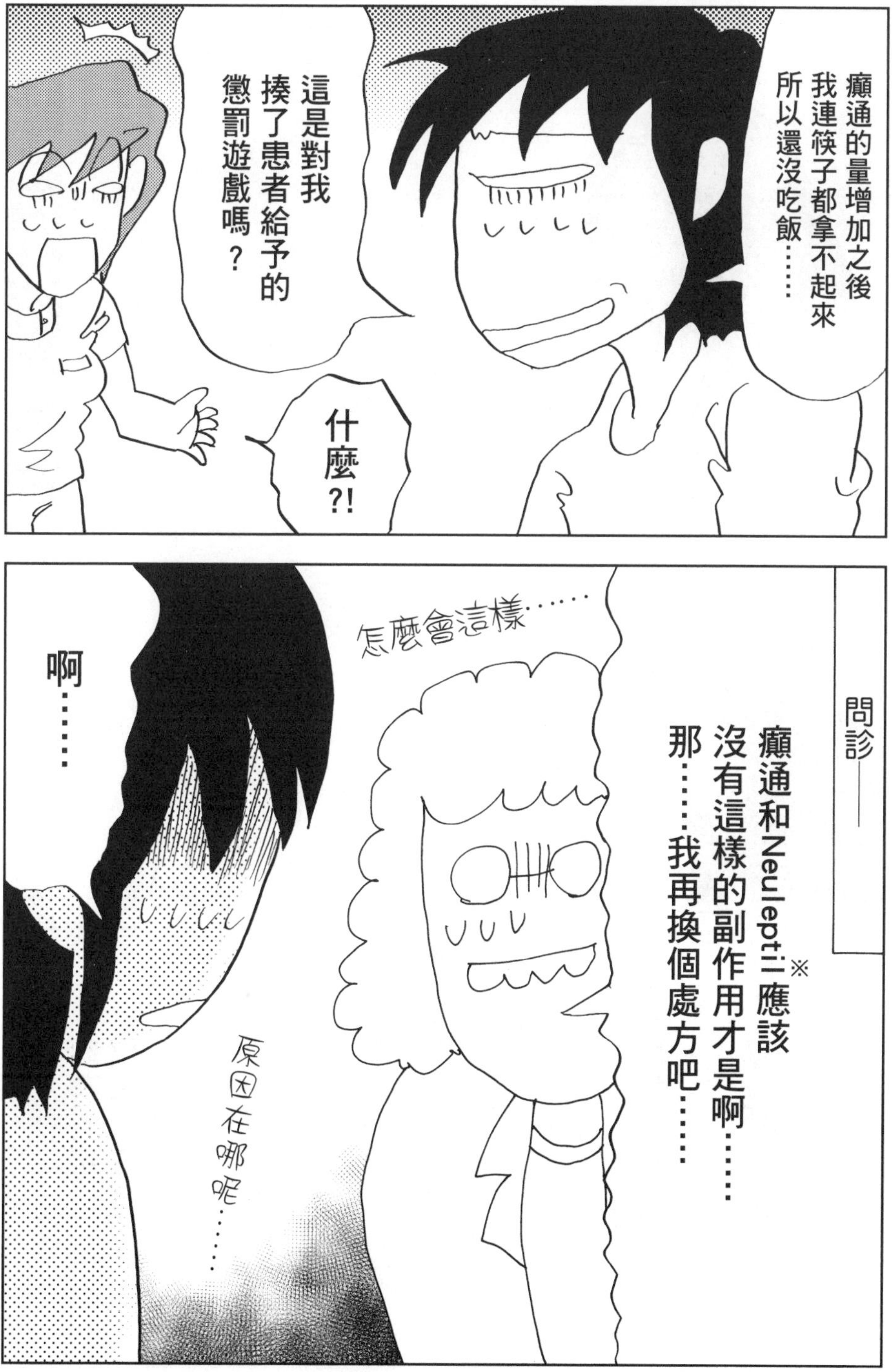
癲通的量增加之後
我連筷子都拿不起來
所以還沒吃飯……
這是對我
揍了患者給予的
懲罰遊戲嗎？
什麼?!
問診——
癲通和Neuleptil※應該
沒有這樣的副作用才是啊……
那……我再換個處方吧……
怎麼會這樣……
原因在哪呢……
啊……

※Neuleptil為商品名，成分為Propericiazine。

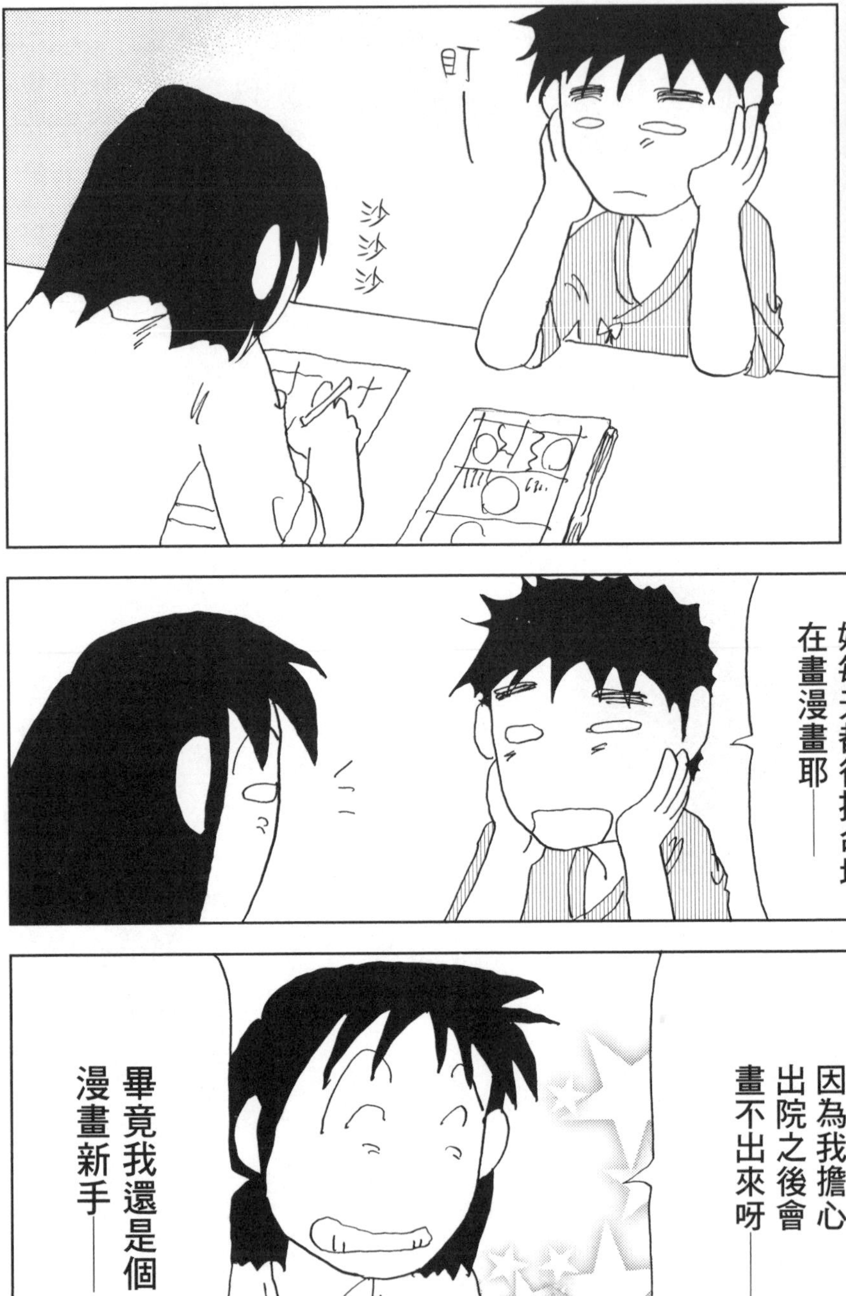
盯——
沙沙沙
妳每天都很拚命地在畫漫畫耶——
因為我擔心出院之後會畫不出來呀——
畢竟我還是個漫畫新手——

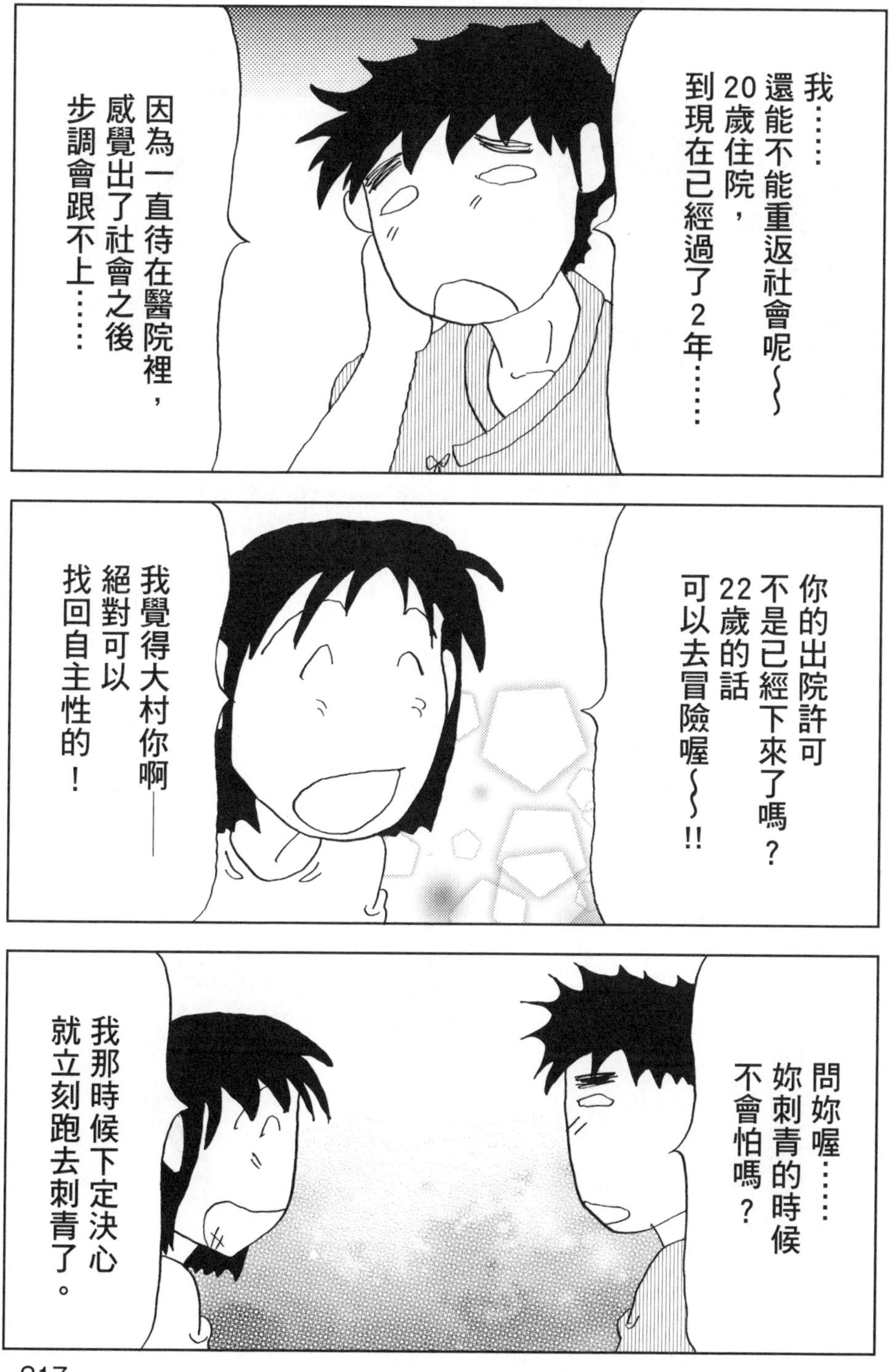
我……
還能不能重返社會呢～
20歲住院，
到現在已經過了2年……
因為一直待在醫院裡，
感覺出了社會之後
步調會跟不上……
你的出院許可
不是已經下來了嗎？
22歲的話
可以去冒險喔～!!
我覺得大村你啊——
絕對可以
找回自主性的！
問妳喔……
妳刺青的時候
不會怕嗎？
我那時候下定決心
就立刻跑去刺青了。

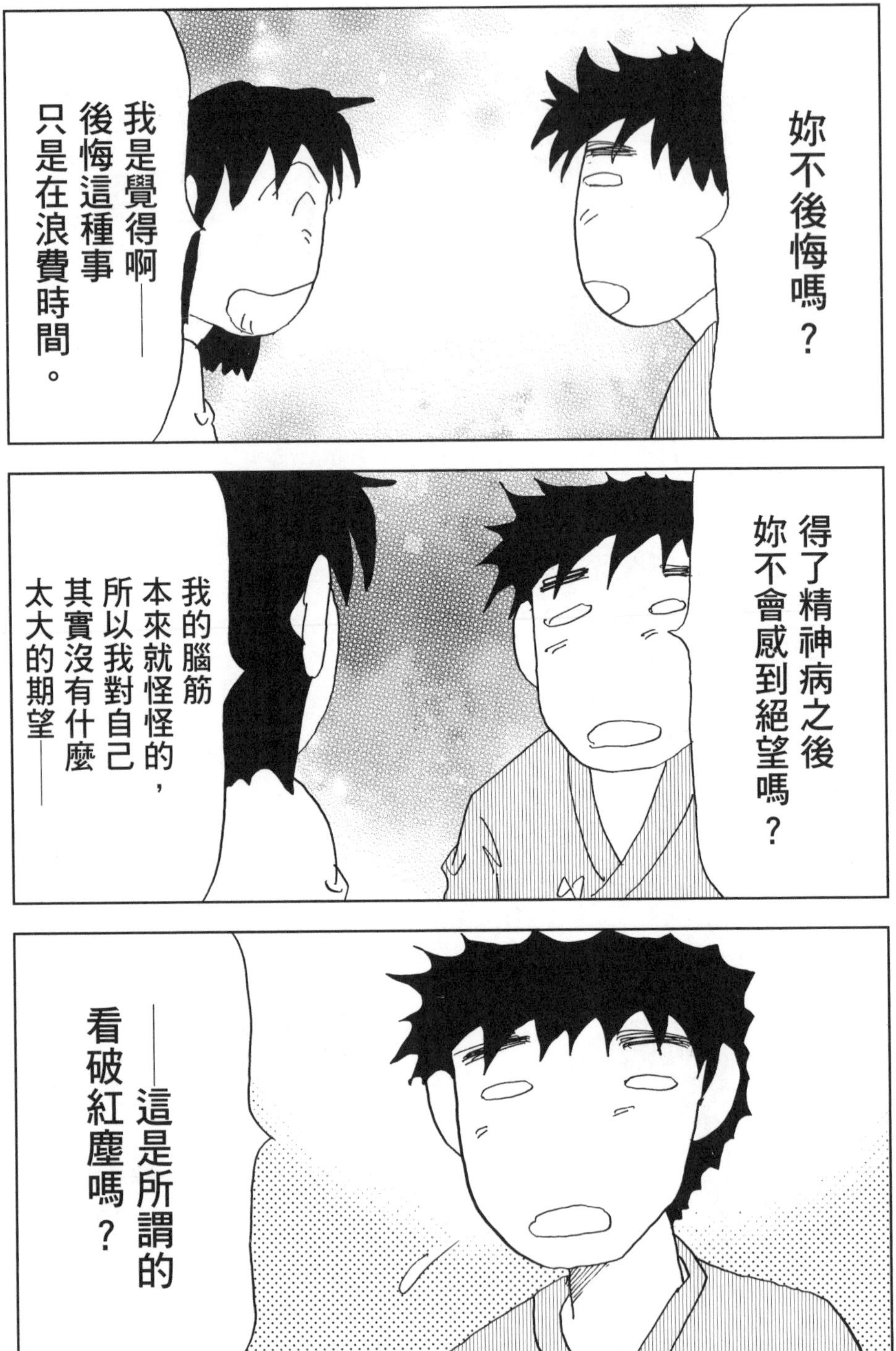
妳不後悔嗎？
我是覺得啊——後悔這種事只是在浪費時間。
得了精神病之後妳不會感到絕望嗎？
我的腦筋本來就怪怪的，所以我對自己其實沒有什麼太大的期望——
——這是所謂的看破紅塵嗎？

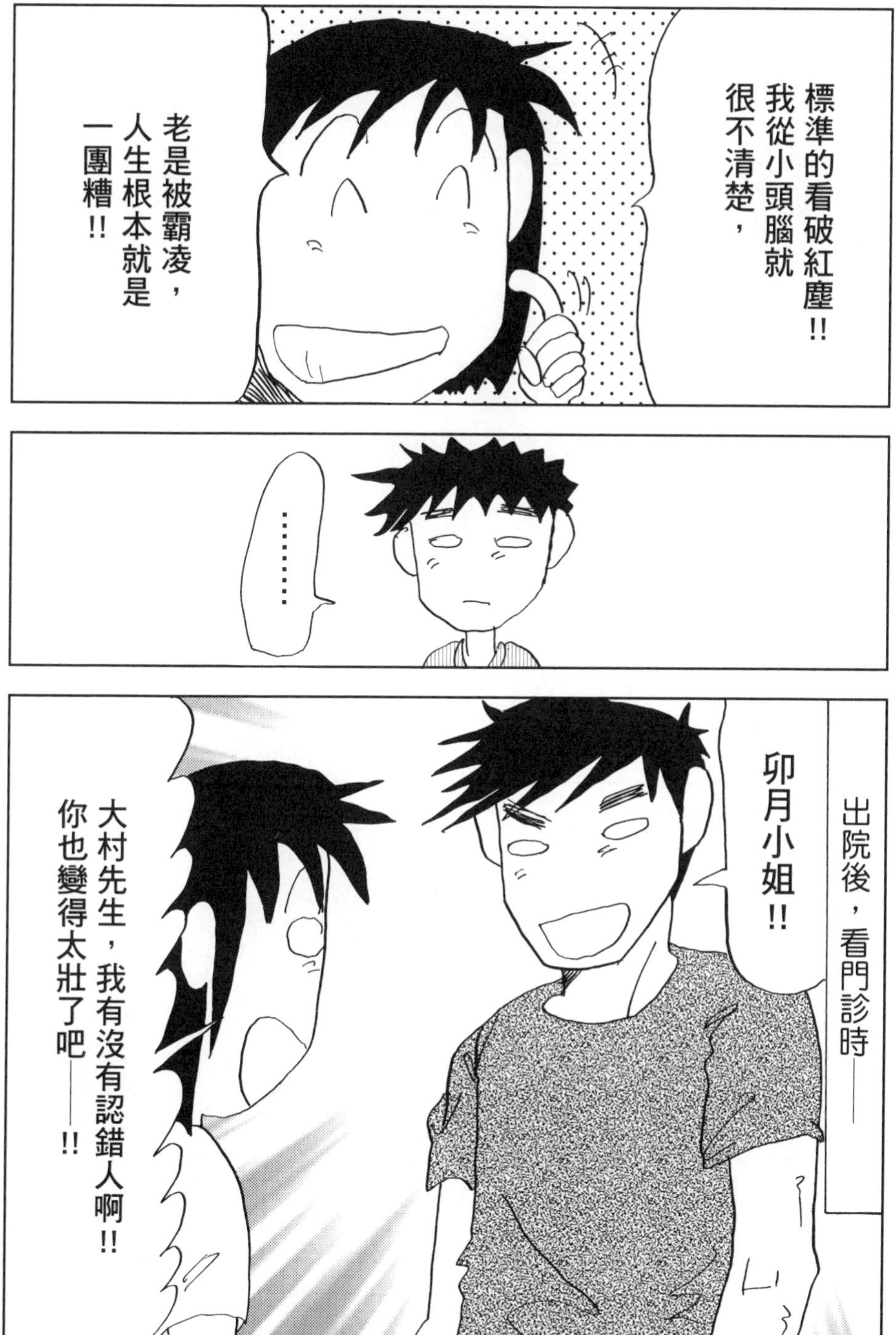
標準的看破紅塵!!
我從小頭腦就很不清楚，
老是被霸凌，人生根本就是一團糟!!
……
出院後，看門診時——
卯月小姐!!
大村先生，我有沒有認錯人啊!!
你也變得太壯了吧——!!

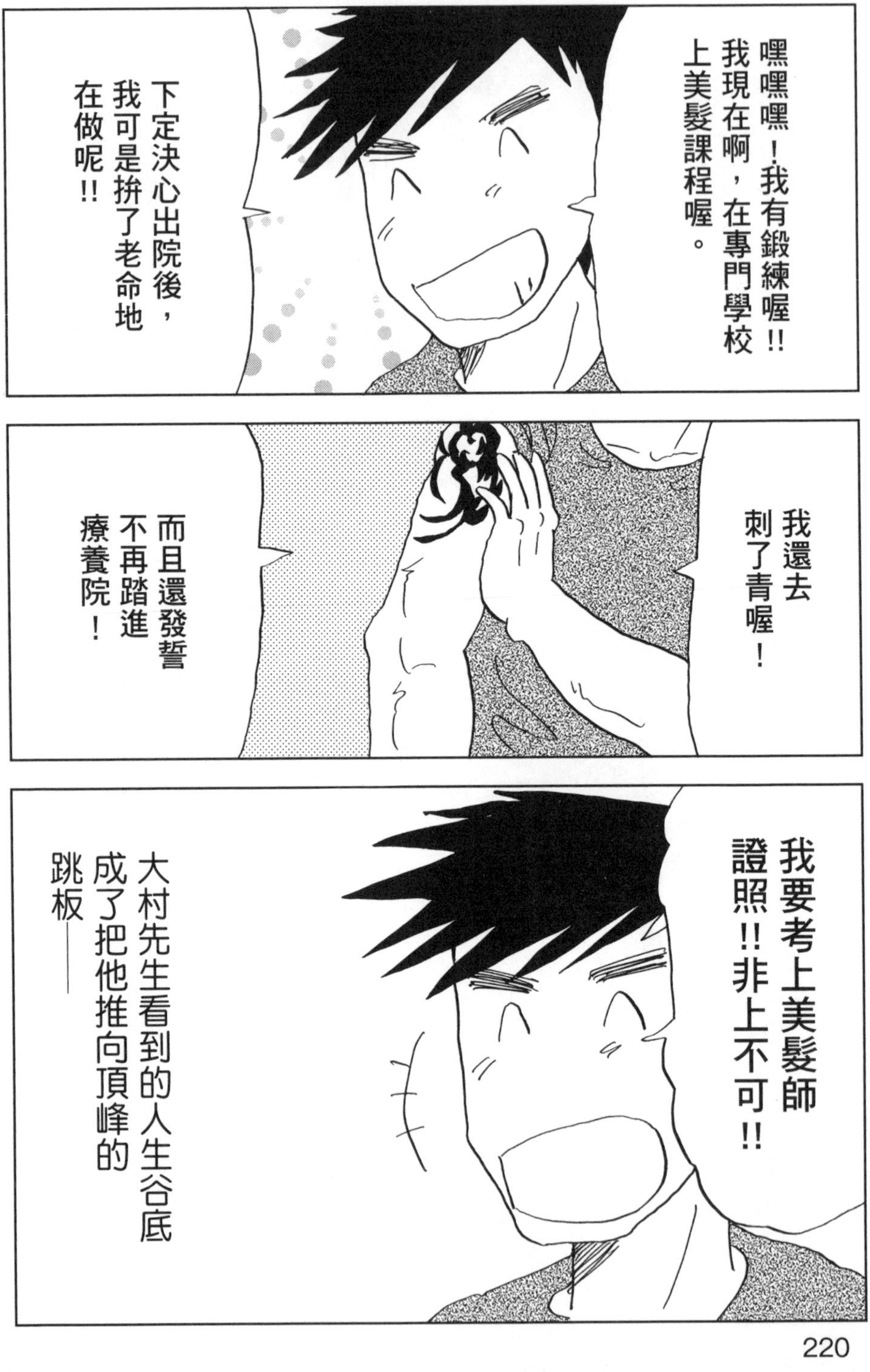
嘿嘿嘿！我有鍛練喔!!我現在啊，在專門學校上美髮課程喔。
下定決心出院後，我可是拚了老命地在做呢!!
我還去刺了青喔！
而且還發誓不再踏進療養院！
我要考上美髮師證照!!非上不可!!
大村先生看到的人生谷底成了把他推向頂峰的跳板——

#出院

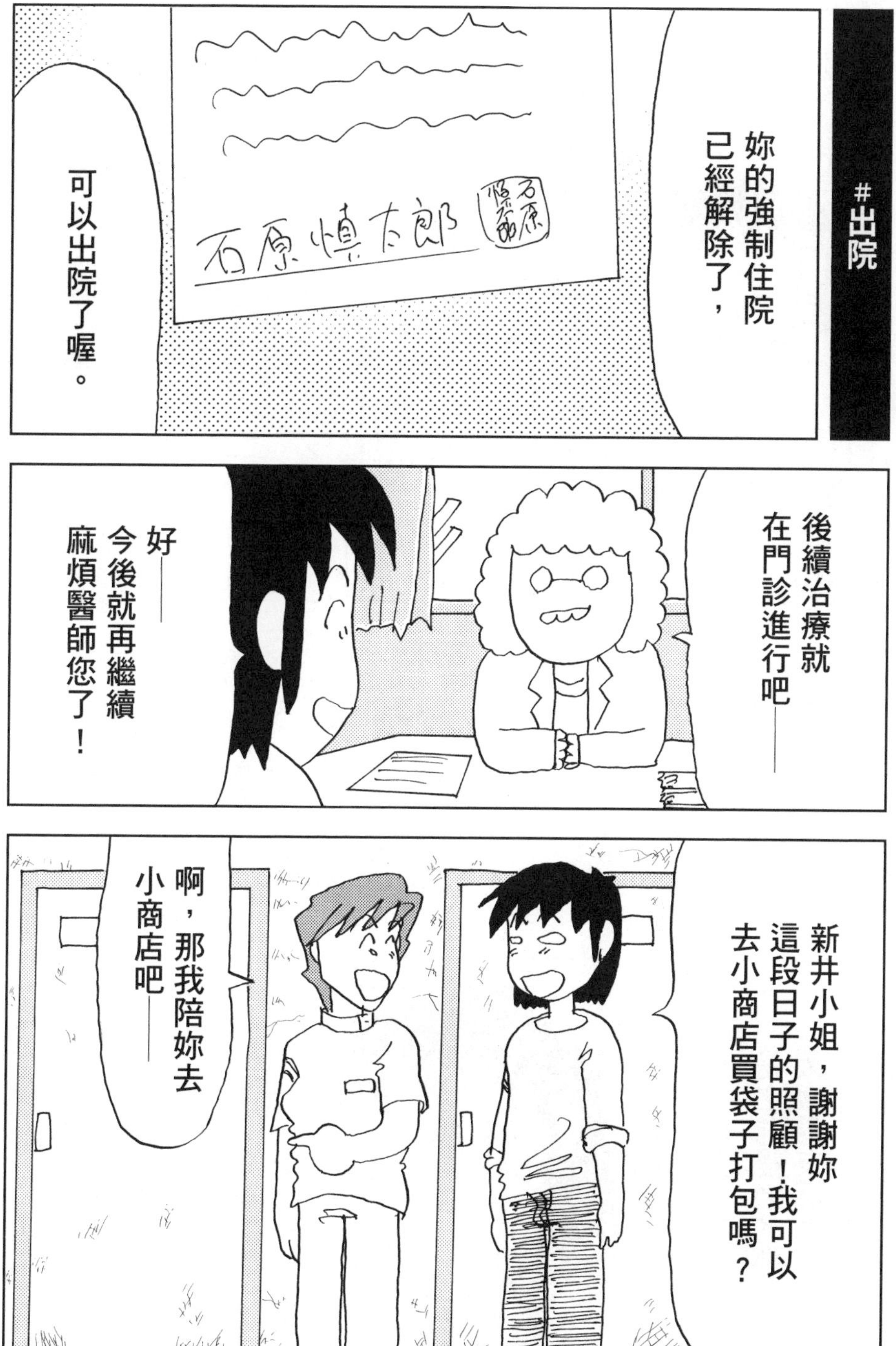
妳的強制住院已經解除了，
石原慎太郎
可以出院了喔。
後續治療就在門診進行吧——
好——今後就再繼續麻煩醫師您了！
新井小姐，謝謝妳這段日子的照顧！我可以去小商店買袋子打包嗎？
啊，那我陪妳去小商店吧——

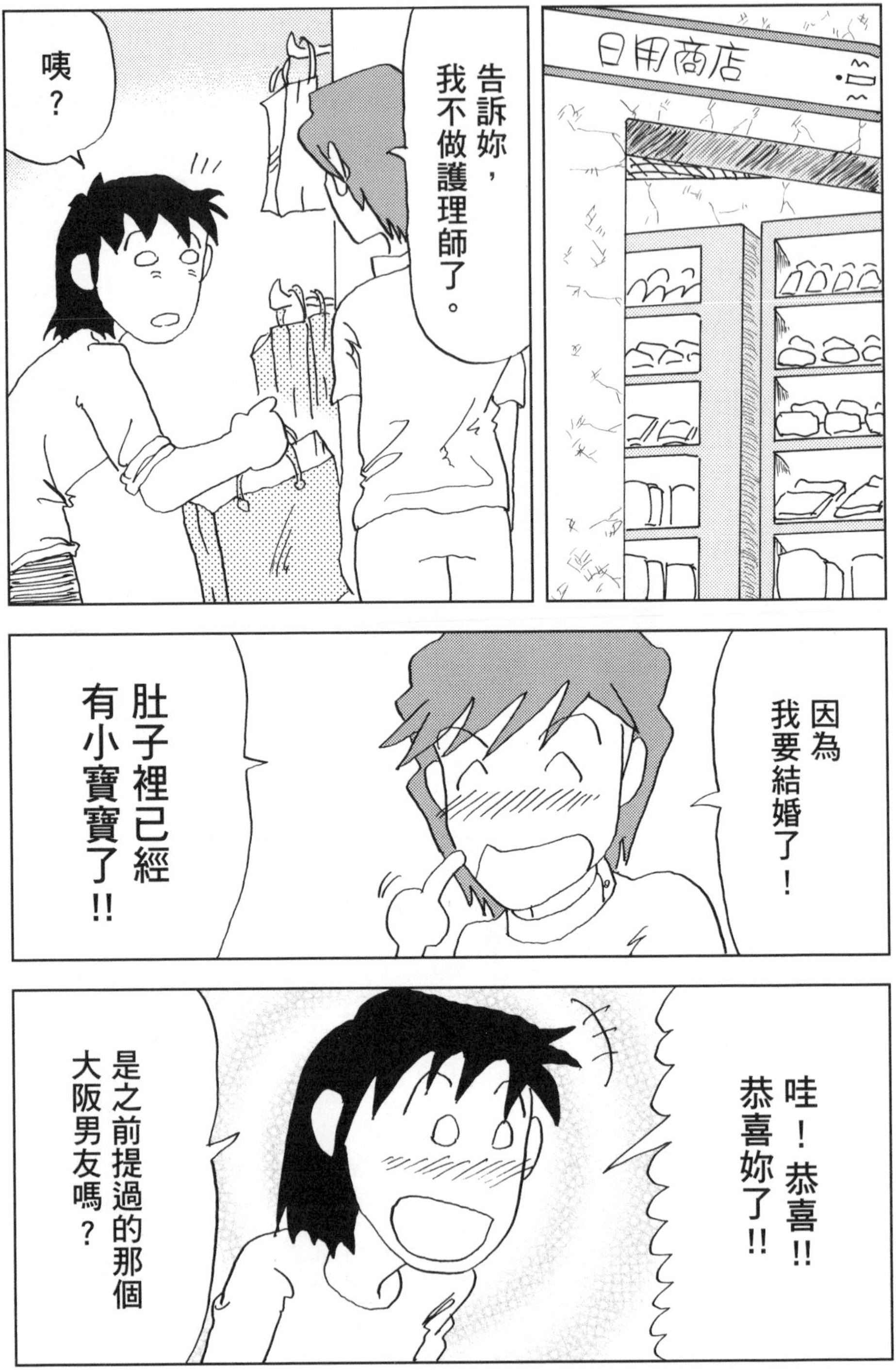
日用商店
告訴妳，我不做護理師了。
咦？
因為我要結婚了！
肚子裡已經有小寶寶了!!
哇！恭喜!!恭喜妳了!!
是之前提過的那個大阪男友嗎？

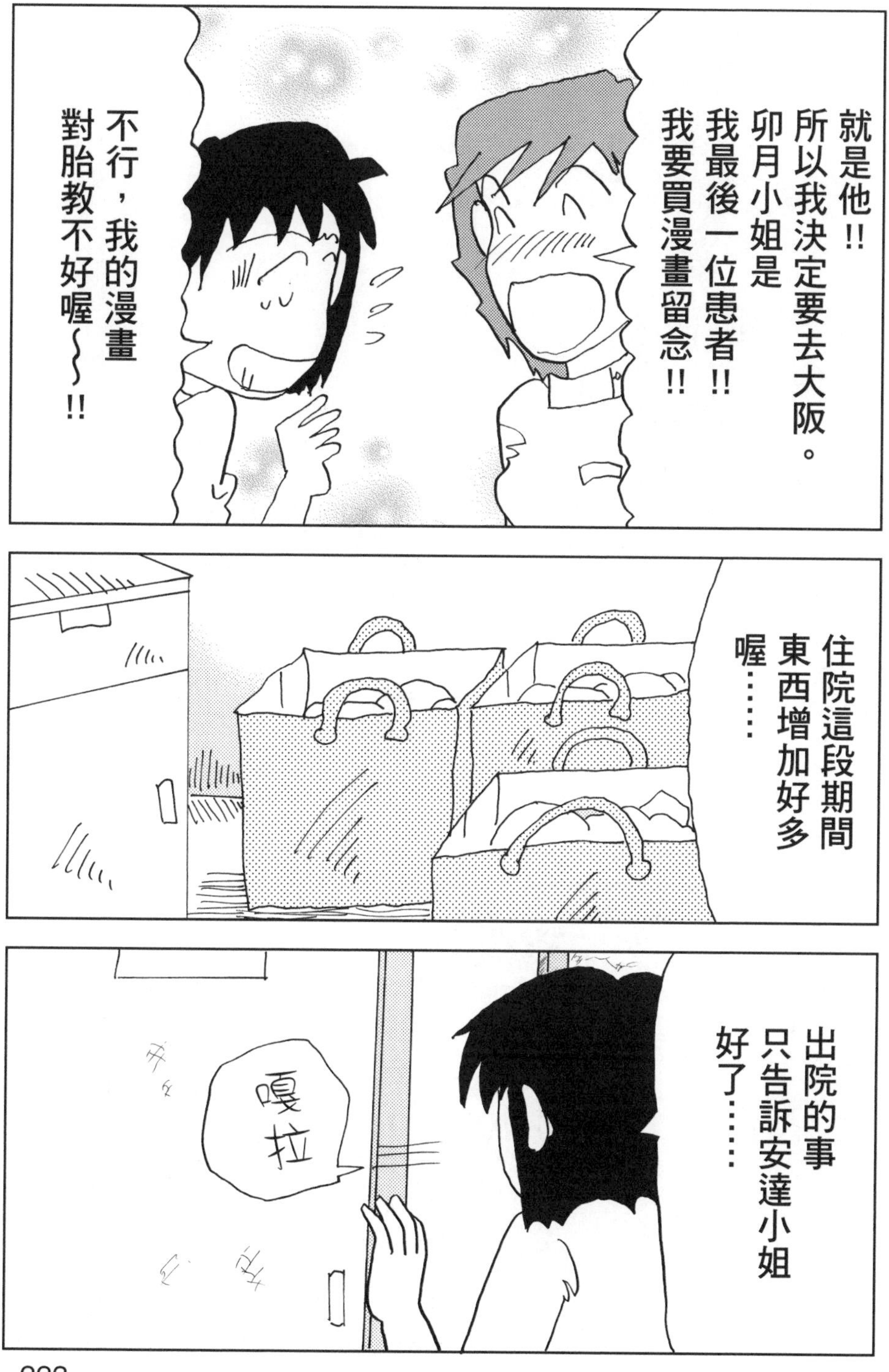
就是他!!
所以我決定要去大阪。
卯月小姐是
我最後一位患者!!
我要買漫畫留念!!
不行，我的漫畫
對胎教不好喔~~!!
住院這段期間
東西增加好多
喔……
出院的事
只告訴安達小姐
好了……
嘎拉

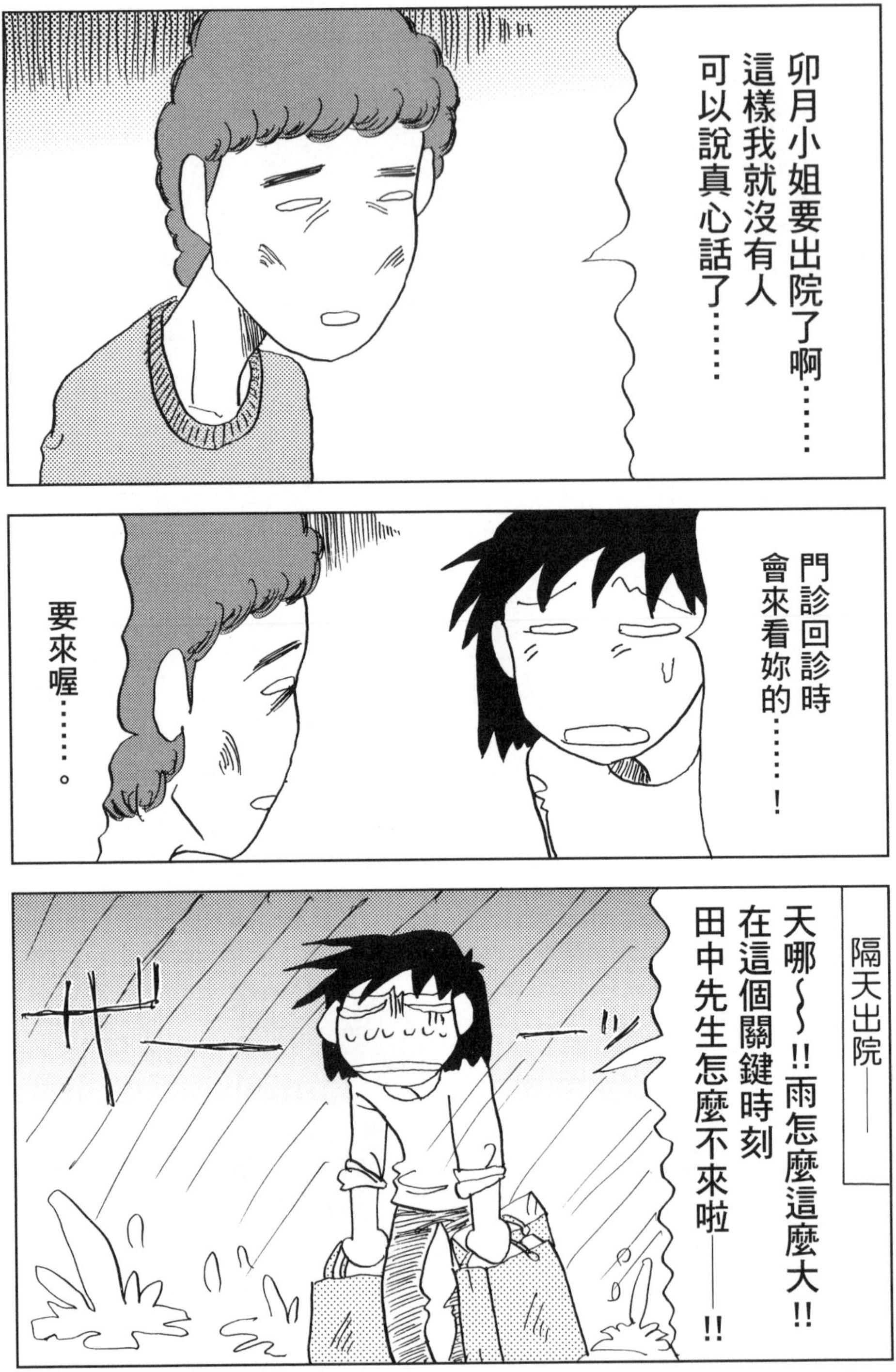
卯月小姐要出院了啊……
這樣我就沒有人
可以說真心話了……
門診回診時
會來看妳的……！
要來喔……。
隔天出院——
天哪～～!!雨怎麼這麼大!!
在這個關鍵時刻
田中先生怎麼不來啦——!!

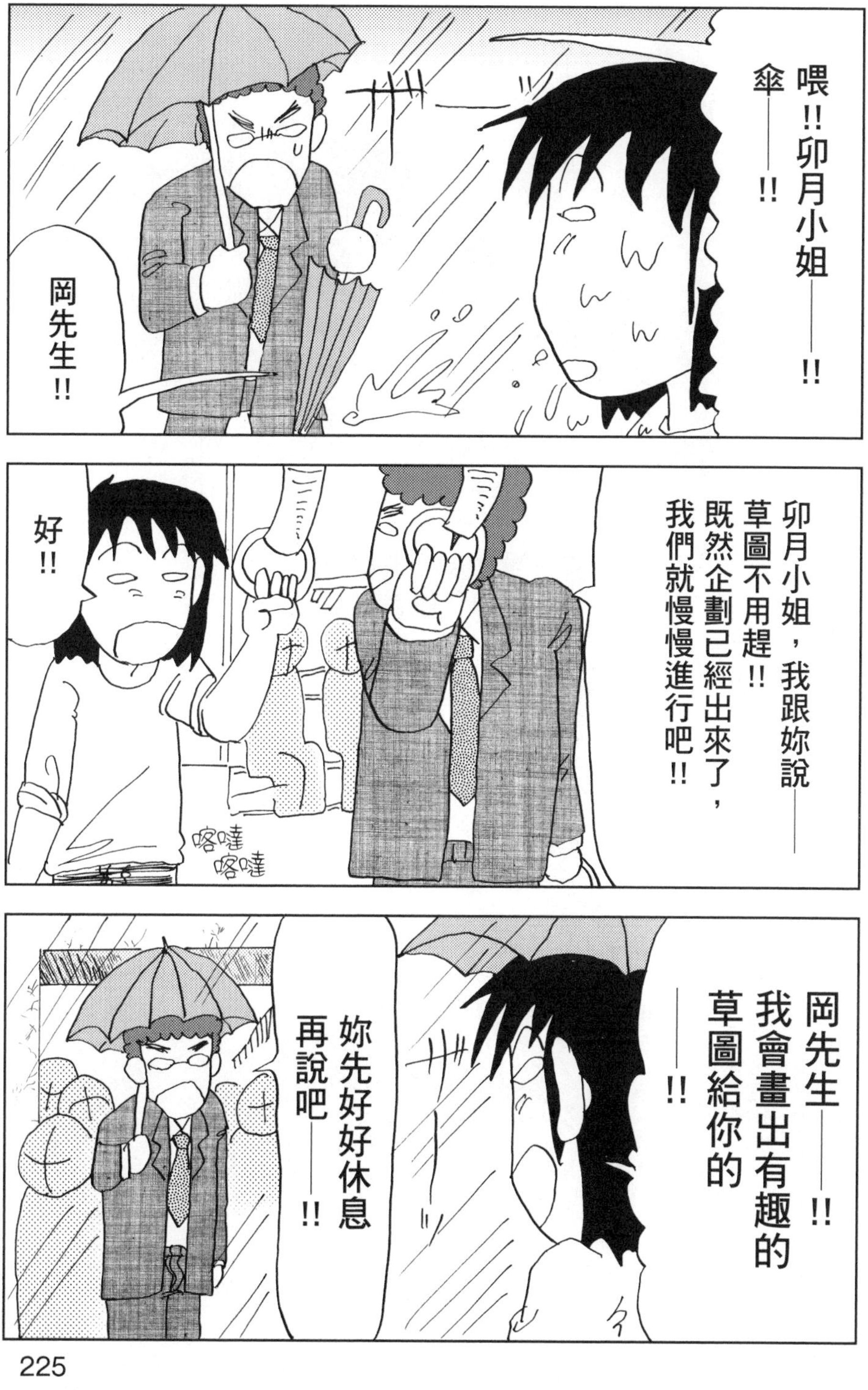
喂!!卯月小姐——!!
傘——!!
岡先生!!
卯月小姐，我跟妳說——
草圖不用趕!!
既然企劃已經出來了，
我們就慢慢進行吧!!
好!!
喀噠
喀噠
岡先生——!!
我會畫出有趣的
草圖給你的
——!!
妳先好好休息
再說吧——!!

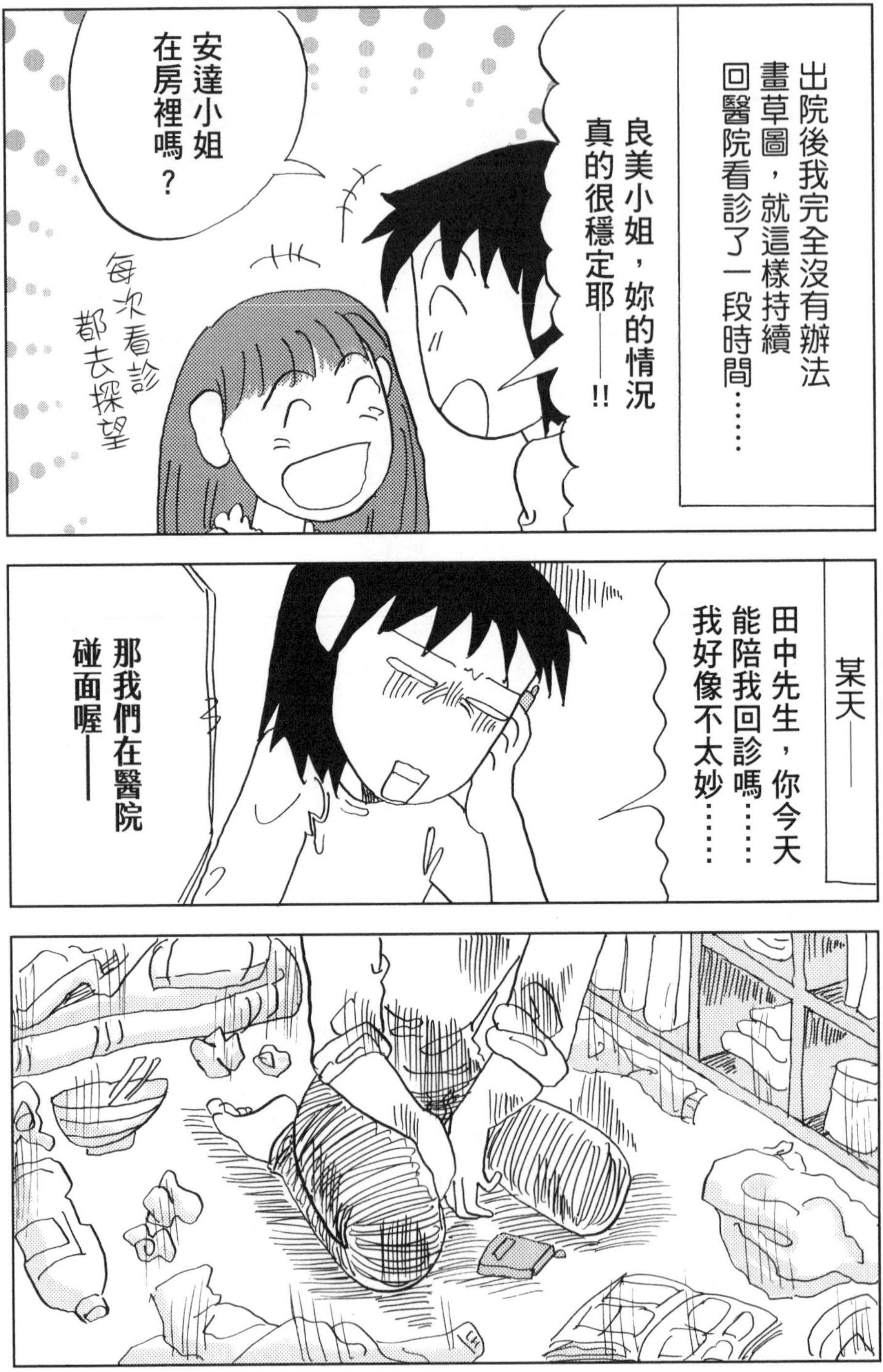
出院後我完全沒有辦法畫草圖，就這樣持續回醫院看診了一段時間……
良美小姐，妳的情況真的很穩定耶——!!
安達小姐在房裡嗎？
每次看診都去探望
某天——
田中先生，你今天能陪我回診嗎……我好像不太妙……
那我們在醫院碰面喔——

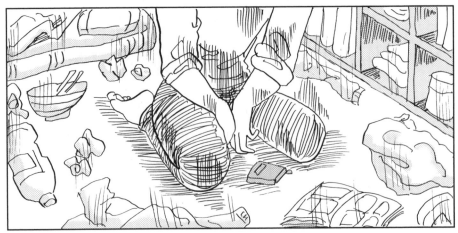

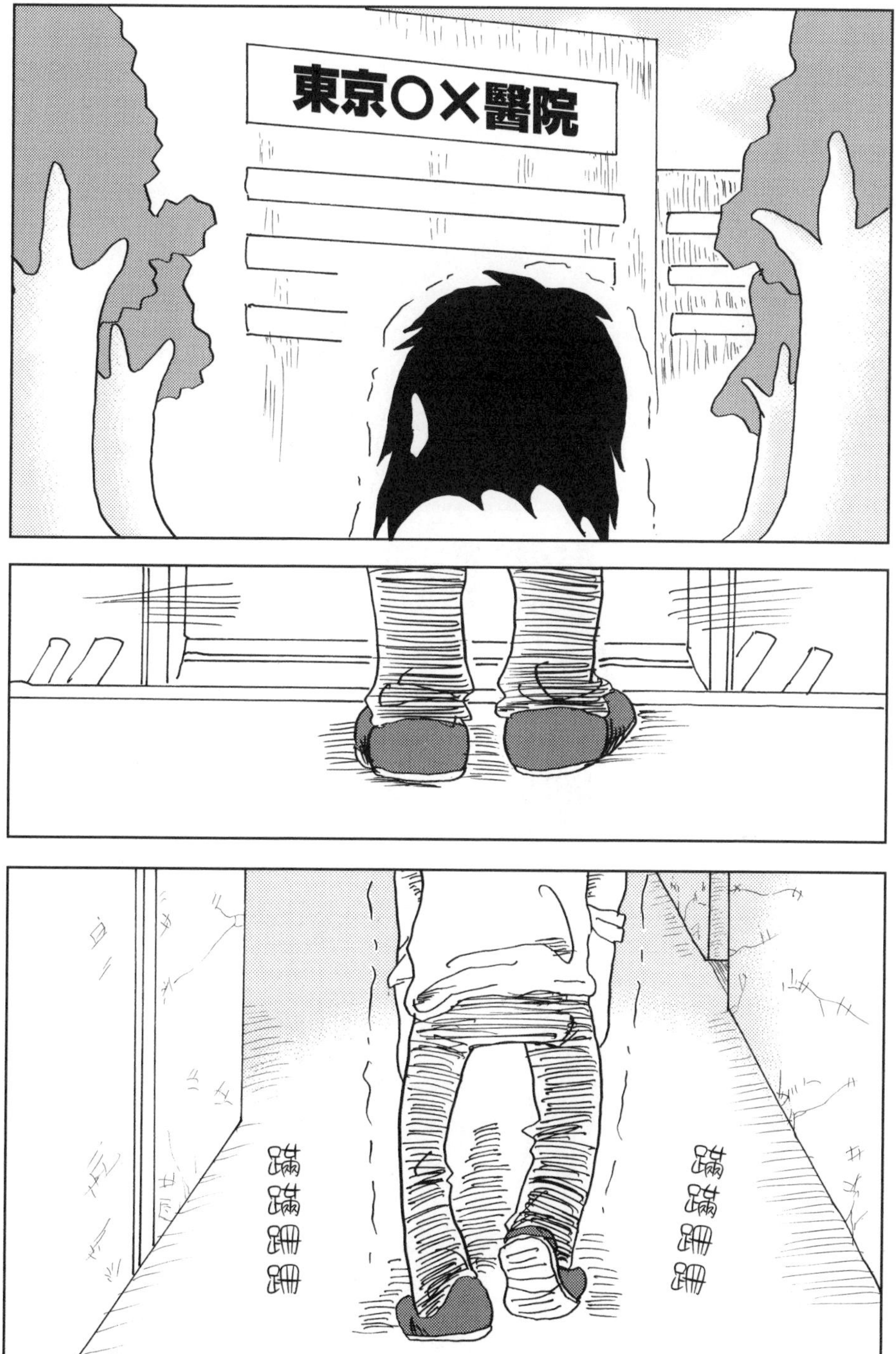
東京〇×醫院
蹣蹣跚跚
蹣蹣跚跚

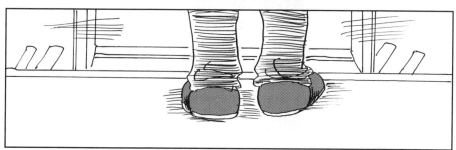

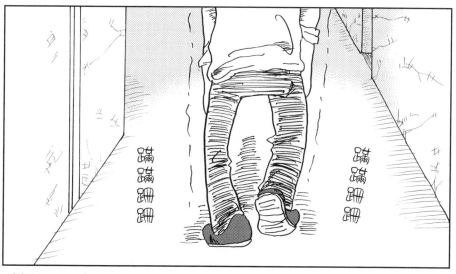

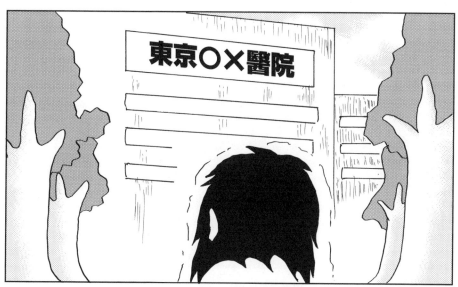

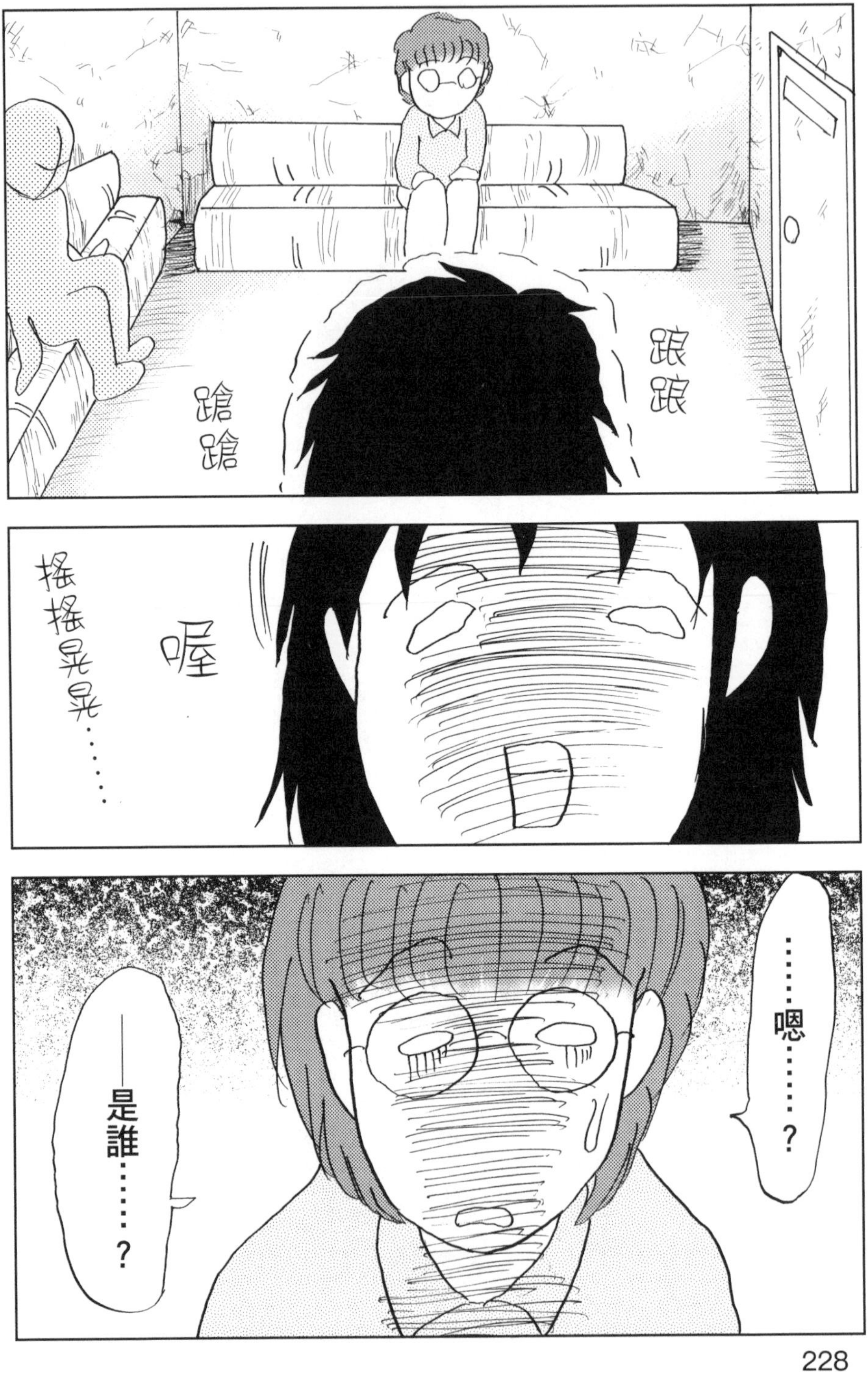

踉踉
蹌蹌
搖搖晃晃……
喔
……嗯……？
——是誰……？

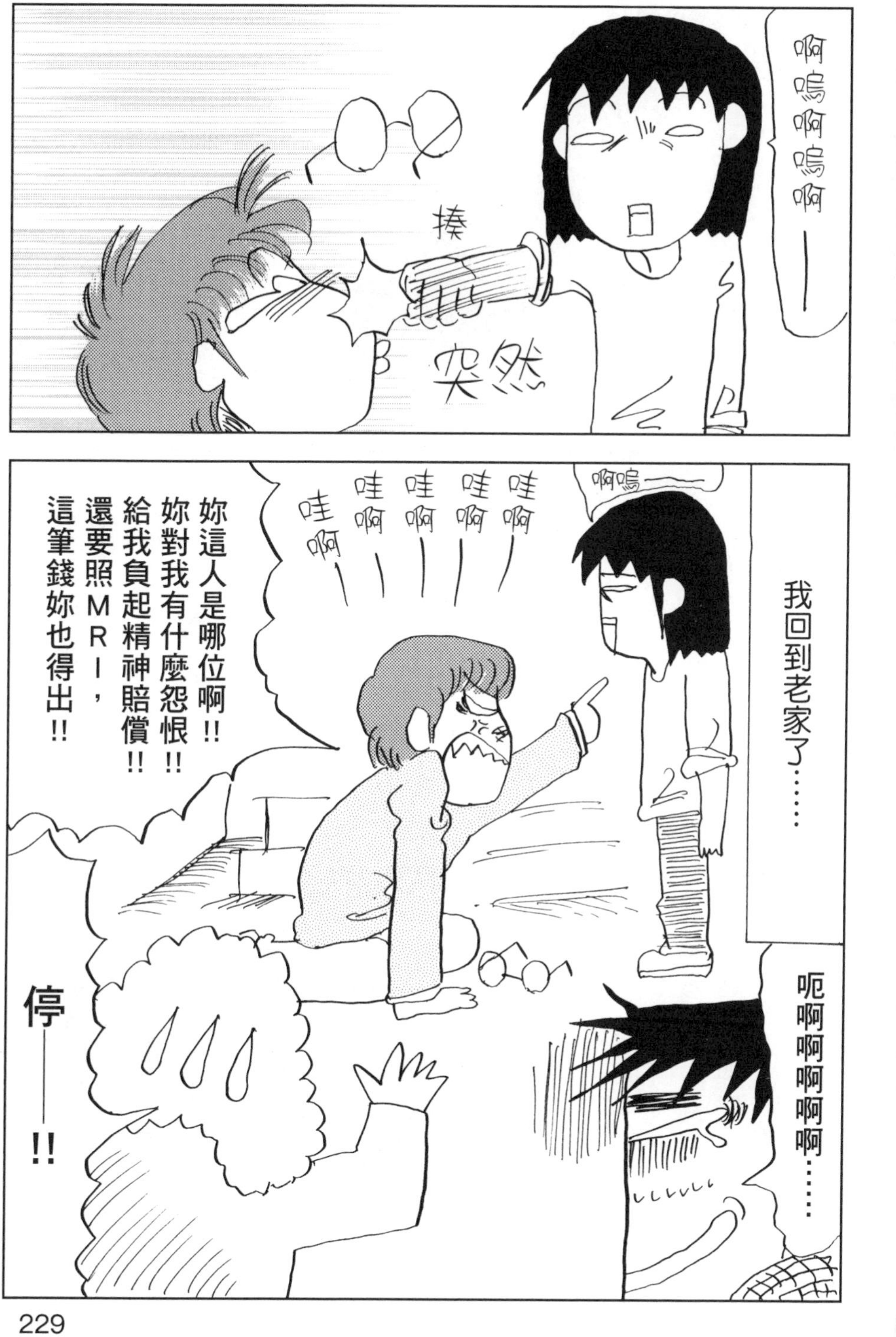
啊嗚啊嗚啊——
揍
突然
我回到老家了……
啊嗚——
哇啊——
哇啊——
哇啊——
哇啊——
哇啊——
妳這人是哪位啊!!
妳對我有什麼怨恨!!
給我負起精神賠償!!
還要照MRI，
這筆錢妳也得出!!
呃啊啊啊啊啊……
停——!!

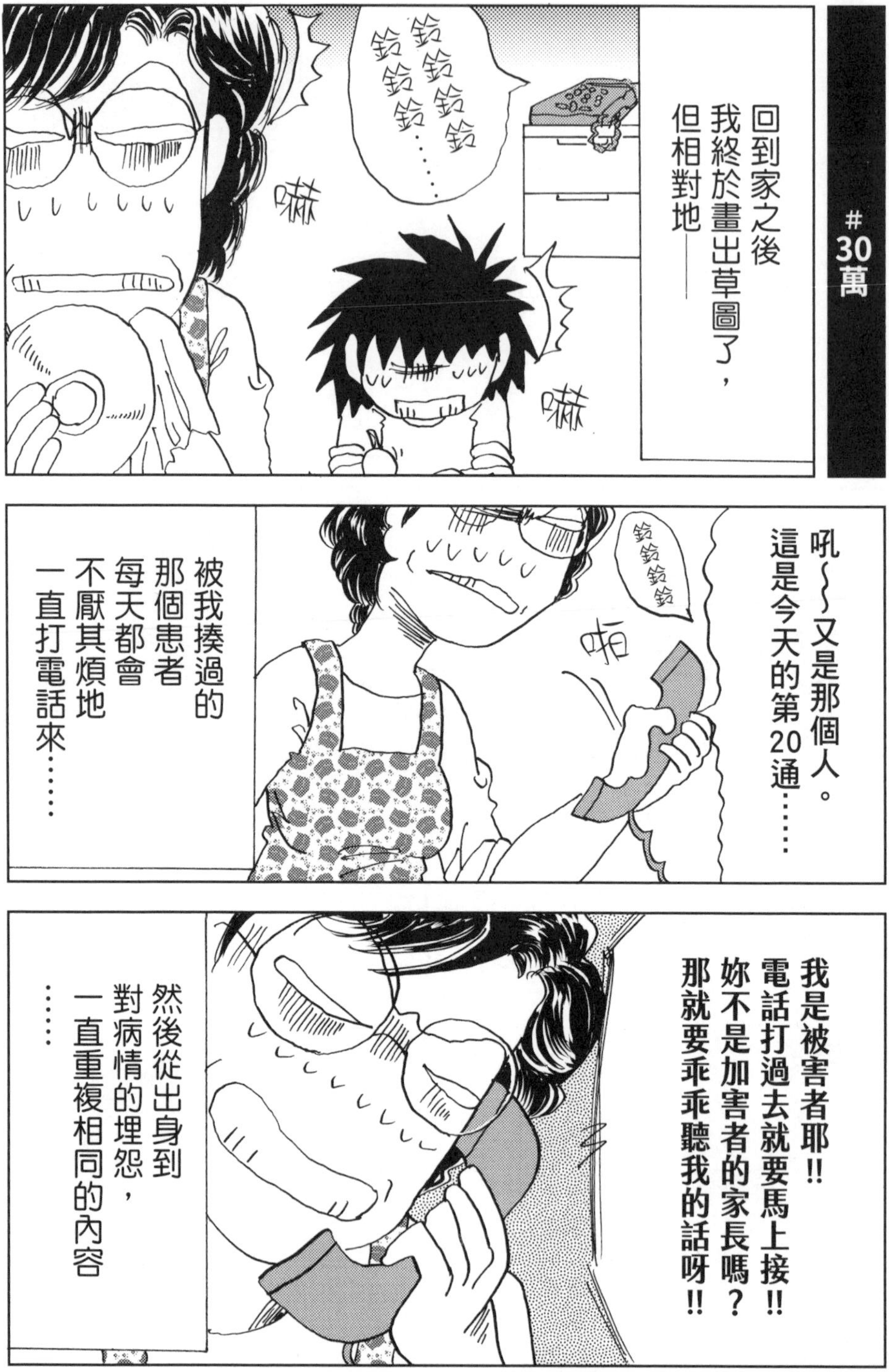
回到家之後
我終於畫出草圖了，
但相對地——
鈴鈴鈴鈴鈴鈴……
嚇
嚇
吼～～又是那個人。
這是今天的第20通……
鈴鈴鈴鈴
啪
被我揍過的
那個患者
每天都會
不厭其煩地
一直打電話來……
我是被害者耶!!
電話打過去就要馬上接!!
妳不是加害者的家長嗎？
那就要乖乖聽我的話呀!!
然後從出身到
對病情的埋怨，
一直重複相同的內容
……

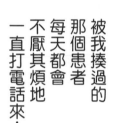

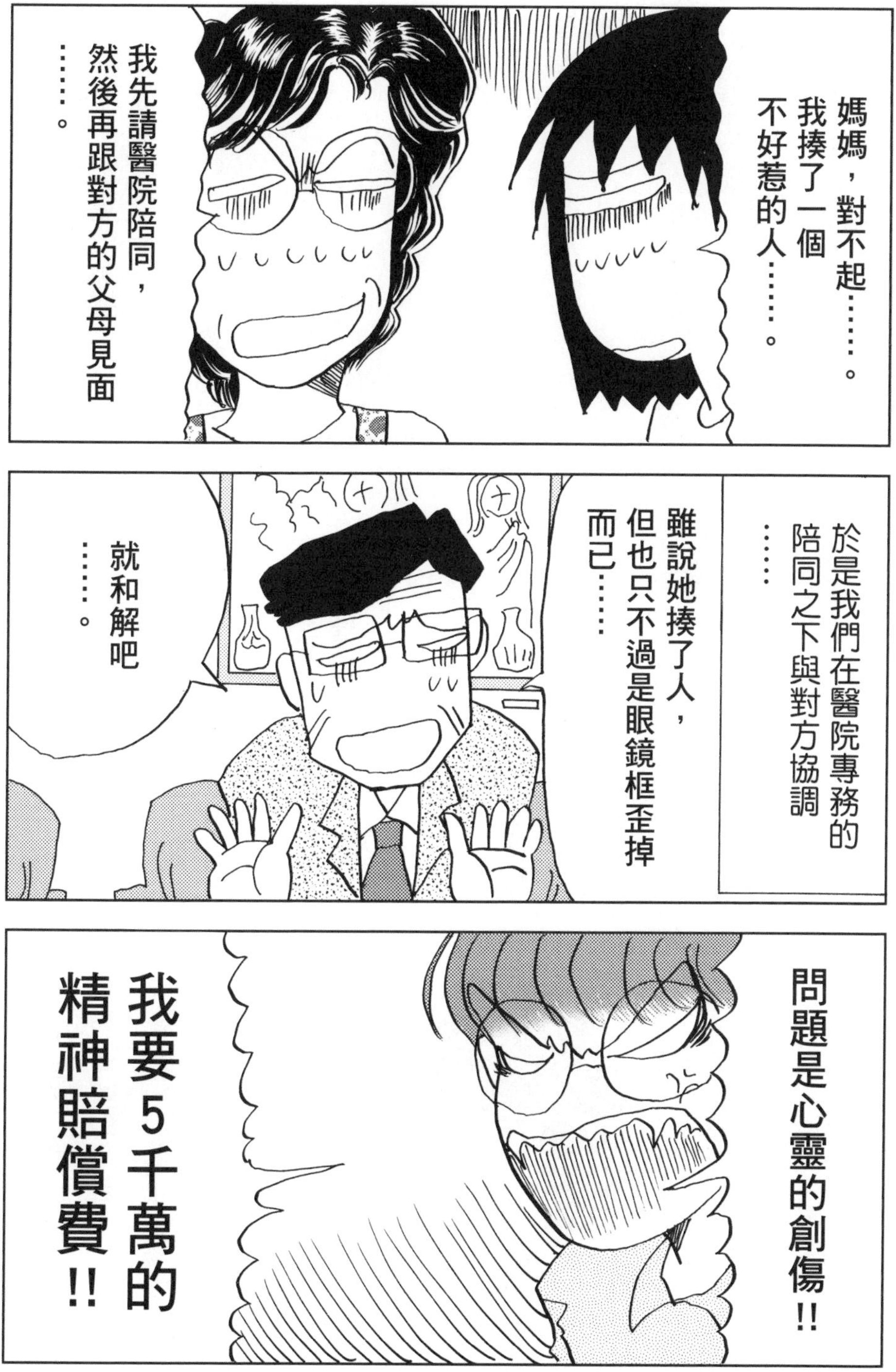
媽媽，對不起……。
我揍了一個不好惹的人……。
我先請醫院陪同，然後再跟對方的父母見面……。
於是我們在醫院專務的陪同之下與對方協調……
雖說她揍了人，但也只不過是眼鏡框歪掉而已……
就和解吧……。
問題是心靈的創傷!!
我要5千萬的精神賠償費!!

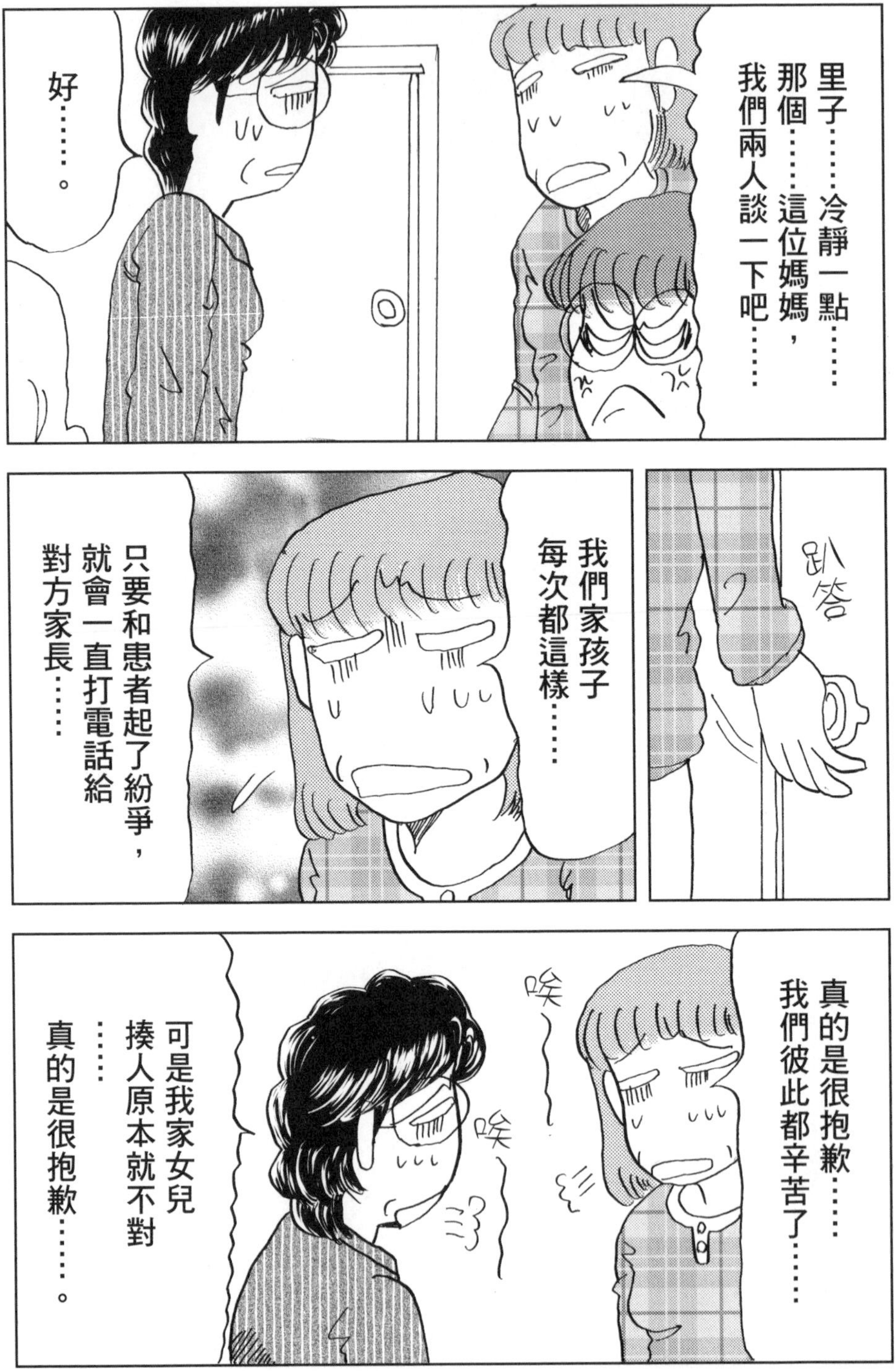
里子……冷靜一點……
那個……這位媽媽，
我們兩人談一下吧……
好……。
趴答
我們家孩子
每次都這樣……
只要和患者起了紛爭，
就會一直打電話給
對方家長……
真的是很抱歉……
我們彼此都辛苦了……
唉～
唉～
可是我家女兒
揍人原本就不對
……
真的是很抱歉……。

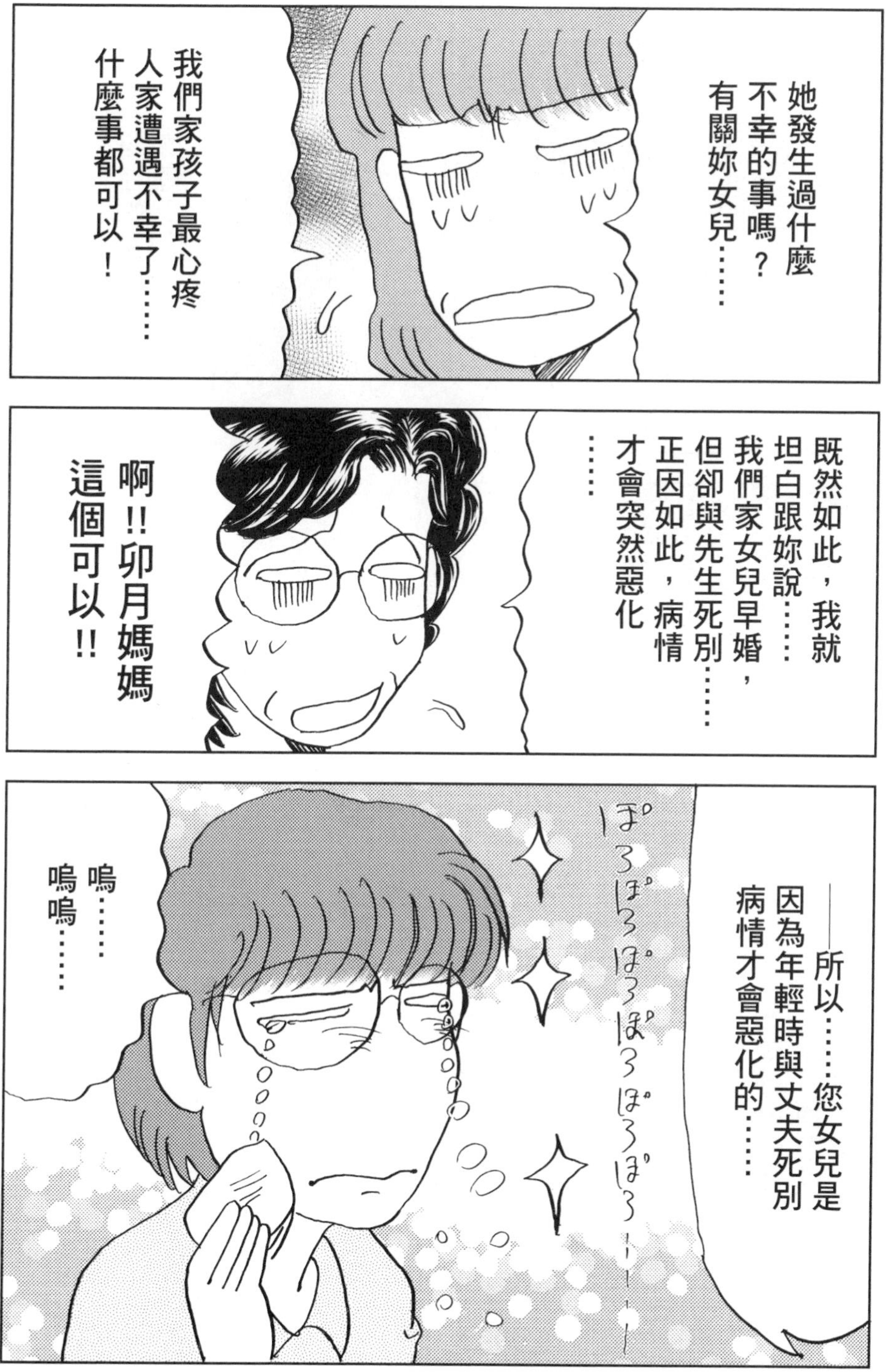
她發生過什麼不幸的事嗎？有關妳女兒……
我們家孩子最心疼人家遭遇不幸了……什麼事都可以！
既然如此，我就坦白跟妳說……我們家女兒早婚，但卻與先生死別……正因如此，病情才會突然惡化……
啊!!卯月媽媽這個可以!!
——所以……您女兒是因為年輕時與丈夫死別病情才會惡化的……
ぽろぽろぽろぽろぽろぽろぽろ——
嗚……嗚嗚……

※淚眼潸潸

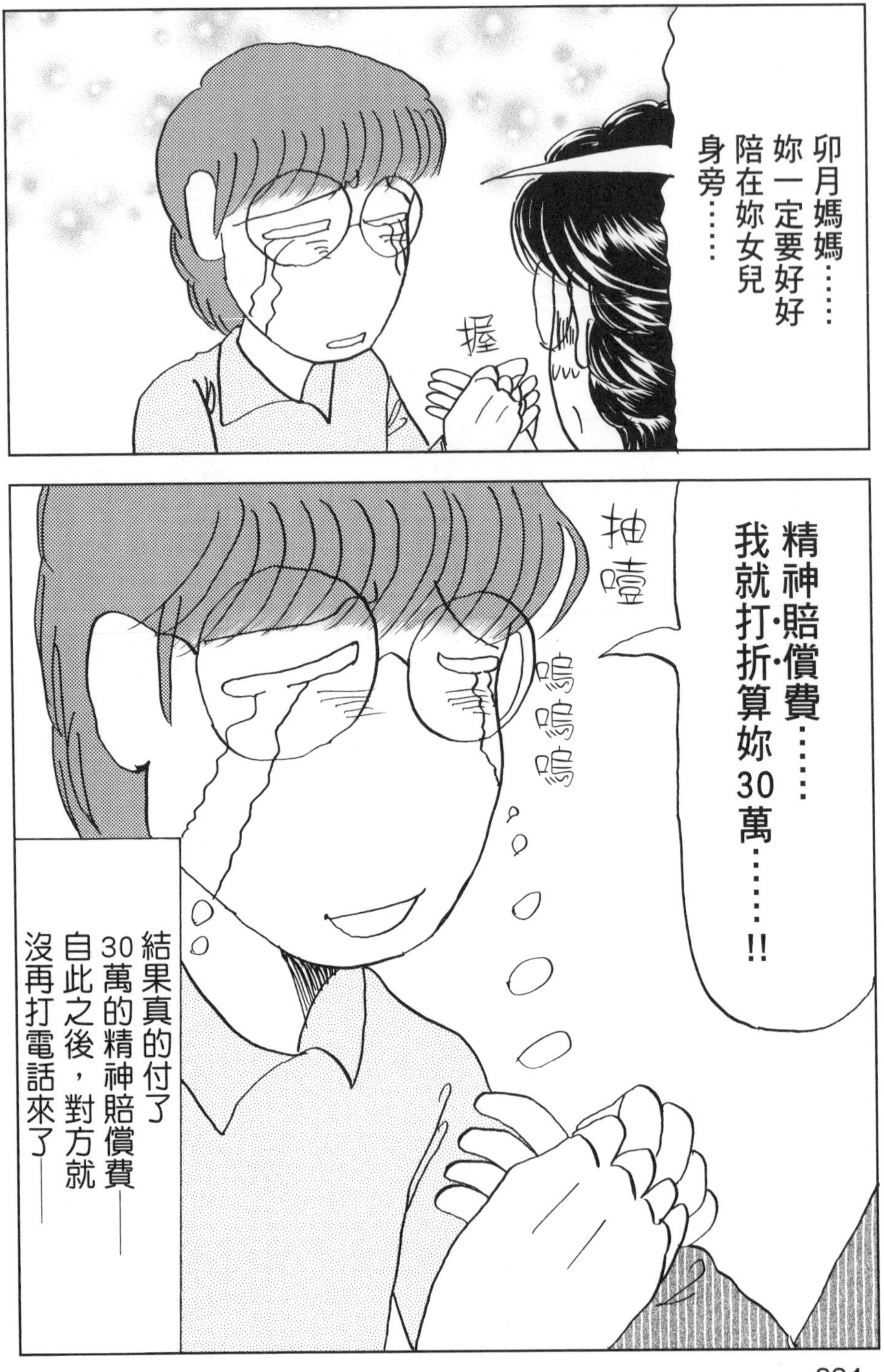
卯月媽媽……妳一定要好好陪在妳女兒身旁……
握
精神賠償費……我就打折算妳30萬……!!
抽噎
嗚嗚嗚
結果真的付了30萬的精神賠償費——自此之後，對方就沒再打電話來了——

#「實錄封閉病房」

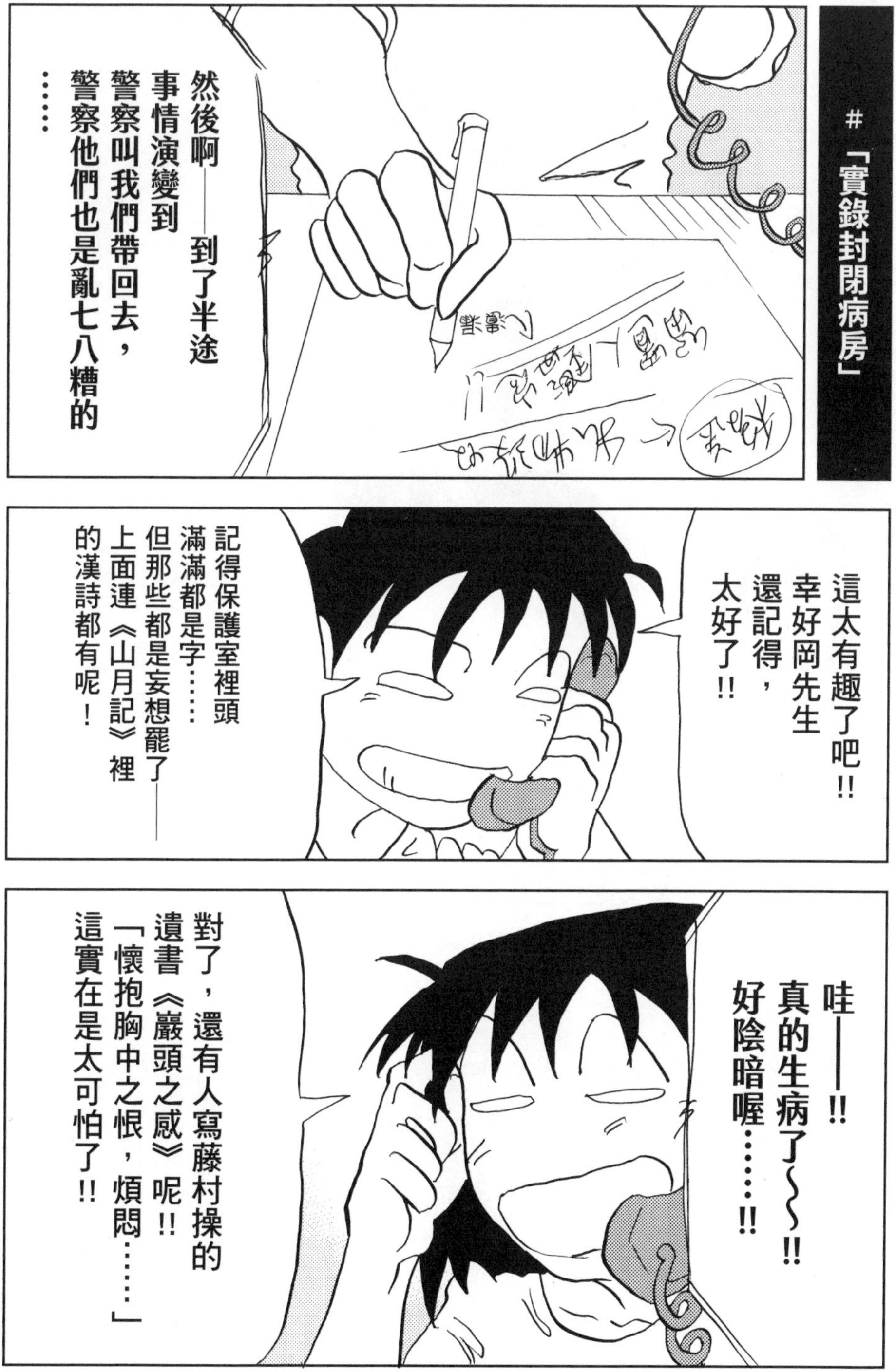
然後啊——到了半途
事情演變到
警察叫我們帶回去，
警察他們也是亂七八糟的
……
這太有趣了吧!!
幸好岡先生
還記得，
太好了!!
記得保護室裡頭
滿滿都是字……
但那些都是妄想罷了——
上面連《山月記》裡
的漢詩都有呢！
哇——!!
真的生病了~~!!
好陰暗喔……!!
對了，還有人寫藤村操的
遺書《巖頭之感》呢!!
「懷抱胸中之恨，煩悶……」
這實在是太可怕了!!

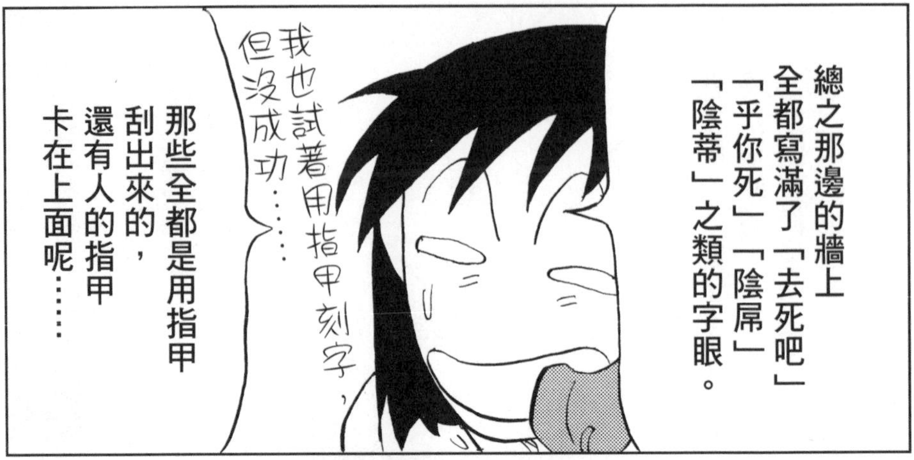
總之那邊的牆上全都寫滿了「去死吧」「乎你死」「陰屌」「陰蒂」之類的字眼。
我也試著用指甲刻字，但沒成功……
那些全都是用指甲刮出來的，還有人的指甲卡在上面呢……

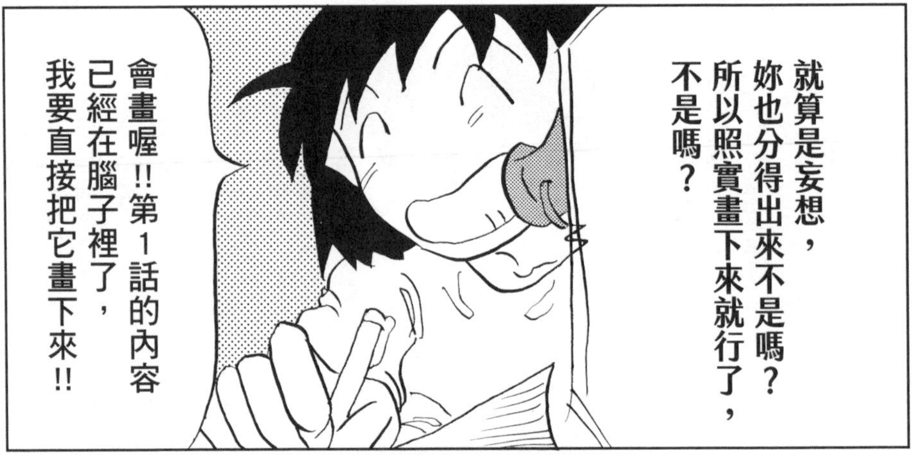
就算是妄想，妳也分得出來不是嗎？所以照實畫下來就行了，不是嗎？
會畫喔!!第1話的內容已經在腦子裡了，我要直接把它畫下來!!

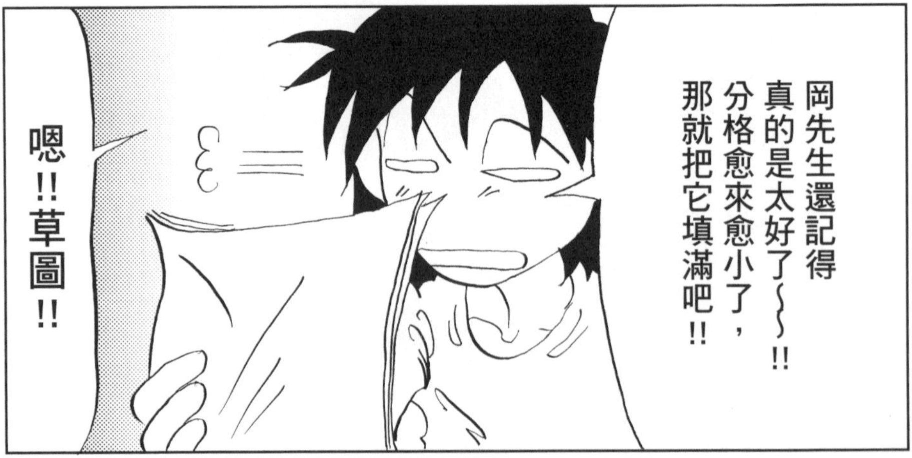
岡先生還記得真的是太好了～～!!分格愈來愈小了，那就把它填滿吧!!
嗯!!草圖!!

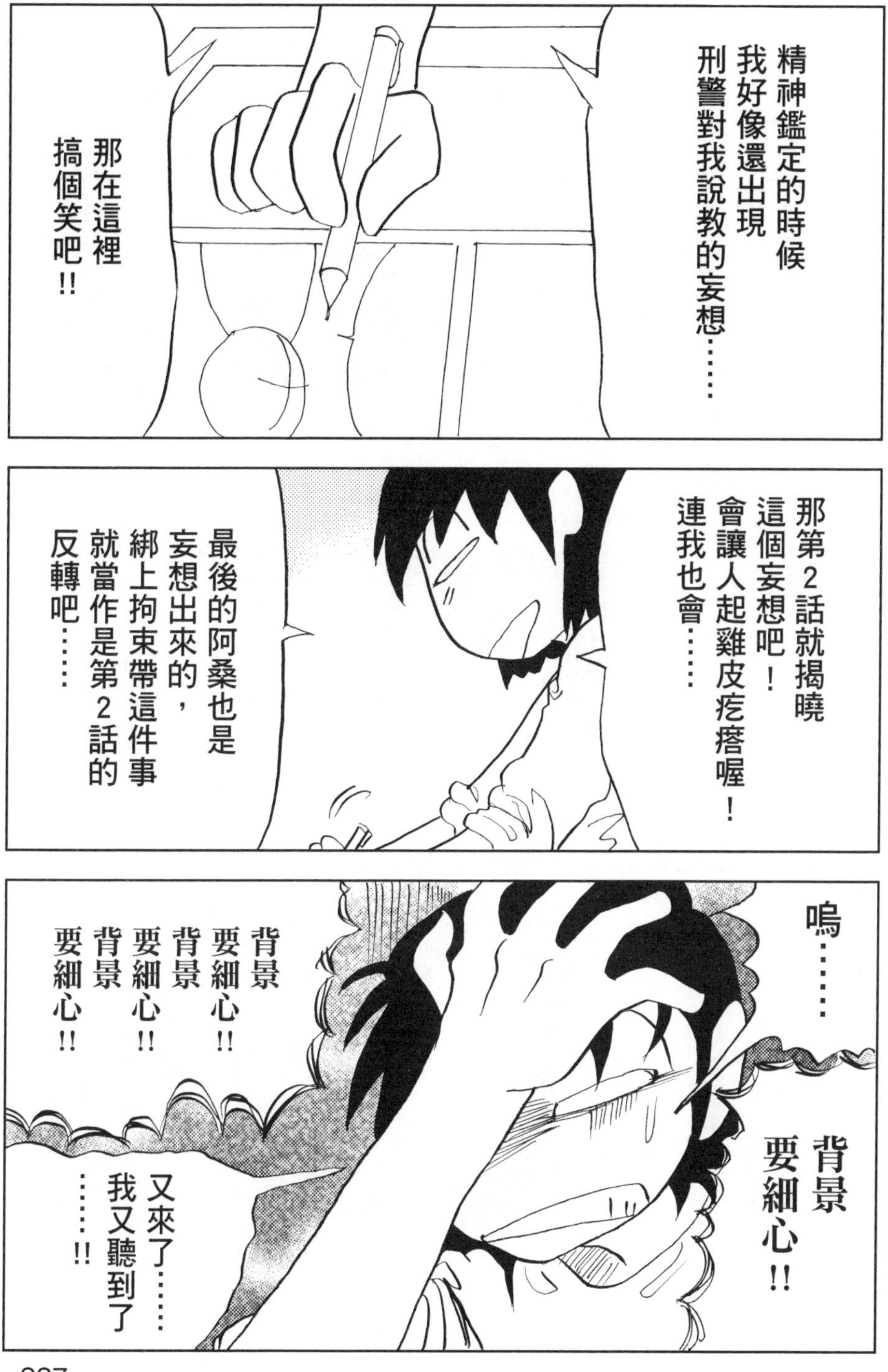
精神鑑定的時候
我好像還出現
刑警對我說教的妄想……
那在這裡
搞個笑吧!!
那第2話就揭曉
這個妄想吧！
會讓人起雞皮疙瘩喔！
連我也會……
最後的阿桑也是
妄想出來的，
綁上拘束帶這件事
就當作是第2話的
反轉吧……
嗚……
背景要細心!!
背景要細心!!
背景要細心!!
背景要細心!!
又來了……
我又聽到了
……!!

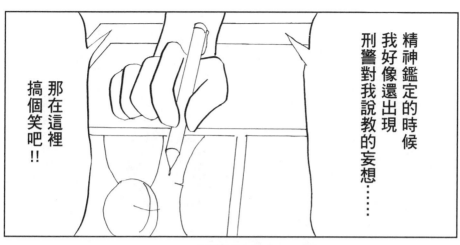

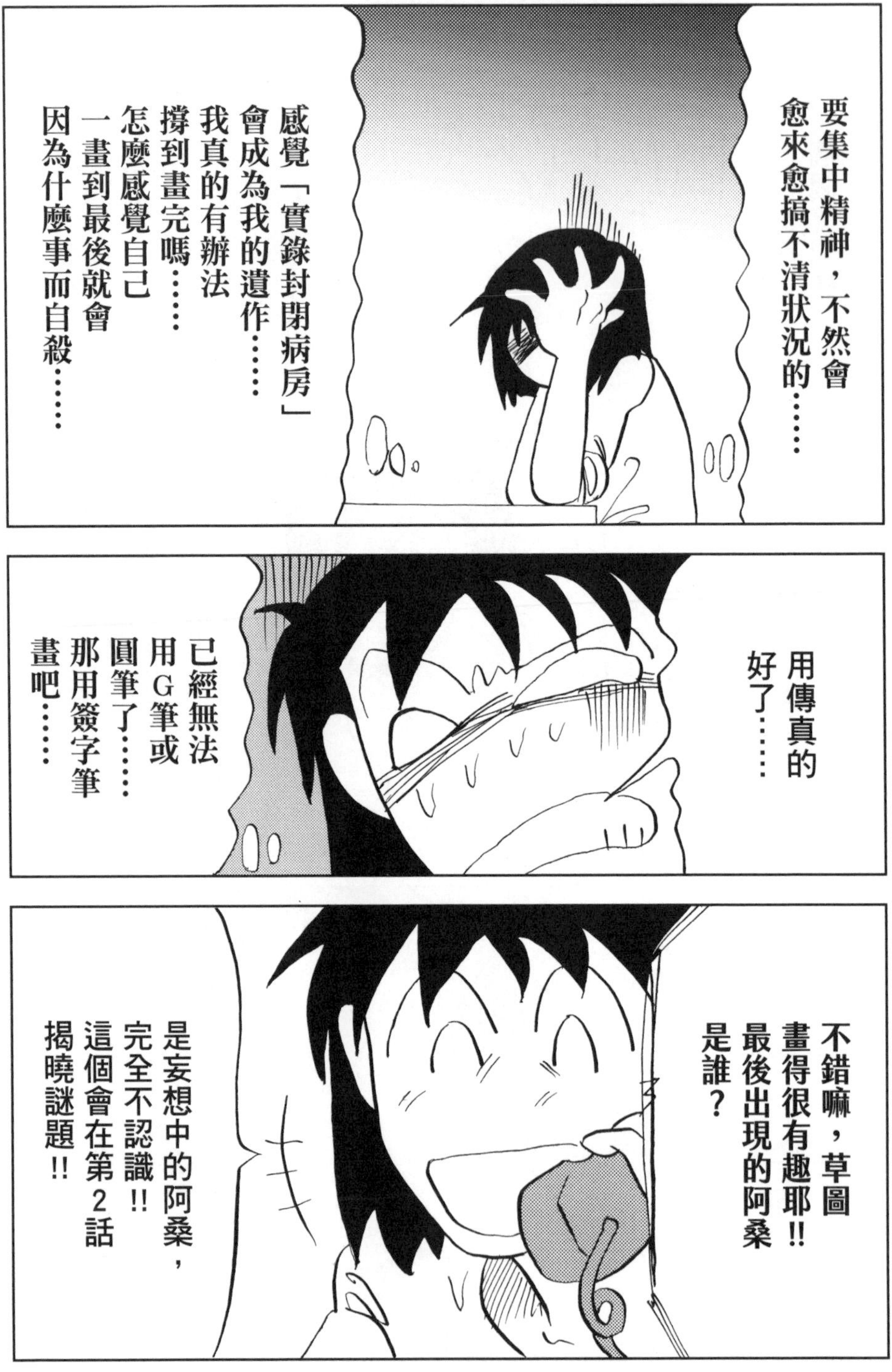
要集中精神，不然會愈來愈搞不清狀況的……
感覺「實錄封閉病房」會成為我的遺作……我真的有辦法撐到畫完嗎……怎麼感覺自己一畫到最後就會因為什麼事而自殺……
用傳真的好了……
已經無法用G筆或圓筆了……那用簽字筆畫吧……
不錯嘛，草圖畫得很有趣耶!!最後出現的阿桑是誰？
是妄想中的阿桑，完全不認識!!這個會在第2話揭曉謎題!!

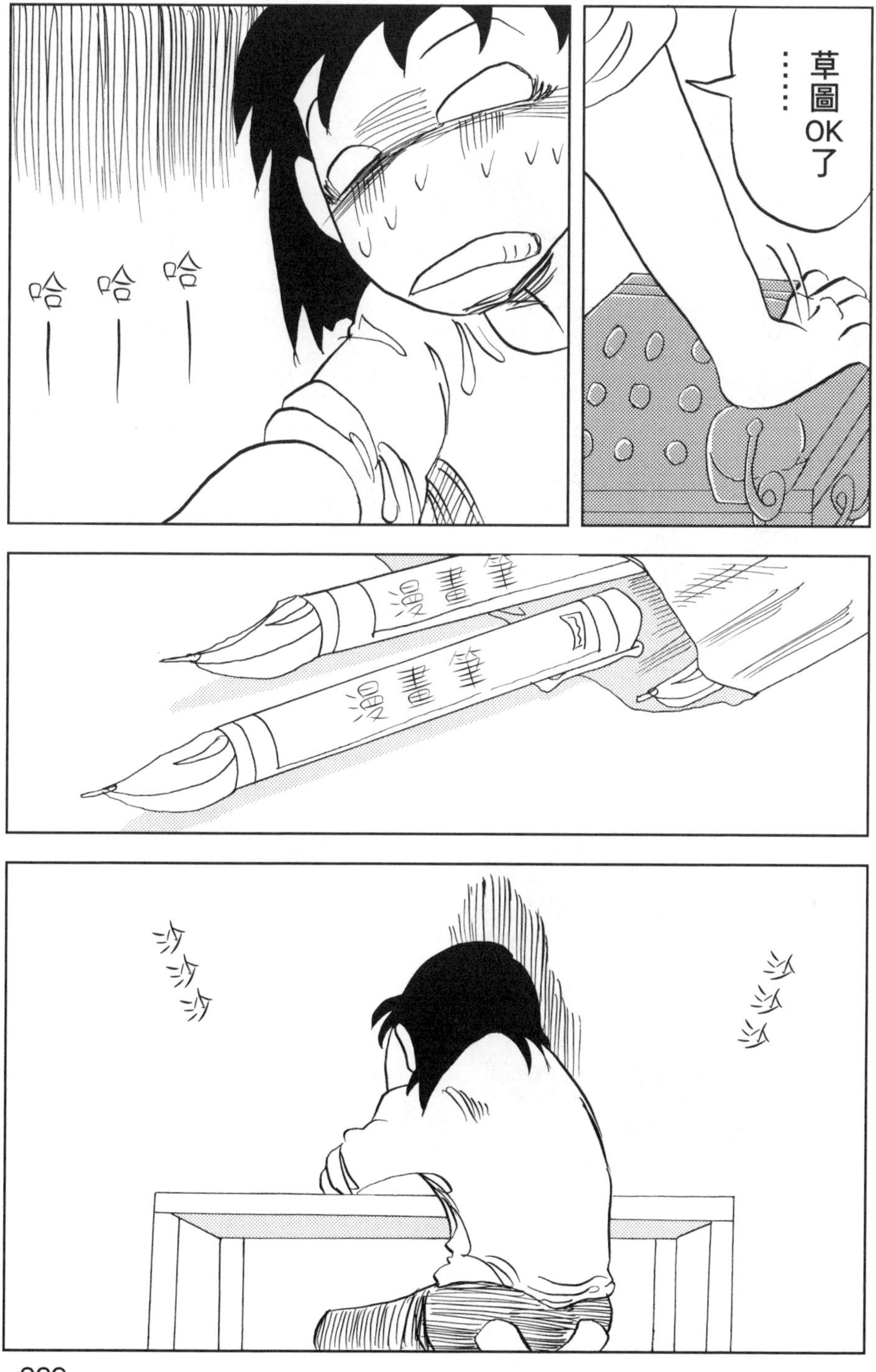
草圖OK了……
哈ー
哈ー
哈ー
漫畫筆
漫畫筆
沙沙沙
沙沙沙

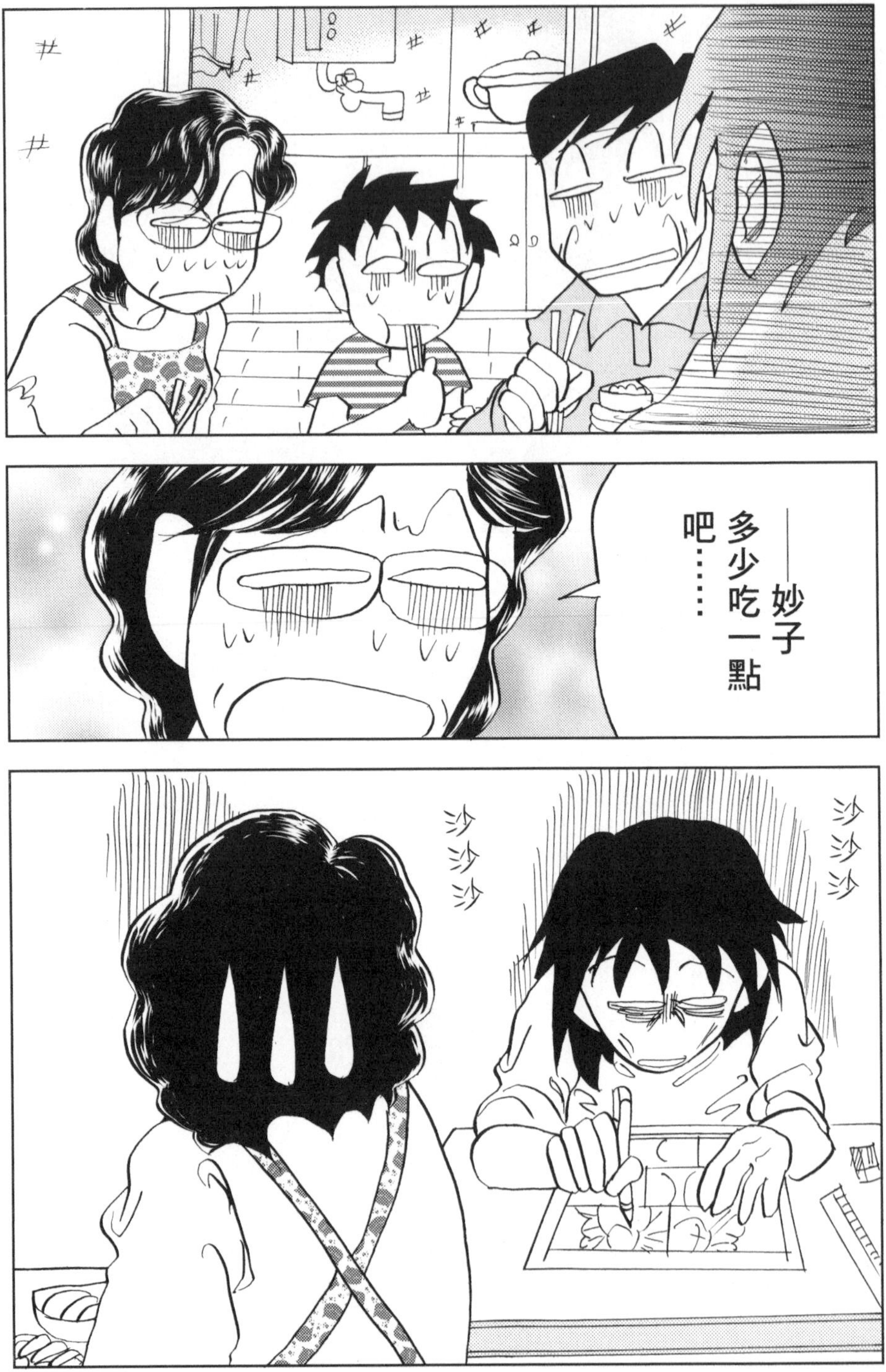
——妙子
多少吃一點
吧……
沙沙沙
沙沙沙

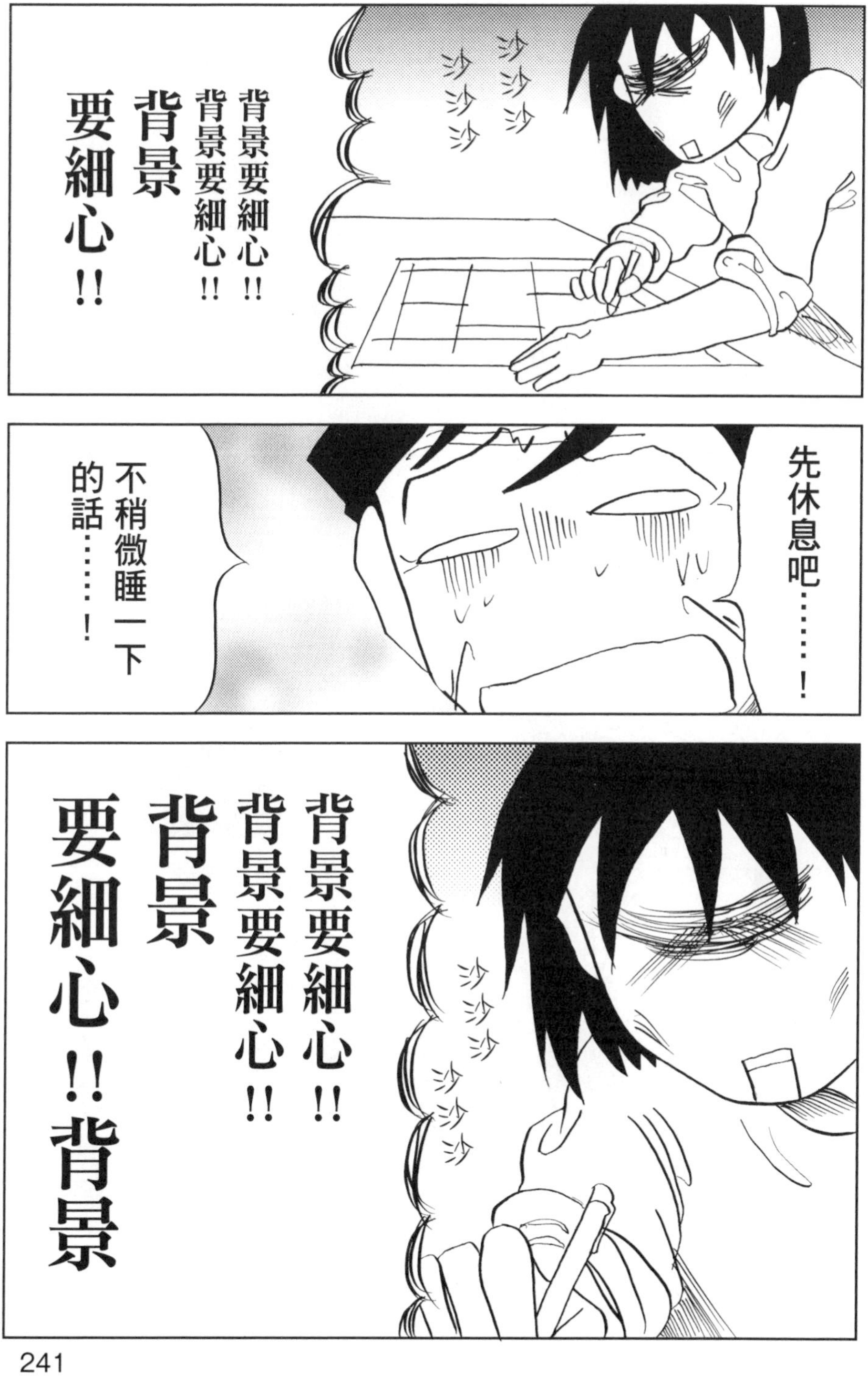
沙沙沙
沙沙沙
背景要細心!!
背景要細心!!
背景
要細心!!
先休息吧……!
不稍微睡一下
的話……!
背景要細心!!
背景要細心!!
背景
要細心!!背景
沙沙沙
沙沙沙

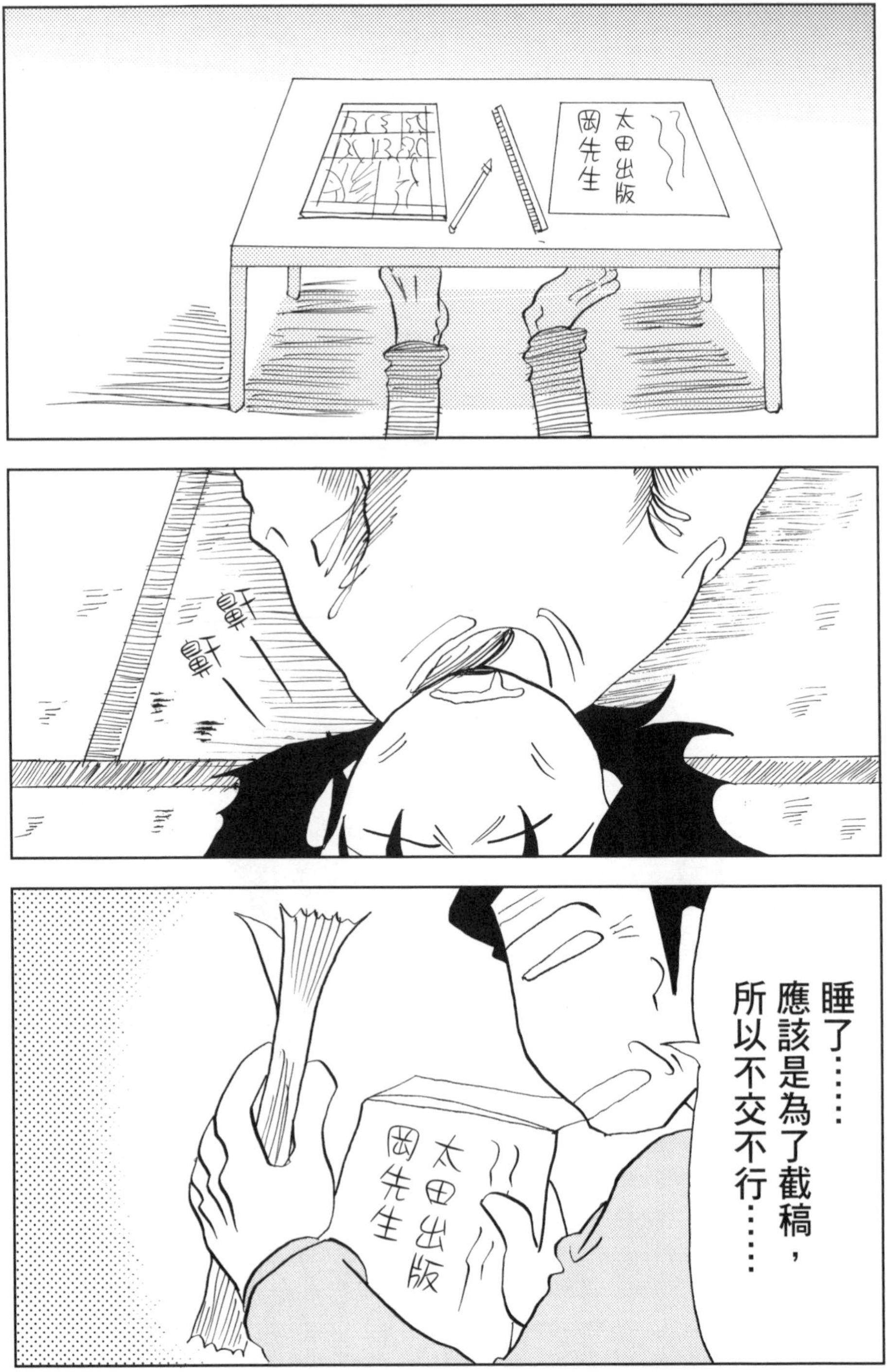
太田出版
鼾
鼾
睡了……
應該是為了截稿，
所以不交不行……
太田出版

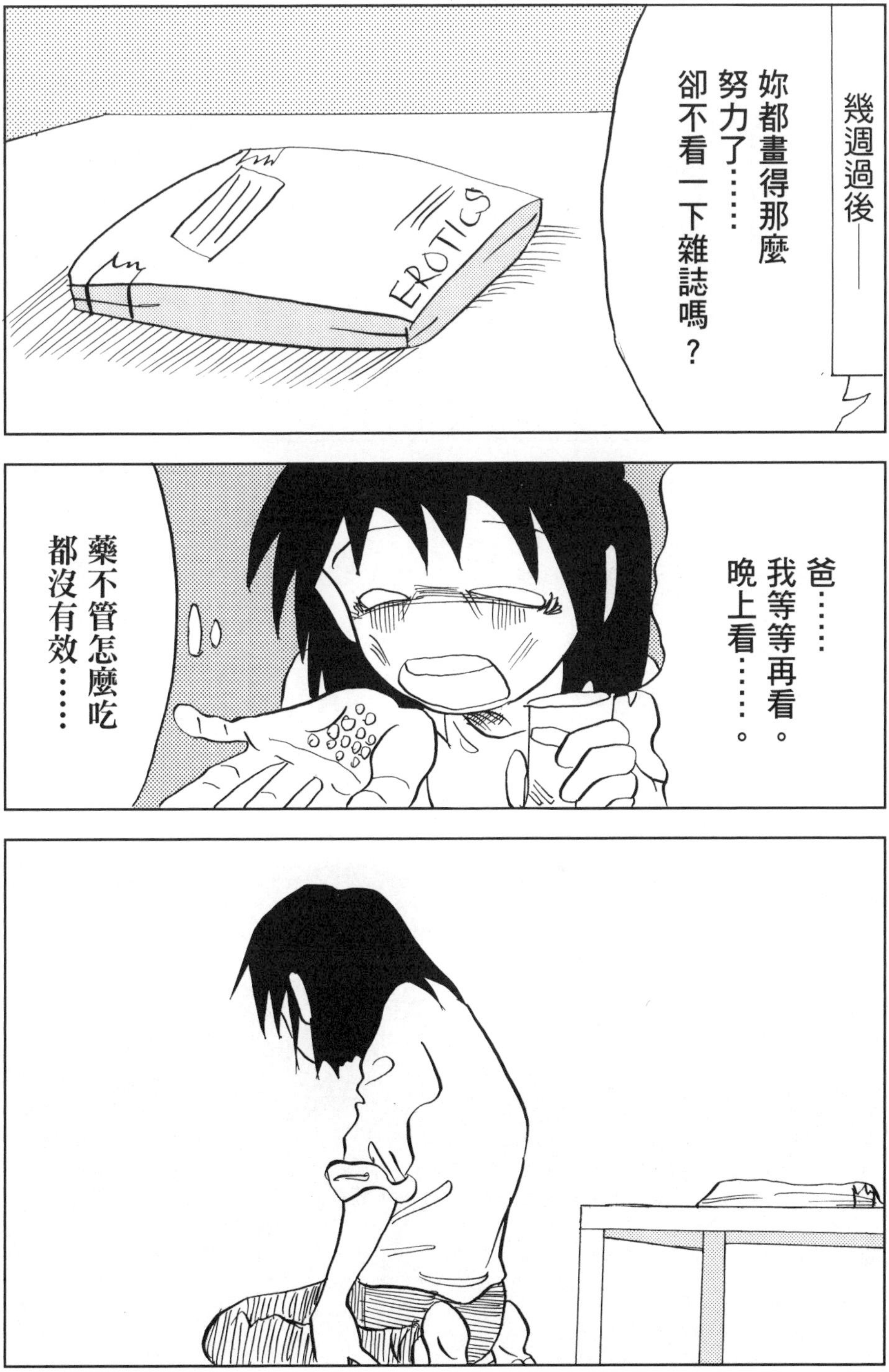
幾週過後——
妳都畫得那麼努力了……卻不看一下雜誌嗎？
EROTICS
爸……我等等再看。晚上看……。
藥不管怎麼吃都沒有效……

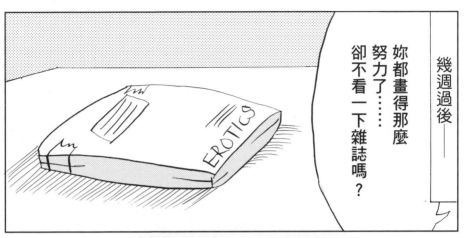

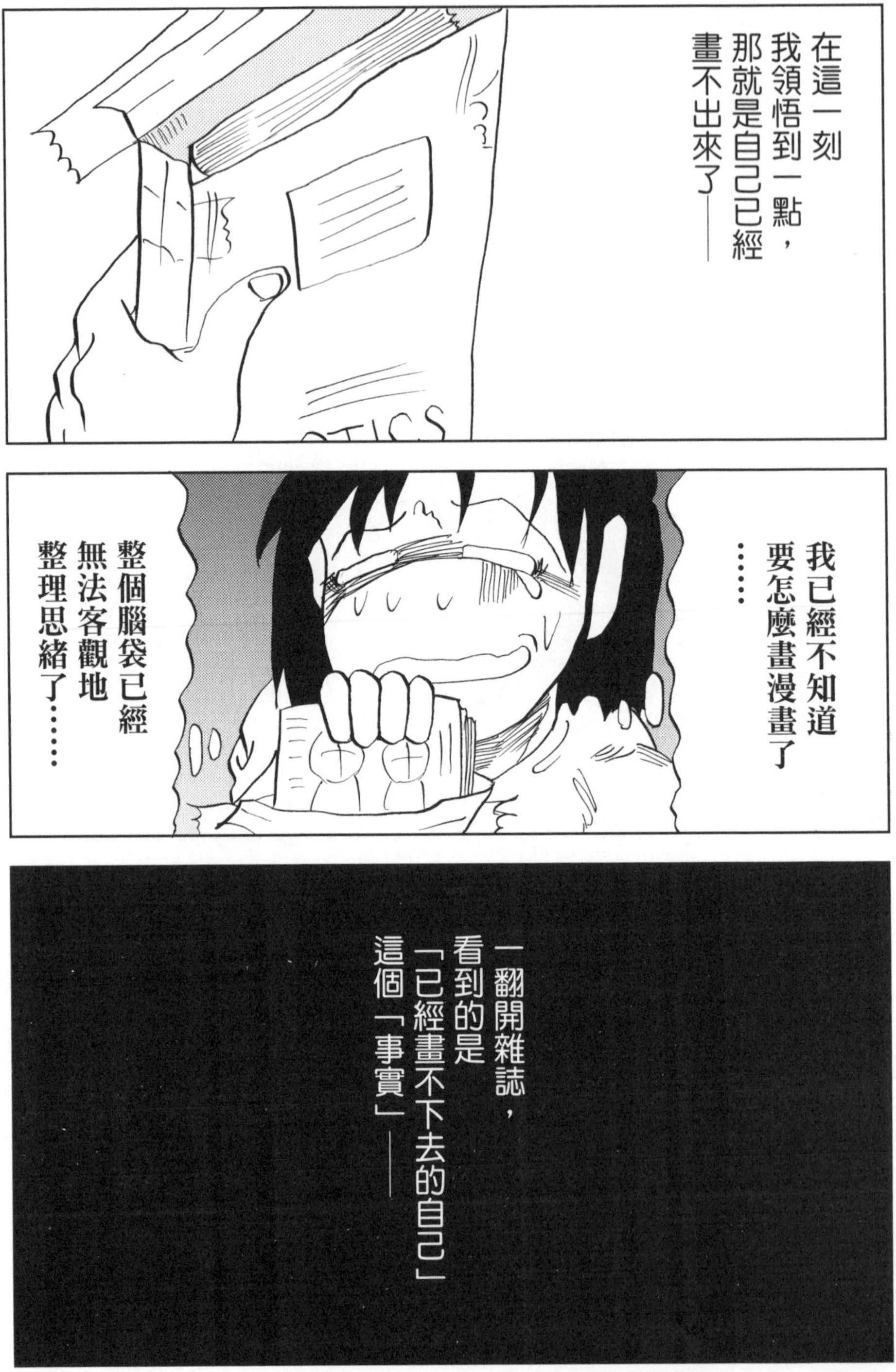
在這一刻
我領悟到一點，
那就是自己已經
畫不出來了——
我已經不知道
要怎麼畫漫畫了
……
整個腦袋已經
無法客觀地
整理思緒了……
一翻開雜誌，
看到的是
「已經畫不下去的自己」
這個「事實」——

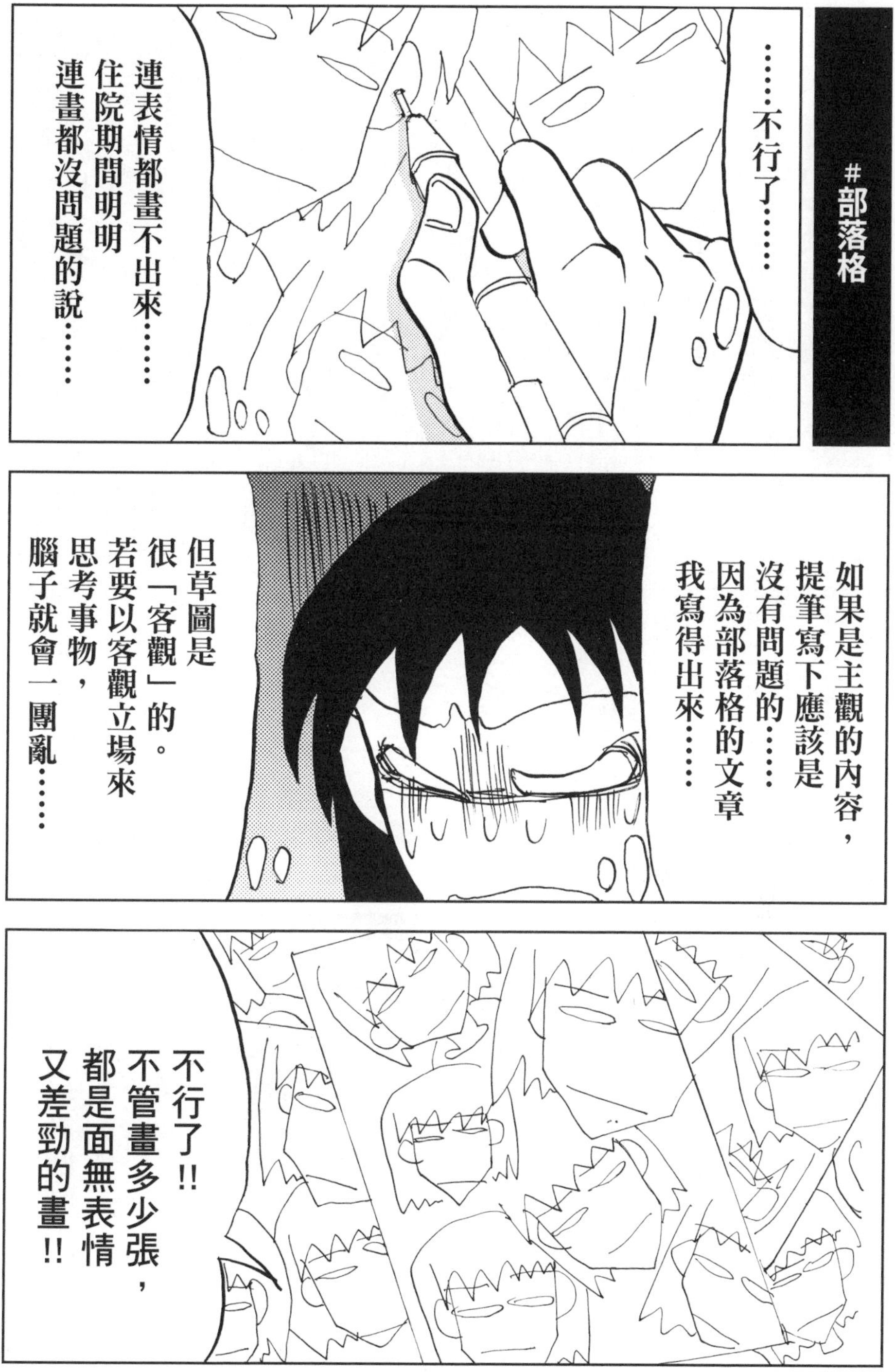
#部落格
……不行了……
連表情都畫不出來……
住院期間明明
連畫都沒問題的說……
如果是主觀的內容，
提筆寫下應該是
沒有問題的……
因為部落格的文章
我寫得出來……
但草圖是
很「客觀」的。
若要以客觀立場來
思考事物，
腦子就會一團亂……
不行了!!
不管畫多少張，
都是面無表情
又差勁的畫!!

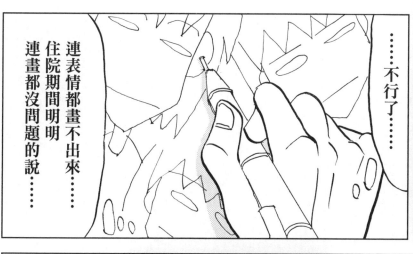

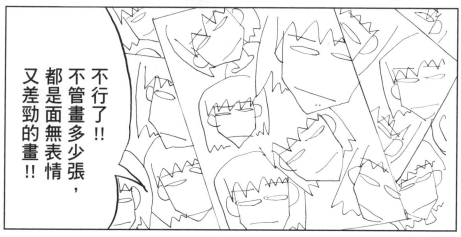

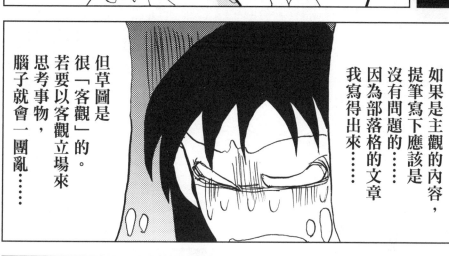

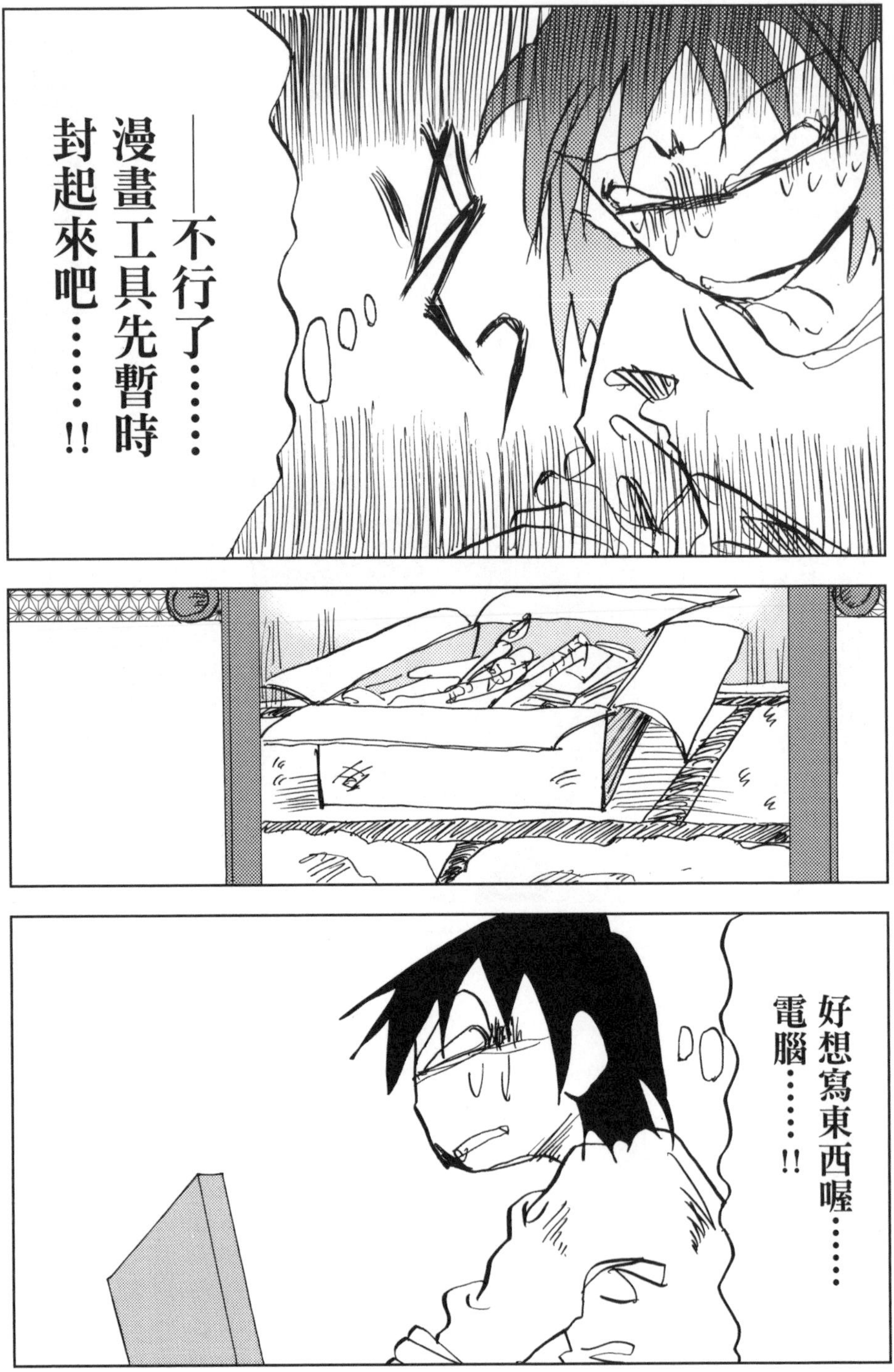
——不行了……
漫畫工具先暫時
封起來吧……!!
好想寫東西喔……
電腦……!!

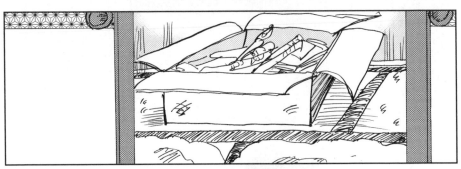

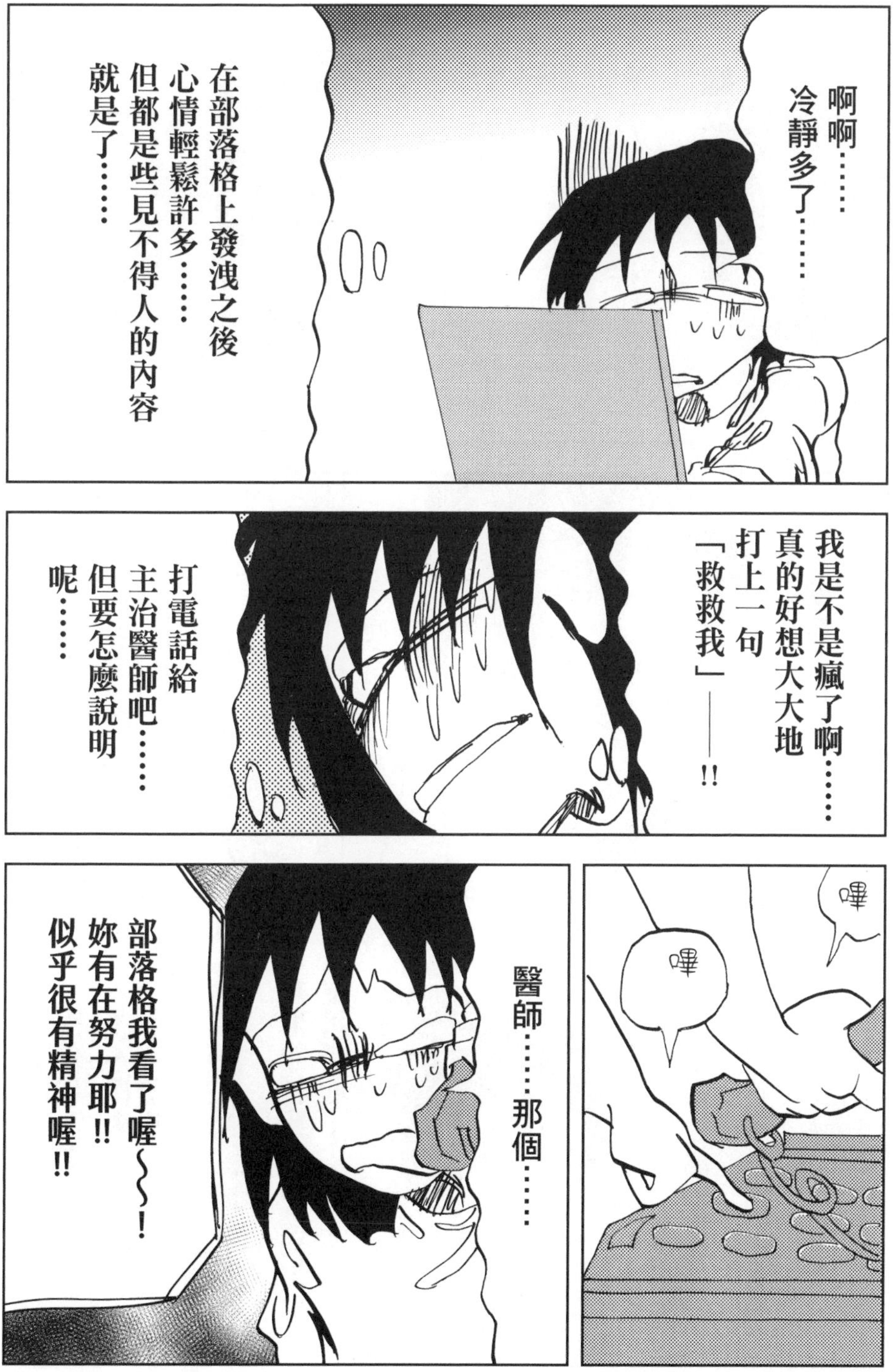
啊啊……
冷靜多了……
在部落格上發洩之後
心情輕鬆許多……
但都是些見不得人的內容
就是了……
我是不是瘋了啊……
真的好想大大地
打上一句
「救救我」——!!
打電話給
主治醫師吧……
但要怎麼說明
呢……
嗶
嗶
醫師……那個……
部落格我看了喔〜〜!
妳有在努力耶!!
似乎很有精神喔!!

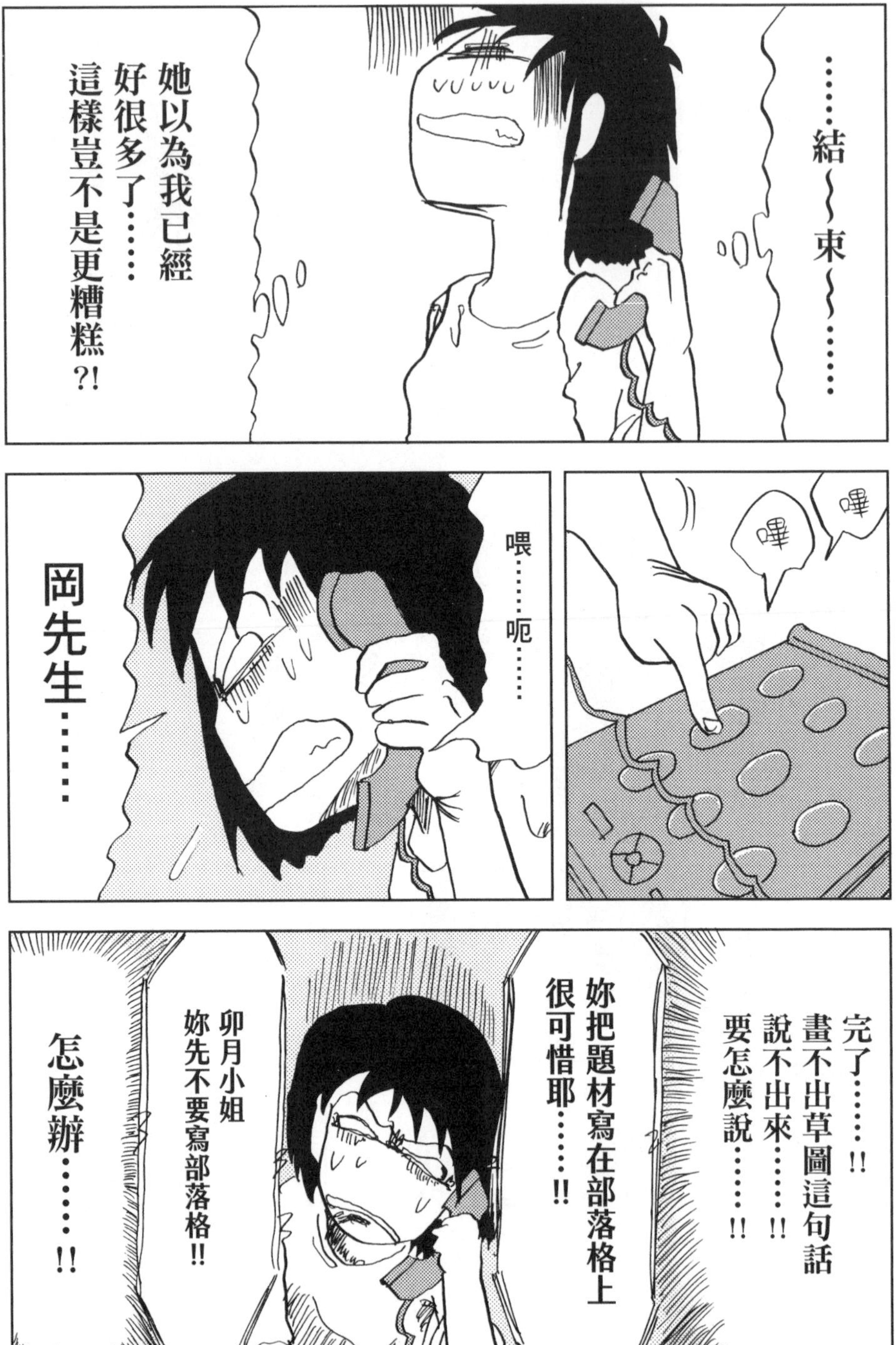

……結～～束～～……
她以為我已經
好很多了……
這樣豈不是更糟糕?!
嗶
嗶
喂……
呃……
岡先生……
完了……!!
畫不出草圖這句話
說不出來……!!
要怎麼說……!!
妳把題材寫在部落格上
很可惜耶……!!
卯月小姐
妳先不要寫部落格!!
怎麼辦……!!

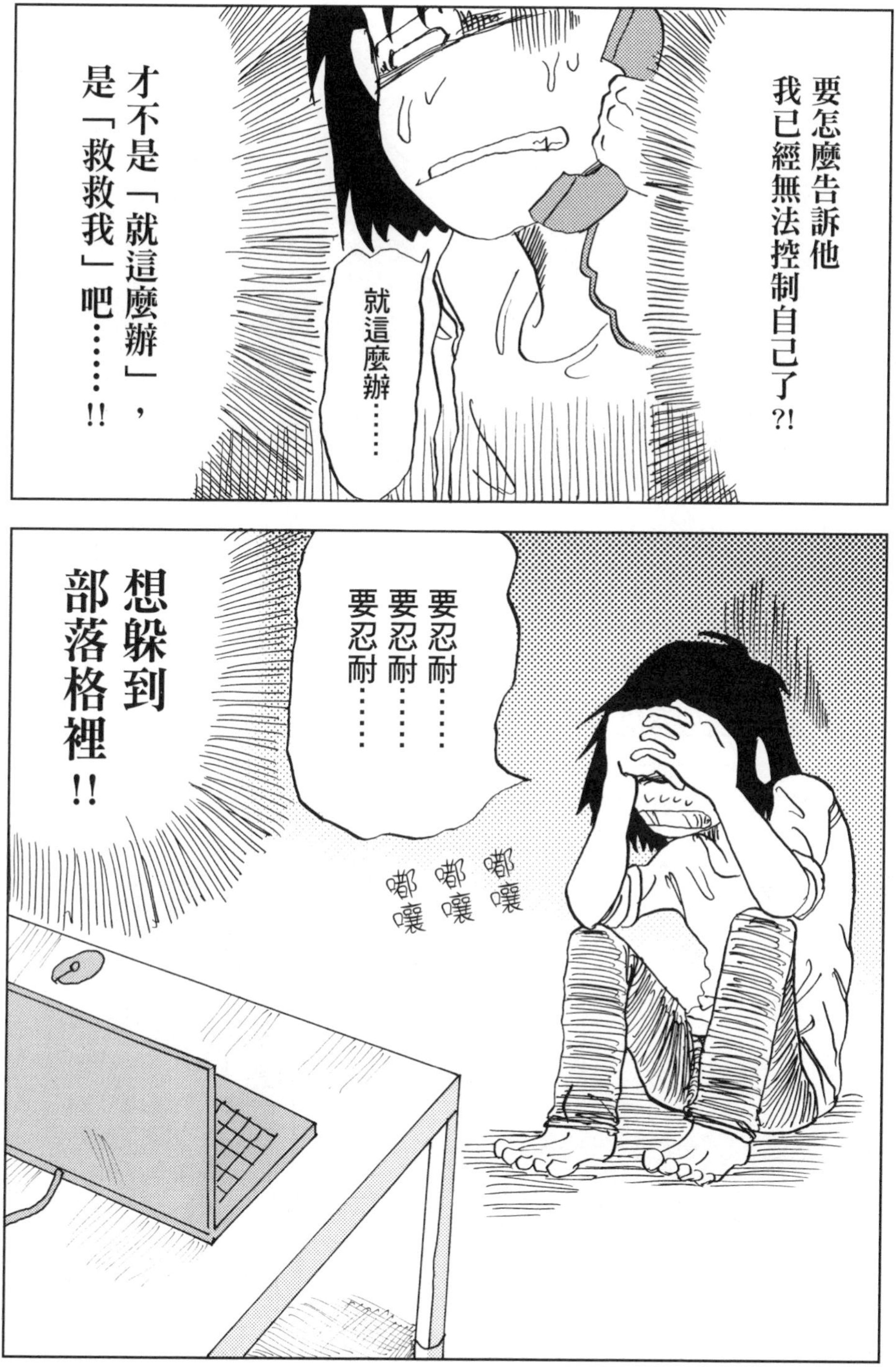
要怎麼告訴他
我已經無法控制自己了?!
就這麼辦……
才不是「就這麼辦」，
是「救救我」吧……!!
要忍耐……
要忍耐……
要忍耐……
想躲到
部落格裡!!
嘟囔
嘟囔
嘟囔

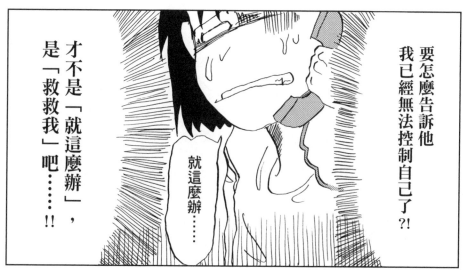

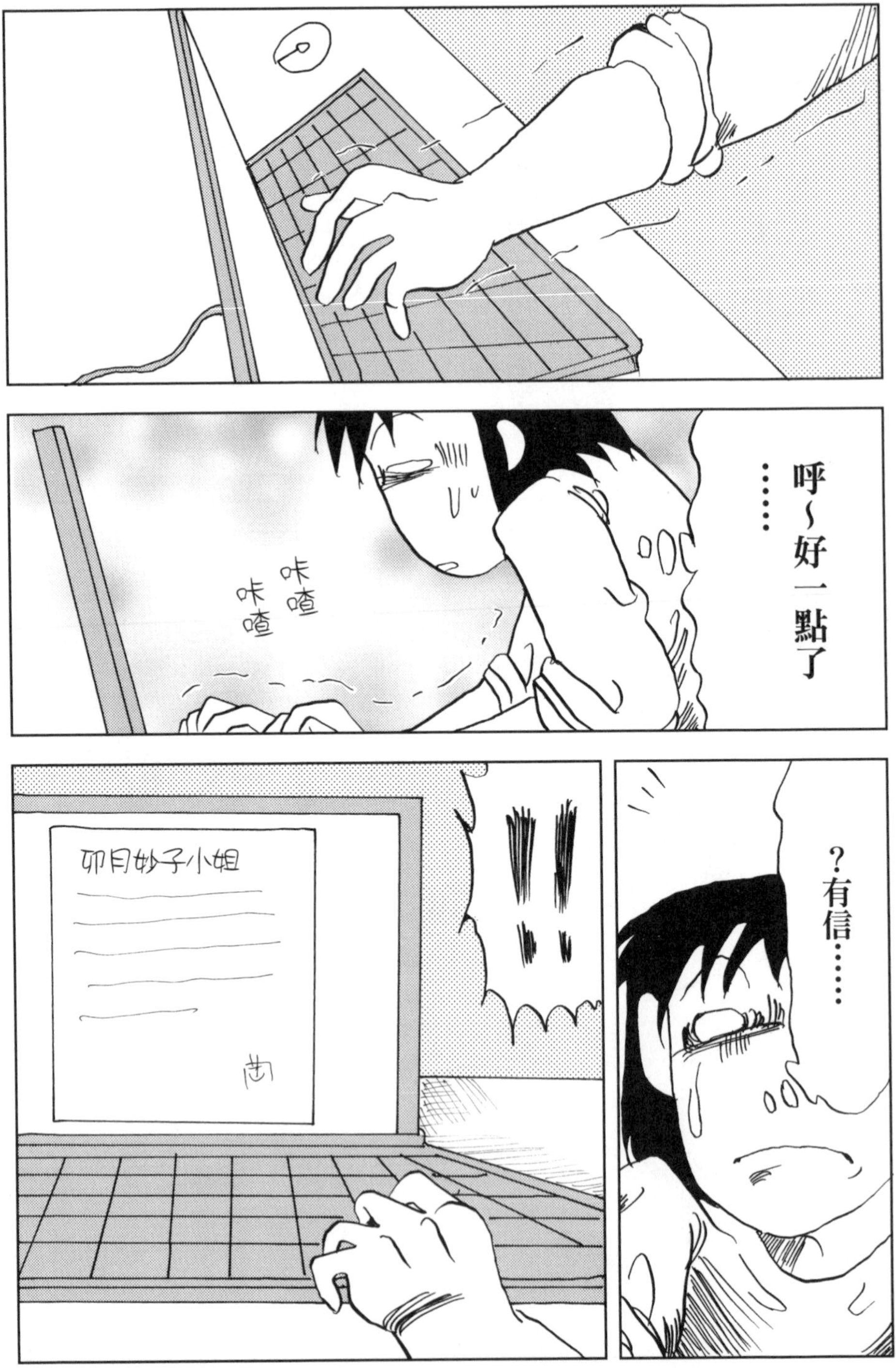
呼~好一點了……
咔嗒
咔嗒
?有信……
卯月妙子小姐

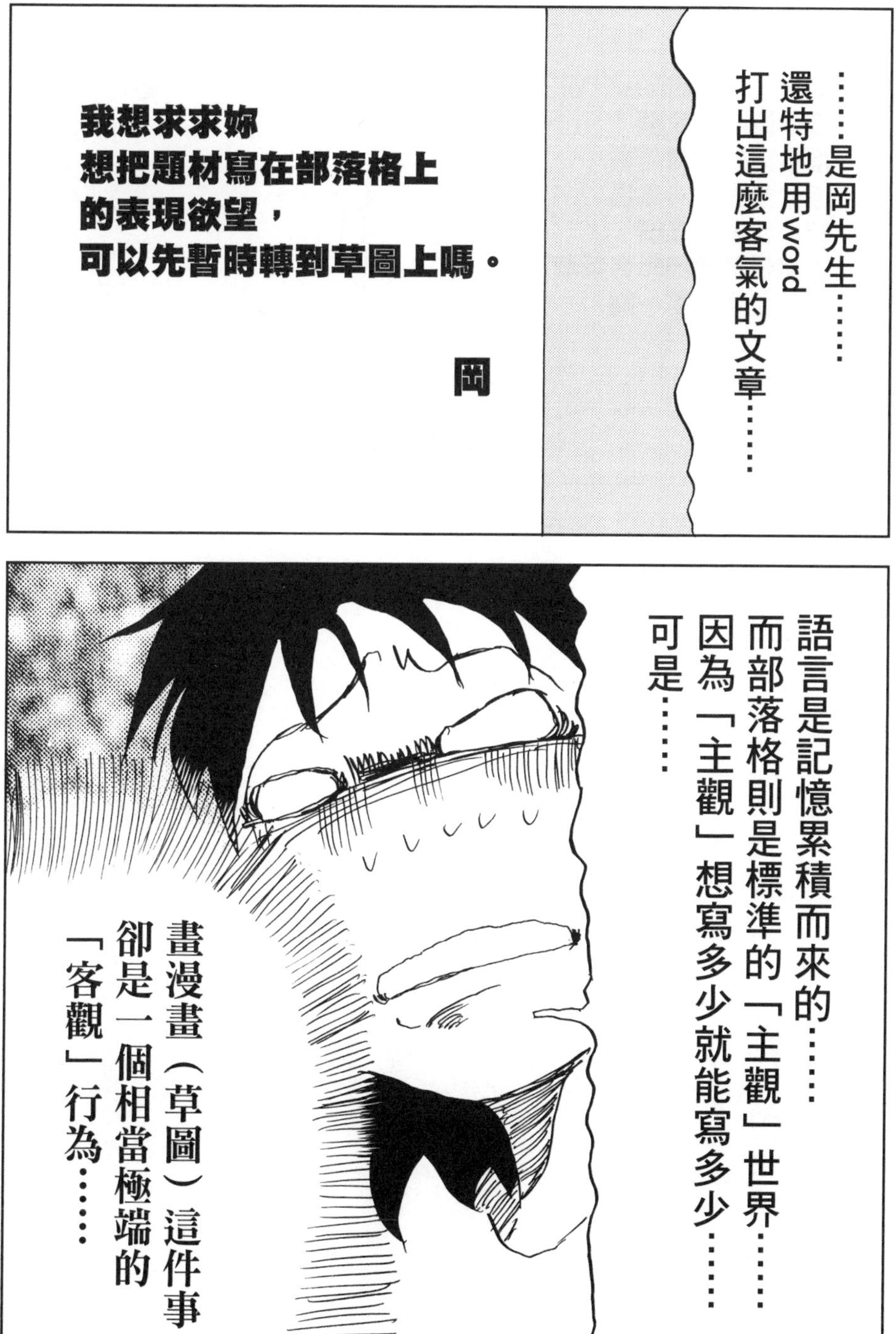
……是岡先生……
還特地用word
打出這麼客氣的文章……
我想求求妳
想把題材寫在部落格上
的表現欲望，
可以先暫時轉到草圖上嗎。
岡
語言是記憶累積而來的……
而部落格則是標準的「主觀」世界……
因為「主觀」想寫多少就能寫多少……
可是……
畫漫畫（草圖）這件事
卻是一個相當極端的
「客觀」行為……

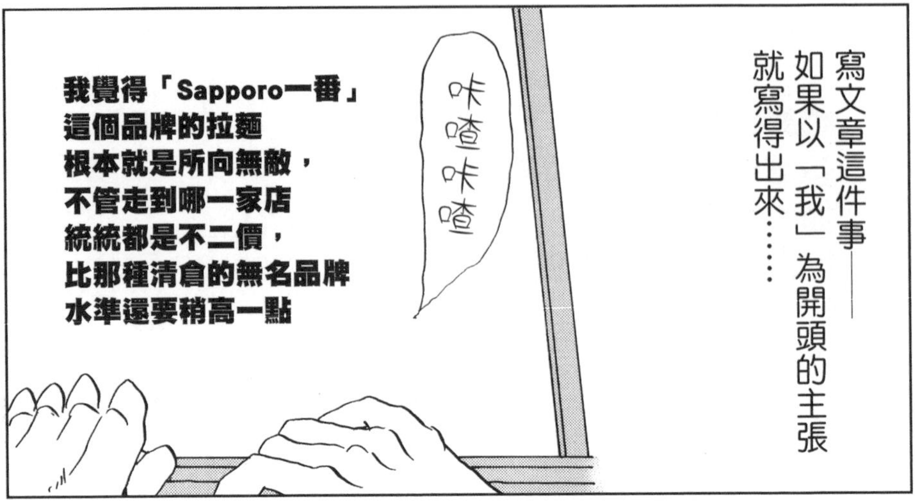
寫文章這件事——
如果以「我」為開頭的主張
就寫得出來……
咔喳咔喳
我覺得「Sapporo一番」
這個品牌的拉麵
根本就是所向無敵，
不管走到哪一家店
統統都是不二價，
比那種清倉的無名品牌
水準還要稍高一點

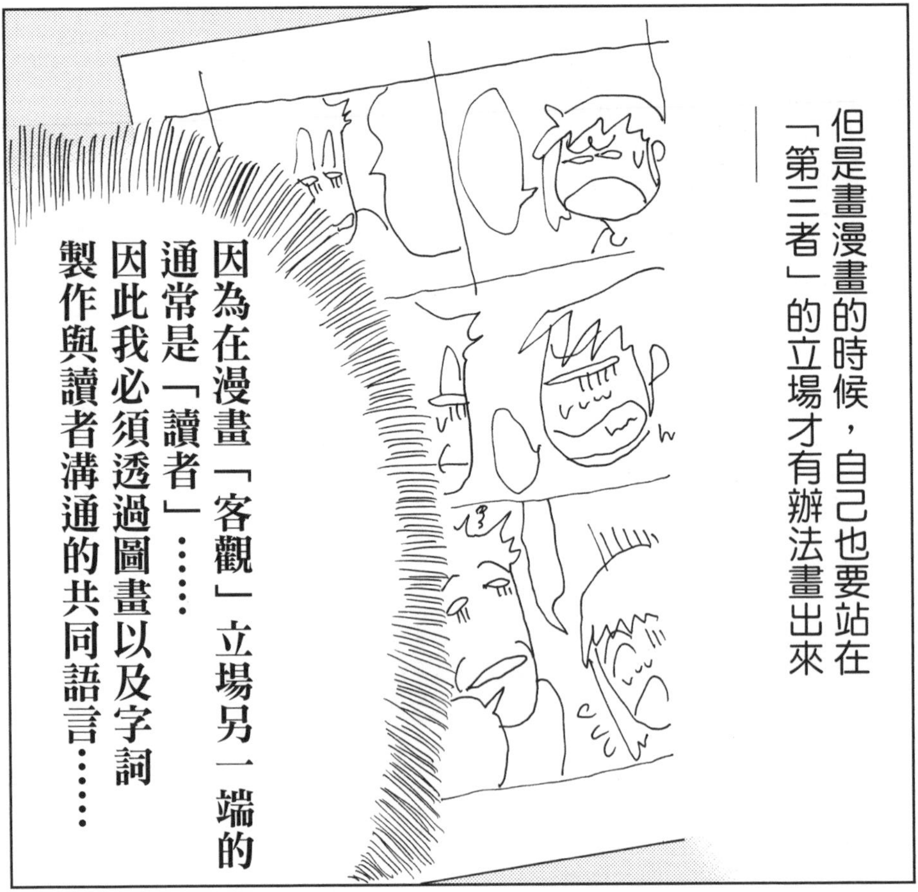
但是畫漫畫的時候，自己也要站在
「第三者」的立場才有辦法畫出來
——
因為在漫畫「客觀」立場另一端的
通常是「讀者」……
因此我必須透過圖畫以及字詞
製作與讀者溝通的共同語言……

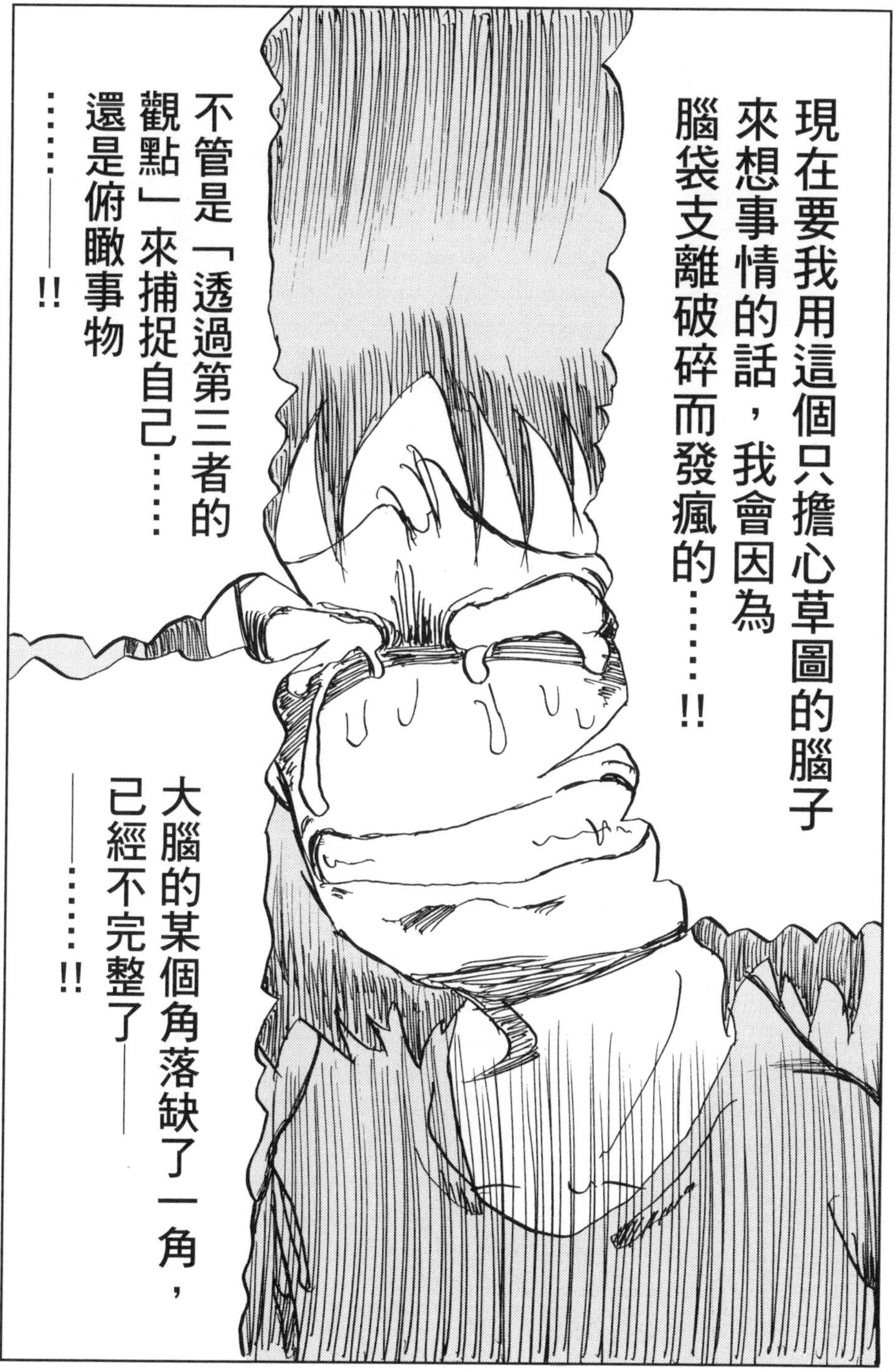
現在要我用這個只擔心草圖的腦子來想事情的話，我會因為腦袋支離破碎而發瘋的……!!
不管是「透過第三者的觀點」來捕捉自己……還是俯瞰事物……——!!
大腦的某個角落缺了一角，已經不完整了————……!!

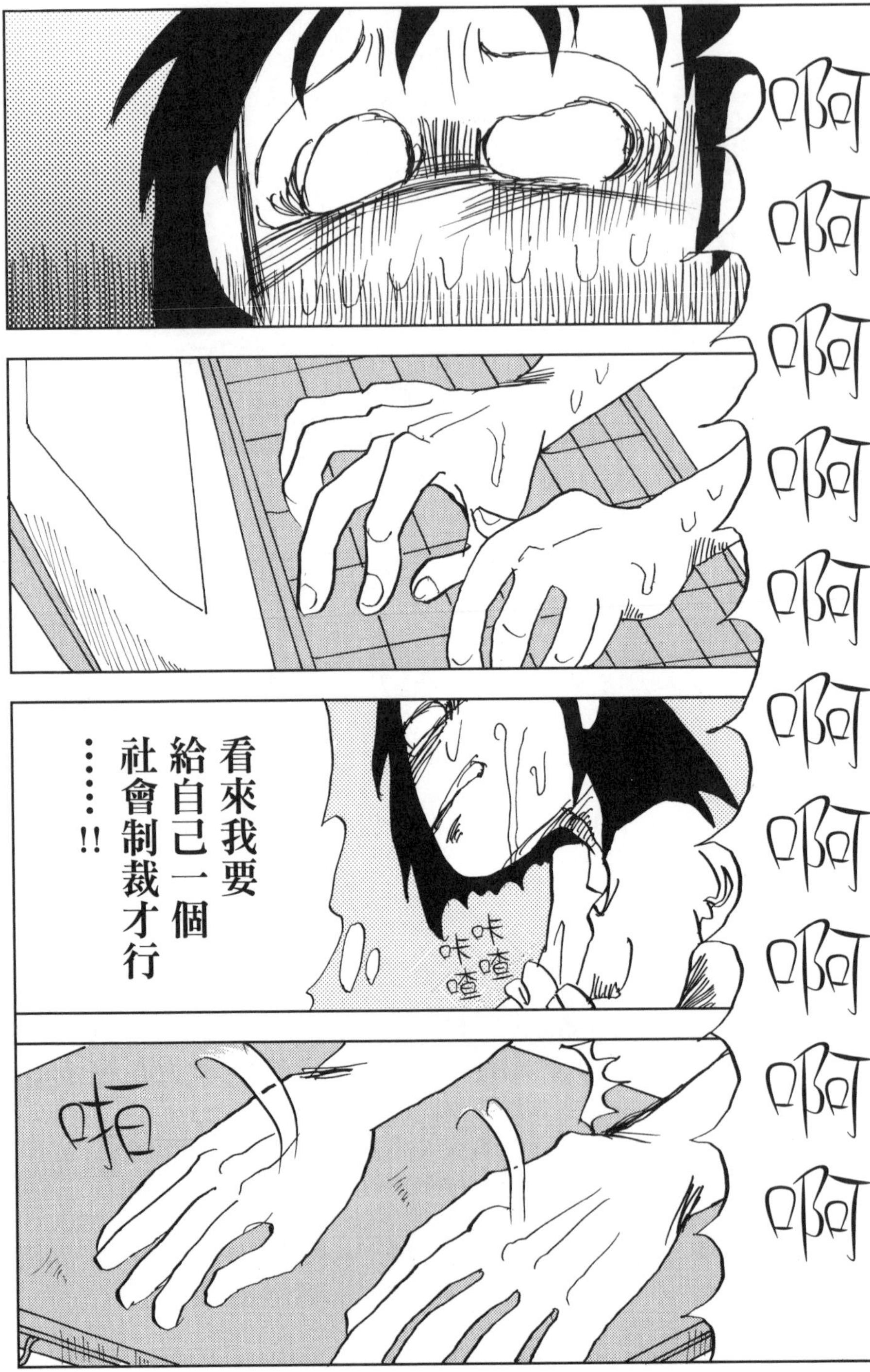
啊啊啊啊啊啊啊啊啊啊
看來我要
給自己一個
社會制裁才行
……!!
咔喳
咔喳
啪

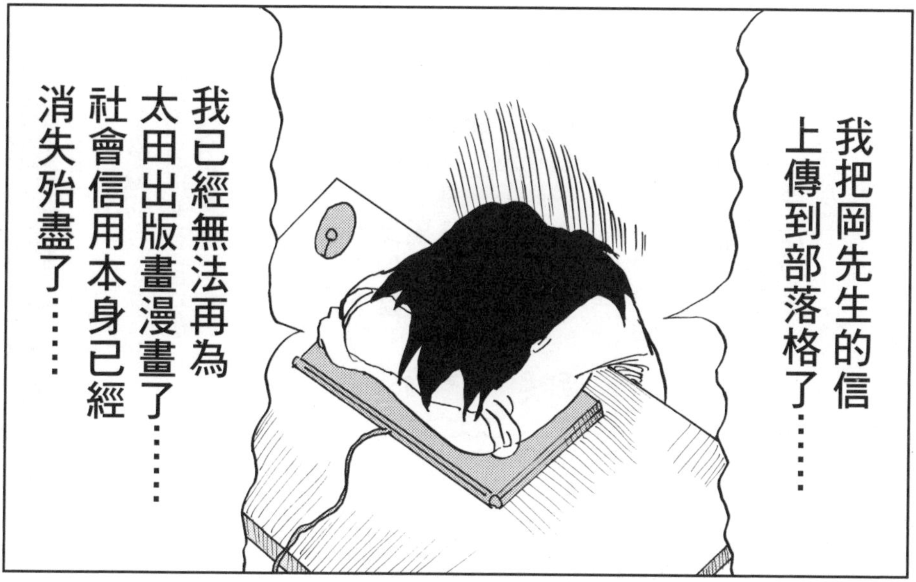
我把岡先生的信上傳到部落格了……
我已經無法再為太田出版畫漫畫了……
社會信用本身已經消失殆盡了……

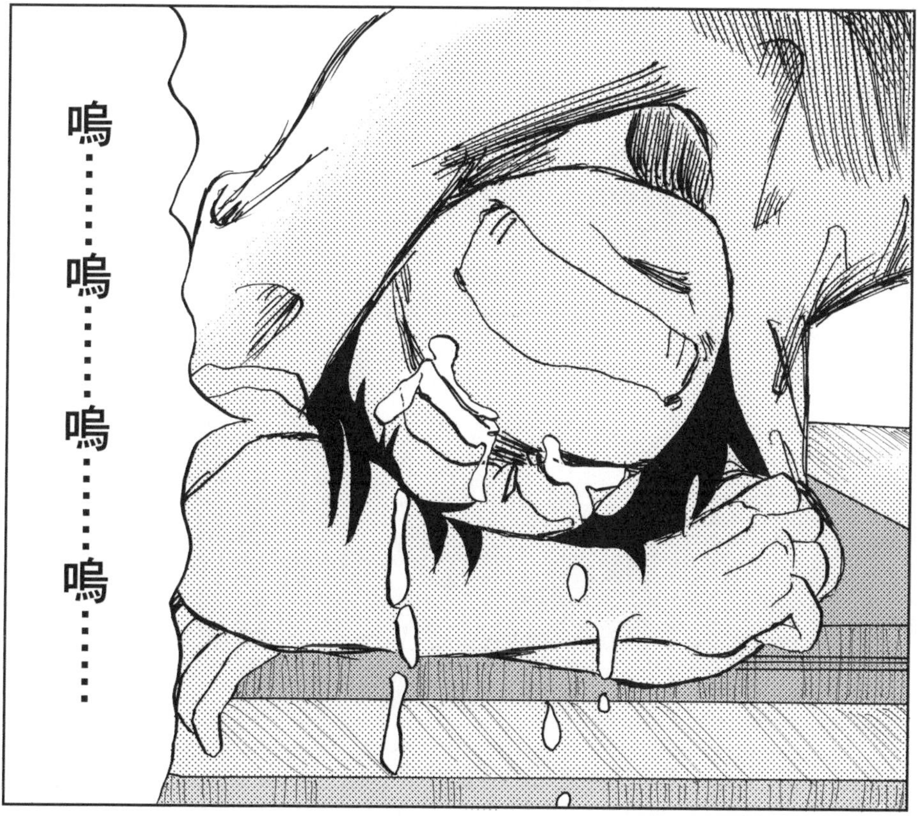
嗚……嗚……嗚……嗚……

#2channel

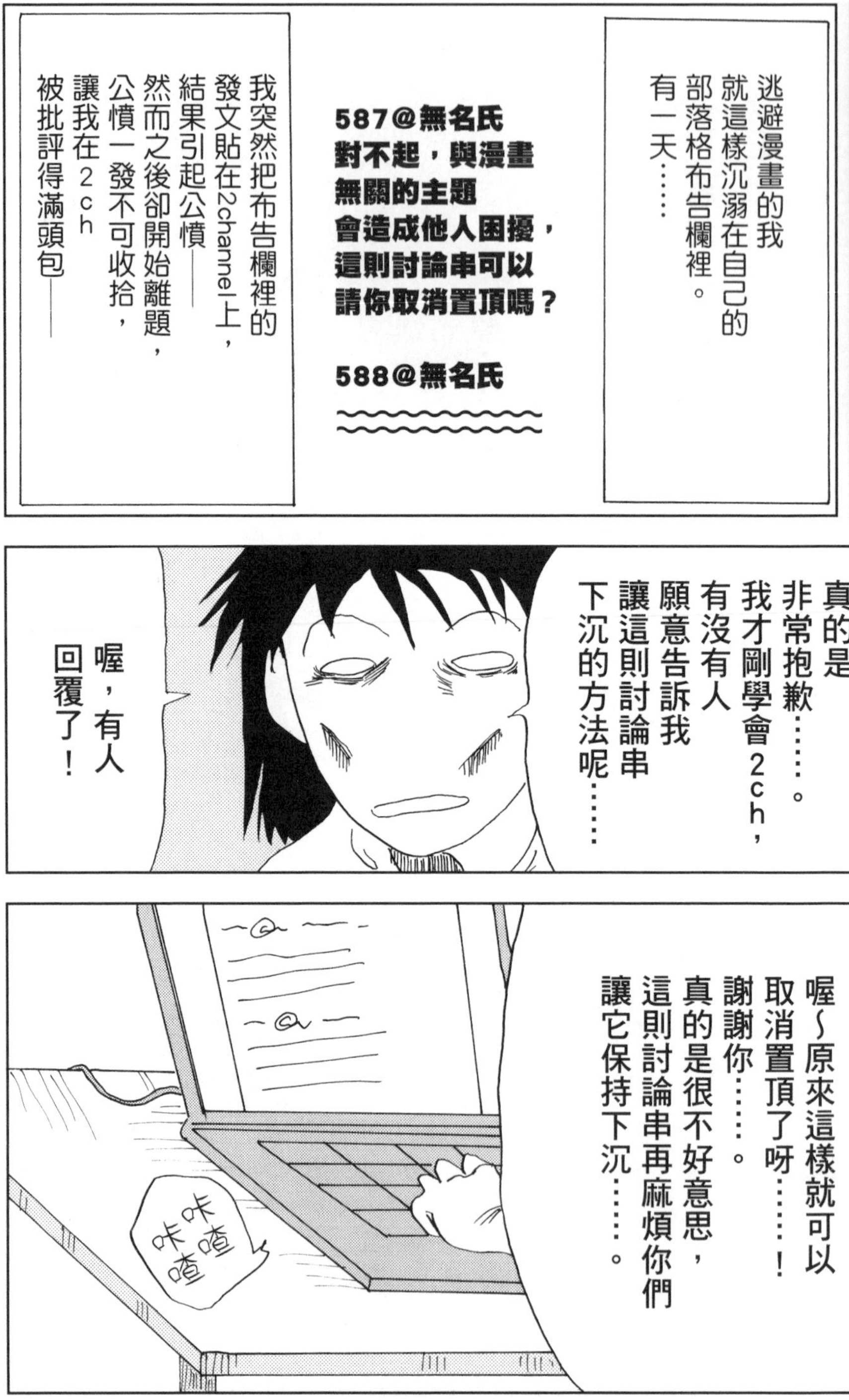
逃避漫畫的我
就這樣沉溺在自己的
部落格布告欄裡。
有一天……
587@無名氏
對不起，與漫畫
無關的主題
會造成他人困擾，
這則討論串可以
請你取消置頂嗎？
588@無名氏
我突然把布告欄裡的
發文貼在2channel上，
結果引起公憤——
然而之後卻開始離題，
公憤一發不可收拾，
讓我在2ch
被批評得滿頭包——
真的是
非常抱歉……。
我才剛學會2ch，
有沒有人
願意告訴我
讓這則討論串
下沉的方法呢……
喔，有人
回覆了！
喔～原來這樣就可以
取消置頂了呀……！
謝謝你……。
真的是很不好意思，
這則討論串再麻煩你們
讓它保持下沉……。
咔噠
咔噠

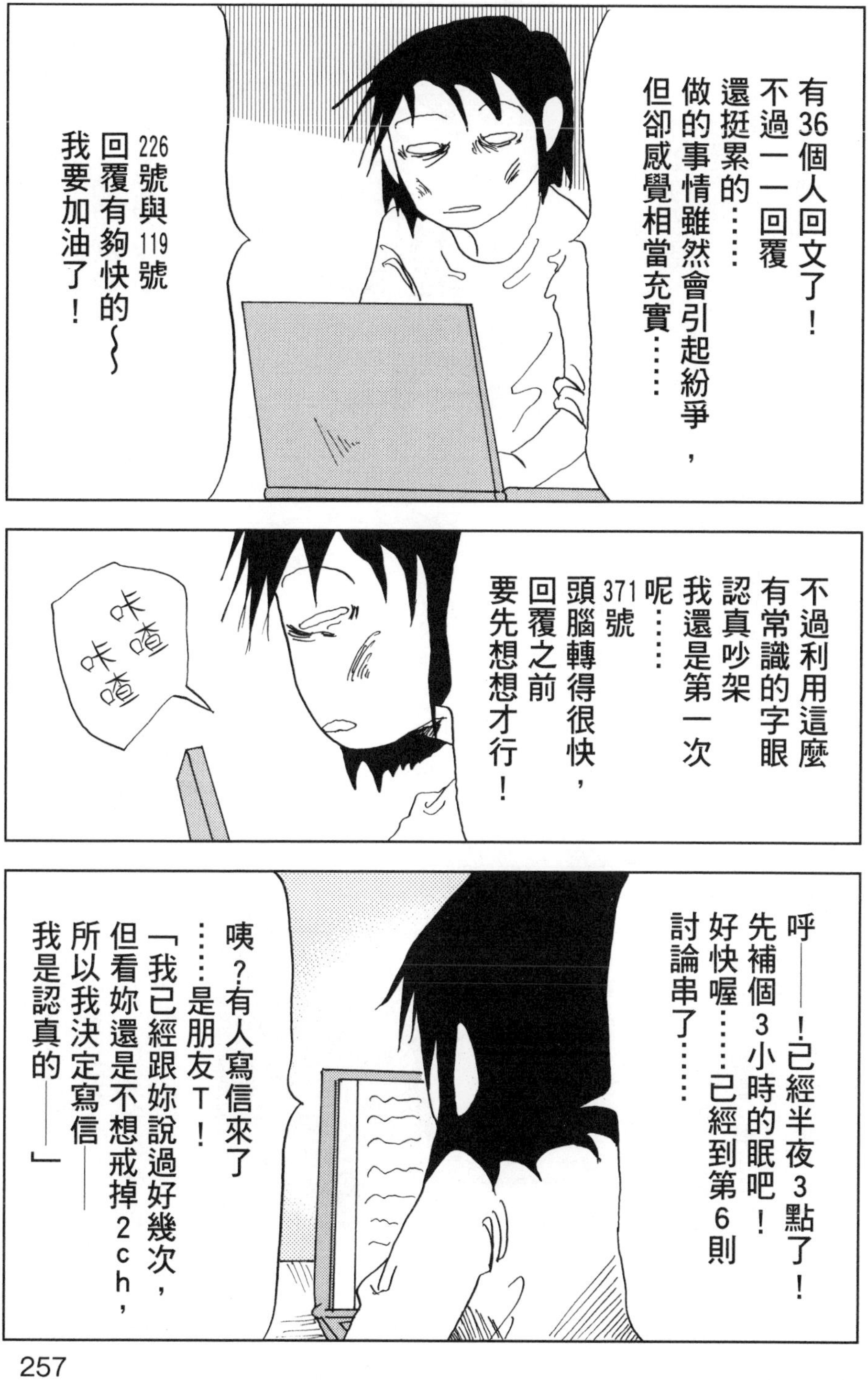
有36個人回文了！
不過一一回覆
還挺累的……
做的事情雖然會引起紛爭，
但卻感覺相當充實……
226號與119號
回覆有夠快的～～
我要加油了！
不過利用這麼
有常識的字眼
認真吵架
我還是第一次
呢……
371號
頭腦轉得很快，
回覆之前
要先想想才行！
咔喳
咔喳
呼——！已經半夜3點了！
先補個3小時的眠吧！
好快喔……已經到第6則
討論串了……
咦？有人寫信來了
……是朋友T！
「我已經跟妳說過好幾次，
但看妳還是不想戒掉2ch，
所以我決定寫信——
我是認真的——」

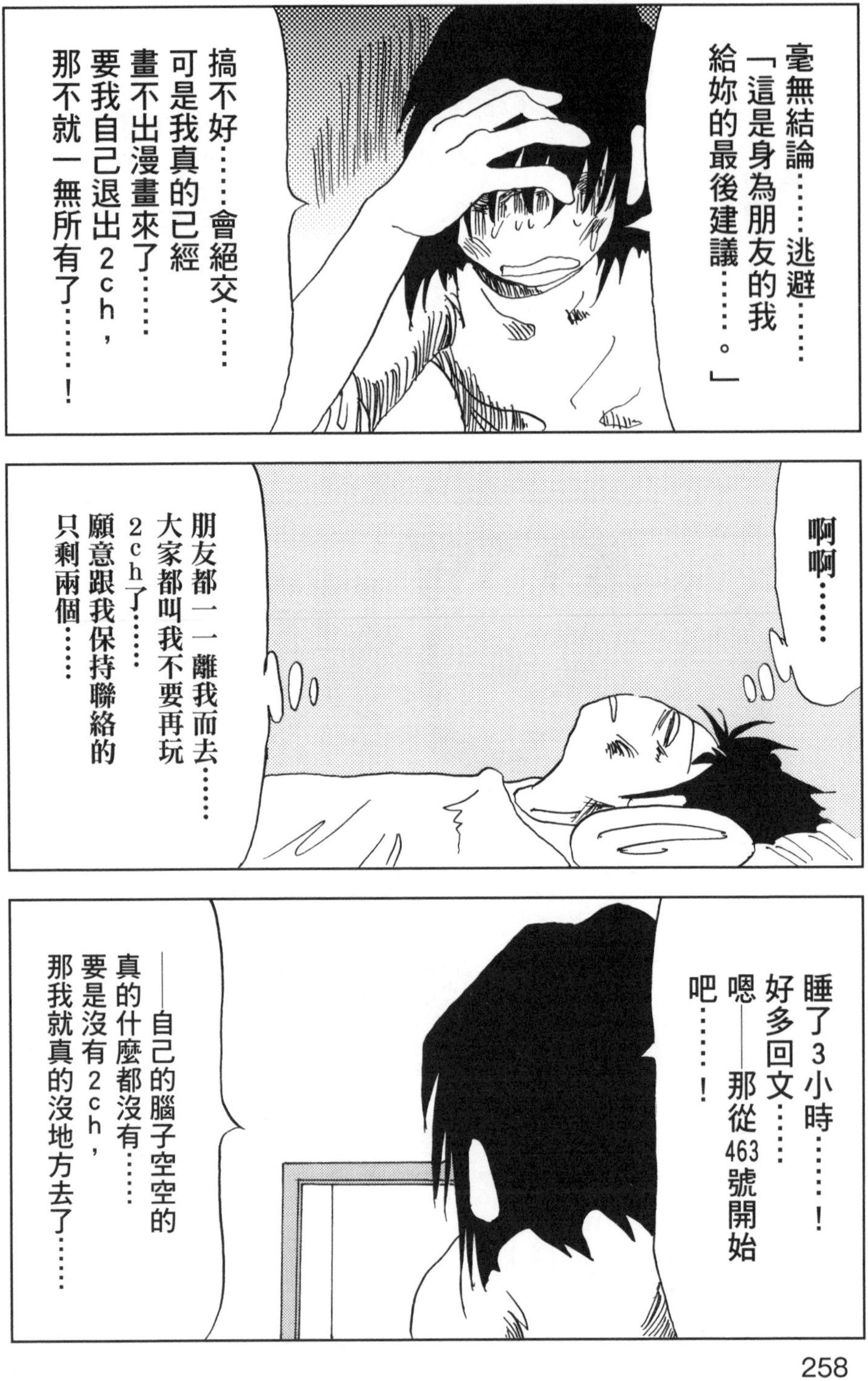

毫無結論……逃避……
「這是身為朋友的我給妳的最後建議……。」
搞不好……會絕交……
可是我真的已經畫不出漫畫來了……
要我自己退出2ch，那不就一無所有了……！
啊啊……
朋友都一一離我而去……
大家都叫我不要再玩2ch了……
願意跟我保持聯絡的只剩兩個……
睡了3小時……！
好多回文……
嗯──那從463號開始吧……！
──自己的腦子空空的
真的什麼都沒有……
要是沒有2ch，
那我就真的沒地方去了……

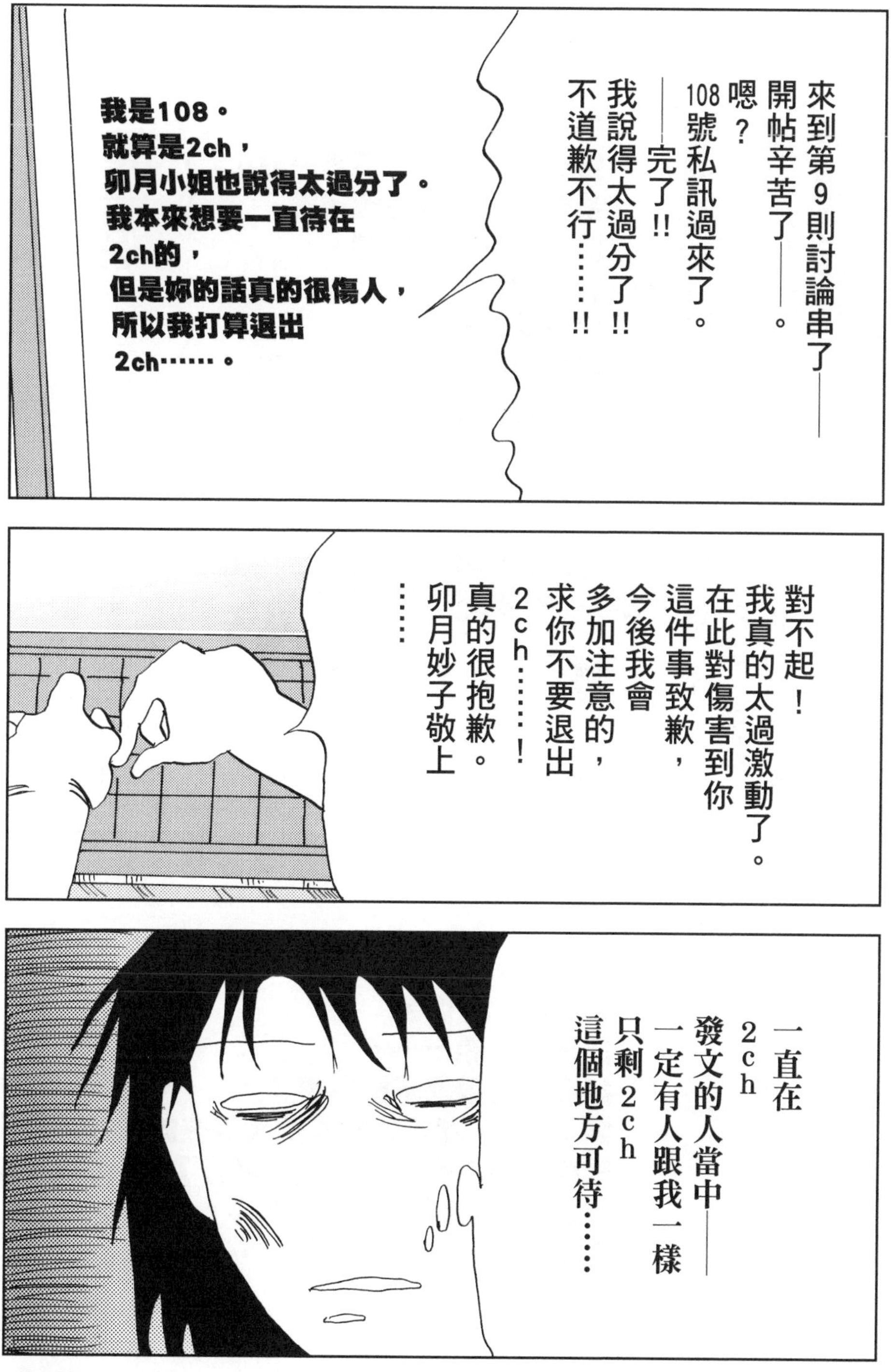
來到第9則討論串了——
開帖辛苦了——。
嗯？
108號私訊過來了。
——完了!!
我說得太過分了!!
不道歉不行……!!
我是108。
就算是2ch，
卯月小姐也說得太過分了。
我本來想要一直待在
2ch的，
但是妳的話真的很傷人，
所以我打算退出
2ch……。
對不起！
我真的太過激動了。
在此對傷害到你
這件事致歉，
今後我會
多加注意的，
求你不要退出
2ch……！
真的很抱歉。
卯月妙子敬上
……
一直在
2ch
發文的人當中——
一定有人跟我一樣
只剩2ch
這個地方可待……

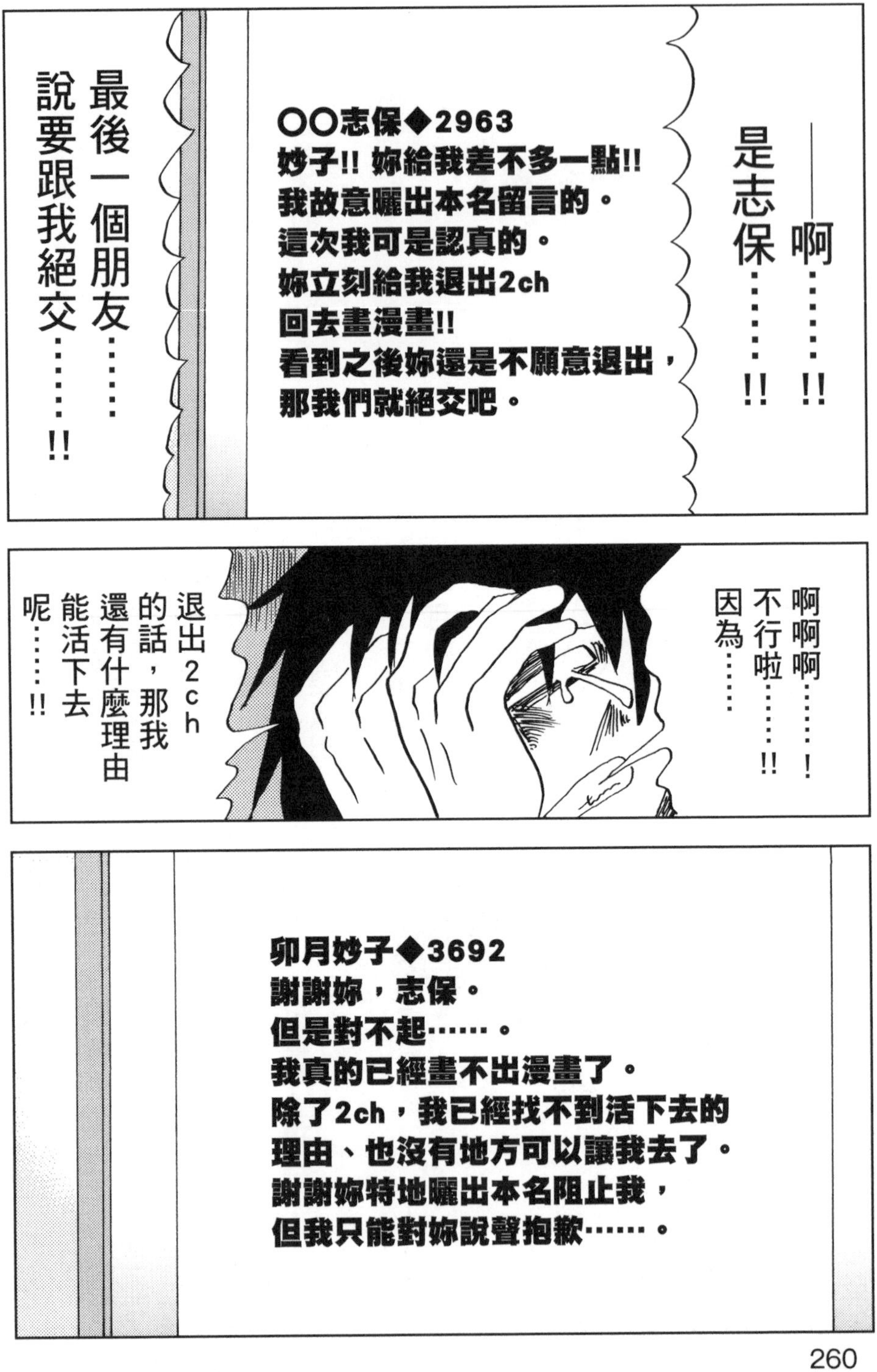
——啊……!!
是志保……!!
○○志保◆2963
妙子!! 妳給我差不多一點!!
我故意曬出本名留言的。
這次我可是認真的。
妳立刻給我退出2ch
回去畫漫畫!!
看到之後妳還是不願意退出，
那我們就絕交吧。
最後一個朋友……
說要跟我絕交……!!
啊啊啊……!
不行啦……!!
因為……
退出2ch的話，那我還有什麼理由能活下去呢……!!
卯月妙子◆3692
謝謝妳，志保。
但是對不起……。
我真的已經畫不出漫畫了。
除了2ch，我已經找不到活下去的
理由、也沒有地方可以讓我去了。
謝謝妳特地曬出本名阻止我，
但我只能對妳說聲抱歉……。

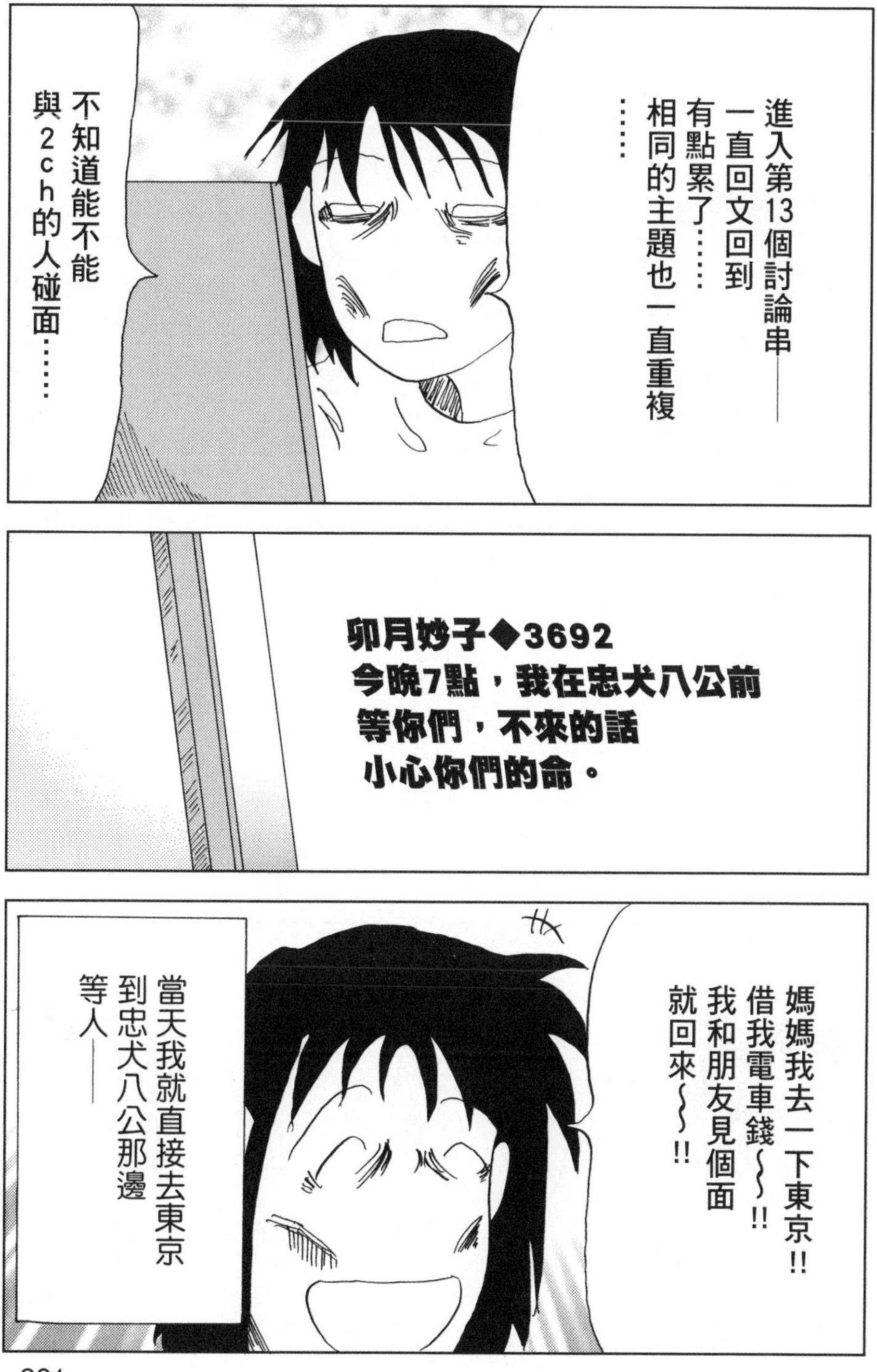
進入第13個討論串——一直回文回到有點累了……相同的主題也一直重複……
不知道能不能與2ch的人碰面……
卯月妙子◆3692
今晚7點，我在忠犬八公前等你們，不來的話小心你們的命。
媽媽我去一下東京!!借我電車錢～～!!我和朋友見個面就回來～～!!
當天我就直接去東京到忠犬八公那邊等人——

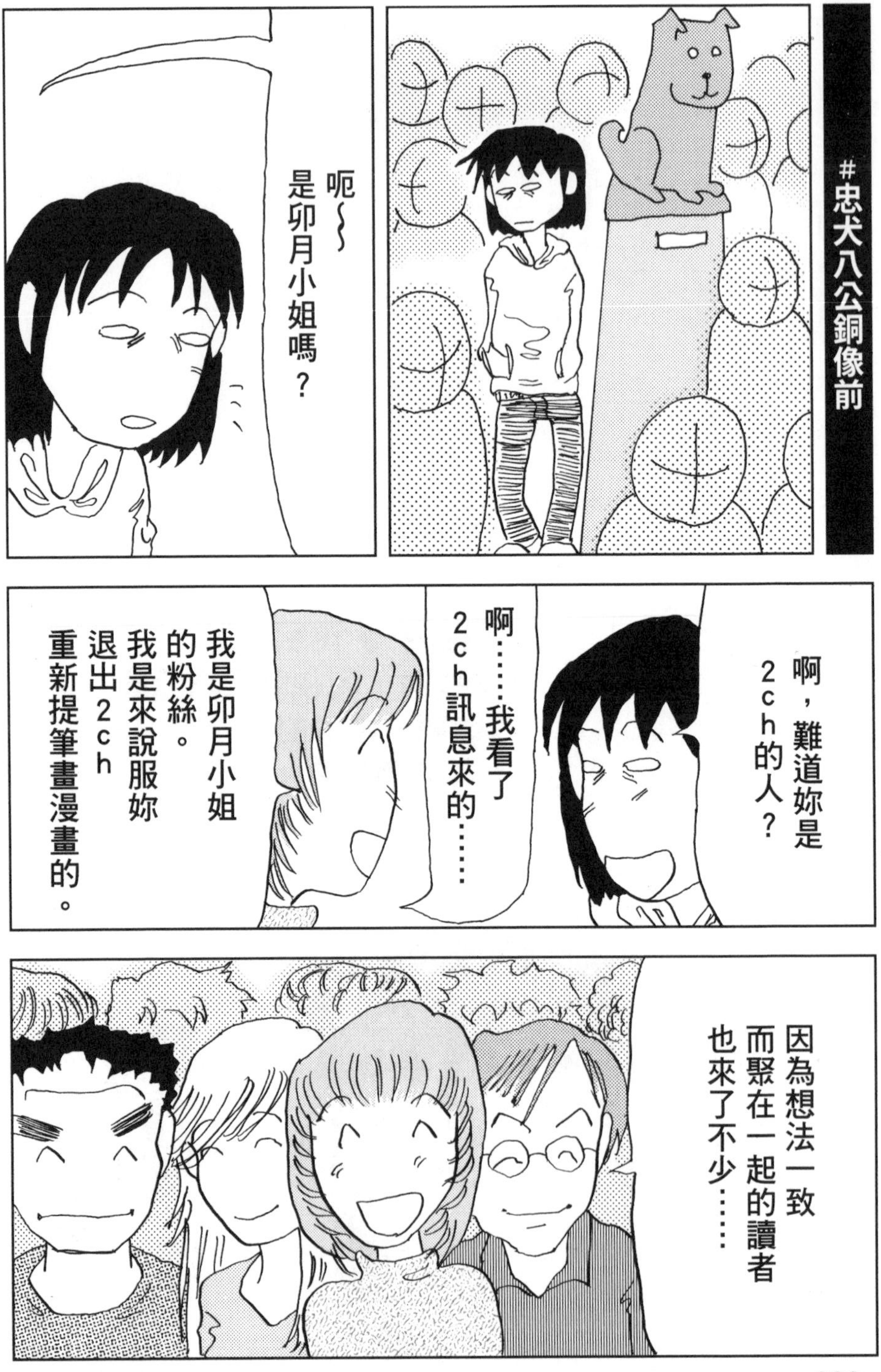
#忠犬八公銅像前
呃～～是卯月小姐嗎？
啊，難道妳是2ch的人？
啊……我看了2ch訊息來的……
我是卯月小姐的粉絲。我是來說服妳退出2ch重新提筆畫漫畫的。
因為想法一致而聚在一起的讀者也來了不少……

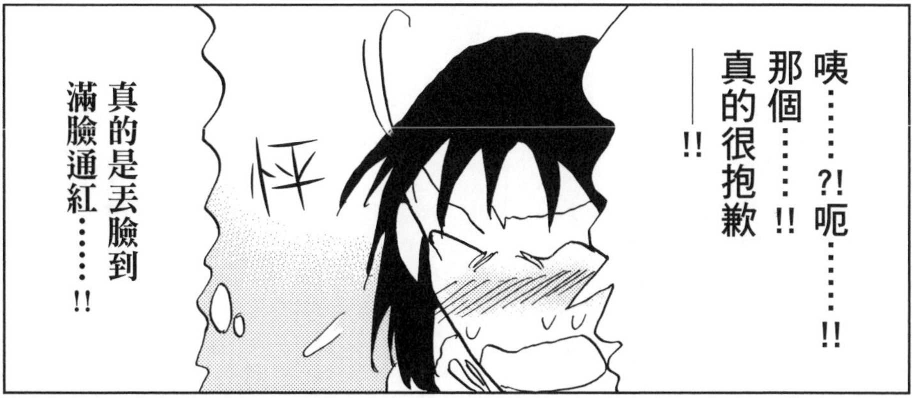
咦……?!呃……!!
那個……!!
真的很抱歉——!!
真的是丟臉到滿臉通紅……!!

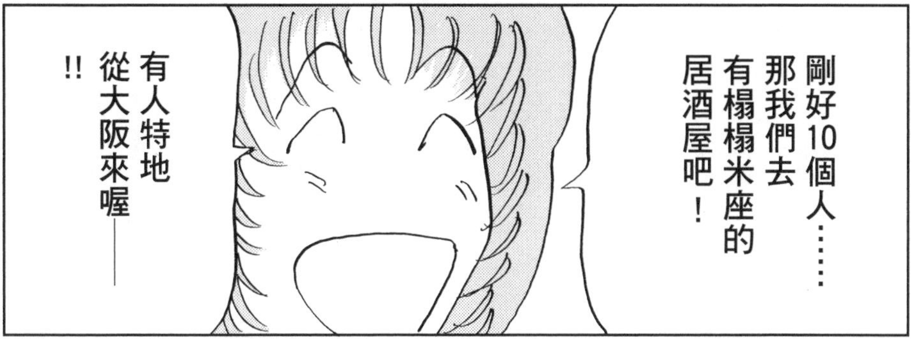
剛好10個人……那我們去有榻榻米座的居酒屋吧！
有人特地從大阪來喔——!!

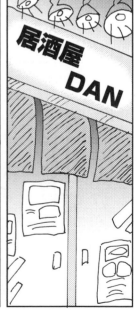

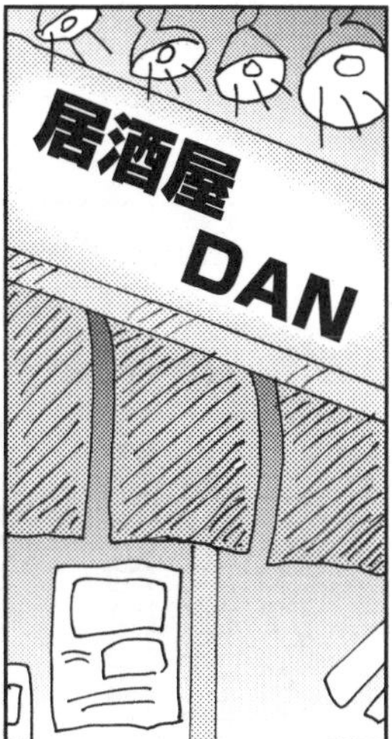
居酒屋
DAN

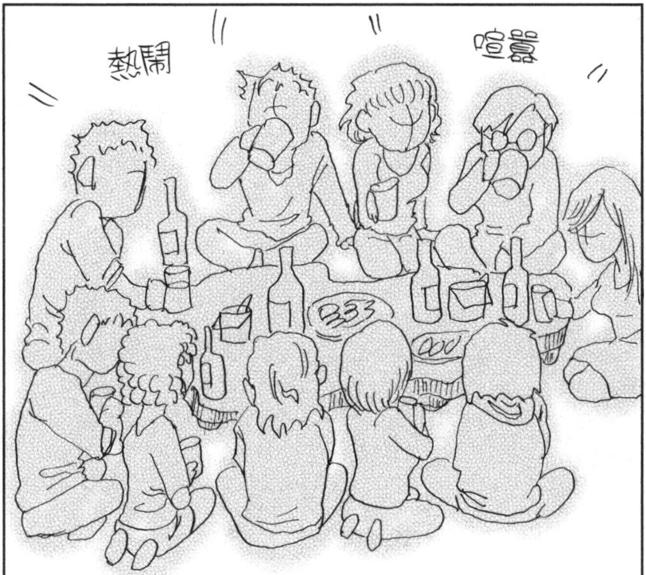
熱鬧
喧囂

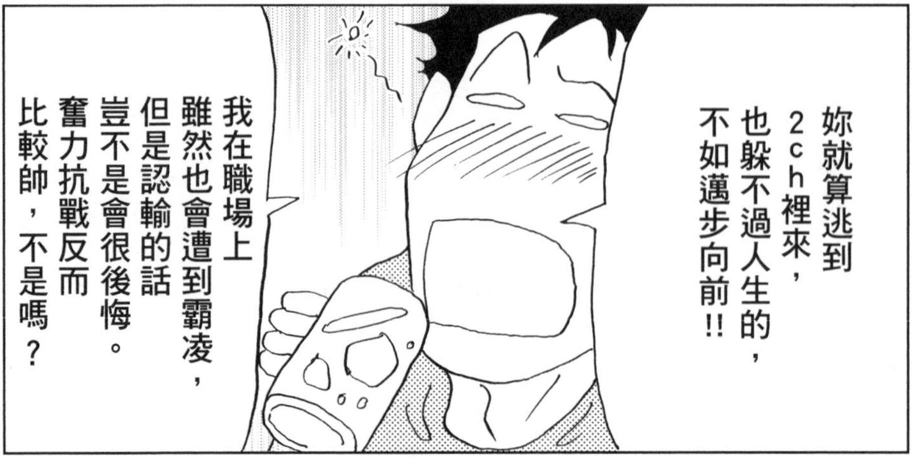
妳就算逃到2ch裡來，也躲不過人生的，不如邁步向前!!
我在職場上雖然也會遭到霸凌，但是認輸的話豈不是會很後悔。奮力抗戰反而比較帥，不是嗎？

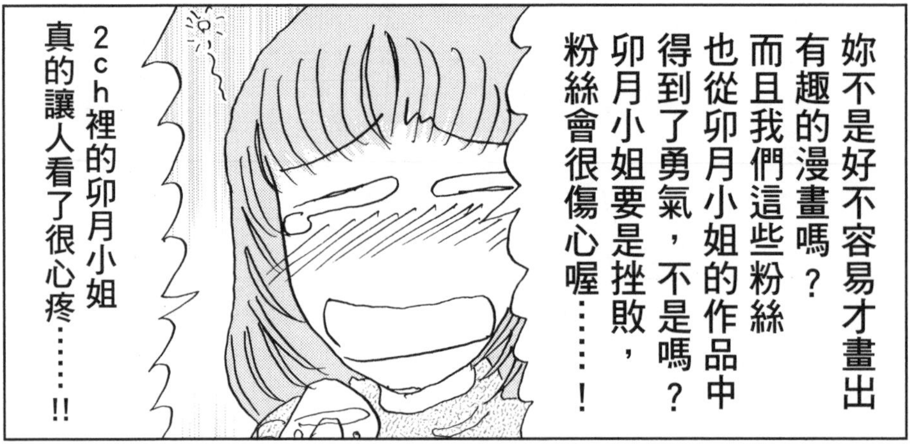
妳不是好不容易才畫出有趣的漫畫嗎？而且我們這些粉絲也從卯月小姐的作品中得到了勇氣，不是嗎？卯月小姐要是挫敗，粉絲會很傷心喔……！
2ch裡的卯月小姐真的讓人看了很心疼……!!

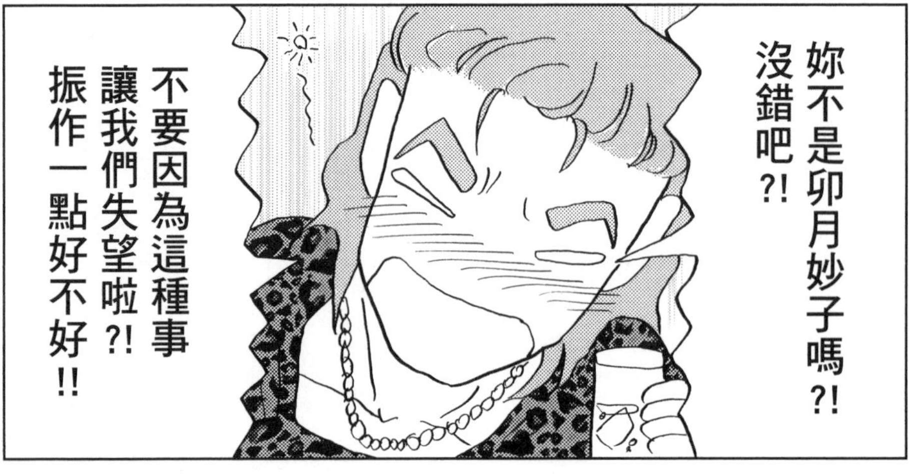
妳不是卯月妙子嗎?!沒錯吧?!
不要因為這種事讓我們失望啦?!振作一點好不好!!

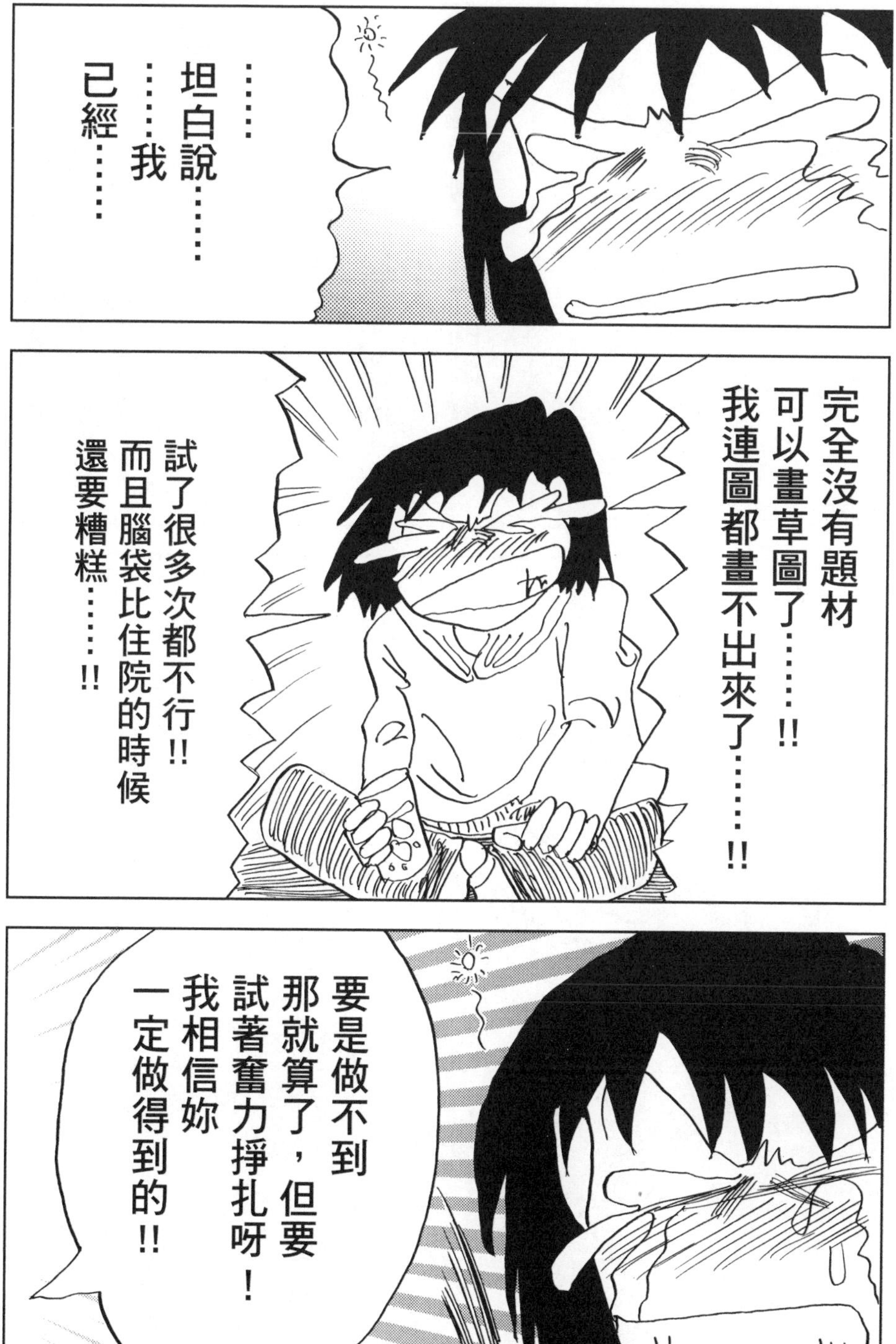
……坦白說……我……已經……
完全沒有題材可以畫草圖了……!!
我連圖都畫不出來了……!!
試了很多次都不行!!
而且腦袋比住院的時候還要糟糕……!!
要是做不到那就算了，但要試著奮力掙扎呀！
我相信妳一定做得到的!!

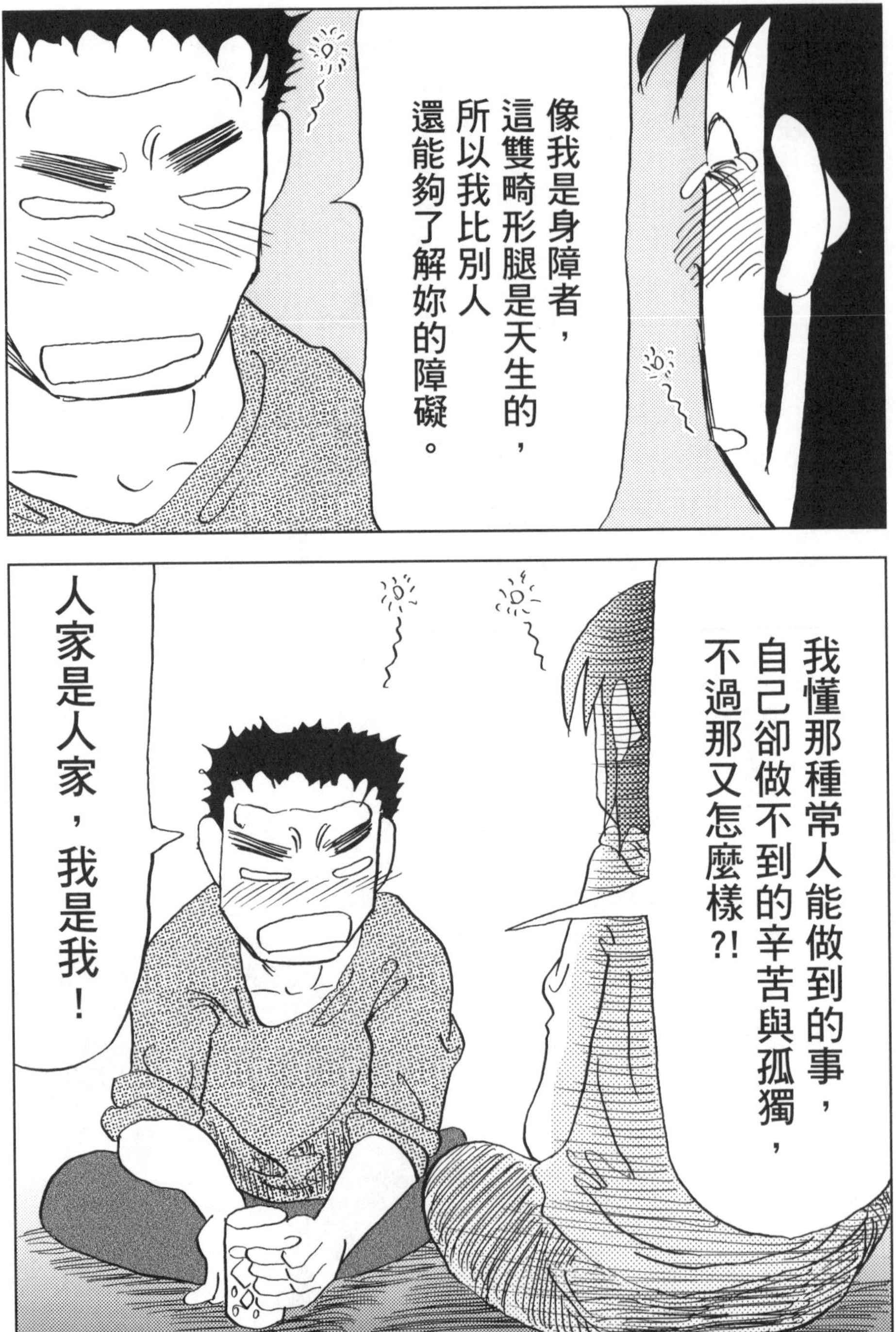
像我是身障者，
這雙畸形腿是天生的，
所以我比別人
還能夠了解妳的障礙。
我懂那種常人能做到的事，
自己卻做不到的辛苦與孤獨，
不過那又怎麼樣?!
人家是人家，我是我！

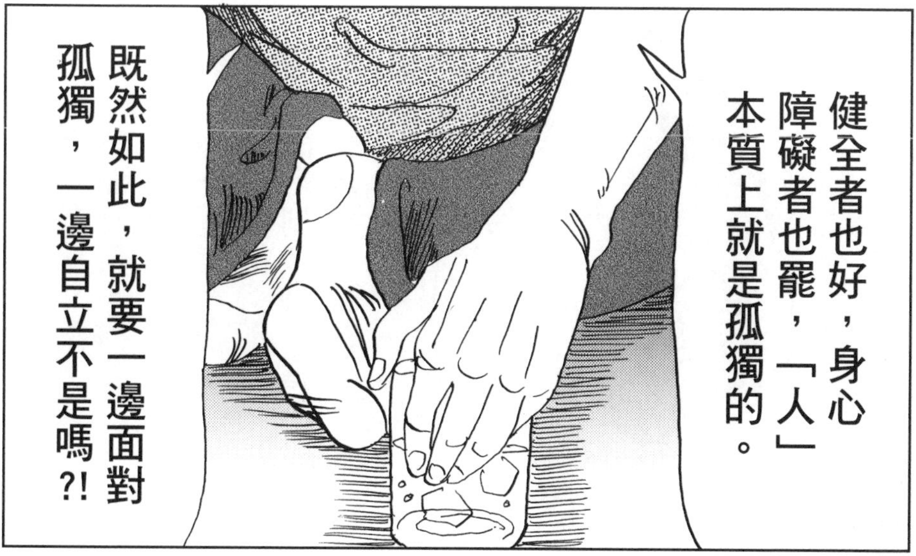
健全者也好，身心障礙者也罷，「人」本質上就是孤獨的。
既然如此，就要一邊面對孤獨，一邊自立不是嗎?!

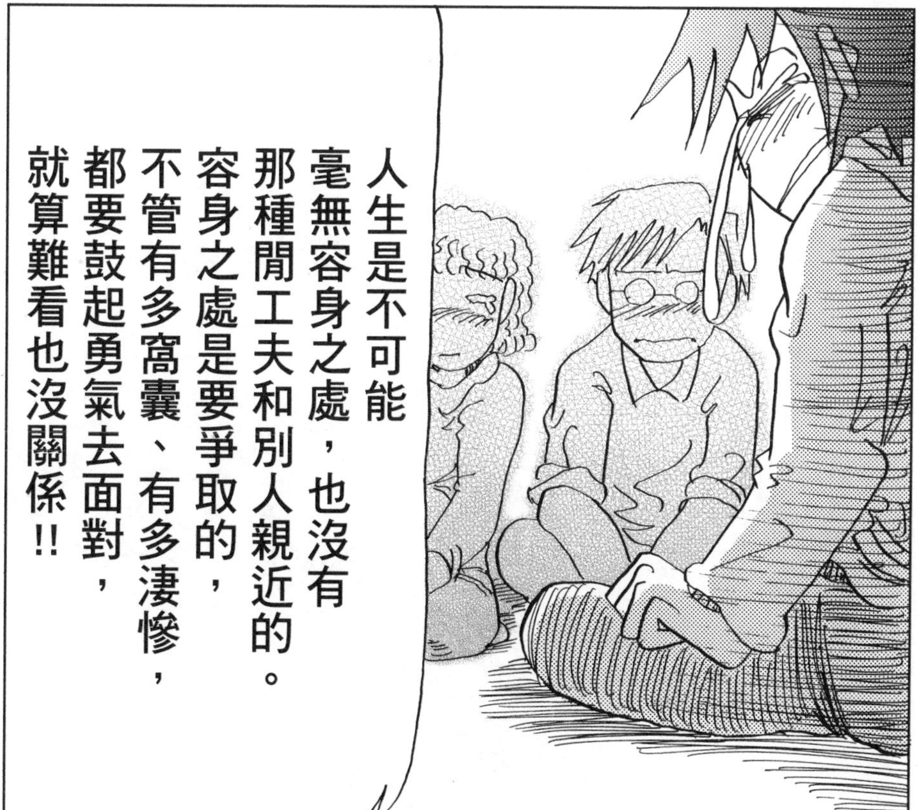
人生是不可能毫無容身之處，也沒有那種閒工夫和別人親近的。容身之處是要爭取的，不管有多窩囊、有多淒慘，都要鼓起勇氣去面對，就算難看也沒關係!!

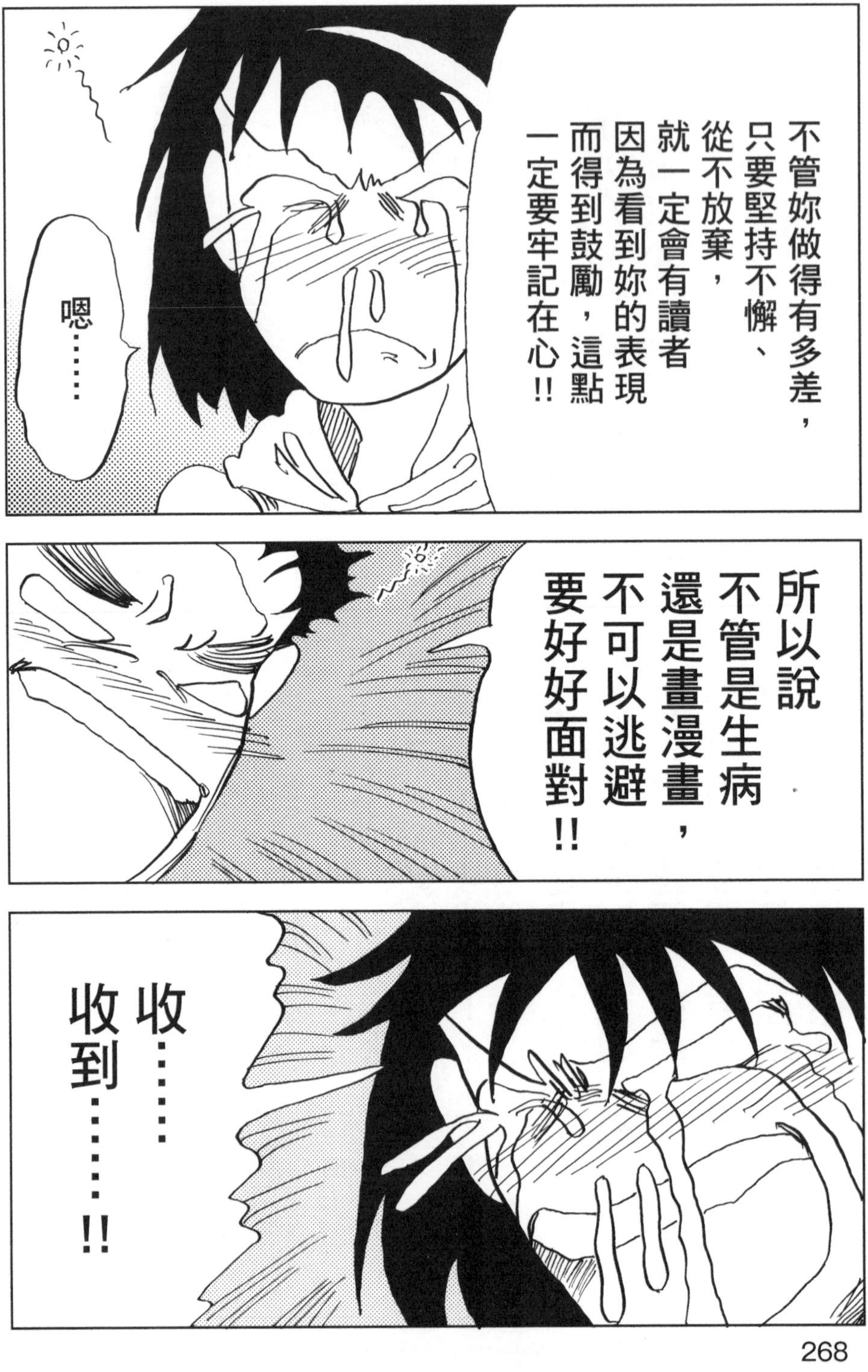
不管妳做得有多差，只要堅持不懈、從不放棄，就一定會有讀者因為看到妳的表現而得到鼓勵，這點一定要牢記在心!!
嗯……
所以說不管是生病還是畫漫畫，不可以逃避要好好面對!!
收……收到……!!

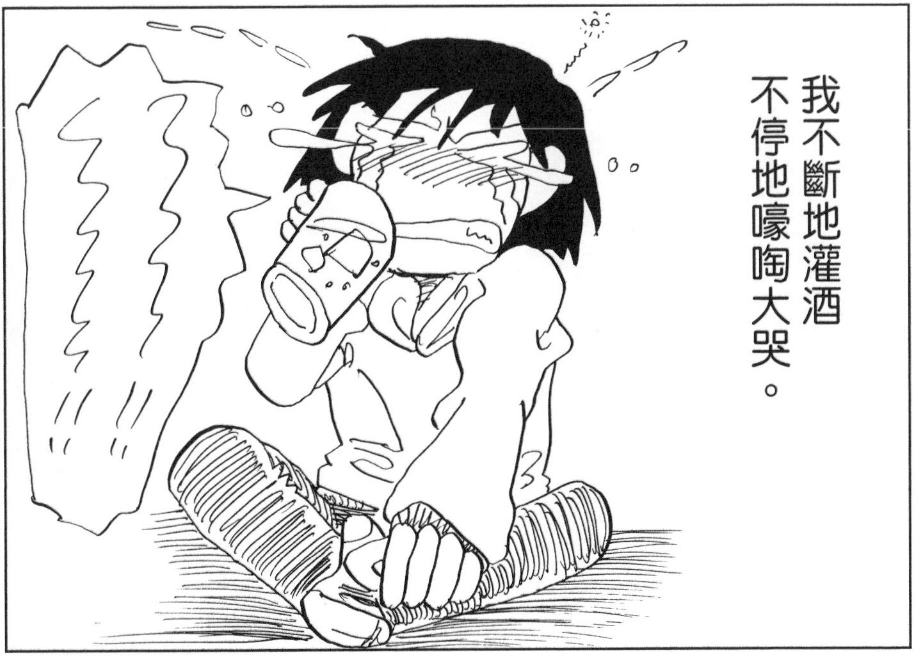
我不斷地灌酒
不停地嚎啕大哭。

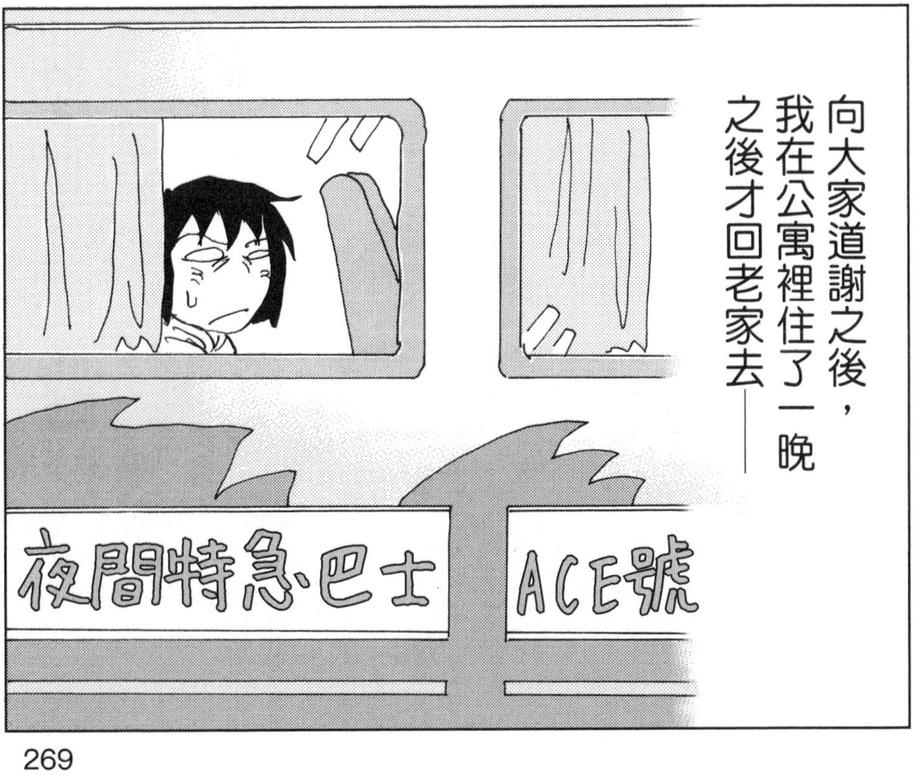
向大家道謝之後，
我在公寓裡住了一晚
之後才回老家去——
夜間特急巴士
ACE號

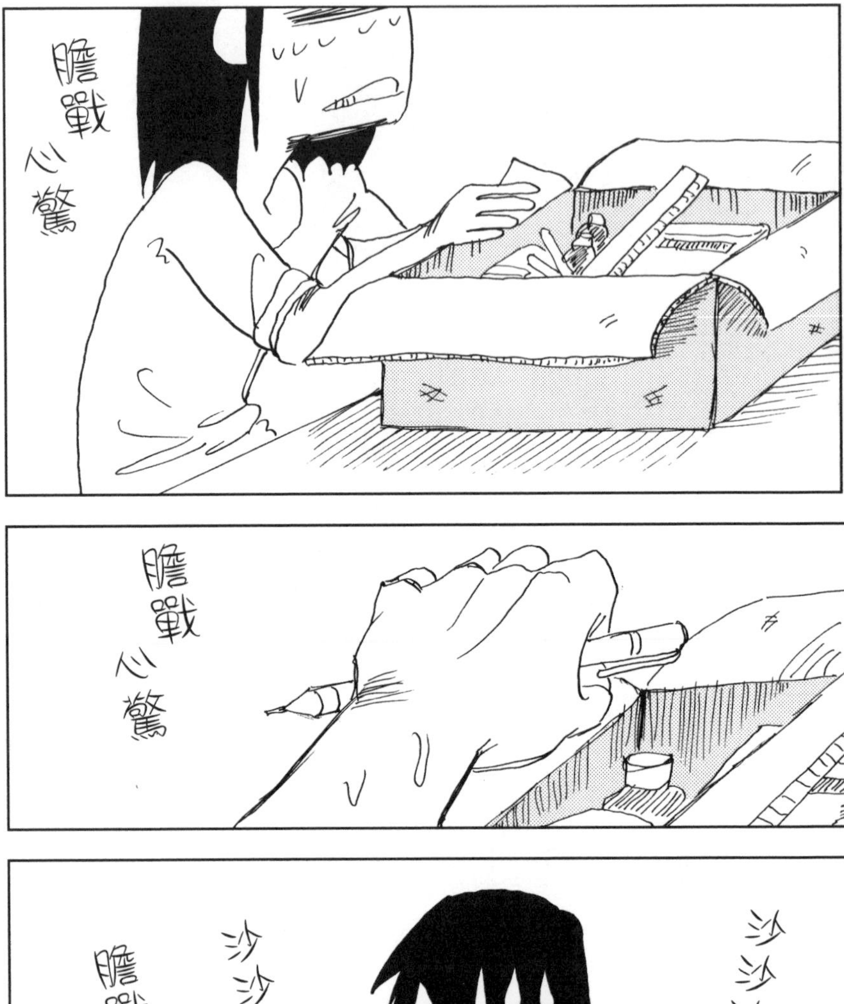
膽戰心驚
膽戰心驚
膽戰心驚
沙沙沙
沙沙沙
膽戰心驚

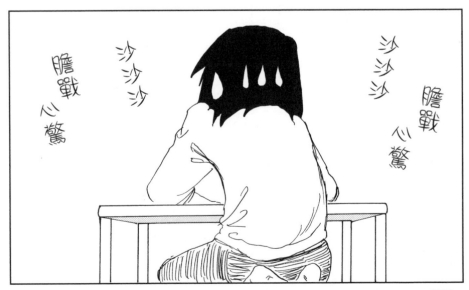

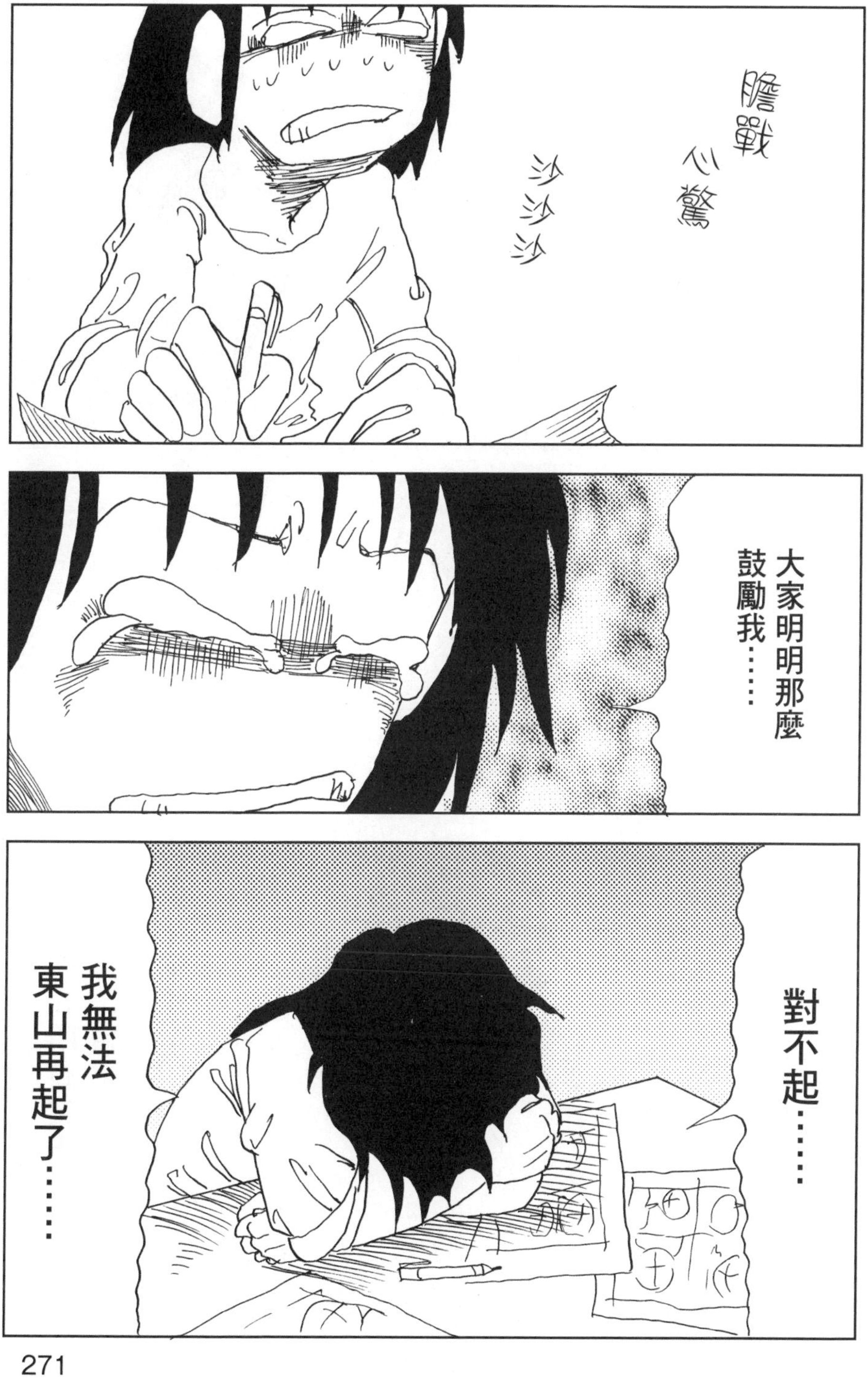
膽戰心驚
沙沙沙
大家明明那麼鼓勵我……
對不起……
我無法東山再起了……

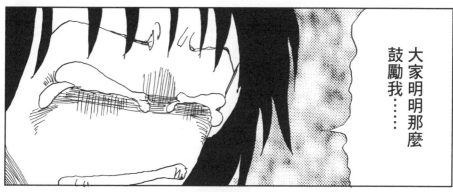

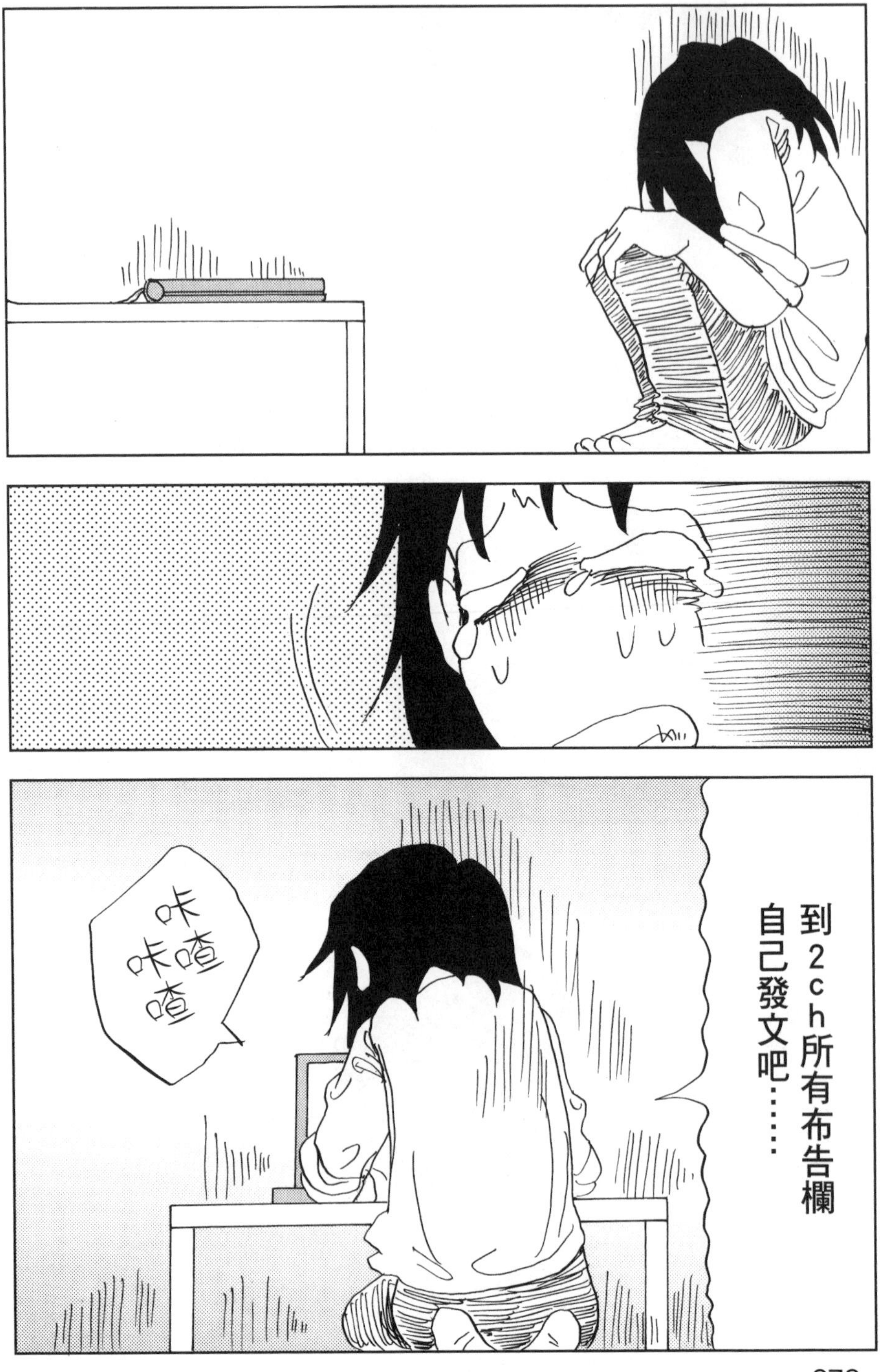
到2ch所有布告欄自己發文吧……
咔喳咔喳

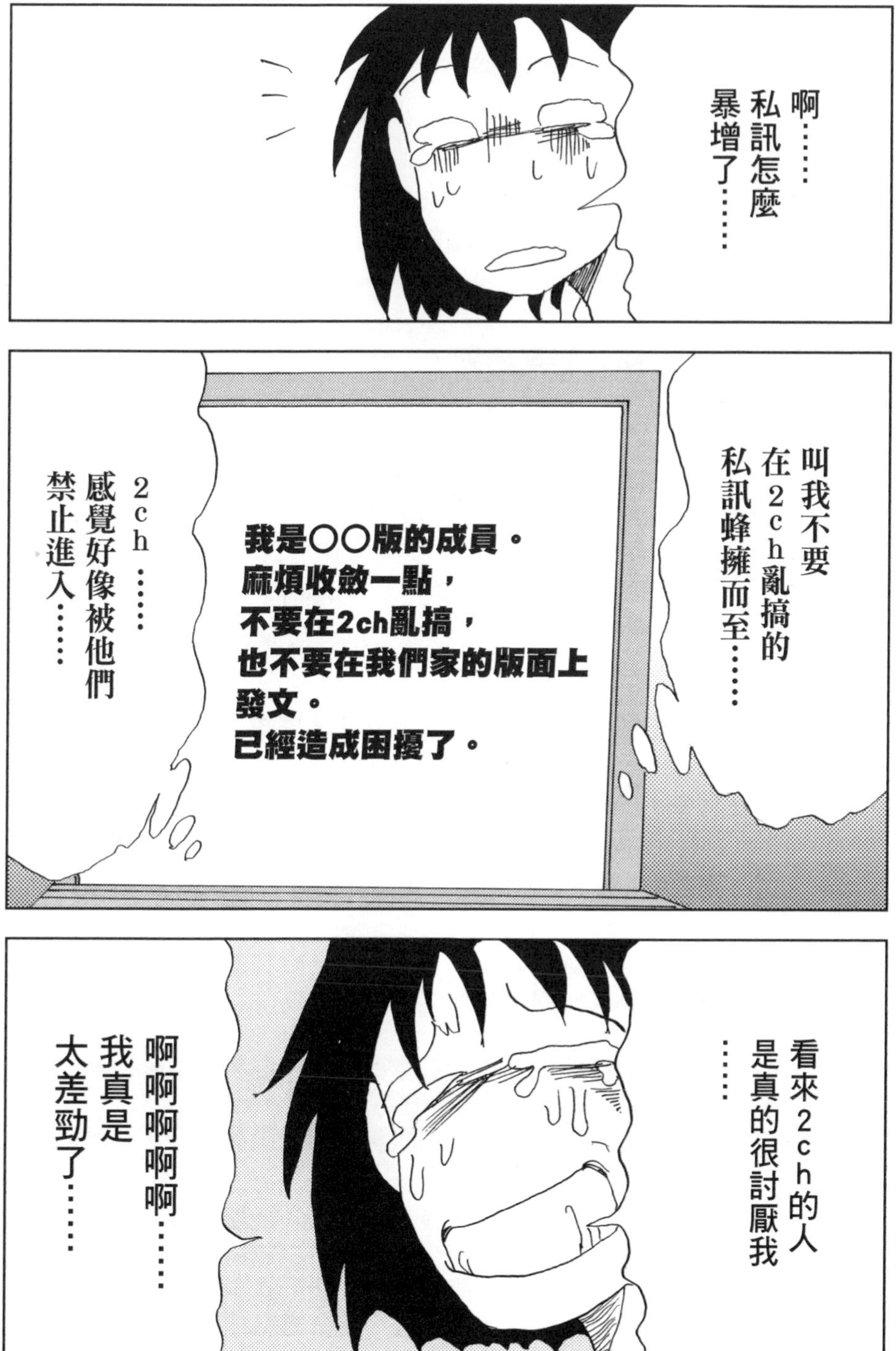
啊……私訊怎麼暴增了……
叫我不要在2ch亂搞的私訊蜂擁而至……
我是○○版的成員。麻煩收斂一點，不要在2ch亂搞，也不要在我們家的版面上發文。已經造成困擾了。
2ch……感覺好像被他們禁止進入……
看來2ch的人是真的很討厭我……
啊啊啊啊啊……我真是太差勁了……

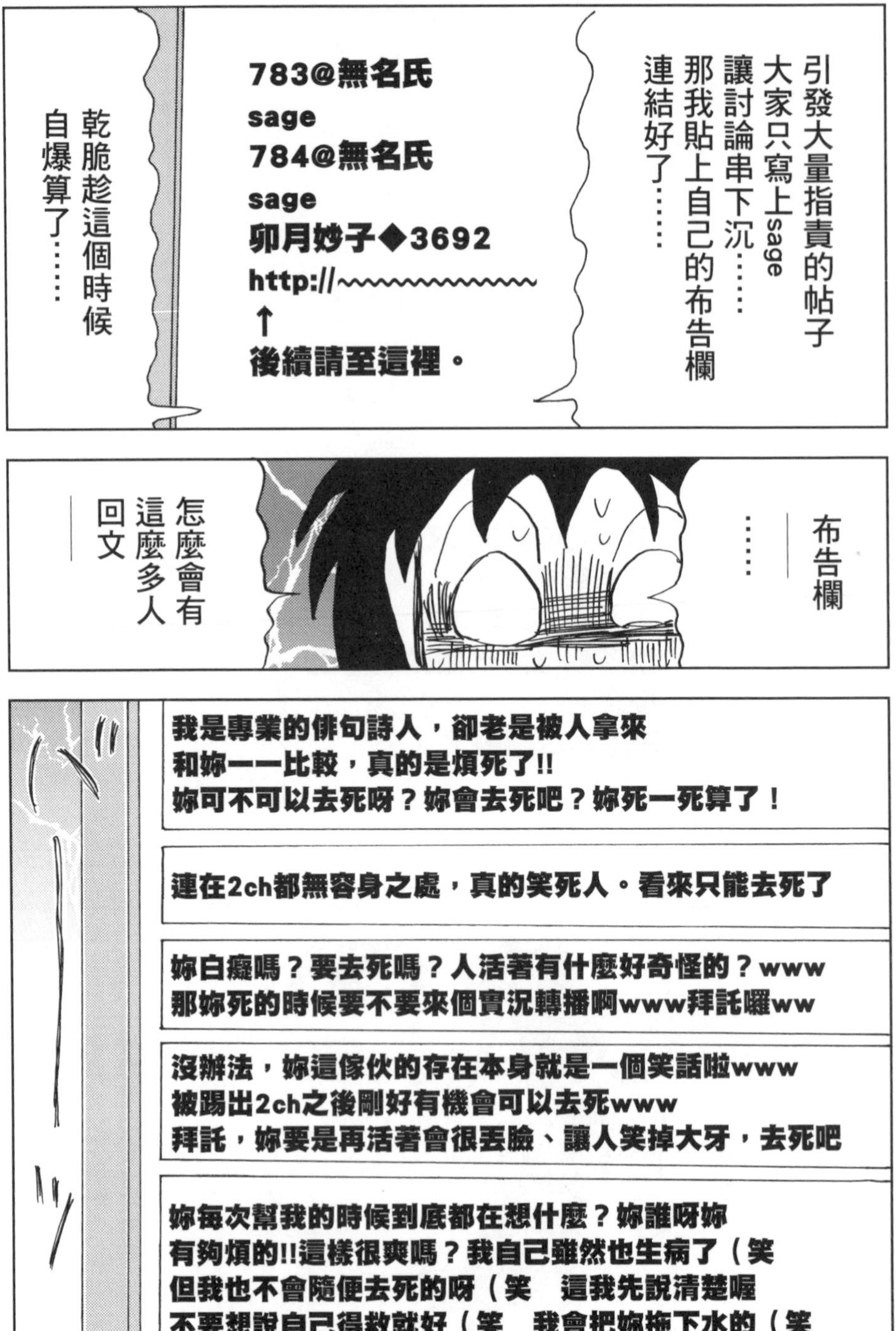

引發大量指責的帖子
大家只寫上sage
讓討論串下沉……
那我貼上自己的布告欄
連結好了……
783@無名氏
sage
784@無名氏
sage
卯月妙子◆3692
http://~~~~~~~~~~~~~
↑
後續請至這裡。
乾脆趁這個時候
自爆算了……
布告欄
……
怎麼會有
這麼多人
回文
我是專業的俳句詩人，卻老是被人拿來
和妳一一比較，真的是煩死了!!
妳可不可以去死呀？妳會去死吧？妳死一死算了！
連在2ch都無容身之處，真的笑死人。看來只能去死了
妳白癡嗎？要去死嗎？人活著有什麼好奇怪的？www
那妳死的時候要不要來個實況轉播啊www拜託囉ww
沒辦法，妳這傢伙的存在本身就是一個笑話啦www
被踢出2ch之後剛好有機會可以去死www
拜託，妳要是再活著會很丟臉、讓人笑掉大牙，去死吧
妳每次幫我的時候到底都在想什麼？妳誰呀妳
有夠煩的!!這樣很爽嗎？我自己雖然也生病了（笑
但我也不會隨便去死的呀（笑　這我先說清楚喔
不要想說自己得救就好（笑　我會把妳拖下水的（笑

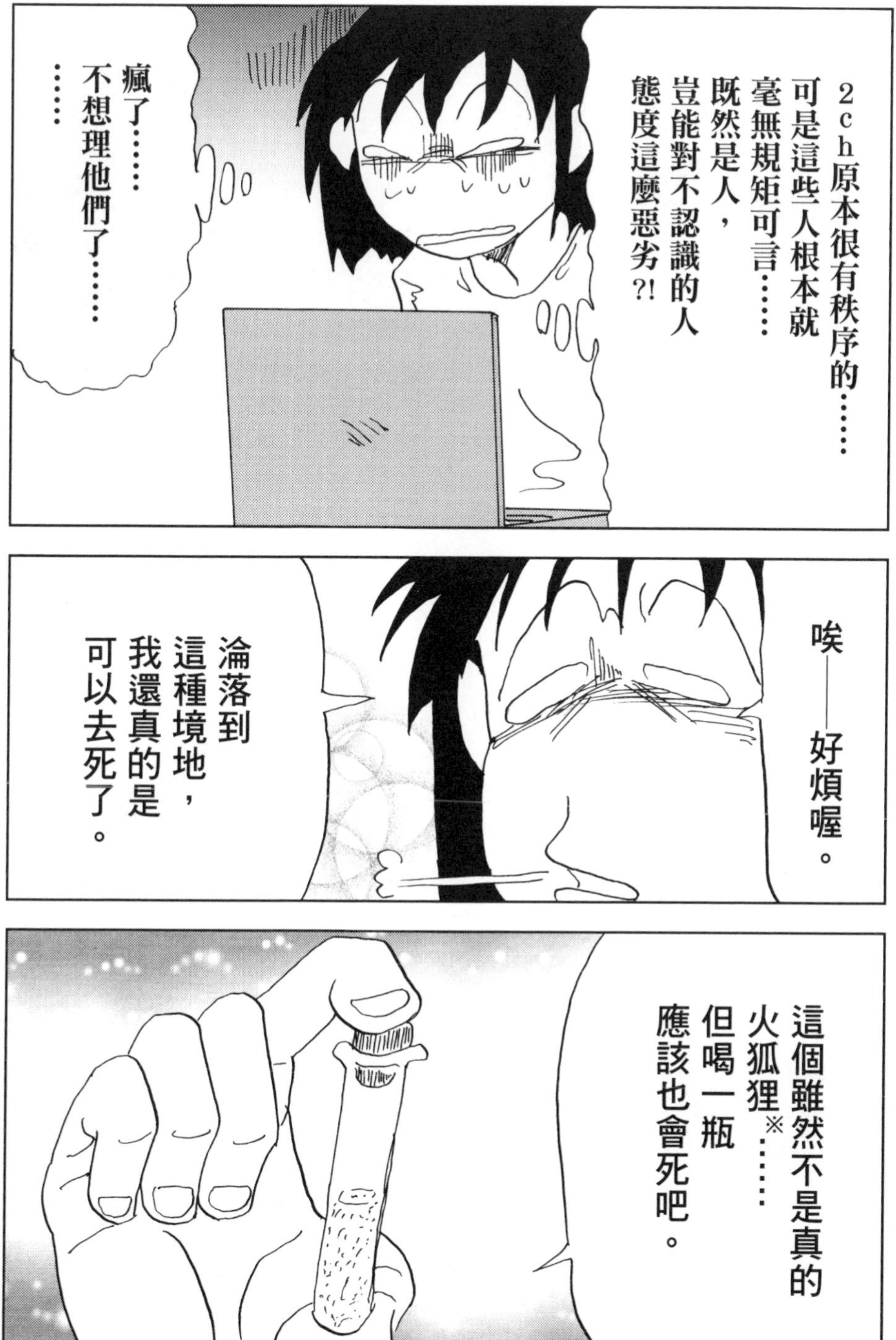
2ch原本很有秩序的……
可是這些人根本就毫無規矩可言……
既然是人，豈能對不認識的人態度這麼惡劣?!
瘋了……不想理他們了……
……
唉——好煩喔。
淪落到這種境地，我還真的是可以去死了。
這個雖然不是真的火狐狸※……
但喝一瓶應該也會死吧。

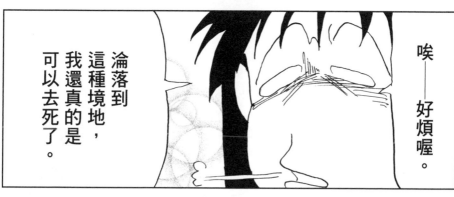

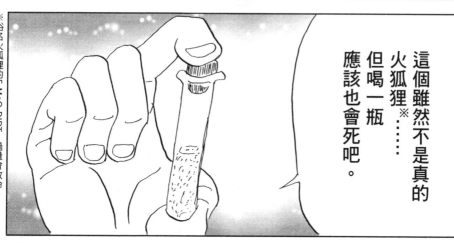

※俗名火狐狸的5-MeO-DIPT，過量會致命。

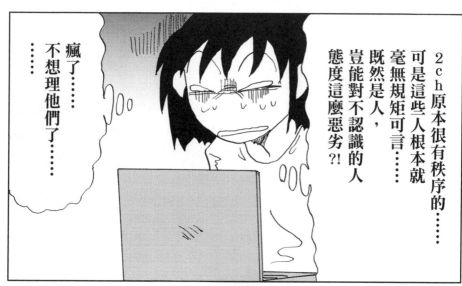

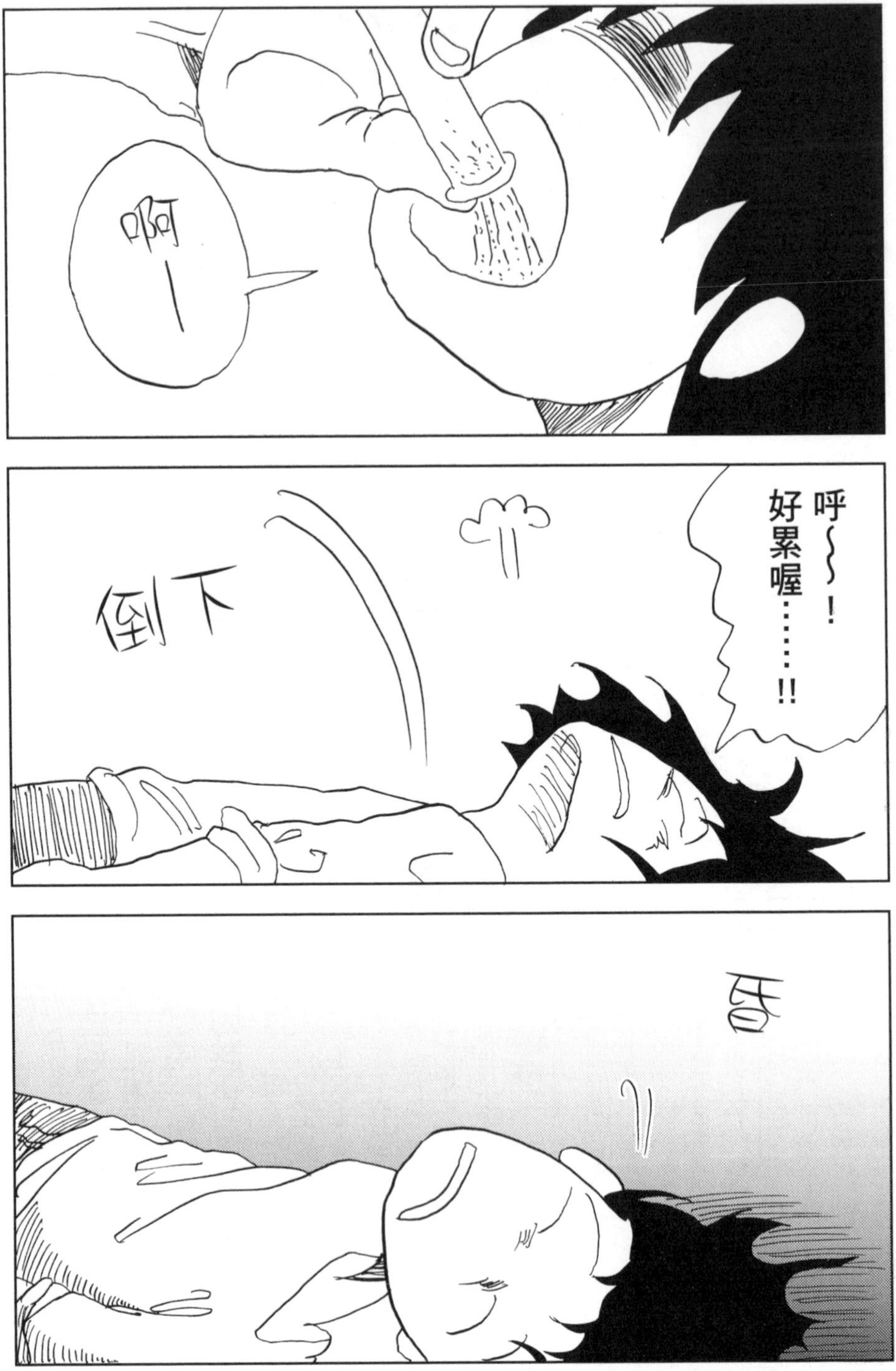
啊—
呼~~！
好累喔……!!
倒下
昏

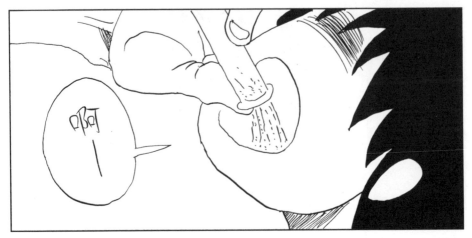

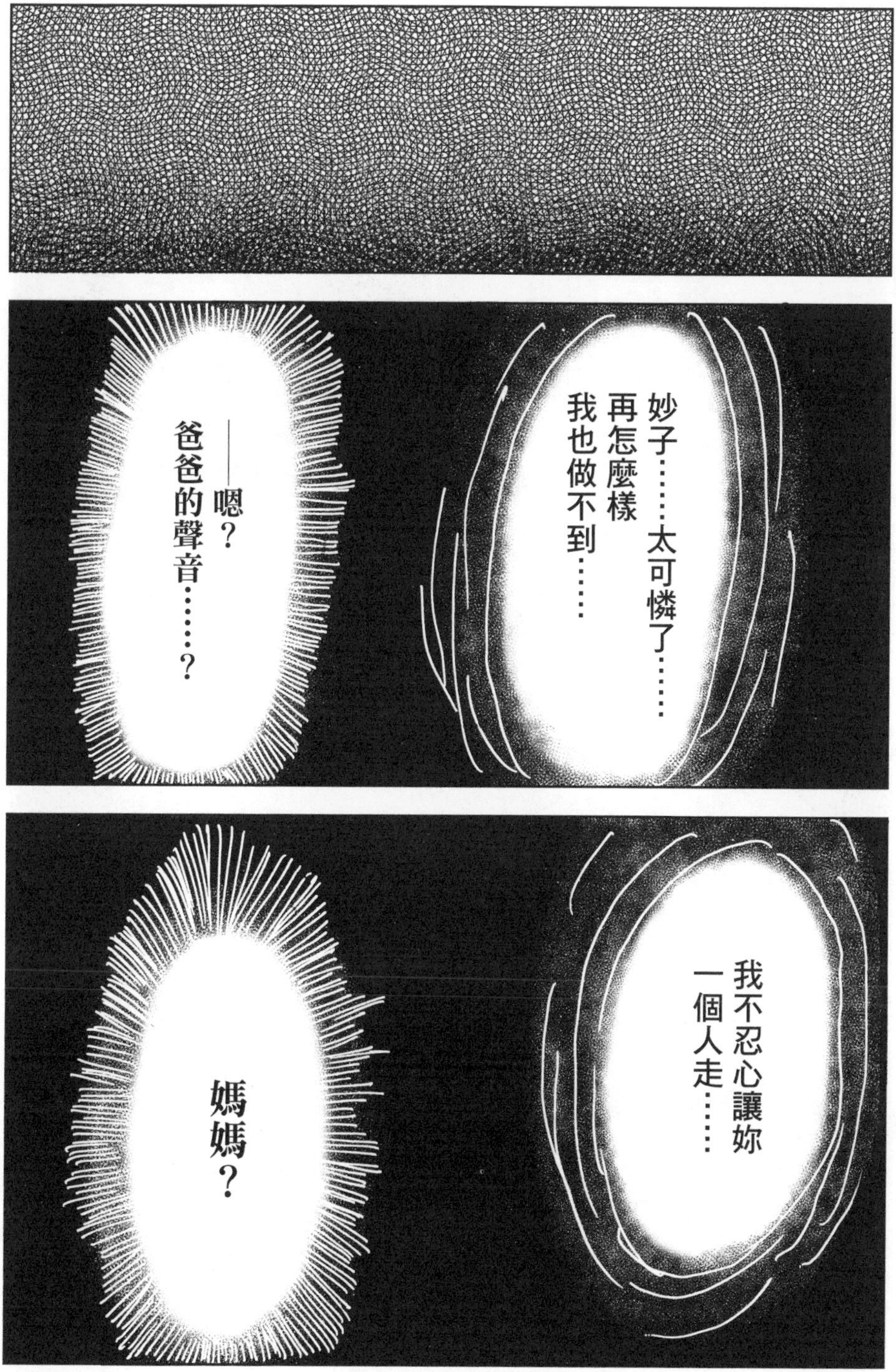
妙子……太可憐了……
再怎麼樣
我也做不到……
——嗯？
爸爸的聲音……？
我不忍心讓妳
一個人走……
媽媽？

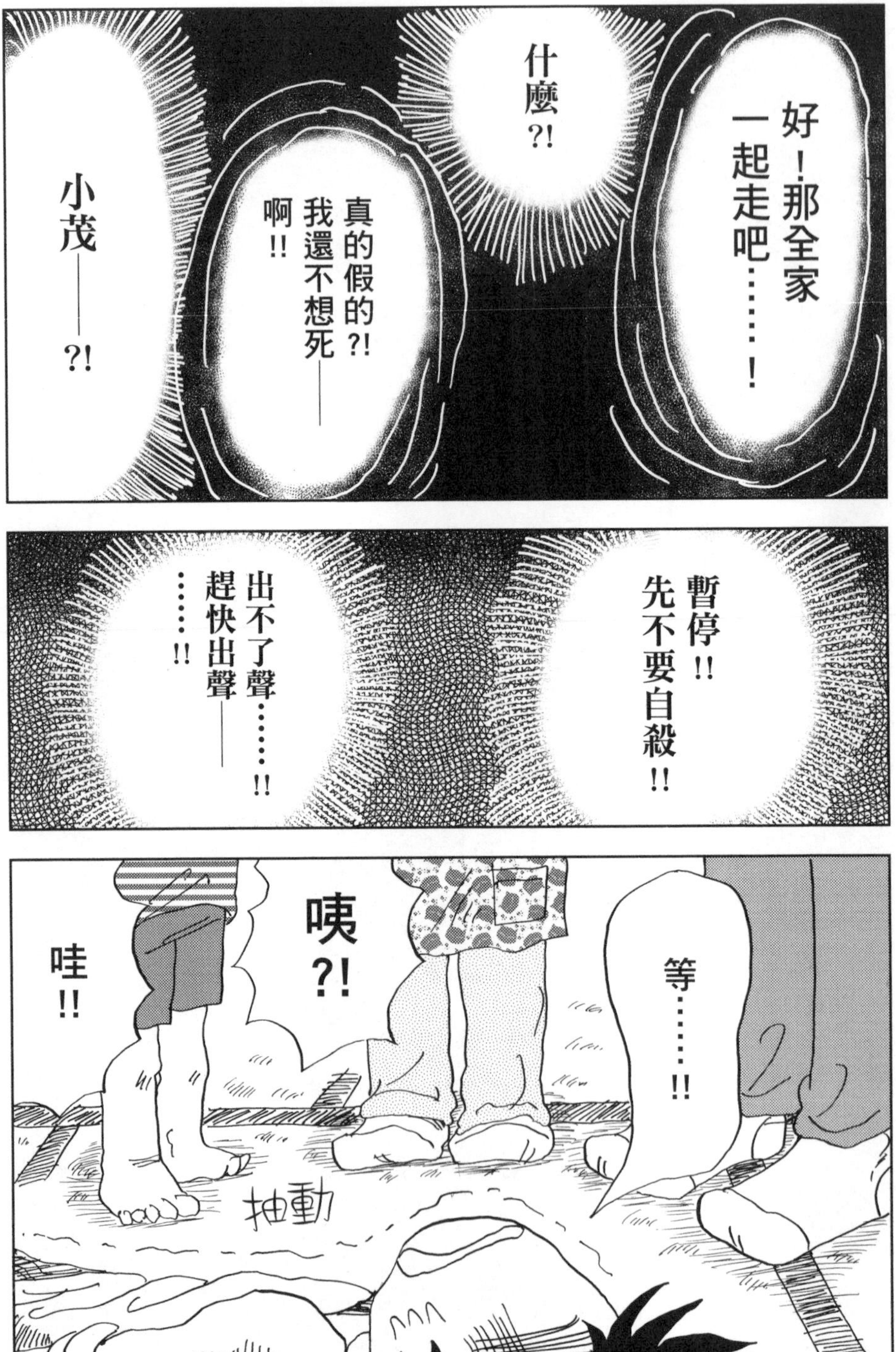
好！那全家一起走吧……！
什麼?!
真的假的?!我還不想死──啊!!
小茂──?!
暫停!!先不要自殺!!
出不了聲……!!趕快出聲──……!!
等……!!
咦?!
哇!!
抽動

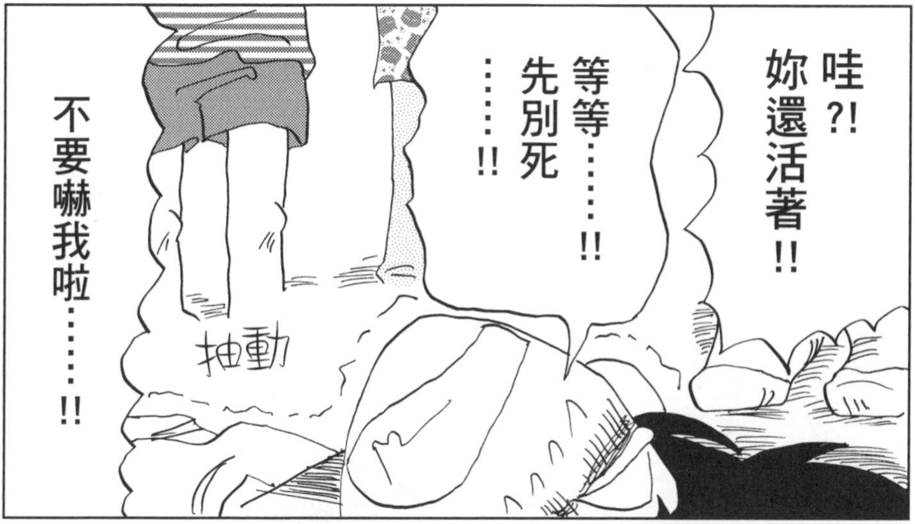

——教訓。我爸媽是很認真的，
所以我絕對不可以自殺——

這本書是2003年企劃的。停筆期間我不停地不停地畫出那些沒有被採納的草圖，而最後手中的畫筆終於畫到了這一頁。現在是2021年1月19日AM4：17。以上!!

那時候的我到底是瘋到什麼程度啊……!!

完

後記

這個故事是二〇〇三年企劃的，當年我已畫好第一話（序章），但之後卻停筆。對我及責編來說，這些都是因果匪淺的故事。停筆期間我一遍又一遍地提筆畫草圖，卻因病情加重而住院。而這，又是另一段因緣頗深的故事了。

最後我終於畫出讓出版社說出ＯＫ的草圖。差不多要進入原稿時，心中感慨萬千，因為我是靠著當時留下來的題材本以及那疊被退回來的草圖，才把腦裡記憶猶新的回憶挖掘出來，繪於稿紙上的。

有段小插曲我並沒有畫在漫畫裡，因為這件事讓我難受到失去精力把它畫下來。二十四歲住院時，我在醫院裡目睹一位護理師虐待一名因為帕金森病而有癡呆症狀的患者。當那位患者把痰吐在地上時，有位護理師大喊「髒死了!!」，並直接把抹布丟給患者對他說：「給我擦乾淨!!」見此情況相當反感的我，拿起了抹布把地板擦乾淨，結果那位護理師竟然嚇到衝出大廳。

之後我向護理長說明事情發生的經過，並告訴她「這是虐待，必須制止」。而護理長含著淚水這麼對我說：

「坦白說，現任院長及這間醫院的體質根本就整個扭曲了。我們這些護理師與醫師正為了改變醫院體質在奮鬥，現在有些護理師也已經慢慢在成長了。所以我希望妳能理解到一點：那就是我們是非常認真地在為患者著想，並且為他們奮鬥的。對不起，我現在唯一能說的就只有這些了。」

我出院之後沒多久，院長就換人了。而當我又再次受到這間醫院照顧時，裡頭都是對患者非常親切、真心想要讓病患情況有所好轉的醫師，就連護理師也非常努力地在照顧病患。

而且那個時候被稱為隔離病房的體制也已經不存在了。在這家醫院的悉心照顧之下，我花了兩年的時間，從不能走路、無法開口的狀態進步到減少藥量，完成復健，讓自己和以前一樣健康。

我得的是思覺失調症，平均每一百個人就會有一個人得到這種病，而且不管是哪個國家、哪個人種都一樣。思覺失調症是種相當普遍的疾病，即便是其他精神疾病，也同樣沒有一個人罹患且發病的機率是零。

大家對於罹患精神疾病的人有什麼印象呢？

直到昨天為止都還認為罹患精神疾病的都是一些異類的人，結果現在卻因為一個不起眼的契機而罹患精神疾病，導致自己無法正常生活。在精神科裡不管是封閉病房還是急性病房，這樣的患者層出不窮。

罹患難治之症的朋友就這麼說了。

「病魔為什麼要找上我們？」

精神疾病這種東西最好不要得到，因為得到之後是不會有好事的。

萬一不幸患上精神疾病，就只能與它共存了。身為精神病患的人不管看起來有多離奇、有多荒謬、有多可怕、有多糟糕，都要無時無刻地與這樣的自己對抗、戰鬥，畢竟他們不是出自本意，存心做出如此離奇、荒唐、可怕、糟糕的事。

到了東京之後，我對我的第一個精神科醫師這麼說。

「醫生，我是不是瘋了？」

他這麼回答我。

「這個世界上沒有『瘋子』這種東西，有的只是『病』。既然是病，那就可以治療。所以讓我們把它治好吧！」

醫師的這番話，讓我對自己的病有了病識感。

既然是已經失去能力的人，那就盡量虐待吧；既然是比自己差的人，那就盡量取笑吧。東西臭了就蓋上蓋子，視而不見就好。反正人都已經瘋了，那就盡量剝削吧，無所謂的。這世上就是有那種試圖把別人逼到看不見的陰暗角落，企圖從對方身上奪走身為「人類」所有一切的人。如此情況我也曾經歷過。

我們身邊要是有精神病患該怎麼辦？各種病症都讓人難以理解的，就是「精神疾病」。對於這些患者來說，「一點點的溫柔關懷」不僅是必要的，也是難得的。

我打從出生就有嚴重的發育障礙，十歲的時候思覺失調症繼發，因此我根本就不知道何謂健全狀態。

現在的我以日本精神障礙二級、殘疾支援區分等級「二」的狀態活著。除了畫漫畫這個能力，再加上笨手笨腳地照顧我先生之外，有助於人的地方幾乎沒有。

儘管如此，我還是想「活下去」。

這不是什麼權利問題，而是「既然擁有為人應有的感情，當然就會想要活得像個人樣」。不管是誰，都會有這樣的基本情感不是嗎？

我在封閉病房裡接觸到的患者每個人都和我一樣，都「想要活得像個人」。即使自我有點扭曲，還是會「想要像個人活下去」。

大家要知道，即使是重度精神患者，也是會有「感情」的。請不要忘記，就算是患有精神疾病的人，也會擁有人類的感情、人類的尊嚴，也就是「像個人精神充沛、好好地活下去」。

現在正在看這本書、患有精神疾病的你們。

先讓我們好好稱讚一下在自殺念頭、自殘、其他傷害、幻聽幻覺妄想、害怕現實之中耐住性子，承受一切活下去的自己吧。

正因為我們每天都要面對著如同恐怖電影般讓人畏懼的日子活下去，所以我們的精神力才會如此異常強大!!

大家一定要這麼想。

正因如此，我們更應該要有不死的膽量!!!

痛苦只會出現在急性期。只要熬到慢性期，我們就會蛻變成精神上強韌無比的自己。而且是一個毫不膽怯、真正堅強的自己。

所以，我們一定要活下去!!!

「這樣畫著畫著，該不會又要住院了吧？」心裡頭這麼想的我，在畫畫的過程當中繃緊的神經從未鬆懈過。只要我一停筆，長久以來一直負責處理我的稿子、而且勞心勞力到幾乎快得胃潰瘍的太田出版岡社長就會對我說：「不要畫了！休息吧！先離開一陣子吧！」謝謝您這十八年來鍥而不捨地參與這本書的製作，真的非常感激您從未放棄這個企劃，默默在旁耐心等待。

另外，還要謝謝村上清先生。儘管手邊的工作堆積如山，但他依舊奮力不懈，竭盡全力讓這本書化為實體。

而不得不謝的，就是手上拿著這本書慢慢翻閱的各位讀者。當時的我明明一而再、再而三地在經營的部落格及推特上告訴大家「我要畫！這次一定要完成!!」但是每次卻又默默地把筆擱下。那些等我等了這麼久的人，真的很對不起你們，但是我也真的非常感謝你們。

我還要感謝協助我完成這本書的三堀隆夫先生。是他從旁幫助這個已經精疲力盡、無法靠自己完成原稿的我完成這本書的。

另外，我還要謝謝三堀先生介紹的漫畫家井浦秀夫先生，謝謝他百忙之中從旁指點我迷津。

在執筆的過程當中，一直支持我的表演家Barbara村田、當我正考慮再次挑戰電繪時，曾經在旁指導我的漫畫家亀吉いちこ，以及每當我準備起筆作畫，卻因為恐懼而變得有點奇怪時就會斥責我、在後面推我一把、只要原稿有進度，就會不斷鼓勵我的漫畫家永田カビ。每當我發瘋時就會幫助我的每一位朋友，我要向你們獻上心中無盡謝意。

我還要謝謝每一位照顧服務員、照護管理師、居家護理師以及主治醫師。我真的非常感激你們一直支持精神障礙二級、殘疾支援區分等級「二」的我以及現在得了腎病症候群的丈夫。若不是你們，我根本就無法專心執筆寫作。

我也要謝謝精神科的主治醫師以及護理師們，謝謝你們這麼支持我，讓我的身體調養到可以畫出這本漫畫，甚至把整本書畫完。

樂團極限荷爾蒙（Maximum The Hormone）的每一位團員以及Maximum The 亮君，你們是讓我一口氣畫完這本書所有草圖的雷管。在畫每一則故事的時候，你們的歌曲《憂鬱者之歌》都讓我感觸頗深，並將這本書寫成一首憂鬱者之歌，謝謝你們允許我以這首歌的歌名為書名。

這首歌是當時還在念大學的兒子告訴我的，他說「這是屬於媽媽的歌喔」。自此之後，這首歌就成了我心中的主題曲，它不僅讓我得到鼓勵，也讓我哭泣。因此我要將心中跟著它一路走來所有思緒全都寄託在這本書中。在此，我要向你們獻上心中所有謝意。

最後我還要謝謝在這本書付梓之前，於pixivFANBOX在生活上支持我的所有人。

所有相關人士，謝謝你們。

卯月妙子

現在的處方箋（1天份）

〔白天〕

- Sepazon 2mg×3
- Bromperidol 0.6g×3
- TSUMURA漢方補中益氣湯提取物顆粒 7.5g
- TSUMURA 漢方葛根湯提取物顆粒A 7.5g

〔睡前〕

- Bromperidol 0.9g
- 百比停 1mg
- 美得眠膜衣錠 2mg
- 悠樂丁錠 2mg
- 帝拔癲持續性藥效膜衣錠 A200g×3
- 大塚安立復錠 6mg
- 安立復錠 OD 12mg

其他藥物

〔長效針劑〕

善思達持續性藥效肌肉注射懸浮劑 150mg

〔頓服〕

＊皆為28天份

安立復錠 OD 6mg×2

Bromperidol 0.5g

（2021年8月現在）

卯月妙子

Taeko Uduki

1971年12月30日出生。10歲開始出現幻聽、幻覺及妄想，17歲因懷疑有精神疾病而接受治療，但卻無法說出幻聽的內容，故被診斷為心臟神經官能症。19歲開始治療思覺失調症，20歲為了償還丈夫的債務而一邊從事AV女優、脫衣舞孃、酒店小姐等職業，一邊開始在SM雜誌上畫漫畫、插圖及寫作，以漫畫家之姿展開活動。之後，丈夫自殺。曾經7次進出封閉病房，並向警察尋求保護，強制住院2次。30多歲成為舞台演員，毅然前往歐洲及北美公演。2004年，在脫衣舞劇場發生自刎事件，昏迷不醒長達3天。2012年，描寫自己從天橋跳下自殺之後容貌全毀、單眼失明的《人間仮免中》（EASTPRESS）造成轟動。另外著有《実録企画モノ》、《新家族計画》（太田出版）、《人間仮免中つづき》（小學館）。

憂鬱者之歌

精神病房掙扎求生實錄

2022年9月1日初版第一刷發行

著　　者　卯月妙子
譯　　者　何姵儀
副 主 編　劉皓如
發 行 人　南部裕
發 行 所　台灣東販股份有限公司
＜地址＞台北市南京東路4段130號2F-1
＜電話＞(02)2577-8878
＜傳真＞(02)2577-8896
＜網址＞www.tohan.com.tw
郵撥帳號　1405049-4
法律顧問　蕭雄淋律師
總 經 銷　聯合發行股份有限公司
＜電話＞(02)2917-8022

TOHAN